ANNIE GRACE

Einfach NÜCHTERN!

ANNIE GRACE

Einfach NÜCHTERN!

FREIHEIT, GLÜCK UND EIN BESSERES LEBEN OHNE ALKOHOL

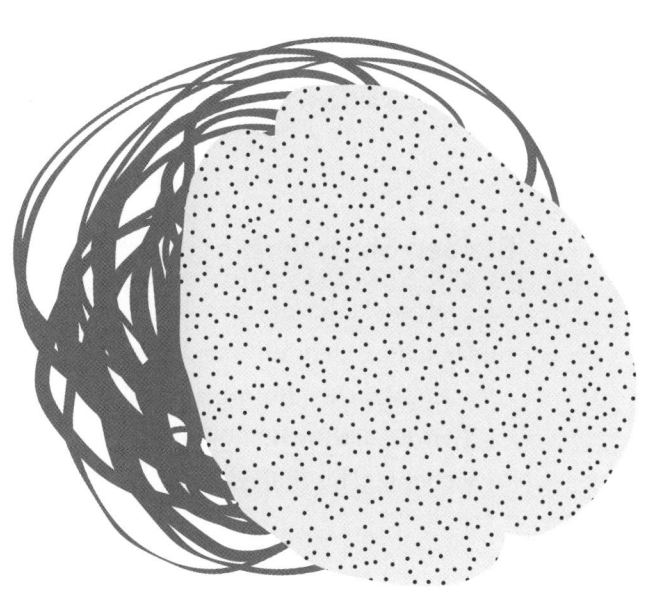

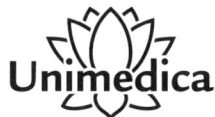

Unimedica

An den, der ist:

Weil du mich geliebt hast, noch bevor ich deinen
Namen kannte, und mich gelehrt hast,
dass unten eine Menge Platz ist.

An meinen Ehemann:

Danke für deine unglaubliche Stärke und deine
überwältigende Güte.

Bleiben Sie in Verbindung:

thisnakedmind.com
thisnakedmindcommunity.com
hello@thisnakedmind.com
Twitter: @thisnakedmind
Facebook: This Naked Mind

IMPRESSUM

Annie Grace
Einfach nüchtern!
Freiheit, Glück und ein besseres Leben ohne
Alkohol
1. deutsche Auflage 2019
2. deutsche Auflage 2020
3. deutsche Auflage 2021
4. deutsche Auflage 2022
5. deutsche Auflage 2024
ISBN: 978-3-96257-107-8
© 2019, Narayana Verlag GmbH

Titel der Originalausgabe:
This Naked Mind
Control Alcohol, Find Freedom, Discover
Happiness & Change Your Life
Copyright © by This Naked Mind, LLC., 2018

Übersetzung aus dem Englischen: Julia Augustin
Layout und Satz: Narayana Verlag GmbH
Coverlayout & Illustrationen © DeAndre & Mary
Purdie

Herausgeber:
Unimedica im Narayana Verlag GmbH,
Blumenplatz 2, D-79400 Kandern
Tel.: +49 7626 974 970–0
E-Mail: info@unimedica.de
www.unimedica.de

INHALTSVERZEICHNIS

VORWORT

3.33 Uhr morgens. Jede Nacht wache ich zur selben Zeit auf. Ich frage mich kurz, ob das etwas zu bedeuten hat. Wahrscheinlich nicht; wahrscheinlich ist es nur ein Zufall. Ich weiß, was jetzt kommt, und ich versuche, mich dagegen zu wappnen. Die üblichen Gedanken kämpfen sich an die Oberfläche. Ich versuche, den letzten Abend zusammenzustückeln, zu zählen, wie viele Drinks ich eigentlich hatte. Ich komme auf fünf Gläser Wein, dann trübt sich meine Erinnerung. Ich weiß, dass ich noch ein paar mehr hatte, aber ich habe den Überblick verloren. Ich weiß auch, dass ich nicht so weitermachen kann. Ich fange an, mir Sorgen um meine geistige Gesundheit zu machen, und begebe mich auf den allzu bekannten Pfad der Angst und Selbstgeißelung: Was hast du dir bloß gedacht? Gibt es überhaupt irgendetwas, das für dich Bedeutung hat? Irgendjemand? Wie würdest du dich nach einer Krebsdiagnose fühlen? Das geschähe dir recht. Was ist mit den Kindern? Oder Brian? Sie lieben dich. Sie haben wahrlich keinen guten Grund dafür, aber sie tun es trotzdem. Warum bist du so schwach? So dumm? Wenn ich mir wirklich bewusst mache, wie tief ich schon abgestürzt bin, schaffe ich es vielleicht, mein Leben wieder unter Kontrolle zu bekommen. Als nächstes kommen die Schwüre, meine Versprechen, es morgen ganz anders zu machen. Um das alles wieder hinzukriegen. Versprechen, die ich nie halte.

Ich liege etwa eine Stunde wach. Manchmal weine ich. Manchmal ekele ich mich so vor mir selbst, dass ich nur noch Wut spüren kann. Seit Kurzem schleiche ich mich in die Küche und trinke noch mehr. Nur so viel, um mein Gehirn endlich zum Schweigen zu bringen, wieder einschlafen zu können und mich nicht mehr so elend zu fühlen.

Diese frühen Morgenstunden sind die einzige Zeit, in der ich ehrlich zu mir selbst bin, zugebe, dass ich zu viel trinke und mich ändern muss. Es ist die schlimmste Zeit des Tages und es ist immer dasselbe, Nacht für Nacht. Am nächsten Morgen aber ist es so, als hätte ich eine Amnesie. Ich werde wieder zu einem völlig glücklichen Menschen. Da ich mein nächtliches Elend damit nicht in Einklang bringen kann, ignoriere ich es einfach. Wenn Sie mich fragen, warum ich überhaupt trinke, antworte ich, dass ich es mag, dass es mich entspannt und dass das Leben damit mehr Spaß macht. Außerdem wäre ich geschockt, wenn Sie nichts mit mir trinken würden. „Du lieber Himmel, warum denn bloß nicht?", würde ich mich fragen. Tagsüber habe ich die volle Kontrolle. Ich bin erfolgreich und sehr beschäftigt. Es gibt praktisch keine äußeren Anzeichen dafür, dass ich zu viel trinke. Ich bin so beschäftigt, dass ich so etwas wie Gedanken über das Ehrlichsein zu mir selbst, ein Infragestellen meines Verhaltens oder gebrochene Versprechen gar nicht erst aufkommen lasse. Dann kommt der Abend, mit ihm das Trinken und der Teufelskreis beginnt von vorn. Ich habe keine Kontrolle mehr über mich und der einzige Moment, an dem ich mutig genug bin, dies zuzugeben, ist drei Uhr morgens, mutterseelenallein, im Dunkeln.

Die Antworten auf die Frage, was das wohl bedeuten könnte, sind furchtbar. Was, wenn ich ein ernstes Problem habe? Was, wenn ich Alkoholikerin bin? Was, wenn ich vielleicht nicht normal bin? Ich habe Angst, dass mein Stolz mich umbringt, weil ich nicht die geringste Absicht habe, mich in irgendeiner Weise abstempeln zu lassen. Ich habe Angst vor Scham und Stigmatisierung. Wenn ich die Wahl habe, entweder ein elendes, aber abstinentes Leben zu führen oder mich zu früh ins Grab zu trinken, wähle ich letzteres. Es ist entsetzlich, aber wahr.

Sämtliche Möglichkeiten, wo ich Hilfe bekommen könnte, kenne ich bereits durch meinen Bruder, der eine Zeit lang im Gefängnis saß. Gefängnisse in den USA bedeuten oft auch Treffen der Anonymen Alkoholiker (A. A.). Er sagt, jede Sitzung beginnt mit dem Eingeständnis, ein Alkoholiker und völlig machtlos gegenüber Alkohol zu sein. Er sagt, sie glauben, Alkoholismus sei eine tödliche Krankheit, für die es keine Heilung gibt. Und ich kenne persönlich einige Alkoholiker, die, anstatt ihren Frieden gefunden zu haben, einen täglichen Kampf führen, um nüchtern zu bleiben. In unserer Kultur scheint es entsetzlich zu sein, ein abstinentes Leben zu führen – ein Leben, in dem man ständig der Versuchung widerstehen muss. Eine Genesung scheint nur ein Synonym dafür zu sein, zu akzeptieren, dass das Leben nicht viel mehr als im besten Fall passabel ist, und sich der Realität zu stellen, fortan jede Menge zu verpassen.

Der Gedanke an ein nüchternes Leben scheint dem Alkohol sogar noch mehr Macht zu verleihen, und zwar oftmals gerade dann, wenn ich versuche, mich davon fernzuhalten. Ich will frei sein. Jetzt ist mir klar, dass Alkohol mir mehr nimmt, als er mir gibt. Ich will, dass er in meinem Leben nur eine kleine, völlig nebensächliche Rolle spielt, und nicht, dass er noch mehr Macht über mich gewinnt. Ich will eine wirkliche Veränderung. Ich muss einen anderen Weg finden. Und ich habe einen anderen Weg gefunden.

Ich bin jetzt frei. Ich habe wieder die volle Kontrolle und ich habe meine Selbstachtung wiedererlangt. Ich fechte keinen täglichen Kampf aus, um nüchtern zu bleiben. Ich trinke so viel ich will und wann ich es will. Doch in Wahrheit will ich gar nicht mehr trinken. Ich habe begriffen, dass Alkohol abhängig macht, und dass ich süchtig nach ihm war. Eigentlich ziemlich offensichtlich, oder? Nicht wirklich. In unserer heutigen trinkfreudigen Gesellschaft ist das überhaupt nicht offensichtlich. Zuzugeben, dass Alkohol eine gefährliche und süchtig machende Droge genau wie Nikotin, Kokain oder Heroin ist, hat ernste Konsequenzen. Also beruhigen wir uns lieber mit allen möglichen abwegigen Theorien.

Ich war noch nie glücklicher. Ich habe mehr Spaß als jemals zuvor. Ich fühle mich, als wäre ich gerade aus der *Matrix* aufgewacht und hätte bemerkt, dass Alkohol nur meine Sinne vernebelt und mich gefangen hält, statt mein Leben zu bereichern. Ich weiß, dass Sie mir dies nur schwer glauben können, wenn überhaupt. Das ist in Ordnung. Aber ich kann Ihnen dieselbe Freiheit, dieselbe Freude und dieselbe Kontrolle über sich selbst wiedergeben, wenn es um Alkohol geht. Ich kann Sie auf dieselbe Reise mitnehmen – eine Reise durch die Welt der Fakten, der Neurowissenschaft und der Logik. Eine Reise, die Ihnen Ihre Macht zurückgibt, statt Sie Ihnen zu nehmen. Eine Reise, die ohne den Schmerz des Verzichts auskommt.

Ich kann Ihnen die Kontrolle wiedergeben, indem ich Ihren Wunsch nach Alkohol verschwinden lasse. Doch seien Sie vorgewarnt: Diesen Wunsch verschwinden zu lassen, ist der leichteste Teil des Ganzen. Der schwierigste Teil ist es, sich dem Gruppendenken entgegenzustellen, der Herdenmentalität unserer alkoholgesättigten Kultur. Schließlich ist Alkohol die einzige Droge auf der Welt, bei der Sie sich rechtfertigen müssen, wenn Sie sie *nicht* konsumieren.

Experten gehen davon aus, dass es Monate oder sogar Jahre voller Mühe und Entbehrungen braucht, um mit dem Trinken aufzuhören. Ein schweres Rätsel kann Sie in den Wahnsinn treiben, wenn Sie Ewigkeiten dafür brauchen, es zu lösen. Doch wenn Ihnen jemand einen heißen Tipp gibt, wird die Lösung des Rätsels zum Kinderspiel. Ich hoffe, dass dieses Buch genau der heiße Tipp ist, nach dem Sie suchen.

Meine Perspektive ist eine der Bildung und Aufklärung; eine, die auf unserer Vernunft und den neuesten Erkenntnissen der Psychologie und Neurowissenschaft basiert. Eine Perspektive, die Sie handlungsfähig macht und die Sie begeistern wird, da sie es Ihnen ermöglicht, Ihre Beziehung zu Alkohol für immer zu verändern. Denken Sie daran: Manchmal suchen wir mehr nach dem Weg als nach dem Ziel.

Mit meinen besten Wünschen,
Annie Grace

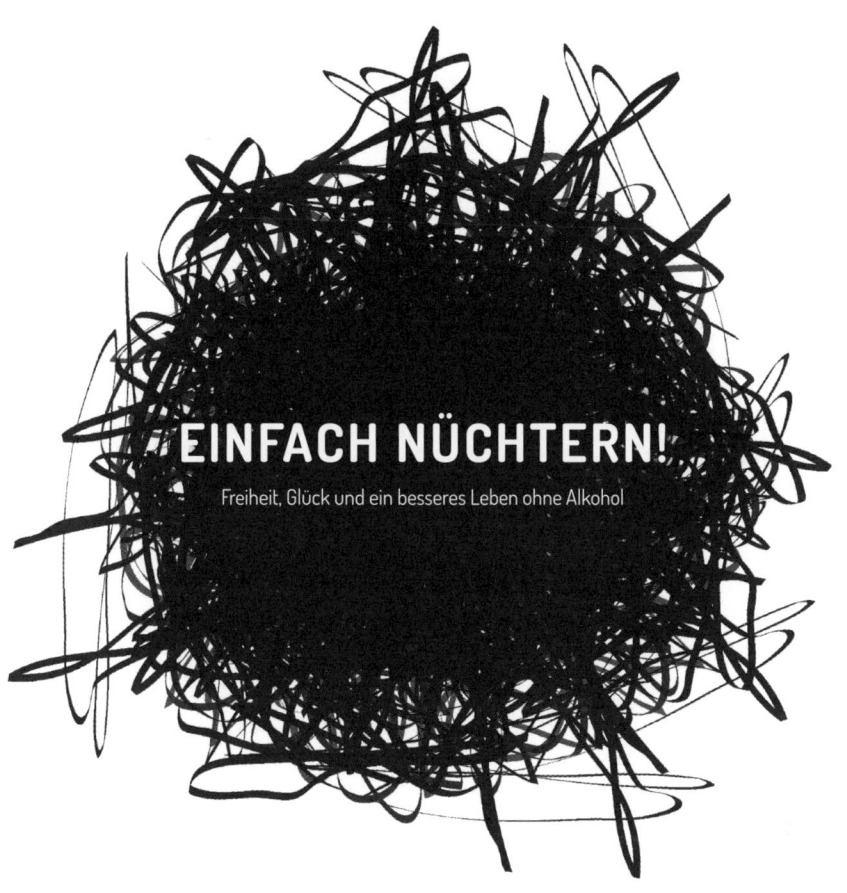

EINFACH NÜCHTERN!

Freiheit, Glück und ein besseres Leben ohne Alkohol

Annie Grace

EINFÜHRUNG

„Wir dürfen keine Angst vor Veränderung haben. Vielleicht fühlst du
dich sehr sicher in deinem Teich, doch wenn du ihn nie verlässt, wirst
du niemals erfahren, dass es so etwas gibt wie einen Ozean, ein Meer."
—C. JoyBell C.

Was wäre, wenn wir die Zeit um die Jahre unserer unbewussten
Konditionierung zurückdrehen und wieder die Perspektive von
Nichttrinkern übernehmen könnten? Nicht die ehemaliger (trocke-
ner) Alkoholiker, sondern die von Menschen, die dasselbe Verlangen
oder Bedürfnis nach Alkohol haben wie jemand, der noch nie eine
Flasche angefasst hat – also die eines waschechten Nichttrinkers.
Nun, das können Sie. Am Ende dieses Buches werden Sie frei genug
sein, um das Für und Wider des Trinkens abzuwägen und die Rolle
von Alkohol in Ihrem Leben selbst zu bestimmen, ohne von emotionalen oder unlogischen Gelüsten bestimmt zu werden. Sie werden
mit Ihrer Entscheidung glücklich sein, denn es wird Ihre eigene sein,
die Sie aus einer persönlichen Freiheit heraus treffen, und nicht aufgrund von Verpflichtungen oder Zwang. Ihr Verlangen nach Alkohol
wird sich in Luft aufgelöst haben. Daher werden Sie ganz unabhängig von Ihrer Entscheidung nicht mehr das Gefühl haben, etwas zu

verpassen. Sie werden sich nicht mehr nach einem Drink sehnen oder bestimmte gesellschaftliche Anlässe wegen der starken Versuchung meiden. Ohne Verlangen gibt es keine Versuchung. Vor allem aber müssen Sie sich nicht als krank oder machtlos abstempeln lassen.

Dieses Buch wird Ihre Wahrnehmung verändern und Ihnen zeigen, warum Sie trinken, sowohl aus psychologischer wie aus neurologischer Sicht. Vielleicht glauben Sie, bereits zu verstehen, warum Sie trinken – um Stress abzubauen, in Gesellschaft gut zu funktionieren oder aber Leben in eine Party zu bringen. Dies aber sind nur Rechtfertigungen für Ihr Trinken, da die tatsächlichen Gründe für Ihr Verhalten wesentlich subtiler und unbewusster sind. Das Verstehen dieser Gründe wird Ihnen die Kontrolle zurückgeben. Es wird Ihrer Verwirrung und Ihrem Elend ein Ende setzen. Zuerst aber müssen wir rückgängig machen, was die Jahre – oder Jahrzehnte – der unbewussten Konditionierung angerichtet haben.

Verzweifeln Sie nicht wegen Problemen, gegen die Sie in der Vergangenheit erfolglos gekämpft haben (wie zum Beispiel wegen misslungener Versuche, trocken zu werden). Das hilft Ihnen nicht weiter. In unserer Gesellschaft geistert die stark in den Köpfen verhaftete Annahme herum, dass Menschen, die ihren Alkoholkonsum nicht kontrollieren können, willensschwach sind. Meiner Erfahrung nach sind die Menschen, die mehr trinken als sie sollten, aber oftmals die stärksten, klügsten und erfolgreichsten Leute. Zu trinken oder den Wunsch zu haben zu trinken, macht Sie nicht zu einem schwachen Menschen. Auch wenn es Ihnen schwerfällt, dies zu glauben: Die fehlende Fähigkeit, den eigenen Alkoholkonsum zu kontrollieren, ist kein Zeichen von Schwäche. Also hören Sie sofort auf mit Ihrem Selbsthass.

Wahrscheinlich glauben Sie, dass ein eingeschränktes Trinkverhalten zwangsläufig mit Verzicht einhergeht. Die Vorstellung, weniger zu trinken, erfüllt Sie, ganz genau wie mich damals, mit schierem Grauen. Sie fürchten, dass Partys und andere gesellschaftliche Anlässe öde und nur schwer erträglich werden. Wenn Sie trinken, um Stress abzubauen, kann allein der Gedanke, auf die zusätzliche Unterstützung von Alkohol verzichten zu müssen, extrem furchteinflößend sein. Doch es ist wahr: Mit dem hier vorgestellten Ansatz können Sie mühelos weniger trinken und sich dabei wohl und glücklich fühlen. Was für eine euphorische und lebensverändernde Erfahrung! Sie werden sich begeistert darauf freuen, mit Freunden auszugehen, sogar in Bars, und dabei zu wissen, dass nicht ein Tropfen Alkohol Ihre Lippen berühren wird.

Heißt weniger trinken völlige Abstinenz? Müssen Sie für immer damit aufhören? Das liegt ganz bei Ihnen. Sie allein werden eine Entscheidung treffen, die auf den Informationen beruht, die Ihnen Kraft schenken und Ihnen Ihre Kontrolle zurückgeben, statt Ihnen Regeln aufzuzwingen. Wir werden uns alle Aspekte des Suchtkreislaufs ansehen. Machen Sie sich also jetzt keine Gedanken darüber, dass Sie nun sofort eine Entscheidung darüber fällen müssen, wie viel oder wie oft Sie ab jetzt trinken. Das Einzige, was in diesem Moment zählt, ist, dass Sie Hoffnung haben. Alles, was Sie wissen müssen, ist, dass dieser Ansatz funktionieren kann und wird – und Sie aus den Klauen des Alkohols befreit.

Vielleicht glauben Sie, dass ich Ihre Situation überhaupt nicht nachvollziehen kann, dass ich keine Ahnung habe, wie sehr Sie an der Flasche hängen. Möglicherweise trinken Sie schon seit vielen Jahren und diese ganzen Behauptungen erscheinen Ihnen einfach nur absurd. Das macht nichts. Skepsis wird dem Ergebnis keinen Abbruch tun.

Egal aus welchem Grund Sie sich für dieses Buch entschieden haben – Sie werden darin nur gute Nachrichten finden. Wenn Sie die Informationen auf diesen Seiten lesen, sich kritisch damit auseinandersetzen und sie sich zu Herzen nehmen, werden Sie genug Inspiration finden, um Ihren Alkoholkonsum stark einzuschränken, und zwar ohne das Gefühl eines Verzichts zu haben. Stattdessen werden Sie sich mit Ihrer Entscheidung glücklich, wenn nicht sogar euphorisch fühlen. Sie werden spüren, wie Sie wieder die volle

Kontrolle und die Kraft dazu haben, eine bewusste, logische und faktisch untermauerte Wahl darüber zu treffen, welche Rolle Alkohol in Ihrem Leben spielen soll. Ich möchte Sie dazu ermutigen, jeden Tag ein bis zwei Kapitel zu lesen und immer tiefer in das Thema einzutauchen. Nehmen Sie sich aber gleichzeitig auch genügend Zeit dafür, den Inhalt richtig zu erfassen und grundlegend zu verstehen.

Verändern Sie Ihre täglichen Routinen dabei nicht – auch dann nicht, wenn Trinken dazu gehört. Sie haben richtig gelesen: Sie können weiter trinken, wenn Sie dieses Buch lesen. Das mag Ihrer Intuition völlig widersprechen, ist aber wichtig für diesen Prozess. Sollten Sie bereits mit dem Trinken aufgehört haben, gibt es natürlich keinen Grund, wieder damit anzufangen, und ich will Sie auf keinen Fall dazu ermuntern. Wichtig ist, dass Sie Ihren Alltag mit seinen Routinen wie gewohnt fortsetzen, damit kein Stress oder das Gefühl eines Verzichts entsteht, während Sie diese Informationen auf sich wirken lassen. Sie werden sich konzentrieren und damit auseinandersetzen müssen, was *Einfach nüchtern!* für Sie bedeutet. Es ist jedoch wichtig, dieses Buch (soweit möglich) nüchtern zu lesen, damit Sie seinen Inhalt auch voll erfassen können. Und blättern Sie nicht vor und überspringen Sie nichts, da die verschiedenen Konzepte aufeinander aufbauen. Dieses Buch wird Sie herausfordern, also versuchen Sie bitte, möglichst offen und bereit dazu zu sein, auch feste Überzeugungen in Frage zu stellen.

Seien Sie vor allem voller Hoffnung. Sie stehen kurz davor, etwas Unglaubliches zu erreichen, nämlich Ihre Kontrolle wiederzuerlangen. Mir ist klar, dass der Moment noch nicht gekommen ist, aber Sie können sich trotzdem schon jetzt darauf freuen. Versuchen Sie beim Lesen dieses Buches Ihr Bestes, um positiv zu denken. Veränderungen treten oft dann ein, wenn der Schmerz in einer gegenwärtigen Situation so groß wird, dass Sie bereit dazu sind, sich zu verändern, ohne genau zu wissen, was die Zukunft für Sie bereithält. Sie stellen sich ein Leben ohne Alkohol wahrscheinlich sehr qualvoll und vielleicht sogar beängstigend vor.

Diese Vorstellung bringt Sie aber dazu, eine Veränderung so lange wie möglich hinauszuschieben. Ich werde Ihnen zeigen, wie eine Veränderung Ihrer Trinkgewohnheiten Ihnen keine Qualen bereiten, sondern dafür sorgen wird, dass Sie Ihr Leben mehr genießen werden, als Sie es jemals für möglich gehalten haben. Mit diesem Ansatz müssen Sie sich nicht für das geringste, aber schmerzhafte Übel entscheiden. Sie müssen auch nicht zwischen Regen und Traufe wählen (das heißt entweder weiter zu trinken oder ein Leben voll Elend und Verzicht zu führen). Stattdessen werden Sie die einfache Wahl zwischen Ihrem derzeitigen Zustand und einer strahlenden und aufregenden Zukunft treffen. Sie dürfen und sollen voller Hoffnung sein. Dieses Buch verfolgt eine revolutionäre Strategie. Es wird Ihr Leben grundlegend positiv verändern.

1.
EINFACH NÜCHTERN:
WIE UND WARUM ES FUNKTIONIERT

Unterbewusstsein: Un·ter·be·wusst·sein | /ˈʊntɐbəvʊstzaɪn/ Substantiv
Der Teil des Bewusstseins, dessen sich eine Person nicht gewahr ist, dem aber eine ausschlaggebende Rolle bei der Kontrolle des Verhaltens zukommt

bewusst: be·wusst | /bəˈvʊst/ *Adjektiv*
sich einer Sache gewahr sein (wie einer Tatsache oder eines Gefühls) und zu wissen, dass etwas existiert oder geschieht

Bewusstsein: Be·wusst·sein | /bəˈvʊstzaɪn/ *Substantiv*
Der Zustand, in dem man sich einer Sache bewusst ist
: die Art oder der Zustand, sich etwas bewusst zu sein, das insbesondere in einem selbst vorgeht
: die bewusste Wahrnehmung geistiger und seelischer Vorgänge im Gegensatz zu unbewusst ablaufenden Prozessen

Übersetzte Definitionen aus dem englischsprachigen Standardnachschlagewerk Merriam-Webster's Collegiate Dictionary.

Bewusste oder unbewusste Gedanken?

Wussten Sie, dass Ihr Unterbewusstsein Ihre Wünsche steuert? Die meisten von uns denken nicht über den Unterschied zwischen bewussten und unbewussten Gedanken nach. Doch gerade diese Unterscheidung ist ein wichtiger Punkt bei der Lösung des Alkoholrätsels. Studien haben nachgewiesen, dass wir über zwei getrennte kognitive (Denk-)Systeme verfügen – ein bewusstes und ein unbewusstes.[1] Dieses intensive Spannungsverhältnis zwischen unseren unbewussten Entscheidungen und unseren vernunftbasierten, bewusst gewählten Zielen kann uns dabei helfen, das komplizierte Alkoholrätsel zu lösen.[2]

Mit unseren bewussten (oder expliziten) Denkprozessen sind wir alle recht gut vertraut. Bewusstes Lernen erfordert das aufmerksame, intellektuelle Erfassen bestimmter Wissensinhalte oder Abläufe, die wir uns einprägen und artikulieren können.[3] Wenn wir in unserem Leben etwas ändern wollen, beginnen wir dies meist mit einer bewussten Entscheidung. Trinken ist jedoch keine vollständig bewusste Wahl, die Sie in Ihrem Leben treffen. Wenn Sie sich also bewusst dazu entscheiden, weniger zu trinken, ist es fast unmöglich, bei dieser Entscheidung zu bleiben, da Ihr größeres und mächtigeres Unterbewusstsein diese Botschaft nicht wahrgenommen hat.

Unbewusstes Lernen geschieht automatisch und unbeabsichtigt durch Erfahrungen, Beobachtungen, Konditionierung und Übung.[4] Wir sind darauf konditioniert worden zu glauben, dass wir Alkohol genießen. Wir denken, dass er unser Sozialleben verbessert und Langeweile und Stress vertreibt. Diese Überzeugungen sind tief unter unserer bewussten Wahrnehmung in uns verankert. Aus diesem Grund bleibt unser Verlangen nach Alkohol auch dann bestehen, wenn wir uns bewusst klar gemacht haben, dass Alkohol uns mehr nimmt, als er uns gibt.

Die neurologischen Veränderungen, die in unserem Gehirn als Folge unseres Alkoholkonsums ablaufen, verstärken dieses unbewusste

Verlangen. Thad A. Polk, Neurowissenschaftler, Professor und Verfasser von *The Addictive Brain* (ein Kurs aus dem Jahr 2015 über die neuesten wissenschaftlichen Erkenntnisse zu Sucht und Abhängigkeit), erklärt, dass das Erforschen der Sucht aus neurowissenschaftlicher Perspektive es uns ermöglicht, „hinter das scheinbar bizarre Verhalten von Abhängigen zu schauen und zu sehen, was in ihrem Gehirn abläuft."[5] Während meiner ersten Schritte auf diesem schicksalhaften Weg fand ich es selbst extrem bizarr, wie das seltsame Verlangen, mehr zu trinken, ständig mein Vorhaben untergrub, weniger zu trinken.

Unser Bewusstsein, vor allem aber unser Unterbewusstsein, ist eine starke Macht, die unser Verhalten enorm beeinflusst. Wir sind ständig Informationen ausgesetzt, die die Vorteile von Alkohol preisen, nehmen diese aber nur selten bewusst wahr. Dem Kommunikationsmodell des neurolinguistischen Programmierens (NLP) zufolge werden wir pro Sekunde mit über zwei Millionen Dateneinheiten bombardiert. Von all diesen Informationen nehmen wir allerdings nur sieben Einheiten bewusst wahr.[6] Fernsehen, Filme, Werbung und gesellschaftliche Zusammenkünfte wirken sich allesamt auf unsere Überzeugungen aus. Von Kindheit an beobachten wir – mit wenigen Ausnahmen – unsere Eltern, Freunde und Bekannten dabei, wie sie das moderate und „vernünftige" Trinken zu genießen scheinen. Diese Bilder lehren unser Unterbewusstsein, dass Alkohol etwas Genussvolles, Entspannendes und Exklusives ist.

Ihre Meinung zu Alkohol und Ihr Wunsch zu trinken, entstammt einer Ihr Leben lang andauernden mentalen Konditionierung Ihres Unterbewusstseins. Dieser Wunsch wurde sehr wahrscheinlich durch bestimmte neurologische Veränderungen in Ihrem Gehirn intensiviert. Das Ziel dieses Buches ist es, die Konditionierung Ihres Unterbewusstseins rückgängig zu machen, indem es Ihr Bewusstsein schult. Durch die Veränderung des Unterbewusstseins können wir das Verlangen nach Alkohol beseitigen. Ohne Verlangen gibt es keine Versuchung. Ohne Versuchung gibt es keine Sucht.

Wie bei den meisten Dingen, die uns von Kindheit an eingeimpft wurden, glauben wir an Alkohol, ohne ihn je in Frage zu stellen – genauso, wie wir daran glauben, dass der Himmel blau ist. Mithilfe dieses Buches werden Sie beginnen, Ihre Überzeugungen über Alkohol kritischer zu betrachten und sich von Ansichten zu verabschieden, die schlichtweg falsch sind. Dies wird Ihr allmächtiges Unterbewusstsein überzeugen und es Ihnen erlauben, eine Harmonie zwischen Ihrem Bewusstsein und Ihrem Unterbewusstsein herzustellen.

Wenn das Gehirn Schmerzen verursacht

Ich kann die Bedeutung Ihres Unterbewusstseins nicht genug betonen. Diese Lektion lernte ich von Dr. John Sarno, einem renommierten Arzt, der den Zusammenhang zwischen körperlichen Schmerzen und Gefühlen erforscht. Ein *Forbes*-Artikel bezeichnete Dr. Sarno als „Amerikas besten Arzt".[7] Seine Methode konnte bereits alle möglichen Menschen erfolgreich heilen, auch den umstrittenen Radiomoderator Howard Stern. Sarno prägte den Begriff *The Mindbody Syndrome* (Geist-Körper-Syndrom). Dieser steht für die Theorie, dass nicht immer körperliche Verletzungen oder Leiden für unsere Schmerzen verantwortlich sind, sondern unser Geist, der sich hinter unserem aktiven Bewusstsein verbirgt. Nach der Geburt meines zweiten Sohnes litt ich unter lähmenden Rückenschmerzen. Ich konnte wochenlang nicht arbeiten und gab Tausende Dollar für verschiedenste Behandlungen aus. Ich versuchte es mit Chiropraktik, Akupunktur, Medikamenten zur Muskelentspannung und Schmerzmitteln. Ich ging wöchentlich zur Physiotherapie, die auch Massagen und eine Traktionstherapie beinhaltete. Drei Jahre lang konnte ich meine Kinder nicht auf den Arm nehmen. Es gab keine Behandlungsform, die mir half.

Durch Dr. Sarnos Arbeiten erkannte ich die wahre Ursache meines Leidens und durch das Lesen seines Buches wurde ich geheilt. Ich weiß, dass Sie mir das nur schwer glauben können. Und trotzdem sitze ich hier – seit Jahren frei von Rückenschmerzen.

Viele Tausende Menschen konnten dank Dr. Sarnos Werk für immer von chronischen Schmerzen geheilt werden. Es gibt sogar eine Webseite, die von einigen Leuten betrieben wird, die dank Dr. Sarno keine Schmerzen mehr haben. Mit welchem Ziel? Um einen Ort für all die Menschen zu schaffen, die Dr. Sarno Briefe schreiben und sich dafür bedanken möchten, dass er ihnen ihr Leben zurückgegeben hat. Es ist wirklich beeindruckend. Sie können es auf thankyoudrsarno.org selbst nachlesen. Dr. Sarnos Ansatz, unser Unterbewusstsein in den Mittelpunkt zu rücken und zu ihm zu sprechen, ist derselbe, den auch ich anwende, um die Kontrolle über Alkohol zurückzugewinnen.

Dr. Sarno wies methodisch nach, dass die Rückenschmerzen, unter denen ich litt – Schmerzen, die keine anderen medizinischen Experten diagnostizieren konnten – mit Stress und Ärger zusammenhingen.[8] Wie sammeln wir all diesen unterdrückten Stress und Ärger an? Stellen Sie sich einen jungen Vater vor. Seine Frau (die keine Zeit mehr für ihn hat) drückt ihm das schreiende Baby in den Arm. Sie ist völlig erschöpft und braucht eine Pause. Er nimmt das Kind und versucht alles ihm Mögliche, um es zu beruhigen. Vierzig Minuten später schreit es immer noch. Der Vater ist frustriert und verärgert. Wie sollte er es auch nicht sein? Seine Bedürfnisse werden nicht erfüllt, das Verhalten des Babys erscheint ihm völlig unlogisch und er fühlt sich nutzlos. Seine Vernunft sagt ihm, dass es nicht akzeptabel ist, wütend auf das hilflose Baby zu sein. Also werden seine Emotionen tief in seinem Unterbewusstsein vergraben oder, wie es der Psychiater Carl Jung nennt, „dem Schatten".[9]

Wir verstecken Gefühle, die wir als verabscheuungswürdig einstufen, „im Schatten". Wir wollen diesen Teil unseres Selbsts nicht wahrhaben. Also beteuern wir uns selbst gegenüber: „Ich bin ein guter Mensch; ich würde diesem hilflosen Baby niemals weh tun." Damit unterdrücken wir unbewusst unsere negativen Gefühle. Um diese so tief wie möglich zu vergraben, kann unser Gehirn körperliche Schmerzen entstehen lassen, um uns davon abzulenken. Der

Schmerz ist real. Laboruntersuchungen zeigen, dass dieser Schmerz dann entsteht, wenn das Gehirn die Sauerstoffzufuhr zu den betroffenen Körperregionen unterbricht. Epidemiologen nennen diese Symptomverschiebung *Amplifikation*.[10] Die Amplifikation sorgt dafür, dass inakzeptable Vorstellungen unterdrückt bleiben.

Unser Unterbewusstsein in Aktion

> *„Alles Unbewusste löst sich auf, wenn du das Licht*
> *des Bewusstseins darauf fallen lässt."*
> —*Eckhart Tolle*

Warum erzähle ich Ihnen das alles? Trinken und Rückenschmerzen scheinen schließlich zwei sehr unterschiedliche Probleme zu sein. Was haben „der Schatten" und die Amplifikation mit dem Trinken zu tun? Es mag Ihnen schwerfallen zu glauben, dass das Lesen eines Buches mich von meinen Rückenschmerzen heilte. Vielleicht können Sie dennoch nachvollziehen, dass körperliche Schmerzen ihren Ursprung in unseren Gefühlen haben können. Ihr Bewusstsein mag nun eventuell dazu bereit sein, diese Theorie in Erwägung zu ziehen. Doch in so einem Falle wäre meine Heilung – wenn ich nur bewusst den Fakt hätte akzeptieren müssen, dass meine Schmerzen von meinen Gefühlen und nicht von einer körperlichen Verletzung herrührten – sofort eingetreten. Allein das Wahrnehmen und bewusste Akzeptieren dieser Theorie hätte dazu geführt, dass meine Rückenschmerzen verschwinden. Doch obwohl mein Bewusstsein diese Konzepte recht leicht erfasste und annahm, blieben meine Schmerzen bestehen. Das lag daran, dass mein Unterbewusstsein, nicht mein Bewusstsein, diesen Zusammenhang verstehen und als reale Situation anerkennen musste. Es brauchte ein 300 Seiten langes Buch für diesen Prozess – einen Prozess, bei dem Dr. Sarno zu meinem Unterbewusstsein durchdrang und mit ihm sprach.

Das Unterbewusstsein richtet sich nicht nach den Maßstäben der Logik. Es funktioniert auf der Basis von Gefühlen. Es ist die Quelle von Liebe, Verlangen, Eifersucht, Trauer, Freude, Wut und vielem mehr. Unser Unterbewusstsein steuert unsere Gefühle und Wünsche. Wenn wir die bewusste Entscheidung treffen, weniger Alkohol zu trinken oder ganz darauf zu verzichten, bleibt das Verlangen unseres Unterbewusstseins nach ihm davon unberührt. Stattdessen bewirken wir einen inneren Konflikt. Wir wollen weniger trinken oder ganz damit aufhören, haben aber trotzdem ein Verlangen danach. Wenn wir diesem Verlangen nicht nachgeben, leiden wir unter dem Gefühl eines erzwungenen Verzichts.

Unser Unterbewusstsein funktioniert häufig auch ganz ohne das Wissen oder die Kontrolle unseres Bewusstseins.[11] Schon 1970 zeigten Studien, dass unser Gehirn sich bereits eine Drittel Sekunde, bevor wir eine bewusste Entscheidung treffen, für eine Handlung vorbereitet. Das bedeutet, dass wir zwar glauben mögen, bewusste Entscheidungen zu fällen, tatsächlich aber unser Unterbewusstsein diese Aufgabe für uns übernimmt.[12]

Sie können recht leicht ausprobieren und herausfinden, wie stark Ihr Unterbewusstsein Ihre bewussten Entscheidungen beeinflusst. Erinnern Sie sich einfach an einen Tag, an dem Sie grundlos schlechte Laune hatten. Sie wussten nicht, was eigentlich nicht stimmte, waren aber trotzdem mieser Stimmung. Könnte Ihr Bewusstsein Ihre Gefühle kontrollieren, bräuchten Sie sich nur sagen „Ich bin jetzt wieder fröhlich!", und Ihre Laune würde sich sofort bessern. Haben Sie das schon einmal ausprobiert? Und? Hat es funktioniert?

Wenn ich schlecht gelaunt bin, ist mein Versuch, mich bewusst dazu zu bringen, fröhlicher zu sein – oder schlimmer noch, der Rat einer anderen Person, ich solle doch bitte wieder fröhlich sein – nicht wirklich von Erfolg gekrönt. Ganz im Gegenteil. Warum ist das so? Weil mein Bewusstsein meine Gefühle nicht kontrolliert. Ja, es ist natürlich möglich, sein Bewusstsein in solch einer Weise auf positivere oder negativere Gedankenmuster zu trainieren, dass diese schlussendlich die eigenen Gefühle verändern. Diese wiederholten bewussten

Gedanken wirken sich irgendwann auf unser Unterbewusstsein und dadurch auch auf unsere Gefühle aus.

Was hält Ihr Unterbewusstsein von Alkohol? Unsere heutige Gesellschaft hat unser Unterbewusstsein so konditioniert, dass wir glauben, Alkohol sei gleichbedeutend mit Vergnügen, Genuss und seelischem Rückhalt und dadurch unverzichtbar in sozialen oder aufreibenden Situationen. Dieses Buch macht diese Konditionierung rückgängig, indem es Sie von Ihren falschen Vorstellungen über Alkohol befreit. Dies tun wir mit Hilfe von Dave Grays Methode des „Liminal Thinking" (liminales oder Schwellendenken). Diese Methode beschreibt, wie Sie durch das bewusste Erforschen und Akzeptieren neuer Ideen und Wahrheiten Ihr Unterbewusstsein beeinflussen können. Dadurch erlangen Sie die Fähigkeit zurück, vernünftige und logische Entscheidungen hinsichtlich Ihres Alkoholkonsums zu treffen und sich nicht länger von unlogischen, gefühlsbestimmten oder unvernünftigen Wünschen leiten zu lassen. Indem Sie Ihr Verständnis von und Ihre Beziehung zu Alkohol verändern, gewinnen Sie Ihre Kontrolle und Ihre Freiheit zurück. Traditionen, Werbung und gesellschaftliche Normen konditionieren unser Unterbewusstsein so, dass wir glauben, Alkohol tue uns gut. Die Methode des Liminal Thinking und die Informationen in diesem Buch decken diese unbewusste Konditionierung auf, kehren die Konditionierung Ihres Unterbewusstseins um, entlarven Alkohol als das, was er ist, und geben Ihnen Ihre Freiheit zurück.

Erfahrungen und das Unterbewusstsein[13]

Um unser Unterbewusstsein beeinflussen zu können, müssen wir uns zunächst darüber klar werden, durch welche persönlichen Erfahrungen es geprägt ist. Vielleicht kennen Sie die alte Parabel von den blinden Männern und dem Elefanten. Drei blinde Männer werden in einen Raum mit einem Elefanten geführt. Jeder der Männer berührt das Tier an einem anderen Körperteil. Der erste fasst den Schwanz an, der zweite den Rüssel, der dritte die Flanke. Als sie gefragt werden, was sie da gerade berühren, geraten sie in Streit. Der Mann, der den Rüssel berührt, glaubt, es handle sich um eine Schlange. Der Mann, der die Flanke anfasst, besteht darauf, es sei eine Wand. Der dritte Mann, der den Schwanz in der Hand hält, erklärt, es sei ein Seil.

Jeder der drei blinden Männer sagt das, was er für die Wahrheit hält. Und ihre individuellen Erfahrungen bestätigen diese jeweiligen Wahrheiten. Da wir dazu tendieren, vorbehaltlos unseren eigenen Erfahrungen zu trauen, können wir nachvollziehen, warum deshalb ein Streit entbrennt. Die Wahrheit ist natürlich, dass keiner von ihnen recht hat. Sie alle erfahren nur einen Teil der gesamten Realität und bilden sich aus dieser Erfahrung ihre jeweils eigenen und völlig unterschiedlichen Meinungen.

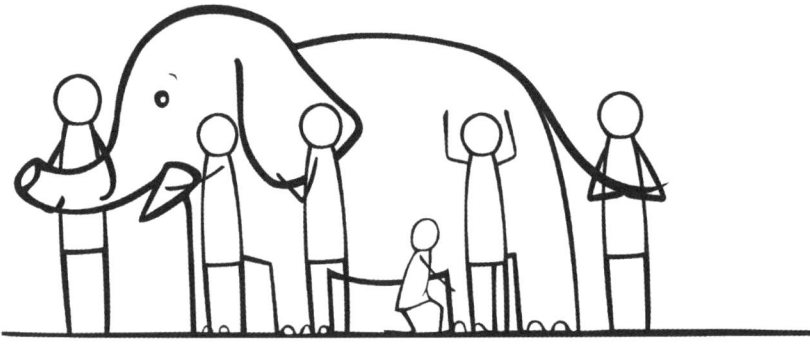

Gray erklärt, dass wir alle nur einen Teil der Realität sehen und erfahren. Ganz egal, wie viele Erfahrungen wir in unserem Leben gemacht haben – unser Gehirn kann niemals alles erfahren und erfassen. Gray verdeutlicht, dass wir uns stets auf eine Sache konzentrieren und dadurch eingeschränkt sind: „Je stärker Sie sich zu einem beliebigen Zeitpunkt auf einen bestimmten Aspekt Ihrer Erfahrung konzentrieren, umso weniger nehmen Sie alles andere wahr."[14] Wir bemerken zumeist nur die Dinge, die mit unserer eigenen unmittelbaren Realität zu tun haben: die Gesellschaft, in der wir aufgewachsen sind, die Medien, die Menschen, die uns stark beeinflussen, und unsere tatsächlichen Erfahrungen.

Gray führt aus, dass wir unsere Annahmen auf der Grundlage dieser für uns relevanten Erfahrungen und Beobachtungen bilden. Aus diesen Annahmen ziehen wir Rückschlüsse und aus diesen Rückschlüssen erwachsen schließlich unsere Überzeugungen.[15] Gray definiert eine Überzeugung als etwas, von dem wir „wissen", dass es wahr ist.[16]

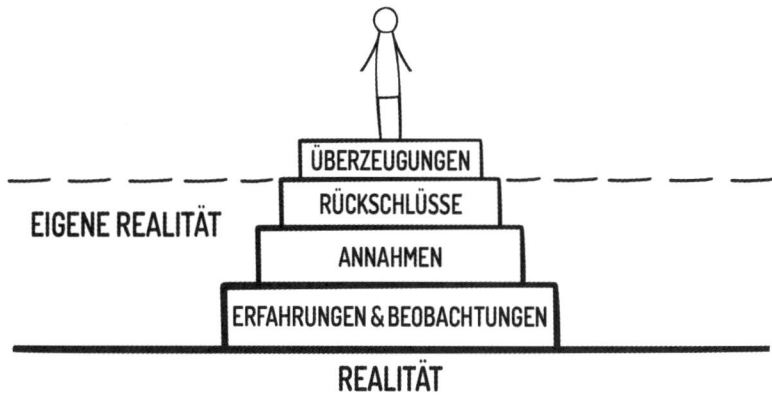

Diese Illustration zeigt, dass die Dinge, die wir für „wahr" halten, nicht wirklich durch die Realität geprägt sind, sondern durch unsere eigene Realität, wie wir sie durch unsere Erfahrungen, Beobachtungen, Annahmen und Rückschlüsse interpretiert haben. Übertragen Sie dieses Konzept nun auf Alkohol. Kollektive Überzeugungen basieren nicht direkt auf der Realität.

Solche Überzeugungen können zum Beispiel folgende Aussagen sein:

- Alkohol bedeutet Genuss.
- Alkohol bedeutet Entspannung.
- Alkohol gehört zu gesellschaftlichen Anlässen einfach dazu.
- Eine Party ohne Alkohol ist keine Party.
- Alkohol macht uns witziger oder kreativer.
- Alkohol befreit uns von Stress und Langeweile.
- Für einige Menschen kann es sehr schwer, wenn nicht unmöglich sein, mit dem Trinken aufzuhören.

- Die jeweilig gebrauchte Definition von „Alkoholiker" und „Alkoholismus".

Es kann aus mehreren Gründen sehr schwierig sein, diese Überzeugungen zu ändern. Einer davon ist, dass wir diese Überzeugungen unbewusst selbst verfestigen, indem wir nach Dingen suchen, die mit ihnen übereinstimmen. Dieses unbewusste Vorgehen wird Bestätigungsfehler (englisch *confirmation bias*) genannt. Dabei suchen wir nach bestimmten Informationen, die unsere Vorannahmen bestätigen, oder interpretieren die uns zugänglichen Informationen auf eine bestimmte Weise. Und Bestätigungen unserer Vorannahmen über Alkohol finden wir überall in Hülle und Fülle: in den Medien, bei den Menschen, die mit uns trinken, und natürlich in Form unserer eigenen inneren Erklärungsversuche. Beliebte Bonmots und Sprichwörter zum Thema Alkohol, die in vielen Haushalten hängen, verdeutlichen diese Bestätigungsfehler. Einige meiner Lieblingssprüche sind diese hier:

- Das soll am Wein belobet sein: Er trinkt am besten sich zu zwein.
- Wer dich verschmäht, du edler Wein, der ist nicht wert, ein Mensch zu sein.
- Ich habe keinen Kater. Ich habe Weingrippe.
- Ich liebe es, mit Wein zu kochen. Manchmal gebe ich ihn auch ans Essen.
- Wein ist Poesie in Flaschen.

Das Problem ist, dass diese Überzeugungen sich so stark in unserem Bewusstsein und in unserer Gesellschaft festgesetzt haben, dass sie mittlerweile in unser Unterbewusstsein einprogrammiert sind. Und unser Unterbewusstsein kontrolliert unsere Gefühle und Wünsche.[17] Schon per Definition lässt sich unser Unterbewusstsein nicht leicht erreichen oder verändern.[18] Wir müssen einen ganz bestimmten Prozess in Gang bringen, um in die Tiefen unserer Überzeugungen einzutauchen, sie zu erforschen und unsere wahrgenommene Realität zu verändern.

Was passiert, wenn Ihre Erfahrungen mit Alkohol beginnen, diesem Konstrukt Ihrer von Ihnen selbst zementierten Überzeugungen zu widersprechen? Vielleicht sind Ihre Erfahrungen ja nicht mehr durchgehend positiv und Sie fangen an, Ihren Alkoholkonsum in Frage zu stellen. Oder Sie erhalten möglicherweise neue Informationen über die Gefahren von Alkohol.

Laut Gray besteht einer der Wege, mit denen wir versuchen, Sinn in solche neuen Ideen zu bringen, die nicht mit unseren gegenwärtigen Überzeugungen übereinstimmen, darin, nach externer Validität zu suchen. Können wir uns diese neuen Informationen vornehmen und deren Wert beweisen? Wenn es um Alkohol geht, gelangen wir zumeist gar nicht erst an diesen Punkt – aus dem ganz einfachen Grund, weil die neuen Informationen keine innere Kohärenz haben: Sie passen einfach nicht zu dem, was wir für „wahr" halten. Aufgrund dieser fehlenden inneren Kohärenz werden Sie sie *unbewusst zurückweisen, noch bevor Sie die Gelegenheit haben, sich überhaupt bewusst damit auseinanderzusetzen.* So etwas passiert ununterbrochen. Wir lehnen Informationen, die wir nicht hören wollen, sowohl bewusst wie auch unbewusst ab. Wenn wir dies tun, vergeben wir die Chance, zu überprüfen, ob diese neuen Informationen tatsächlich wahr sein könnten. Wir tun nichts, um sie mit der Realität abzugleichen.[19]

Warum geschieht das? Weil wir Gewissheit mögen. Gewissheit fühlt sich einfach sicher an. Gray erläutert, dass dieses unbewusste Verhalten uns dabei hilft, mit unseren Lebensrealitäten zurechtzukommen, von denen viele unangenehm sind. Es erlaubt es uns, zumindest einen Teil der Angst auszulagern, die uns überkommt, wenn wir mit bestimmten Wahrheiten konfrontiert werden. Die Realität ist ungewiss und Ungewissheit verursacht Angst. Wir versuchen, uns vor dieser Angst zu schützen, indem wir in unserer selbst konstruierten Überzeugungsblase bleiben – bis etwas passiert, das wir nicht länger ignorieren können. An diesem Punkt sind wir gezwungen, der Realität ins Auge zu sehen.

Bei mir war dies ein verkaterter Tag zu viel, an dem ich wegen meines heftigen Trinkens am Abend zuvor überhaupt nicht mehr funktionierte. Ich erreichte einen Punkt, an dem ich die Tatsache nicht länger ignorieren konnte, dass Alkohol meine Karriere und meine Beziehungen zerstörte. Dies zwang mich dazu, mich mit neuen Informationen auseinanderzusetzen, die mir eindeutig zeigten, dass Wein nicht das Wunderelixir war, für das ich ihn hielt.

In dieser Phase aber hatte ich das Gefühl, dass es praktisch unmöglich war, zu versuchen, weniger zu trinken. Warum? Ich lebte in einer riesigen Blase selbst zementierter Überzeugungen, was mich und meinen Alkoholkonsum anging. Ich glaubte, dass Alkohol meine Kreativität beflügelte, mich witziger und geselliger machte, mich gesellschaftliche Anlässe mehr genießen ließ, meinen Stress am Ende eines langen Tages vertrieb und mich tröstete, wenn etwas schiefging. Das Trinken aufzugeben fühlte sich wie ein unerträgliches Opfer an – genauso, als würde ich einen sehr engen Freund verlieren. All dies waren Überzeugungen, die ich niemals zuvor in Frage gestellt hatte, und die sich über ein gesamtes Leben voller Erfahrungen, Beobachtungen, Annahmen und Rückschlüsse angesammelt hatten.

Ich *wusste*, dass diese Überzeugungen stimmten. Ich glaubte, mich ohne ein Glas Wein nie wieder entspannen zu können. Ich war tatsächlich davon überzeugt, dass gesellschaftliche Anlässe ohne Alkohol nicht nur langweilig, sondern sogar deprimierend sind. Sogar als ich einsah, dass diese Überzeugungen jeder Logik entbehrten, *fühlten* sie sich weiter wahr an, weil sie tief in meinem Unterbewusstsein verankert und viel stärker als meine logische und bewusst arbeitende Vernunft waren. Oder wie Gray sagt: „Die Bildung von Überzeugungen ist nichts, was wir bewusst tun. Es ist etwas, das wir unbewusst tun."[20] In der folgenden Illustration sehen Sie, wie alles, was unterhalb der Linie unserer Überzeugungen im schraffierten Bereich dargestellt ist, die Dinge repräsentiert, derer wir uns nicht bewusst sind.

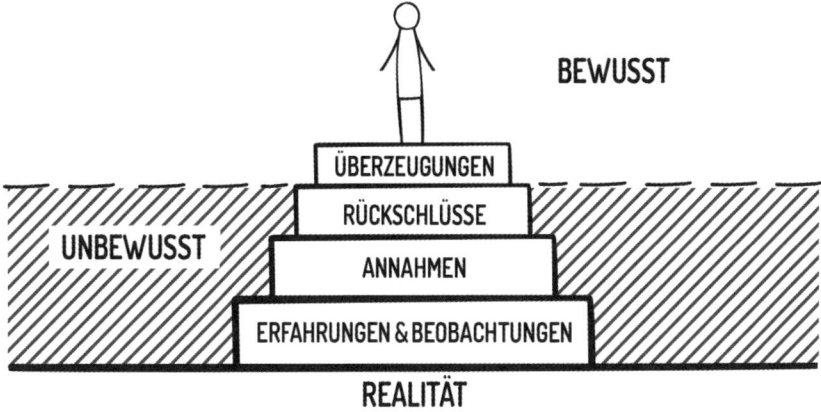

Was können wir also tun? Wie können wir die Realität erforschen und unsere unbewusste Überzeugung, Alkohol sei ein „Lebenselixier", so verändern, dass diese mit unserem Wunsch, weniger zu trinken, übereinstimmt? Es ist eigentlich recht einfach: Wir müssen unsere unbewussten Erfahrungen, Beobachtungen, Annahmen und Rückschlüsse in unser Bewusstsein überführen. Dadurch können wir unser Unterbewusstsein verändern. Dieses Konzept wurde wissenschaftlich bestätigt: Wissenschaftler haben nun erkannt, dass unser Gehirn in der Lage ist, sich zu ändern und sich als Reaktion auf neue Erfahrungen hin anzupassen. Dieser Prozess wird Neuroplastizität genannt.[21]

Der Prozess, bei dem Licht in die unbewussten Grundlagen Ihrer Überzeugungen gebracht wird, beeinflusst Ihr Unterbewusstsein. Um diesen Prozess zu starten, werde ich Ihnen in logischer und kritischer Weise Informationen über Alkohol und Sucht vermitteln. Ich werde Ihre Überzeugungen, Annahmen und Rückschlüsse freilegen, indem ich Ihnen methodische, faktenbasierte und vernünftige Argumente liefere, die Sie hinterfragen und einschätzen sollen. Sie werden die ganze Zeit über die komplette Kontrolle behalten: Ich werde Fehlinformationen aufdecken und Ihnen neue Konzepte präsentieren, die Sie bisher noch nicht kritisch in Erwägung gezogen haben. Ich werde Ihnen die Werkzeuge an die Hand geben, mit denen

Sie Ihre eigene Wahrheit, Ihre eigene Realität entdecken können und dadurch verstehen, dass das Seil, das Sie in der Hand zu halten glauben, in Wirklichkeit der Schwanz eines Elefanten sein könnte. Lassen Sie uns beginnen.

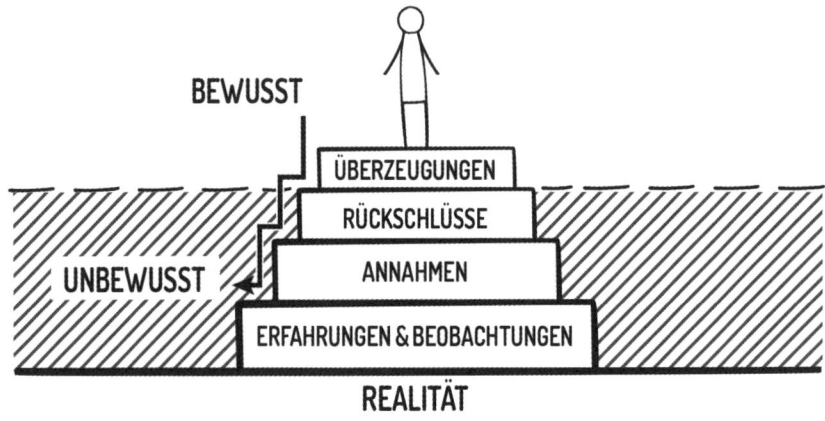

Alkohol: Das „Lebenselixier"?

Alkohol macht süchtig. Diese Tatsache wurde immer wieder aufs Neue bewiesen. Es liegt schlichtweg an den Eigenschaften dieser Substanz und es hat nichts damit zu tun, wer Sie sind oder wie viel Kontrolle Sie über sich selbst zu haben glauben. Die körperliche Antwort Ihres Körpers nach dem Konsum von Alkohol lautet: „Mehr davon!" Alkohol macht uns mit seinen suchterzeugenden und dehydrierenden Eigenschaften abhängig. Noch einmal: Dies ist eine physiologische Tatsache. Bevor Sie Alkohol tranken, haben Sie ihn nicht vermisst. Sie haben nicht einmal darüber nachgedacht. Sie waren frei und glücklich.

Wenn Sie Probleme mit Alkohol haben, ist Ihnen bereits klar geworden, dass Alkohol kein Zaubertrank ist. Sie wissen, dass er Sie Geld, Gesundheit, Freundschaften und vielleicht sogar Ihre Ehe kostet. Ihrem Bewusstsein ist dies alles nur zu gut bekannt. Das Problem ist, dass Ihr Unterbewusstsein ununterbrochen mit Botschaften bombardiert wird, wie viel Genuss und „Freude" Alkohol uns allen bereitet, und wie wunderbar er unseren Stress auflöst. Diese

Botschaften dringen aus äußeren Quellen auf uns ein: von Freunden, der Familie und natürlich der Werbung. Sie werden dann von Ihren inneren Quellen bestätigt – Ihren früheren Erfahrungen mit Alkohol. In diesem Buch schauen wir uns beides genauer an.

Achten Sie im Verlauf des nächsten Tages einmal darauf, wie viele Botschaften über den „Genuss" und die „Vorzüge" von Alkohol auf Sie einströmen. Schauen Sie sich um – von Ihren Freunden bis hin zum Fernsehen versichert Ihnen fast alles und jeder in dieser Gesellschaft auf sowohl *bewusste* wie auch *unbewusste* Weise, dass Alkohol ein „Lebenselixir" ist, ohne das Ihrem Leben etwas sehr Wichtiges fehlen würde.

Der zwölfte Geschworene

> *„Die Wahrheit ist immer in der Minderheit … weil sich im*
> *Allgemeinen jene in der Minderheit befinden, die wirklich*
> *eine Haltung einnehmen."*
> —Søren Kierkegaard

Alkoholismus scheint ein sehr komplexes Thema zu sein, weil er fast immer missverstanden wird – nicht nur von Abhängigen und ihren Familien, sondern auch von Fachleuten. Wir müssen anfangen, diese Illusionen zu durchschauen. Kurz gesagt müssen wir zu Detektiven werden, die die vorhandenen Informationen ans Licht bringen, sie richtig einschätzen und die Wahrheit dahinter entdecken.

Sie fragen sich vielleicht, warum wir den überall kursierenden Auffassungen zu Alkohol und Sucht Glauben schenken, wenn sie doch eindeutig falsch sind. Warum akzeptiert unsere Gesellschaft unwahre Behauptungen als Fakten? Das ist eine sehr gute Frage. Um sie zu beantworten, brauchen wir uns nur das Beispiel einer Jury mit zwölf Geschworenen anschauen, die über einen Fall beratschlagt. Elf der Geschworenen sind überzeugt davon, dass der Angeklagte schuldig ist. Einer von ihnen aber glaubt an dessen Unschuld. Glauben wir den elf Geschworenen oder dem einen? Damit der eine Geschworene eine bereits vom Diskutieren erschöpfte Jury (die Entscheidung muss einstimmig sein) weiter hinhalten kann, muss er sich seiner Sache sehr sicher sein. Tatsächlich könnte man argumentieren, dass er sich seiner Sache wohl sicherer ist als die restlichen elf. Gegen den Strom zu schwimmen ist nicht einfach. Er muss etwas bemerkt haben, das den anderen entgangen ist. Doch was geschieht, wenn diese anderen elf Geschworenen Experten sind? Wie viel stärker muss die Haltung des zwölften dann sein? Es scheint, dass dieser eine Geschworene eine gänzlich andere Sichtweise als die anderen elf einnimmt.

Einer meiner Lieblingsautoren, Terry Pratchett, sagte bekanntlich einmal: „Wir müssen zu jeder Zeit dazu in der Lage sein, die Tatsache zu akzeptieren, dass wir völlig und absolut falsch liegen." Es kann schwer sein zu akzeptieren, dass die Mehrheit falsch liegen kann. Und dennoch ist es eine Möglichkeit, die wir in Betracht ziehen müssen. Es ist unglaublich, wie offen viele Trinker mit vielen Dingen umgehen können, und wie engstirnig sie sind, wenn es um Alkohol geht. Das hängt mit der Abschottung zusammen, die sich im Geist von Personen vollzieht, die von einer bestimmten Substanz abhängig sind. Also versuchen Sie, sich einen offenen Geist zu bewahren.

Visualisieren Sie Ihren Erfolg!

Jetzt sind Sie bereit, auf vorschnelle Urteile zu verzichten. Bereit dazu, Ihr Unterbewusstsein dahingehend zu erforschen, warum Sie trinken, und bereit dazu, die Gründe für Ihr Trinken zu verstehen. Das ist großartig. Wenn Sie bereit dazu sind, ehrlich zu sich selbst zu sein und Ihre eigenen Glaubenssätze zu analysieren, werden Sie damit auch Erfolg haben.

Einfach nüchtern! hilft Ihnen dabei, während des Lesens Ihr Unterbewusstsein zu erforschen – und dadurch auch zu beeinflussen. Diese Art von Buch regt Ihren Geist dazu an, sich mit den vorgestellten Informationen auch dann auseinanderzusetzen, wenn Sie es gerade nicht lesen – sogar, wenn Sie schlafen. Trotzdem können Sie einige

Dinge tun, um dafür zu sorgen, dass Ihr Vorhaben erfolgreich ist. Sie werden bald merken, dass es in diesem Buch einige Wiederholungen gibt. Sie sind bestimmt sehr beschäftigt und anderweitig ausgelastet und möchten daher, dass ich mit meinen Ausführungen zum Punkt komme. Doch ich kann Ihnen versichern, dass diese Wiederholungen gewollt sind. Den größten Teil Ihres Lebens sind Sie ständig verschiedensten Medien, Gruppenzwang und vielen weiteren Einflüssen ausgesetzt. Wiederholung ist wichtig, um Überzeugungen zu revidieren, die sich über den Verlauf eines ganzen Lebens verfestigt haben. Trotz dieser Wiederholungen habe ich versucht, den Inhalt dieses Buches so interessant wie möglich zu gestalten.

Gefühle und Bilder – nicht unbedingt die Bilder, die Sie sehen, sondern die, die vor Ihrem geistigen Auge entstehen – sind die Sprache Ihres Unterbewusstseins. Wenn Sie beim Aufnehmen dieser Inhalte Gefühle und Emotionen wahrnehmen, sprechen Sie Ihr Unterbewusstsein direkter an. Vor allem aber sollten Sie voller Hoffnung sein, während Sie dieses Buch lesen. Die Theorie dahinter ist fundiert und ich gehe auf die aktuellsten wissenschaftlichen, medizinischen und psychologischen Informationen ein. Es funktioniert. Es wird auch bei Ihnen funktionieren. Konzentrieren Sie sich darauf und schöpfen Sie Hoffnung.

Das Visualisieren des eigenen Erfolgs ist immer hilfreich. Eine wachsende Zahl wissenschaftlicher Forschungsarbeiten zeigt, dass unser Unterbewusstsein nicht richtig in der Lage dazu ist, den Unterschied zwischen einer tatsächlichen und einer sich nur sehr lebhaft vorgestellten Erfahrung zu erkennen.[22] Stellen Sie sich Ihren Erfolg also bildhaft vor: Vielleicht sehen Sie sich unglaublich glücklich, lachend und viel Spaß habend im Kreis guter Freunde, mit denen Sie ein Erfrischungsgetränk genießen. Sie könnten auch jeden Morgen oder Abend einige Minuten damit verbringen, sich das Leben vorzustellen, das Sie gern haben möchten, und dabei positive Gefühle spüren. Dies inspiriert Ihren Erfolg.

Freuen Sie sich auf das, was die Zukunft für Sie bereithält. Fühlen Sie sich erfolgreich, auch wenn sich der Erfolg erst noch einstellen muss. Sie haben alle Mittel in der Hand, die Sie brauchen, um Ihren

Alkoholkonsum wieder unter Kontrolle zu bekommen. Fangen Sie damit an, über die Stärke Ihres Willens und Ihres Körpers nachzudenken. Das ist aufregend! Das Wiedererlangen der Kontrolle über mein Leben durch *Einfach nüchtern!* gehörte zu den aufregendsten und lebensbejahendsten Dingen, die mir je passiert sind.

Lassen Sie sich nicht von Ihren Erfahrungen aus der Vergangenheit gefangen halten. Ihre Vergangenheit ist vergangen. Sie wurden ertappt, doch dank dieses Buches werden Sie erkennen, dass Ihr Alkoholproblem nicht Ihre Schuld ist. Vergeben Sie sich selbst. Sie sind der Held oder die Heldin dieser Geschichte. Es gibt keinerlei Grund dafür, endlos mit der Vergangenheit zu hadern, aber jede Menge Gründe dafür, sich selbst zu vergeben. Schauen Sie nach vorn und einer fantastischen Zukunft entgegen.

Zu guter Letzt: Entspannen Sie sich! Befreien Sie sich von Ihren Erwartungen, bleiben Sie positiv und lassen Sie es einfach geschehen. Shawn Achor schreibt in seinem Buch *The Happiness Advantage:* „Positive Gefühle erweitern unseren kognitiven Spielraum und unsere Verhaltensmöglichkeiten … sie aktivieren die Lernzentren unseres Gehirns und lassen sie noch effektiver arbeiten. Sie helfen uns dabei, neue Informationen zu organisieren, und sorgen dafür, dass sie länger im Gehirn gespeichert werden und wir sie später schneller abrufen können. Darüber hinaus ermöglichen sie es uns, mehr Nervenverbindungen zu bilden und beizubehalten, was uns wiederum dabei hilft, schneller zu denken … und auf neue Ansätze und Vorgehensweisen zu kommen."

Tun Sie also Ihr Möglichstes, um sich während des Lesens in eine positive Grundstimmung zu versetzen. Es gibt so vieles, worauf Sie sich freuen können! Vertrauen Sie diesem Ansatz und vertrauen Sie vor allem auf Ihr Unterbewusstsein und darauf, dass es das Richtige für Sie tun wird. Sie können Ihr Unterbewusstsein nicht kontrollieren oder fernsteuern. Sorgen und Stress sind bewusste Aktivitäten – halten Sie sich nicht damit auf.

2.
DER TRINKER ODER DER DRINK?
TEIL 1: DER TRINKER

„Die Welt, wie wir sie geschaffen haben, ist ein Produkt unserer
Gedanken. Wir können sie nicht ändern, ohne unser
Denken zu verändern."
—*Albert Einstein*

Um ein Heilmittel zu finden, müssen wir zunächst die Wurzel des Problems erkennen. Wodurch wird diese Alkohol-Epidemie in unserer Gesellschaft verursacht – durch die Leute, die trinken (Trinker), oder den Alkohol (Drink)? Wir werden uns beide Beteiligten genauer ansehen.

Das Schuldspiel 1.0: Ich

Wer ist schuld? Es scheint so, als wolle die Gesellschaft, dass Sie sich selbst, den Trinker oder die Trinkerin, für den Schuldigen halten. Sie glauben vermutlich, dass Ihre Unfähigkeit, Ihr Trinken zu kontrollieren – anders als andere Menschen, die regelmäßig trinken, es aber problemlos tun oder lassen können – mit einer persönlichen Schwäche zusammenhängt; einer Schwäche, die Sie haben, die anderen aber nicht. Doch was wäre, wenn das überhaupt nicht stimmt?

Ich wette, dass Sie sich jedes Mal selbst kasteien, wenn Sie mehr trinken als Sie sollten oder mit einem Kater aufwachen. Ich weiß jedenfalls, dass ich das immer getan habe. Jeden Abend trank ich eine Flasche Wein oder mehr und schlief dann sehr schnell ein. Doch 3 Uhr morgens, wenn die Kohlenhydrate und die Energie aus dem Alkohol meinen Körper aufputschten, wurde ich wieder wach. Jede Nacht lag ich da, hasste und tadelte mich selbst für mein übermäßiges Trinken und schwor, mich am nächsten Tag besser unter Kontrolle zu haben.

Doch der nächste Tag fühlte sich unweigerlich lang und anstrengend an und am späten Nachmittag meldete sich mein Verlangen nach Wein unüberhörbar wieder. Mit Einbruch des Abends verdrängte ich meine Schwüre vom frühen Morgen in die hinterste Ecke meines Bewusstseins. Das kommt Ihnen bekannt vor? Bei Ihnen ist es vielleicht ein anderes alkoholisches Getränk und ein anderer Kreislauf. Eventuell ist Ihr Alkoholkonsum nicht so ausgeprägt; möglicherweise ist er wesentlich schlimmer. So oder so – wenn wir bemerken, dass wir unseren Alkoholkonsum nicht kontrollieren können, geben wir uns selbst die Schuld dafür. Es ergibt ja auch Sinn. Die Gesellschaft gibt uns die Schuld, unsere Familie gibt uns die Schuld, unsere Freunde sehen uns mitleidig an und fragen sich, warum wir es nicht schaffen, unser Leben in den Griff zu bekommen. Wir leben in einem Zustand des permanenten Selbsthasses. Doch was, wenn es gar nicht unsere Schuld ist?

Es ist hart, mehr zu trinken, als wir eigentlich wollen. Wir beginnen, uns selbst zu hassen, fühlen uns schwach und außer Kontrolle. Wenn wir unser Problem nicht so gut zu verstecken wüssten, würden uns noch mehr Leute verurteilen und sich fragen, warum wir uns nicht einfach „zusammenreißen", „vernünftig sein" oder „mehr Selbstbeherrschung zeigen" können. Schließlich trinken sie auch, scheinen aber kein Problem damit zu haben.

Wenn Sie so wie die meisten Menschen sind, die ein Alkoholproblem haben, interpretieren Sie Ihre Unfähigkeit, Ihr Trinken zu kontrollieren, vermutlich als schwache Willenskraft oder persönliche Schwäche. Wenn ich nur mehr Willensstärke hätte, könnte ich weniger trinken oder ganz die Finger davon lassen. Wenn ich nur eine unbestimmte Zeit lang aufhören könnte, würde mein Verlangen nach Alkohol verschwinden. Dann wäre ich genauso wie all die anderen Leute, die ich kenne, die ihren Alkoholkonsum unter Kontrolle zu haben scheinen und die es augenscheinlich schaffen, heute zu trinken, morgen aber nicht. Doch Moment: Sind Sie in anderen Bereichen Ihres Lebens auch sehr willensschwach oder scheint Alkohol eine merkwürdige Ausnahme zu sein? Ich selbst bin ganz und gar nicht willensschwach, wie Ihnen die Leute, die mich kennen, bestätigen können. Ist es nicht seltsam, dass ich gerade in diesem Bereich keine Willensstärke habe?

Ergibt es irgendeinen Sinn, dass Alkoholabhängige – diejenigen, die ihren Alkoholkonsum am stärksten kontrollieren müssen – dazu am wenigsten in der Lage sind? Warum können sie sich nicht einfach mit Hilfe ihres freien Willens dazu entscheiden, aufzuhören? Gibt es etwas, das sich scheinbar nicht diagnostizieren lässt, etwas, das dazu führt, dass manche Menschen ihren Alkoholkonsum weniger kontrollieren können als andere?

Bin ich Alkoholiker/in?

Was genau ist ein Alkoholiker? Und woher weiß ich, dass ich einer bin? Die Mehrheit aller Erwachsenen trinkt. Laut dem US-amerikanischen National Institute on Alcohol Abuse and Alcoholism trinkt ein imposanter Anteil von 87 % aller erwachsenen US-Amerikaner.[23] Was aber unterscheidet Gelegenheitstrinker, moderate Trinker, starke Trinker, Problemtrinker und waschechte Alkoholiker voneinander?

Philip J. Cooks Buch *Paying the Tab* zufolge gehören Sie, wenn Sie jeden Abend ein Glas Wein trinken, zu den oberen 30 % aller Menschen, die trinken. Sind es zwei Gläser, landen Sie schon unter den Top 20 %.[24] Das bedeutet, dass 80 % aller Erwachsenen *weniger* trinken als Sie. Allerdings erfüllen viele Leute, die sich beim Abendessen ein bis zwei Gläser Wein genehmigen, nicht das landläufige Stereotyp von Alkoholikern. Alkoholismus definiert sich nicht strikt dadurch, wie viel oder wie oft Sie trinken. Es gibt eine unsichtbare und unklar definierte Grenze, die Nichtalkoholiker von der Kategorie der „wirklichen Alkoholiker" trennt. Wie sollen Sie, da diese Grenze willkürlich gezogen wird und es für Alkoholismus keine Standarddefinition gibt, wissen, ob Sie wirklich ein Problem haben?

Bei einer schnellen Google-Suche stößt man auf Dutzende Testfragen, die die Frage „Bin ich Alkoholiker?" beantworten sollen. Doch alle diese Suchergebnisse verweisen darauf, dass sie keine Diagnose für Alkoholismus stellen können. Laut dieser Fragen ist dies eine Entscheidung, die wir selbst treffen müssen.

Wie kann es sein, dass zwar die Mehrheit der Leute trinkt, der Alkoholkonsum aber nach einer Selbstdiagnose nur für einige wenige von einem spaßigen gesellschaftlichen Zeitvertreib zu einem dunklen und zerstörerischen Geheimnis wird? Und warum ignorieren wir das Problem so beharrlich und bitten so lange es geht nicht um Hilfe, bis alles völlig außer Kontrolle gerät?

Es ist ziemlich leicht, sich selbst als „Nicht-Alkoholiker" zu diagnostizieren, wenn wir langsam beginnen zu glauben, dass wir ein Problem haben. Die meisten Menschen denken, dass Alkoholiker irgendwie anders sind als andere Menschen; anders als „wir". Viele nehmen an, dass Alkoholismus durch irgendeine Art von Schaden verursacht wird. Zwar wissen wir nicht, ob dieser Schaden körperlicher, geistiger oder emotionaler Natur ist, doch trotzdem sind wir uns sicher, dass „die" (die Alkoholiker) nicht so sind wie wir (die regelmäßig Alkohol Konsumierenden).

Jason Vale erklärt, dass die meisten Ärzte zu der Art von Menschen gehören, die das Offensichtliche gern beim Namen nennen. Sie sagen Dinge wie: „Sie trinken sehr viel und die ersten Gesundheitsschäden machen sich bereits bemerkbar. Ich rate Ihnen daher, weniger oder gar nicht mehr zu trinken."[25] Dann folgt meist der Zusatz, dass nur

Sie allein entscheiden können, ob Sie Alkoholiker sind oder nicht. Tatsächlich? Ich leide vielleicht an einer tödlichen Krankheit und niemand kann sie diagnostizieren? Wenn ich bereits zu viel trinke, wird mich der Verdacht, dass ich ein ernstes Problem habe, wahrscheinlich dazu bringen, noch mehr zu trinken. Und warum auch nicht? Schließlich glauben wir, dass Alkohol Stress bekämpft, und der Weg dahin, den Selbstbetrug aufzugeben, den eigenen Stolz herunterzuschlucken und zu entscheiden, ob man Alkoholiker ist, erzeugt extrem viel Stress.

Wenn es tatsächlich ein bestimmtes körperliches oder geistiges Merkmal gibt, das für Alkoholismus verantwortlich ist, warum lässt es sich nicht durch Tests herausfinden? Dann könnte man die Bevölkerung in Alkoholiker und regelmäßig Alkohol trinkende Menschen trennen. Dies würde uns dabei helfen zu verhindern, dass die Betroffenen dem Alkoholismus zum Opfer fallen. Wenn es etwas gibt, dass allen Alkoholikern gemein ist, können wir doch bestimmt erste Anzeichen entdecken, bevor sie sich selbst, ihren Familien oder der Gesellschaft als Ganzem Schaden zufügen.

Aus gutem Grund sind wir von den großen Fortschritten begeistert, die Wissenschaftler in der Medizin gemacht haben. Amputierte können die Bewegungen ihrer Prothesen mittlerweile mit ihren Gedanken steuern, die mittels elektrischer Signale des Gehirns übersetzt und als Befehle bei der Prothese ankommen.[26] Dr. Sergio Canavero, ein Neurowissenschaftler aus Italien, bereitet sich darauf vor, einen menschlichen Kopf zu transplantieren.[27] Die neuesten Vorstöße der Medizin sind atemberaubend. Wenn es einen bestimmten körperlichen oder geistigen Schaden geben sollte, der Alkoholismus verursacht, kann ich nur sehr schwer glauben, dass wir es mit all den uns zur Verfügung stehenden Möglichkeiten bisher noch nicht geschafft haben sollen, ihn zu diagnostizieren und zu verhindern.

Behaupte ich damit, dass jede Person in derselben Weise auf Alkohol reagiert, ganz unabhängig von ihrer jeweiligen genetischen Veranlagung oder körperlichen Verfassung? Keineswegs. Wie jedes

Glas Wein sich ganz unterschiedlich auf zwei verschiedene Menschen auswirkt, hat auch ein langfristiger Alkoholkonsum unterschiedliche Folgen für jeden von uns. Das bestreite ich überhaupt nicht. Ich behaupte auch nicht, dass es keine Beweise für die Existenz eines Gens gibt, das die Neigung zu einer Alkoholabhängigkeit verstärkt. Es wurden mehrere lose Zusammenhänge zwischen Genen und Alkohol entdeckt. Keiner davon war jedoch definitiv stark genug, um ihn als Ursache für Alkoholismus zu identifizieren.

Das Genlabor der University of Utah, wo untersucht wird, welche Rolle menschliche Gene bei einer Sucht spielen, ließ verlauten, dass die genetische Veranlagung niemanden dazu verdammt, von etwas abhängig zu werden.[28] Polk bestätigt, dass unabhängig von genetischen Zusammenhängen niemand zum Alkoholiker wird, wenn er nicht regelmäßig Alkohol trinkt.[29]

Es fühlt sich seltsam an, den Begriff „Alkoholiker" zu verwenden. Wir sprechen ja auch nicht von Zigarett-o-holikern, sondern von Menschen, die geraucht haben und deshalb von Zigaretten abhängig geworden sind. Ebenso wenig bezeichnen wir Kokainabhängige als Menschen, die von Kokainismus betroffen sind.[30] Wenn Sie sich selbst als eine Person sehen, die regelmäßig trinkt, widersprechen Sie dieser Ansicht vielleicht. Warum? Nun, wären wir uns darüber einig, dass es keine bestimmten diagnostizierbaren körperlichen Schäden oder Defekte gibt, die Alkoholiker vom Rest der „verantwortungsvoll" trinkenden Bevölkerung trennen, würde dies bedeuten, dass jeder, der trinkt, auch anfällig für eine Alkoholabhängigkeit und eventuell sogar schon auf dem besten Weg dahin wäre. Ich behaupte, dass mit der Zeit und mit einem entsprechend hohen Alkoholkonsum tatsächlich jeder von uns eine körperliche Abhängigkeit von Alkohol entwickeln kann. Da wir alle unterschiedlich gebaut sind, kann niemand allgemein vorhersagen, an welchem Punkt genau ein bestimmter Mensch eine Abhängigkeit entwickelt. Diese Botschaft wird nicht gern gehört. Sie ist eine schallende Ohrfeige für die florierende Alkoholindustrie, sie enthüllt die Abhängigkeit unserer gesamten Gesellschaft von dieser

Droge und sie brüskiert „regelmäßige" und „verantwortungsvolle"
Trinker, die stolz darauf sind, sich selbst unter Kontrolle zu haben.

Das Schuldspiel 2.0: AA und die Theorie der Alkohol-Allergie

Auch ich war einst davon überzeugt, dass Alkoholiker anders sind als
alle anderen Leute, die regelmäßig trinken. Warum auch nicht? Die
Alkoholiker, die ich kannte, sagten schließlich alle, dass sie an einer
Krankheit oder einer Störung litten. Warum sollte ich ihnen widersprechen? Seitdem habe ich unglaublich viel recherchiert. Ich brauchte
etwas Zeit, um herauszufinden, woher diese Überzeugung eigentlich
stammt und warum sie überall so freimütig akzeptiert wird. Inwieweit
die Genetik mit einer Diagnose zusammenhängt, erfuhr ich recht
schnell. Der Neurowissenschaftler Thad Polk erklärt dazu: „Es gibt
kein einzelnes Suchtgen; es wurden Dutzende Gene identifiziert, die
die Anfälligkeit für eine Sucht beeinflussen, doch für sich allein ist die
Wirkung der meisten von ihnen nur sehr begrenzt."[31] Wir haben also
bisher noch keine Möglichkeit gefunden, auf Grundlage der Genetik
eine Abhängigkeit zu diagnostizieren oder zu verhindern.[32] Warum
Alkoholiker aber selbst glauben, dass sie anders sind als die normale
Bevölkerung, ist etwas, das sich nicht ganz so leicht verstehen lässt.

Wir akzeptieren diese Theorie wegen einer Handvoll einfacher
Gründe. Menschen, die regelmäßig trinken, mögen sie, weil sie sie
glauben lässt, sie hätten alles unter Kontrolle und könnten unbesorgt
so weiter machen – und zwar ohne befürchten zu müssen, die will-
kürliche Grenze zu überschreiten, die sie vom Alkoholismus trennt.
Alkoholiker mögen sie, weil ihnen ihre Freunde, sobald sie sich als
Alkoholiker „geoutet" haben, dabei helfen, trocken zu bleiben, anstatt
sie unter Druck zu setzen, mit ihnen zu trinken. Sie mixen ihnen
alkoholfreie Cocktails und unterstützen sie bei ihrem Kampf gegen
die Krankheit. Es ist wesentlich einfacher, trocken zu bleiben, wenn
man keinen Alkohol angeboten bekommt. Darüber hinaus bedeutet
ein körperlicher Unterschied auch eine geringere Schuldzuweisung.
Wir geben anderen Menschen nicht die Schuld daran, dass sie an

Krebs erkranken. Eine Krankheit ermöglicht ein Vergeben. Zu guter Letzt ist es auch deshalb einfacher, trocken zu bleiben, wenn man davon überzeugt ist, dass schon ein einziger Fehltritt die tödliche Krankheit wieder auf den Plan rufen kann.

Die Anonymen Alkoholiker (AA) vertreten mit ihrem Ansatz die weltweit erfolgreichste Methode der Behandlung von Alkoholkranken. Die Organisation hat über zwei Millionen Mitglieder in 175 Ländern.[33] Schauen wir uns die AA-Sichtweise von Alkoholismus etwas genauer an, um zu herauszufinden, welche Annahmen über Alkoholismus in unserer Gesellschaft weitverbreitet sind und wie diese Annahmen sich in feste Überzeugungen verwandeln konnten. Die wichtigste AA-Veröffentlichung wird in den USA informell nur *The Big Book (Das große Buch)*, in Deutschland wegen seines blauen Einbands aber *Das blaue Buch* genannt. Sein offizieller deutscher Titel lautet *Anonyme Alkoholiker. Ein Bericht über die Genesung alkoholkranker Männer und Frauen.* In diesem Buch wird auch Dr. William D. Silkworth erwähnt, der Bill Wilson, den Gründer von AA, behandelte, aber nicht heilen konnte. Dr. Silkworth hatte sich auf die Behandlung von Alkoholkranken spezialisiert. 1934 arbeitete er erfolglos mit einem Patienten zusammen, den er daraufhin als hoffnungslosen Fall bezeichnete. Als AA diesem Patienten später zu seiner Heilung verhalf, schrieb Dr. Silkworth den folgenden Brief an Bill Wilson:

Wir Ärzte haben schon seit langer Zeit erkannt, dass eine Art Moralpsychologie für die Alkoholiker von drängender Wichtigkeit war. Diese Anwendung brachte aber Schwierigkeiten mit sich, die zu überwinden weit über unser Vermögen ging. Mit unseren ultramodernen Ausrüstungen und unserer wissenschaftlichen Einstellung allem gegenüber sind wir vielleicht nicht gut genug ausgerüstet, die Mächte des Guten anzuwenden, die außerhalb erlernter Erkenntnisse liegen.[34]

Dr. Silkworth erkennt darin an, dass die von AA angebotenen Lösungen bessere Erfolge erzielten als das, was die medizinische Gemeinschaft beitragen konnte. Und diese „ultramoderne" Art der Medizin von 1939 wird auch heute noch praktiziert.

Der Brief erwähnt weiter, dass dort, wo die medizinischen Prozeduren versagten, bei den Anonymen Alkoholikern „die Selbstlosigkeit dieser Männer, die wir dabei beobachten konnten, das völlige Fehlen eines eigennützigen Beweggrundes und ihr Gemeinschaftsgeist" zu beeindruckenden Erfolgen führten.[35]

Ich zitiere den wichtigsten Teil dieses Briefes im Wortlaut:

Wir glauben [...], dass die Wirkung des Alkohols bei diesen chronischen Alkoholikern eine Allergie auslöst; denn die Erscheinungsform des süchtigen Verlangens ist auf diese Gruppe begrenzt und kommt beim durchschnittlichen, maßvollen Trinker nie vor. Diese allergischen Typen können niemals mehr Alkohol in irgendeiner Form ohne Gefahr zu sich nehmen. Wenn sich die Gewohnheit erst einmal herausgebildet hat und wenn offenbar geworden ist, dass sie nicht aufhören können, wenn sie ihr Vertrauen zu sich und ihren Mitmenschen verloren haben, dann häufen sich die Probleme und werden in erschreckendem Maße immer unlösbarer."[36]

Dieser Brief beschreibt, wie unzulänglich und hilflos sich dieser Arzt fühlt, weil er den betroffenen Alkoholikern nicht helfen kann, und wie erstaunt er darüber ist, dass eine psychologische Veränderung – wie z. B. die Mitgliedschaft bei AA – dazu führt, dass diese geheilt werden können. Vielleicht ist Ihnen aufgefallen, dass dieser Brief einen Widerspruch enthält. Wie kann Alkohol ein Allergen sein, wenn es erst dann aktiv wird, wenn sich bereits eine Gewohnheit herausgebildet hat? Er scheint darauf hinauszuwollen, dass die meisten glauben, Alkohol sei eine Erscheinungsform einer Allergie, doch müssten sie zuvor erst eine „Gewohnheit entwickeln", damit sich diese Allergie überhaupt erst manifestieren kann. Es ergibt wesentlich mehr Sinn, anzunehmen, dass Alkohol ein Suchtmittel ist, von dem jeder Mensch abhängig werden kann, wenn er nur genug davon konsumiert.

Die Vorstellung, dass Alkoholiker sich körperlich vom Rest von uns unterscheiden, basiert auf der Hypothese eines Arztes, die durch keinerlei nachfolgende Laborergebnisse bestätigt wurde – einer Hypothese, die davon ausgeht, dass einige Menschen eine Alkoholallergie haben. Allerdings lassen sich Allergene relativ leicht diagnostizieren. Seltsamerweise haben wir auch 76 Jahre später noch kein Allergen entdeckt, das für Alkoholismus verantwortlich ist. Dr. Silkworth brauchte aber eine Erklärung für den Erfolg der Anonymen Alkoholiker bei der Heilung von Alkoholkranken, bei denen die gesamte Kunst der Schulmedizin zuvor versagt hatte.

Doch wie konnte sich die Überzeugung, dass ein körperlicher Defekt dafür verantwortlich war, dass regelmäßige Trinker zu Alkoholikern wurden, derartig verbreiten? Die Antwort der Anonymen Alkoholiker auf Dr. Silkworths Theorie ist recht aufschlussreich:

Er [Dr. Silkworth] bestätigte in dieser Darstellung, dass wir, die wir unter den Qualen des Alkoholismus gelitten haben, davon überzeugt sein müssen, dass die körperliche Verfassung des Alkoholikers genauso anomal ist wie seine geistige. Wir waren damit nicht zufrieden, dass man uns sagte, wir könnten deshalb unser Trinken nicht beherrschen, weil wir uns nicht richtig an unsere Lebensverhältnisse anpassen könnten, dass wir immer auf der Flucht vor der Wirklichkeit des Lebens seien oder dass wir an ausgesprochenen seelischen Defekten litten. Diese Dinge waren bis zu einem gewissen Grad – tatsächlich sogar bis zu einem beträchtlichen Grad – bei manchen von uns wahr. Wir waren aber auch davon überzeugt, dass unser Körper von der Krankheit gleichfalls betroffen war. Nach unserer Überzeugung ist jede Darstellung des Alkoholikers, die diesen körperlichen Aspekt außer Acht lässt, unvollständig.[37]

Wie erleichtert müssen sich die Pioniere der AA-Bewegung gefühlt haben. Es ist ein entsetzliches Gefühl, zu glauben, dass man selbst nicht willensstark genug ist, um dem Alkohol zu widerstehen. Zu glauben, dass etwas mit dem eigenen Körper nicht stimmt, etwas, das man selbst nicht kontrollieren kann, fühlt sich gleich viel besser an. Ein körperlicher Defekt ist fast schon so etwas wie eine Absolution für unsere Unfähigkeit, kontrolliert zu trinken. Auch die gegenwärtig herausgegebenen Informationen von AA bekräftigen weiterhin die Theorie, dass Alkohol ein Allergen ist. Eine Broschüre, die heutzutage bei AA-Treffen ausgegeben wird, erklärt:

Nach Sicht der Anonymen Alkoholiker ist Alkoholismus eine Krankheit – eine fortschreitende Krankheit, die nie völlig „geheilt", aber so wie auch einige andere Krankheiten aufgehalten werden kann. [...] Wir geben gern zu, dass wir allergisch auf Alkohol reagieren und es daher einfach nur unserem gesunden Menschenverstand entspricht, dass wir uns von der Ursache unserer Allergie fernhalten.[38]

„Wir" und „Die"

Die Anonymen Alkoholiker konnten bereits sehr viele alkoholkranke Menschen retten. Dennoch muss ich auf die Gefahren dieser Theorie hinweisen. Da das Trinken in unserer Gesellschaft weit verbreitet ist, kann so eine Vorstellung sehr gefährlich sein. Wir trinken weiterhin ungehemmt und ignorieren das Risiko einer Abhängigkeit, weil wir glauben, dass Alkoholismus immer nur „die anderen" betrifft. Wenn wir uns eingestehen, dass wir ein Problem haben, können wir uns entweder damit abfinden, dass wir eine tödliche und unheilbare Krankheit haben, oder aber zugeben, dass wir willensschwach sind und keine Selbstbeherrschung haben. Wir vermeiden diese grässliche Diagnose so lange, bis die Dinge derartig außer Kontrolle geraten, dass wir unser Problem nicht länger ignorieren können. In gewisser

Weise definiert dieser Ansatz Alkoholismus als eine Krankheit der Verleugnung. Es ist sehr häufig so, dass Trinker erst ganz unten landen müssen, bevor sie sich Hilfe holen. Als ich einer Freundin erzählte, dass ich mit dem Trinken aufgehört hatte, antwortete sie fast ohne zu zögern: „Ich kann mir gar nicht vorstellen, was du alles durchmachen musstest, um diese Entscheidung zu treffen." Es war klar, welches Bild sie sich machte: Ich musste ihrer Meinung nach bereits die Erfahrung gemacht haben, ganz unten gelandet zu sein.

Bis heute können wir bei jedem AA-Treffen beobachten, wie diese Theorie nachwirkt. Das Treffen beginnt mit einer Kennenlernrunde und dem obligatorischen „Hallo, mein Name ist … und ich bin Alkoholiker/in." Dadurch, dass ich gezwungen werde, das Problem beim Namen zu nennen – ich bin Alkoholiker/in, ein Mensch mit einem körperlichen Defekt, der Alkohol eine besondere Kontrolle über mich verleiht – erleichtern sie es mir, mich mit der Krankheit auseinanderzusetzen. AA-Mitglieder können auf die Unterstützung gleichgesinnter Menschen zählen, die alle einen ähnlichen Kampf ausfechten. Durch diese Gemeinschaft und den gegenseitigen Beistand finden sie die Kraft, trocken zu werden. Doch wie beeinflusst diese Theorie des körperlichen Defekts Menschen, die die Möglichkeit, dass sie an einer unheilbaren Krankheit leiden, nicht in Betracht ziehen wollen oder können? Diejenigen, die sich nicht für Alkoholiker halten (wollen)?

Statt Alkohol mit Vorsicht zu begegnen, weil wir wissen, dass er gefährlich ist und zu einer Abhängigkeit führen kann, versichern wir uns selbst, dass wir völlig anders sind als diese irgendwie beeinträchtigten Menschen, die wir als Alkoholiker bezeichnen. Ich spreche aus eigener Erfahrung. Außerdem bestätigen die meisten Alkoholiker ja selbst, dass sie „anders" sind als die normale Bevölkerung. Daher leben Millionen „regelmäßiger Trinker" ihr Leben ohne die Angst, irgendwann Alkoholiker zu werden.

Wir glauben auch, dass sich Alkoholismus von anderen Süchten unterscheidet, weil die Art der Abhängigkeit sich von Person zu Person unterscheidet. Wir sehen viele Leute, die ihren Alkoholkonsum scheinbar gut kontrollieren und nach Belieben trinken oder auch nicht trinken können. Deshalb fällt es uns schwer zu verstehen, warum manche Leute schon nach ein paar wenigen Schlucken Alkohol in der völligen Abhängigkeit landen, während andere diesen Punkt niemals erreichen. Dabei sind es nicht nur die Alkoholiker, die die Menge ihres Alkoholkonsums systematisch nach oben schrauben. Auch regelmäßige Trinker beginnen mit einigen wenigen Drinks und landen schnell bei dem allabendlichen Glas Wein. Tatsächlich ist es so, dass Alkoholiker als „regelmäßige" Trinker beginnen. In vielen Fällen dauert es Jahre, bis sie die unsichtbare Grenze zum Alkoholismus überschreiten.

Das Schuldspiel 3.0: Alkoholismus-Gene

Das blaue Buch behauptet, dass Alkoholismus „nur diese Art [von Menschen] betrifft und niemals bei maßvollen Trinkern auftritt."[39] Diese Vorstellung geht davon aus, dass Alkohol für normale Menschen kein Problem darstellt, sprich, dass viele Leute Alkohol trinken können, ohne mit irgendwelchen körperlichen, psychischen oder sozialen Konsequenzen rechnen zu müssen. Da 87 % der US-amerikanischen Bevölkerung trinkt,[40] zu denen übrigens sowohl diejenigen gehören, die nur nach der Tischrede bei einer Hochzeit trinken, wie auch diejenigen, die morgens völlig abgeschossen in der Gosse liegen, ist es kein Wunder, dass sich unsere Gesellschaft so schwer damit tut, diese Krankheit zu verstehen.

AA-Mitglieder beschreiben sich selbst als eine Gruppe von Männern und Frauen, die erkannt haben, dass sie ihren Alkoholkonsum nicht kontrollieren können.[41] Zwar stimme ich nicht damit überein, dass Alkoholiker ihre Kontrolle aufgrund eines körperlichen, geistigen oder emotionalen Defekts verloren haben, wohl aber mit der Definition, dass ein Alkoholiker nicht mehr über die Fähigkeit verfügt, seinen Alkoholkonsum einzuschränken.

Mir ist klar, dass laut dieser Definition viele Alkoholiker nicht begreifen werden, dass sie ihre Kontrolle bereits verloren haben. Viele

Trinker stecken in einer Art Vorhölle fest. Normalerweise vergehen Jahre zwischen der Befürchtung, dass wir ein Problem haben, und dem Einsehen und Akzeptieren, dass dieses Problem uns tatsächlich beherrscht. Bei mir dauerte es zehn Jahre, bis ich auf diese verzagte Stimme in meinem Kopf hörte, die mein nächtliches Trinken in Frage stellte, und akzeptierte, dass ich endlich aufhören musste, mein Problem zu verleugnen – dass ich zu viel trank. Heute bedrückt es mich sehr, wenn ich darüber nachdenke, wie stark ich meinem Körper geschadet, wie sehr ich meine Beziehungen zerstört und wie viel Leid ich meinem Ehemann zugefügt habe. Ich möchte, dass *Einfach nüchtern!* zu einem Rettungsboot wird, zu einem Weckruf, der schon lange vor dem Erreichen des Abgrunds ertönt, wenn das Trinken längst außer Kontrolle geraten ist.

Wenn tatsächlich etwa 87 % der Menschen trinken, ist es wohl nur legitim, anzunehmen, dass die meisten davon glauben, dass sie die volle Kontrolle darüber haben.[42] Ich behaupte damit ganz sicher nicht, dass alle, die trinken, eine körperliche und neurologische Alkoholabhängigkeit entwickelt haben. Nicht jeder, der hin und wieder ein bisschen Alkohol trinkt, ist abhängig. Aber jeder, der Alkohol trinkt, setzt sich dem Risiko einer Abhängigkeit aus. Darüber hinaus wird sich jemand, der trinkt, erst dann seines Abhängigkeitsgrades bewusst, wenn er versucht, seinen Konsum einzuschränken. Das offensichtliche Problem hierbei ist, dass Sie sich dessen nicht bewusst werden können, wenn Sie Ihren Konsum unter Kontrolle haben. Es fühlt sich einfach alles normal an. Doch leider ist es so, dass wir Menschen tendenziell so lange das Gefühl haben, alles unter Kontrolle zu haben, bis ein einschneidendes Erlebnis uns klar macht, dass dies nicht der Fall ist. Und sogar dann werden wir noch vehement bestreiten, dass wir die Kontrolle verloren haben.

Das Ende des Schuldspiels

Warum fällt es uns so schwer zuzugeben, dass der Alkohol selbst das Hauptproblem ist? Dass er, genau wie jede andere Droge, gefährlich ist und abhängig macht? Dass gewisse Lebensumstände, unsere Persönlichkeit und unsere Konditionierung dazu führen mögen, dass einige schneller in den Abgrund der Alkoholabhängigkeit rutschen als andere, aber dass wir schlussendlich alle dieselbe schädliche und süchtig machende Substanz trinken? Dass Alkohol gefährlich ist, ganz egal, wer wir sein mögen? Kennen Sie das geflügelte Wort aus Medizinerkreisen „Häufiges ist häufig, Seltenes selten"? Vielleicht sollten wir unsere Sichtweise ändern und akzeptieren, dass die einfachen Antworten mitunter mehr Sinn ergeben.

Wenn Sie das nicht überzeugt, ist das auch nicht schlimm. Wir werden uns noch weiter darüber unterhalten. Das einzig Wichtige im Moment ist, dass Sie den Gedanken zulassen, dass Sie Ihren Alkoholkonsum möglicherweise nicht vollkommen unter Kontrolle haben. Denn ein Problem können wir nur lösen, wenn wir zugeben, dass es existiert.

Dies führt uns natürlich zu der Frage, zu welchem Zeitpunkt genau wir unsere Kontrolle verloren haben.

3.
DER TRINKER ODER DER DRINK?
TEIL 2: DER DRINK

„Erst nimmst du dir einen Drink, dann nimmt der
Drink einen Drink, dann nimmt der Drink dich."
—F. Scott Fitzgerald

Ein gefährliches Vergnügen: Der Nektar des Todes

Allen Carr, ein Autor und Suchtexperte, der vor allem dafür bekannt ist, Rauchern beim Überwinden ihrer Nikotinsucht zu helfen, hat eine perfekte Analogie für die bildliche Vorstellung von Abhängigkeit und Sucht gefunden: eine Kannenpflanze.[43] Diese Analogie ist sehr effektiv – einerseits dabei, unserem Bewusstsein verständlich zu machen, was bei einer Abhängigkeit abläuft, und andererseits dabei, unser Unterbewusstsein zu rekonditionieren.

Kennen Sie sich mit Kannenpflanzen aus? Sie sind tödliche, fleischfressende Gewächse, die ursprünglich aus Indien, Madagaskar und Australien stammen. Stellen Sie sich vor, Sie laufen an einer wunderbaren Bäckerei vorbei und riechen das süße, frisch aus dem Ofen kommende Gebäck. Es ist nicht leicht, diesem Duft zu widerstehen.

Eine Kannenpflanze wirkt auf Insekten wie eine Bäckerei auf uns. Stellen Sie sich vor, Sie sind eine ahnungslose Biene, die durch die Wälder schwirrt. Plötzlich fliegen Sie durch eine Wolke berückend duftender Luft. Ihr kleiner Bienenmagen beginnt zu rumoren und Sie wollen nichts mehr, als diese Köstlichkeit zu probieren.

Sie fliegen näher an die Pflanze heran. Sie sieht aus wie eine unwiderstehliche Leckerei voller frischem Nektar und sie riecht unglaublich verführerisch. Um davon kosten zu können, müssen Sie über den Rand hineinfliegen. Sie landen im Nektar und trinken davon. Dabei bemerken Sie gar nicht das zunächst noch schwache, aber gefährliche Gefälle, auf dem Ihre Füßchen glauben, Halt gefunden zu haben. Jetzt gerade leben Sie nur für den Moment und genießen das Festmahl. Doch dabei rutschen Sie langsam immer tiefer in die Pflanze hinein, ohne es zu bemerken. Das Einzige, was Sie bemerken, ist das süße Gift des Nektars. Doch jetzt spüren Sie, wie Sie abrutschen: Die Schwerkraft arbeitet gegen Sie – aber Sie haben ja noch Ihre Flügel. Also machen Sie sich keine großen Sorgen; Sie könnten ja jederzeit wieder aus der Pflanze herausfliegen. Nur noch ein paar Schlückchen. Der Nektar schmeckt so gut – warum sollten Sie ihn nicht genießen?

Sie glauben wie die meisten Trinker, dass Sie alles unter Kontrolle haben. Sie könnten jederzeit aus der Pflanze herausfliegen. Doch irgendwann wird das Gefälle immer steiler, der Pflanzenkessel verengt sich immer mehr und das Tageslicht verschwindet, während Sie von einer immer tieferen Dunkelheit umschlossen werden. Sie hören gerade noch rechtzeitig mit dem Trinken auf, um zu bemerken, dass um Sie herum die toten Körper anderer Bienen und Insekten treiben. Ihnen wird klar, dass Sie nicht einfach nur einen süßen Nektar genießen; Sie trinken die Säfte der anderen toten und sich auflösenden Insekten. Sie sind der Drink.

Aber können wir denn nicht beides haben? Den Nektar genießen und rechtzeitig wegfliegen? Vielleicht gelingt es Ihnen, sich selbst Grenzen zu setzen und Ihren Alkoholkonsum zu kontrollieren. Sehr viele Menschen können das, und zwar gut – eine Weile lang, bis sich etwas in ihrem Leben verändert und zusätzlicher Stress hinzukommt oder aber eine persönliche Tragödie. Vielleicht passiert aber auch gar nichts und Sie fangen genau wie ich damit an, viel mehr zu trinken, als Sie jemals vorhatten.

Alle Ärzte und Alkoholexperten sind sich darüber einig, dass Alkohol abhängig macht. Wie viele Menschen kennen Sie, die mit der Zeit immer weniger trinken? Konzentrieren wir uns jetzt einmal nur auf das „verantwortungsvolle" Trinkverhalten erwachsener Leute. Ja, Studenten sind recht gut dafür bekannt, während ihres Studiums bei ihrem Alkoholkonsum deutlich über die Stränge zu schlagen. Wenn sie später das von ständigen Partys geprägte Umfeld oder ihre jeweiligen Studentenverbindungen verlassen, Arbeit finden und beginnen, Familien zu gründen, können sie ihren Alkoholkonsum in der Regel deutlich einschränken. Doch stimmt es nicht, dass Menschen, sobald sie später in ihrem Leben ein langfristiges Konsummuster entwickeln, mit der Zeit immer mehr und nicht weniger trinken?

Früher machten wir uns öfter über eine Freundin von uns lustig, weil sie schon nach einem halben Glas Wein beschwipst war. Dass sie so wenig vertrug, wurde zu unserem Running Gag. Als ich sie jedoch letzte Woche traf, sah ich, wie sie beim Abendessen zwei große Gläser Wein trank und sich danach noch nüchtern genug fühlte, um mit dem Auto nach Hause zu fahren. Alkohol macht abhängig und mit der Zeit vergrößert sich unsere Alkoholtoleranz immer mehr. Egal wie wenig wir trinken oder wie sehr wir glauben, dass wir uns unter Kontrolle haben: Es bleibt ein gefährlicher Pfad, auf dem wir wandeln. Aktuelle neurologische Studien zeigen, dass unser Gehirn auf Alkohol reagiert und sich durch ihn verändert. Diese Veränderung erhöht unsere Toleranzschwelle, dämpft den Genuss und das Wohlgefühl, das wir beim Trinken empfinden, und beeinträchtigt die Fähigkeit unseres Gehirns zur Selbstkontrolle und -beherrschung.[44] Wir werden uns die Wirkung von Alkohol auf unser Gehirn in einem späteren Kapitel noch genauer ansehen.

Eine ignorierte Warnung: Der obdachlose Alkoholiker

Warum lassen wir uns nicht von den toten Insekten im Kessel der Kannenpflanze warnen? Wir haben alle schon Menschen gesehen, die wegen ihrer Sucht alles verloren haben und mit einer Flasche in der Hand auf der Straße betteln. Sind diese Menschen nicht eine ebenso deutliche Warnung wie die verwesenden Körper der in die Falle gegangenen Insekten? Helfen uns diese Personen nicht dabei, die Gefahr zu erkennen? Vielleicht einigen von uns. Doch die meisten von uns verstecken sich hinter der willkürlichen Grenze, die wir zwischen „Alkoholikern" und „regelmäßig trinkenden Leuten" gezogen haben. Wir denken nicht daran, der süchtig machenden Droge in unseren Gläsern die Schuld zu geben. Stattdessen glauben wir, dass irgendetwas mit dem Abhängigen auf der Straße nicht stimmt.

Die Annahme, dass der Alkoholiker auf der Straße anders ist als wir, erlaubt es uns zu glauben, dass wir selbst immun sind. Was ihm passiert ist, könnte uns nie passieren. Wir laufen nicht Gefahr, einer von „diesen" Menschen zu werden. Natürlich wissen wir nichts über seinen Hintergrund, dass er vielleicht ein erfolgreicher Geschäftsmann mit einer immer größer werdenden Familie war. Wir wissen nicht, wie Alkohol ihn umgarnt und in die Falle gelockt hat, und dass er alles an die am stärksten akzeptierte, tödlichste und am weitesten verbreitete aller Drogen verloren hat.[45]

Schauen wir uns das Ganze einmal aus einer anderen Perspektive an. Wir nehmen den obdachlosen Mann auf der Straße wahr wie die Biene eine Ameise, die in die Kannenpflanze gekrabbelt ist. Die Ameise hat keine Flügel, also ist sie nicht so wie ich, die Biene. Ich habe Flügel; ich habe die Kontrolle. Ich kann fliehen, wann immer ich es will. In Wirklichkeit aber befindet sich auch die Biene genau wie die Ameise in tödlicher Gefahr.

Als ich das letzte Mal auf dem Las Vegas Strip war, sah ich, wie dort alle Leute Alkohol tranken. Hey, es ist schließlich Vegas! Es waren die unterschiedlichsten Menschen dabei – von kichernden jungen Mädchen mit fruchtig-süßen Drinks bis hin zu Männern bei

Junggesellenabschieden mit riesigen Bierflaschen. Sie waren jung, strahlend und voller Leben. Ich sah, wie sie an einem Bettler vorbeigingen, der sein Nachtquartier auf der Straße aufgeschlagen hatte. Er hatte nichts zu essen, klammerte sich aber an einer Flasche Alkohol fest, die in einer braunen Papiertüte versteckt war. Für jeden Passanten war es offensichtlich, dass der Alkohol sein Leben zerstört hatte. Viele der „regelmäßigen" Trinker starrten ihn direkt an. Manche gaben ihm auch etwas Kleingeld.

Aber dachten sie auch nur einen Moment über den Inhalt ihrer eigenen Becher und Flaschen nach? War ihnen bewusst, dass sie dasselbe lebenszerstörende Gift tranken wie der obdachlose Mann vor ihnen? Hielt es sie davon ab, sich noch einen Drink zu bestellen? Leider nicht.

Der Absturz: Wann verlor ich die Kontrolle?

Ist es wirklich so schwer einzusehen, dass Jugendliche, die mit Alkohol experimentieren, nichts anderes sind als die Biene, die auf dem Rand der Kannenpflanze landet und den Nektar kostet? Dass der obdachlose Bettler sich nur in einem weitaus fortgeschrittenen Stadium des Absturzes befindet?

Eine aktuelle Studie des Prevention Research and Methodology Center der Pennsylvania State University untersuchte die übermäßigen Trinkgewohnheiten von College-Studenten, deren Eltern ihnen bereits zu High-School-Zeiten erlaubt hatten, Alkohol zu trinken. Die Ergebnisse zeigen, dass Jugendliche, die bereits in der High School trinken, weitaus stärker gefährdet sind, auf dem College extrem viel Alkohol zu konsumieren. Die Studie bestätigte zusätzlich, wie stark das Verhalten der Eltern Teenager und Kinder beeinflusst. Dabei ahmen nicht nur Jungen ihre Väter oder Mädchen ihre Mütter nach. Wenn ein Elternteil trinkt, lassen sich sowohl die Söhne wie auch die Töchter davon beeinflussen.

Wer in der High School trinkt, trinkt an der Universität oder auf dem College noch mehr.[46] Warum? Weil der Absturz, wenn er sich schon in einem recht jungen Alter anbahnt, sich bei diesen Jugendlichen am College noch beschleunigt, während diejenigen, die mit dem Trinken gewartet haben, erst noch die Phase des „Nektarkostens" vor sich haben.

Ich bemerkte überhaupt nicht, dass ich mit der Zeit immer mehr trank. Ich verschloss meine Augen und meinen Geist vor der Tatsache, dass ich wesentlich mehr trank, als ich jemals erwartet hätte. Trinken Sie heute mehr, als Sie vor drei, fünf oder sogar sieben Jahren getrunken haben? Wie sieht es mit Ihren Freunden aus? Sind diese bei ihrer normalen Menge geblieben oder haben auch sie angefangen, mit der Zeit immer mehr zu trinken? Wenn uns klar wird, dass wir mehr trinken, als wir wollen, beginnt der Kampf darum, diese Gewohnheit einzuschränken oder ganz damit aufzuhören. Doch geht es den meisten von uns dann leider genauso wie der Biene in der Kannenpflanze: Je mehr wir kämpfen, umso tiefer stürzen wir ab.

Wann genau verliert die Biene die Kontrolle? Wenn sie beginnt, langsam nach unten zu rutschen? Wenn sie versucht wegzufliegen und es nicht kann? Dies ist auf jeden Fall der Zeitpunkt, an dem die Panik einsetzt. Doch eigentlich dürfte klar sein, dass sie die Kontrolle bereits schon lange vor dem Moment verloren hat, an dem sie der Pflanze nicht mehr körperlich entkommen kann. Laut Allen Carrs Theorie hat sie gegebenenfalls schon ab der Landung auf der Kannenpflanze keine Kontrolle mehr.

Kennen Sie den Zeitpunkt Ihres Kontrollverlusts? Wurde es Ihnen bewusst, als Ihr Partner oder Ihre Partnerin das erste Mal einen Kommentar über Ihre Trinkgewohnheiten machte? Oder als jemand den Alkoholgeruch bemerkte? Als Sie sich wieder einmal übergeben mussten, womöglich sogar auf Ihre bessere Hälfte? Als Sie das erste Mal wegen Alkohol am Steuer von der Polizei angehalten und zur Rechenschaft gezogen wurden? Vielleicht haben Sie das Gefühl, sich weiterhin voll im Griff zu haben. Aber ich frage nicht danach, wann Ihnen bewusst wurde, dass Sie ein Problem haben. Dies war sehr wahrscheinlich ein ganz bestimmter Moment: ein weiterer schlimmer

Kater, ein völliger Filmriss oder vielleicht sogar ein Totalschaden an Ihrem Auto. Der Verlust der Kontrolle unterscheidet sich vom *Bemerken* des Kontrollverlusts.

Wann begann dies alles? Oder haben wir immer die volle Kontrolle? Schließlich zwingt uns niemand mit gezogener Waffe dazu, etwas zu trinken. Aber wenn wir glauben, die Kontrolle zu haben, ist dies bei Alkoholikern dann nicht auch der Fall? Niemand zwingt sie zu trinken. Aber das ist ja wohl bitte eine ganz andere Geschichte, oder? Ist es doch? Oder sind dies nur zwei Seiten derselben Medaille? Niemand außerhalb meines direkten persönlichen Umfelds hätte erraten können, wie viel ich trank. Ich war eine „voll funktionsfähige Alkoholikerin". Ich verlor weder meinen Job, noch verpasste ich wegen meiner Trinkerei auch nur ein einziges Meeting. Nein, ich war in meinem Job sogar eine regelrechte Überfliegerin und wurde ständig befördert. Wenn ich fahren musste, trank ich nicht. Es gab nur sehr wenige äußerlich sichtbare Zeichen dafür, wie viel ich trank. Heißt das, dass ich damit keine Probleme hatte? Oder dass der Alkohol mich nicht langsam zerstörte? Ganz im Gegenteil.

Vielleicht ist es ein bisschen so wie mit einem Frosch, der gekocht wird. Ein Frosch wird in einen Topf mit kaltem Wasser gesetzt und auf eine heiße Herdplatte gestellt. Das Wasser erwärmt sich, aber der Frosch springt nicht heraus, um sich zu retten. Warum nicht? Weil die Erwärmung so langsam und stufenweise vor sich geht, dass er den Moment verpasst, in dem er herausspringen müsste. Wenn der Frosch merkt, dass er gekocht wird, ist es schon zu spät. Kann es sein, dass es den 87 % aller Erwachsenen, die trinken, genauso geht wie dem Frosch? Sitzen wir alle in einem riesigen Topf mit Wasser, das langsam zu kochen anfängt?

Wann also haben Sie die Kontrolle über Ihren Alkoholkonsum verloren? Als Sie sich einer durch Alkohol verursachten Lebenskrise stellen mussten? Als Sie bemerkten, dass es mit Ihrer Gesundheit bergab ging, und Sie sich entschlossen, weniger zu trinken? Nein, es muss schon vorher gewesen sein. Wenn Sie zuvor noch die volle

Kontrolle gehabt hätten, wären diese Dinge nicht passiert, denn Sie hätten sie nicht zugelassen. Wann genau war es also? Können Sie es sagen? Es ist gut möglich, dass Sie gar nicht genau wissen, wann Ihr normales und gewohnheitsmäßiges Trinken zu einem Problem wurde. Können Sie den Gedanken zulassen, dass Sie vielleicht nie die völlige Kontrolle hatten? Dass Sie, wie die Biene, nicht den Alkohol kontrollieren, sondern er Sie? Sollten Sie sich sicher sein, dass Sie sich komplett im Griff haben und zu jeder Zeit mit dem Trinken aufhören können, sind Sie sich dann genauso sicher, dass Sie dies auch nächste Woche noch könnten? Nächstes Jahr? Wären Sie bereit, Ihr Leben darauf zu verwetten?

Der Weg zur Freiheit: Sie schaffen das!

Es gibt noch viele Fragen, die in Ihrem Kopf umhergeistern. Gibt es nicht eine suchtanfällige Persönlichkeit? Und haben nicht alle Menschen einen unterschiedlichen Hintergrund und die unterschiedlichsten Gründe dafür, weshalb sie trinken? Und was ist mit unserer Intelligenz – wir haben doch mehr Grips als Bienen, oder nicht? Was ist mit all den Menschen, die sich zum Abendessen einen einzigen Drink erlauben, und nie mehr trinken als nur das? Oder den Leuten, die tatsächlich in der Lage sind, mal zu trinken und es mal sein zu lassen?

Über all diese Fragen unterhalten wir uns in den folgenden Kapiteln. Doch jetzt sollten Sie zunächst einmal die Möglichkeit in Erwägung ziehen, dass wir alle – da wir Menschen sind und Alkohol suchterzeugende Eigenschaften hat, die sich auf uns auswirken – unbewusst und langsam in eine Abhängigkeit rutschen können, wenn wir anfangen, Alkohol zu trinken. Heißt das, dass jeder von uns mit derselben Geschwindigkeit abstürzt? Nein. Viele Leute trinken ihr gesamtes Leben lang und geraten nie an einen Punkt, an dem sie versuchen, damit aufzuhören. Das kann bedeuten, dass sie nur sehr langsam abrutschen oder aber, dass der Alkohol sie tötet, bevor sie sich überhaupt darüber klar werden können, dass sie von ihm abhängig sind. Es gibt viele Faktoren, die bestimmen, wie schnell der Absturz eines Menschen vonstattengehen kann. Wir werden sie uns später noch im Detail ansehen. Stellen Sie sich auf jeden Fall weiterhin kritische Fragen. Ein kritisches Hinterfragen der Dinge ist der Ausgangspunkt dafür, sie verstehen zu können.

Im Moment ist es wichtig, dass Sie verstehen, dass Alkohol eine suchterzeugende Substanz ist, deren Eigenschaften sich nicht einfach mit der Person ändern, die ihn konsumiert. Das heißt, dass Sie nicht schwach sind. Es fehlt Ihnen nicht an Willensstärke oder Charakter. Sie haben an der Situation genauso viel Schuld wie die Biene, die sich instinktiv vom Nektar der Kannenpflanze verführen lässt.

Insekten in einer Kannenpflanze haben keine Hoffnung. Sie haben nicht die intellektuelle Fähigkeit, ihr Schicksal zu verstehen und ihm dadurch zu entkommen. Wir aber schon! Wir Menschen verfügen über die Intelligenz und die Fähigkeit zu verstehen, was in unserem Körper und in unserem Geist vor sich geht. Ich weiß, dass die Kannenpflanze ein erschreckendes Gedankenspiel ist. Doch bleiben Sie trotzdem voller Hoffnung. Sie können den Weg zu Ihrer Freiheit finden. Vielleicht wird dies sogar eine der freudigsten Erfahrungen Ihres Lebens.

Als ich mich endlich von der Macht des Alkohols befreit hatte, war ich voller Euphorie. Als mir diese Freiheit bewusst wurde, weinte ich vor Freude. Sie glauben vermutlich noch immer, dass Alkohol Ihnen in irgendeiner Weise hilft. Deshalb wird der Gedanke, weniger zu trinken oder ganz damit aufzuhören, bei Ihnen wahrscheinlich ein sehr unangenehmes Gefühl auslösen. Ich kann das nachvollziehen. Es ist beängstigend, darüber nachzudenken, etwas aufzugeben, das uns Freude oder Erleichterung verschafft. Das ist ganz normal. Wenn Sie die Konzepte in diesem Buch verstanden haben, werden Sie keine Angst, sondern nur noch Freude verspüren. Hoffnung ist stärker als Angst. Versuchen Sie, hoffnungsvoll in die Zukunft zu schauen.

Und vergessen Sie nicht: Es ist nicht Ihre Schuld. Sie sind Opfer einer tödlichen Falle geworden, die eigens dafür ausgelegt ist, Sie anzulocken und langsam zu töten. Dies geschieht auf eine sehr subtile und heimtückische Weise, der jeden Tag Millionen von Menschen zum Opfer fallen. Die Falle ist so konstruiert, dass sie Sie Ihr Leben lang gefangen halten kann, indem sie Sie glauben lässt, Sie trinken, weil Sie es wollen. Doch wir werden die Wahrheit ans Licht bringen.

4.
SCHWELLENPUNKT:
IST TRINKEN EINE GEWOHNHEIT?

„Die Ketten der Gewohnheit sind so schwach, dass man sie kaum
bemerkt – bis sie zu stark sind, um gesprengt zu werden. "
—Samuel Johnson

Ich habe dieses Buch in einer ganz bestimmten Weise aufge-
baut, um mit Hilfe des liminalen Denkens und unserer bewussten
Gedanken Licht in unsere tief verankerten Glaubenssätze zum Thema
Alkohol zu bringen. Sie werden bemerken, dass zwischen den ver-
schiedenen Kapiteln immer wieder Abschnitte mit der Überschrift
„Schwellenpunkt" vorkommen. In diesen Schwellenpunkt-
Exkursen soll mit Ihnen gemeinsam Ihre eigenen, tief verwurzelten
Überzeugungen über Alkohol erforscht werden. Ich möchte diese
Überzeugungen im Verlauf des gesamten Buches und nicht gesammelt
auf einmal mit Ihnen besprechen, damit Sie deren Logik in Ihrem
Alltag auf die Probe stellen können. Dadurch können Sie mehr über
Ihre eigenen Überzeugungen herausfinden und diese mit äußeren
Quellen und Einflüssen abgleichen. Welche Beobachtungen haben

Sie gemacht, welche Vermutungen angestellt? Was sind Ihre persönlichen Erfahrungen? Welche Rückschlüsse haben Sie daraus gezogen?

Um die Überzeugung zu dekonstruieren, dass Trinken eine Gewohnheit ist, müssen wir uns zunächst damit befassen, wie diese Überzeugung überhaupt entstanden ist.

Wir haben schon darüber gesprochen, wie unsere persönlichen Erfahrungen und Beobachtungen unser Unterbewusstsein und unser Verlangen nach Alkohol beeinflussen. Da es unmöglich ist, alles zu bemerken, zu erfahren oder zu beobachten, lassen wir unsere **Erfahrungen** und **Beobachtungen** unbewusst durch einen Relevanzfilter laufen, der auf unsere persönlichen Bedürfnisse eingestellt ist. Von diesen als relevant eingestuften Erfahrungen und Beobachtungen leiten wir **Annahmen** ab, auf deren Grundlage wir wiederum unsere **Überzeugungen** bilden. Wenn wir zusammen genau erforscht haben, warum Sie das glauben, was Sie glauben, werde ich Ihnen in erzählerischer Form eine andere Perspektive präsentieren – eine, die der Realität wahrscheinlich etwas näher kommt. Auf diese Weise werden wir bis tief unter die Oberfläche Ihres Bewusstseins eintauchen und Ihre Überzeugungen über Alkohol Stück für Stück dekonstruieren.

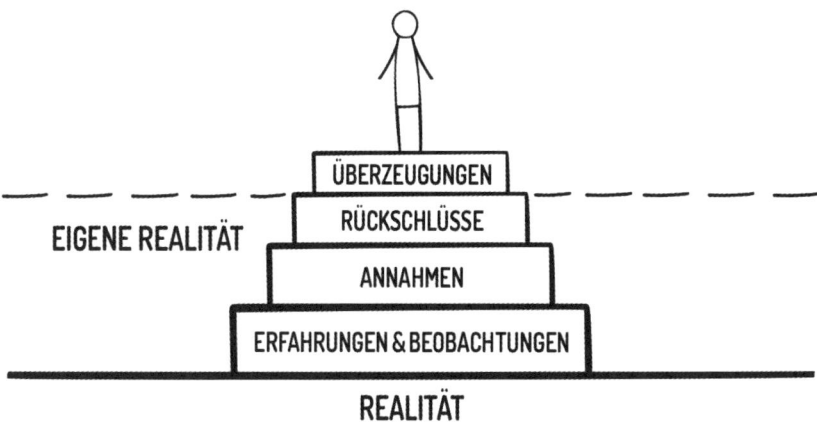

Hinweis: Bei jedem neuen Schwellenpunkt werden wir wie in den oben dargestellten Stufen vorgehen. Am besten markieren Sie sich diese Seite, um sie von Zeit zu Zeit wieder aufschlagen zu können.

Ihre **Erfahrung** besagt, dass Sie regelmäßig trinken. Sie **beobachten** außerdem, wie um Sie herum regel- und gewohnheitsmäßig getrunken wird. Sie **nehmen an**, dass Alkoholkonsum – weil er nicht nur in Ihrem Leben, sondern auch im Leben der Menschen um sie herum sehr häufig stattfindet – etwas Übliches und Gewohnheitsmäßiges sein muss. Das ist eine Annahme, die sich leicht bilden lässt. Sie ist auch wesentlich angenehmer als die Annahme, dass Sie und die Menschen um Sie herum regelmäßig trinken, weil Sie davon abhängig geworden sind. Eine Gewohnheit fühlt sich nicht bedrohlich an. Sie ziehen den **Rückschluss**, dass das Trinken, weil es eben so regelmäßig geschieht und weil Sie Angst davor haben, nach einem beunruhigenderen Grund dafür zu suchen, nichts anderes als eine Gewohnheit sein muss.

Doch sehen wir uns die Realität an:

Es ist nur eine Gewohnheit

Viele Menschen rechtfertigen ihr Trinken, indem sie behaupten, es sei nur eine Gewohnheit. Und sehr wahrscheinlich hat es auch als eine gewohnheitsmäßige Routine begonnen. Sie gingen zu einer Party und tranken etwas oder Sie kamen nach der Arbeit nach Hause und genehmigten sich einen Drink. Gewohnheiten haben es allerdings an sich, dass sie definitionsgemäß dafür sorgen, dass unser Gehirn weniger nachdenkt.[47] Wenn sich etwas zu einer Gewohnheit entwickelt hat, wie beispielsweise das Autofahren oder das Zähneputzen, denken Sie nicht länger bewusst darüber nach. Das ist großartig, denn es spart Energie, die wir sonst zum Denken aufwenden, und hilft uns dabei, uns auf andere und neue Dinge zu konzentrieren.[48] Wenn Ihr Trinken als Gewohnheit begonnen hat, ist es sehr gut möglich, dass Sie oft trinken, ohne viel darüber nachzudenken. Doch mit der Zeit wird daraus mehr als nur eine einfache Gewohnheit.

Wenn Trinken wirklich nur eine Gewohnheit wäre, hätte es mir während meiner Schwangerschaft überhaupt nichts ausgemacht, einfach auf alkoholfreies Bier umzusteigen. Es hat einen sehr ähnlichen Geschmack, aber ich konnte mich nie dazu überwinden, mehr als nur eines zu trinken. Es war der Alkohol, nicht der Geschmack, um den es mir ging. Ganz ähnlich ließe sich auch fragen, ob ein Heroinabhängiger, wenn dessen Sucht nur eine Gewohnheit wäre, sich nicht einfach eine Salzwasserlösung injizieren könnte. Denn mit ein bisschen Mühe lassen sich die meisten Gewohnheiten doch aufgeben, oder nicht?

Würden Sie zulassen, dass Ihre Frau Sie verlässt, Ihre Kinder Sie hassen, Ihr ganzes Geld sich in Luft auflöst und Sie Ihre Selbstachtung verlieren – nur wegen einer Gewohnheit? Wenn Trinken wirklich nur eine Gewohnheit ist, warum muss dann ein Alkoholiker, der seit 15 Jahren trocken ist, sich trotzdem jeden Tag aufs Neue dazu zwingen? Bei anderen Gewohnheiten ist dies nicht der Fall.

Wenn wir eine Gewohnheit wie zum Beispiel das Kauen an unseren Fingernägeln aufgeben, was nicht leicht ist, beklagen wir danach kein großes Verlustgefühl, weil wir es nicht mehr tun. Uns graut nicht davor, dass wir unser Leben nun ohne ein echtes, uns sehr wichtiges Vergnügen verbringen müssen. Ja, wir mögen gewohnheitsmäßig trinken. Aber das Trinken ist keine Gewohnheit – es ist eine Sucht. Dennoch glauben die meisten Leute, die trinken, dass sie es tun, weil sie es wollen, weil sie es genießen und weil sie die bewusste Wahl treffen, es zu tun.

Nehmen wir einmal an, ich böte Ihnen 200.000 Euro dafür an, dass Sie mit dem Trinken aufhören. Würden Sie es tun? Müssen Sie erst darüber nachdenken? Und wenn es eine halbe Million wäre? Sie könnten sich davon ein hübsches Häuschen kaufen. Nur trinken dürften Sie nie wieder. Wenn das Trinken eine Gewohnheit wäre, würden Sie keinen Moment zögern. Für eine halbe Million würden Sie nicht zögern, mit einer Gewohnheit zu brechen – egal wie hoch der Aufwand auch sein mag.[49]

Mit solchen Rechtfertigungen versuchen wir zu beweisen, dass wir die völlige Kontrolle haben. Dass wir aber überhaupt so viel Zeit darin investieren, unseren Alkoholkonsum zu rechtfertigen, beweist viel eher das Gegenteil. Dieser Prozess läuft übrigens bei allen Drogen gleich ab – wir versuchen zu beweisen, dass wir nicht abhängig und nicht fremdbestimmt sind. Wir trinken aus Angst weiter – dabei ist es der Alkohol, der diese Angst erst entstehen lässt. Wir befürchten, dass wir uns ohne Alkohol nie wieder glücklich oder gelöst fühlen können, und dass das Trockensein bedeutet, dass wir fortan unglücklich sind, da wir ständig etwas verpassen. Wenn Sie diese falschen Rechtfertigungen glauben – sogar dann noch, wenn Sie mit dem Trinken aufgehört haben, Ihre Gesundheit sich erholt und Ihre Beziehungen sich verbessert haben – dann werden Sie andere Leute, die trinken, weiterhin beneiden. Sie werden ihnen deren Gründe für ihr Trinken abnehmen und neidisch darauf sein, dass sie trinken, während Sie es nicht tun. Doch wenn Ihnen klar wird, dass die Gründe dieser Leute kein Fundament haben, werden Sie nicht länger neidisch sein, sondern voller Freude Ihre neue Freiheit genießen.

Sind Ihre Trinkgewohnheiten wirklich nur Gewohnheiten?

5.
SIE: EINFACH NACKT

„Der grundlegendste Schaden, den wir uns selbst antun können, besteht darin, unwissend zu bleiben, indem wir nicht den Mut und den Respekt haben, uns selbst ehrlich und sanft zu betrachten."
—*Pema Chödrön*

Sie sind der beeindruckendste Organismus auf diesem Planeten. Ihr Geist vermag mehr zu leisten als jeder Computer – ja, er ist sogar der Schöpfer von Computern. Ihr Körper kann sich selbst regulieren, er kann sich selbst heilen und er nimmt sich selbst wahr. Er informiert sie über die winzigsten Probleme und ist darauf programmiert, Sie zu schützen, Ihr Überleben zu sichern. Er ist auf unendliche Weise komplexer als jede intelligente Technologie. Er ist unbezahlbar.

Da Alkohol die Funktionsweise Ihres Körpers beeinflusst, müssen Sie verstehen, wie Ihr Körper arbeitet, wenn er nüchtern ist. Wenn Sie in einem Suchtkreislauf festhängen, können Sie leicht vergessen, wie kompetent Sie wirklich sind. Sie sind ausgeglichen und stark. Sie sind mit zwei phänomenalen Leitsystemen ausgestattet – Symptomen und Instinkten – die Ihrem Geist dabei helfen, Ihren Körper zu verstehen.

Ihr außergewöhnlicher Geist und Körper: Komplex

Wir lernen jeden Tag mehr über das menschliche Gehirn. Wir sind von dessen Fähigkeiten überwältigt und trotz unserer technologischen Fortschritte nicht einmal annähernd dazu in der Lage, es zu kopieren. Unser Gehirn kann innerhalb einer einzigen Sekunde mehr leisten, als ich Ihnen in mehreren Stunden beschreiben könnte. Es kann sogar mehr leisten, als ich Ihnen jemals erklären könnte, denn bis heute ist uns ein Großteil seiner Fähigkeiten noch nicht bekannt. Wir kennen nichts Leistungsstärkeres als das menschliche Gehirn. Erstaunlicherweise läuft der größte Teil unserer Gehirnaktivität ohne bewusste Gedanken ab. Unser Gehirn ist dafür ausgelegt, uns ohne unsere bewusste Steuerung am Leben und voll funktionstüchtig zu halten. Wenn wir schlafen, sorgt es dafür, dass wir atmen, dass unser Herz weiterschlägt und dass unsere Körpertemperatur ausgeglichen bleibt. Unser Immunsystem kämpft einen täglichen Kampf gegen Millionen von inneren und äußeren Giftstoffen. All dies halten wir für selbstverständlich.

Unser außergewöhnliches Gehirn wird von einem Körper beherbergt, der es am Leben hält und mit ihm kommuniziert. Unsere Sinne teilen unserem Gehirn neue Informationen mit. Unsere Fähigkeit, zu riechen, zu fühlen, zu schmecken, zu hören und zu sehen verbindet uns mit unserer Umwelt. Unsere Sinne sorgen dafür, dass wir uns zurechtfinden und funktionieren, und beschützen uns vor Gefahren. Unser Überleben hängt von ihnen ab.

Es ist erstaunlich, welche Fortschritte wir in der Wissenschaft und der Medizin gemacht haben. Doch keiner dieser Fortschritte lässt sich mit dem Wunder einer einzigen menschlichen Körperzelle vergleichen. Und wir bestehen aus Billionen Zellen, von denen jede für sich einzigartig ist. Wir Menschen sind komplexer als alles andere, das uns in diesem Universum bekannt ist. Man könnte tatsächlich behaupten, dass der Mensch die Krone der Schöpfung oder des uns bekannten Universums ist. Es ist wichtig, dass Sie sich bewusst machen, wie erstaunlich, komplex und leistungsfähig Ihr Körper ist. Wir sind dafür geschaffen, unser eigenes Überleben und das unserer Spezies sicherzustellen, und darüber hinaus dazu fähig, Gefühle, Empathie und Mitgefühl zu empfinden und widerzuspiegeln. Wir können so viel mehr als nur überleben.

Ihr außergewöhnlicher Geist und Körper: Ausgeglichen

Eine unserer wunderbaren Fähigkeiten besteht darin, eine Homöostase zu erreichen und aufrechtzuerhalten. *Merriam-Webster's Medical Dictionary* definiert Homöostase folgendermaßen:

> **Homöostase:** Ho·möo·sta·se | /homøoˈstaːzə/ *Substantiv*
> *: die Beibehaltung relativ stabiler physiologischer Gegebenheiten (wie z. B. der Körpertemperatur oder des Blut-pH-Werts) bei höher entwickelten Tieren unter schwankenden Umweltbedingungen*
> *: der Prozess der Beibehaltung eines stabilen psychologischen Zustands eines Individuums bei unterschiedlich psychologischem Druck oder der Beibehaltung stabiler sozialer Bedingungen in einer Gruppe unter dem Einfluss veränderlicher sozialer, umweltbedingter oder politischer Faktoren*

Die Homöostase ist eine wichtige Lebenskraft. Um überleben zu können, müssen wir im Gleichgewicht sein. Wenn unser Blut zu sauer ist (einen zu niedrigen pH-Wert hat), nehmen unsere Organe Schaden. Denken Sie daran, wie wir uns um unsere Zimmerpflanzen kümmern: Wie sorgen dafür, dass die Erde feucht, aber nicht zu nass ist. Wir achten darauf, dass sie genug Licht bekommen, dabei aber nicht verbrennen. Wir tun all diese Dinge, um sicherzustellen, dass sie genau die richtige Menge an Wasser und Nährstoffen bekommen, die sie benötigen. Wir Menschen tun dies auch instinktiv für uns selbst, innerhalb unseres Körpers. Wir schwitzen, wenn uns heiß ist, damit das Wasser verdunsten kann und uns dadurch kühlt. So regulieren wir durch das Schwitzen unsere Körpertemperatur. Wenn wir versuchen, unseren Körper von ungewollten Eindringlingen wie Bakterien und Viren zu befreien, bekommen wir Fieber, aber kein so hohes, dass wir daran sterben können. Unser Körper fährt die Temperatur hoch und tötet damit die Eindringlinge, ohne sich selbst zu schaden. Wenn wir Sauerstoff für unsere Zellen brauchen, atmen wir automatisch schneller. All diese und noch unzählige weitere regulierende Körperfunktionen sorgen in optimaler Weise für unser Überleben und helfen unserem Körper dabei, das homöostatische Gleichgewicht beizubehalten.

Ihr außergewöhnlicher Geist und Körper: Stark

Ständig werden wir von den Medien mit Nachrichten überflutet, wie anfällig unser Körper ist. Schauen Sie sich doch nur einmal an, in welch rauen Mengen wir Handdesinfektionsmittel verwenden. Die USA geben mehr Geld für die Gesundheitsversorgung der Bevölkerung aus als die meisten anderen Länder dieser Welt. Dennoch ist die Kindersterblichkeit dort höher und die Lebenserwartung niedriger als in anderen großen Teilen der entwickelten Welt.[50]

Wir fühlen uns oft schwach und unvollkommen, dabei liegt nichts der Wahrheit ferner. Wir funktionieren, obwohl wir immer größere Mengen Gift trinken, oftmals sogar täglich. Doch da wir glauben, dass wir schwach sind, bleiben wir bei der Fehlannahme, dass wir noch etwas anderes brauchen, damit es uns wirklich gut geht.

Wir sind nicht schwach, wir sind stark. Wir sind ein Wunderwerk der Schöpfung und stärker und leistungsfähiger als alles andere, was wir kennen. Wir haben den gesamten Planeten bevölkert und erforscht und sind sogar zum Mond geflogen – von unseren modernen medizinischen Entdeckungen ganz zu schweigen.

Es ist wahrhaftig ein Wunder, dass ich all die Jahre mit meinem heftigen Trinken überlebt habe und immer noch gesund und munter bin. Dies zeigt nur, wie stark wir wirklich sind. Als ich beschloss, mit dem Trinken aufzuhören, erwartete ich, dass ich abnehmen und gesünder werden würde. Ich wurde nicht enttäuscht. Allein im ersten Monat verlor ich fast fünf Kilo. Die wirkliche Überraschung war allerdings, wie sich mein Leben unerwartet in vielerlei anderer Hinsicht verbesserte. Zunächst einmal wuchs mein Selbstvertrauen unglaublich. Und je mehr sich mein Körper erholte, umso erstaunter stellte ich fest, wie anders ich mich plötzlich jeden Tag fühlte. Als ich noch trank, fühlte ich mich nicht wirklich krank, aber körperlich nicht gerade fit. Ich vergaß völlig, wie es ist, sich voller Energie zu fühlen. Heute bin ich oft überrascht, wie viel ich schaffe und wie motiviert und glücklich ich dabei bin. Es ist überwältigend zu erfahren, zu welchen Dingen wir imstande sind, wenn wir uns geistig und körperlich stark und fit fühlen.

Mittlerweile wissen wir mehr als je zuvor über die Gefahren von Alkohol und Drogen. Trotzdem steigen die Abhängigkeitsraten. Unsere Gesellschaft reagiert darauf verwirrt. Die „Just Say No"-Kampagne, die von der ehemaligen First Lady Nancy Reagan ins Leben gerufen wurde, ist nach wie vor das berühmteste Drogenbekämpfungsprogramm aller Zeiten.[51] Zwischen 1998 und 2004 gab der US-Kongress landesweit fast 1 Milliarde US-Dollar für Anti-Drogen-Kampagnen aus. Warum? Weil die Abhängigkeitsraten immer weiter steigen und wir nicht verstehen, warum dies so ist. Die Jugendlichen in den USA trinken heutzutage mehr als in den 1980er Jahren. Wir sind zwar alarmiert, scheinen aber trotzdem nicht verstehen zu können, warum der Drogen- und Alkoholmissbrauch immer stärker zunimmt. Ich glaube, dass dies zum Teil damit zusammenhängt, dass wir uns selbst unbeabsichtigt davon überzeugen, dass wir schwach sind. Wir glauben, dass uns irgendeine wichtige Geheimzutat fehlt, mit der wir unser Leben erst richtig genießen können. Daraus leiten wir ab, dass wir unvollkommen sind: Wir brauchen bestimmte Substanzen, um unser Leben voll auszukosten und unseren Stress abzubauen. Wir wurden unbewusst konditioniert zu glauben, dass uns Alkohol dabei hilft, diese Unzulänglichkeit auszugleichen; dass erst er uns dazu bringt, dass wir uns stark, ungehemmt, kreativ und selbstsicher fühlen. Oder wir glauben vielleicht, dass er uns dabei unterstützt, mit dem Druck und der Hektik unseres modernen Alltags zurechtzukommen.

Ihr körpereigenes Warnsystem: Symptome

Schauen wir uns in den nächsten Minuten einmal an, wie unser Körper uns am häufigsten warnt, wenn etwas nicht stimmt: mit Symptomen. Wenn wir das Gefühl haben, dass sich ein Krankheitssymptom bemerkbar macht, eilen wir in der Regel entweder zum Medizinschränkchen oder zum nächsten Arzt, um dafür zu sorgen, dass unser Unwohlsein wieder verschwindet. Der Pharmaindustrie ging es nie besser.

Stellen Sie sich vor, Sie sind auf einem Schiff und segeln in einen Sturm. Der Kapitän kann weder das Ufer noch die Sterne sehen und ist komplett vom Navigationssystem des Schiffes abhängig. Plötzlich blinkt ein helles, rotes Licht auf. Dieses Licht warnt ihn davor, dass dem Navigationssystem leider bald der Saft ausgeht. Er kann ohne aber nicht richtig navigieren. Was würde passieren, wenn er, anstatt die Batterie zu wechseln, einfach das rote Warnlicht ausschaltete? Würde er damit das Problem lösen? Nein. Er würde alles nur noch schlimmer machen.

Meine Mutter ist ein waschechter Gesundheitsapostel. Sie aß schon Bio-Lebensmittel, bevor die meisten überhaupt wussten, was „Bio" überhaupt sein soll. Sie nimmt nicht einmal Schmerztabletten, weil sie glaubt, dass wir unsere gesundheitlichen Probleme mit natürlichen Kräuterheilmitteln oder durch eine gesunde Ernährung heilen sollten und nicht mit Chemie. Auch wenn ich ihren Rat viele Jahre lang ignoriert habe, vor allem zu Studienzeiten, als ich mit einer Fast-Food-Ernährung und viel ungesundem Süßkram nachträglich gegen mein gesundes Aufwachsen rebellierte, sah ich irgendwann doch ein, wie treffend und wahr ihr Rat ist: Wir müssen Vorsicht walten lassen, wenn wir kurz davor sind, irgendetwas zu tun, das unsere normalen körperlichen Funktionen beeinflusst. Es kann eine sehr beängstigende Erfahrung sein festzustellen, wie wenig wir letztlich über die innere Funktionsweise unseres Körpers und unseres Geistes wissen. Wenn wir in diese Funktionen eingreifen oder unsere Sinne mit Alkohol oder anderen Drogen betäuben, handeln wir genauso wie der Kapitän, der eine Katastrophe heraufbeschwört.

Tommy Rosen, Suchtexperte und Gründer von Recovery 2.0, lehrt, dass wir „eine unerschöpfliche Apotheke in uns selbst haben". Er meint damit, dass wir bereits von Natur aus über jeden Instinkt, jedes Hormon und jede Substanz verfügen, um ein langes, gesundes und glückliches Leben zu führen. Wenn wir uns die Fähigkeit unseres Körpers, Adrenalin und Endorphine zu produzieren, genauer ansehen, bemerken wir, dass wir mit der genau richtigen Menge ausgestattet sind, die zum genau richtigen Zeitpunkt freigesetzt wird. Unser Körper ist phänomenal.

Unser Immunsystem ist die mächtigste Waffe gegen Krankheiten. Es ist für unsere Gesundheit von wesentlich größerer Bedeutung als jede Art von moderner Medizin. Fragen Sie Ihren Arzt – Sie werden dieselbe Antwort erhalten. Wir haben zuvor schon kurz angeschnitten, wie gravierend Alkohol die Funktionsweise unseres Immunsystems beeinträchtigen kann. Trinken ist fast so, als würden wir das rote Warnblinklicht unseres Immunsystems ausschalten.

Eine seltene genetische Erkrankung mit dem komplizierten Namen kongenitale Insensitivität gegenüber Schmerz sorgt dafür, dass die davon betroffenen Menschen keine Schmerzen empfinden. Das hört sich zunächst nach einer guten Sache an. Ein Leben ohne Schmerzen – wer würde sich darüber schon beschweren? Tatsächlich gehört diese genetische Störung aber zu den lebensbedrohlichsten Leiden überhaupt. Sie würden damit nicht bemerken, dass Ihr Duschwasser kochend heiß ist – bis Ihre Haut sich krebsrot färbt und sich Verbrennungsblasen bilden. Sie würden nicht einmal fühlen, dass Ihr Arm gebrochen ist, bis der gebrochene Knochen in einem seltsamen Winkel absteht. Menschen mit dieser Krankheit können kein normales Leben führen. Es ist schon eine Herausforderung, die eigene Kindheit zu überleben, wenn man nicht in einer schützenden Blase aufwächst. Schmerzen haben einen schlechten Ruf – doch sie halten uns am Leben.

Als Kinder wollten wir immer groß sein, unser eigenes Haus, unser eigenes Auto und unser eigenes Geld zum Ausgeben haben. Als

Erwachsene möchten wir wieder Kinder sein, da wir ständig müde und immer gestresster sind. Das sollte eigentlich nicht so sein. Während unserer Kindheit und Jugend müssen wir mehr Veränderungen durchleben als zu irgendeinem anderen Zeitpunkt in unserem Leben. Bei allen anderen Tieren ist die Jungtierzeit gefährlicher und stressreicher als das Leben als ausgewachsenes Tier.[52]

Erinnern Sie sich einmal daran, wie hart Ihre Schulzeit während Ihrer Pubertät war; allein die psychischen Belastungen, mit denen Sie zu kämpfen hatten. Als Kind haben Sie das Gefühl, nicht über Ihr eigenes Leben und Ihr Schicksal bestimmen zu können. Das führt zu Ängsten und zu Stress. Wenn Sie als Erwachsener psychisch ruhig und ausgeglichen und körperlich fit sind, genießen Sie das Beste aus beiden Welten: Sie gewinnen die Vitalität der Jugend zurück und Ihr tatsächliches Alter scheint nicht länger von Bedeutung zu sein. Sie fühlen sich in Ihrer eigenen Haut wieder wohl. Sie sind weiser und geerdeter. Es sind die besten Jahre Ihres Lebens. Sie verfügen über mehr Energie, Freude, Vitalität, Mut und Selbstachtung als jemals zuvor. Alkohol raubt uns dies alles. Wir trinken mehr und mehr und werden immer anfälliger und kränker. Dies passiert schleichend und schrittweise und uns wird zunächst gar nicht bewusst, dass wir nicht mehr in Bestform sind. Wir gewöhnen uns einfach daran und glauben, dass es normal ist, dass wir uns erschöpft, gestresst und irgendwie unglücklich fühlen. Natürlich kann diese Erschöpfung neben dem Alkohol noch viele andere Ursachen haben. Dennoch intensiviert Alkohol Ihren Stress zweifelsohne noch mehr und die ihm zuzuschreibende Erschöpfung und die mehr oder weniger häufigen Katermomente sorgen dafür, dass Ihr Leben nicht gerade angenehm ist. Außer dem typischen Katergefühl gibt es keine klaren Anzeichen dafür, dass wir unserem Körper mit unserem Alkoholkonsum schaden. Doch womöglich ist unsere chronische körperliche Erschöpfung eine Botschaft unseres Körpers, die uns mitteilen will, dass etwas ganz und gar nicht in Ordnung ist.

Heute habe ich so viel Energie, dass es fast unheimlich ist. Es hat seine Zeit gedauert, bis ich diesen Punkt erreichte, doch nach und nach erholte ich mich von den Jahren, in denen ich mich selbst mit Alkohol vergiftete. Wenn Sie körperlich fit und stark sind, fühlen Sie sich, als könnten Sie Bäume ausreißen. Sie sind ganz präsent und bereit dafür, die großartigen Momente in Ihrem Leben zu genießen. Ich zum Beispiel kann jetzt viel besser mit Stress umgehen. Früher habe ich stattdessen selbst dazu beigetragen, dass ich noch mehr Stress hatte, weil ich meine Probleme mithilfe von Alkohol ignorierte, statt sie zu lösen. Diese wuchsen dann zu einem fast unlösbar scheinenden Problemberg an. Ohne Alkohol kann ich besser und achtsamer mit Stress umgehen. Meine neue Fähigkeit, Probleme zu lösen, statt sie wie früher in Vergessenheit zu trinken, empfinde ich als regelrecht beflügelnd. Das soll nicht heißen, dass ich überhaupt keine harten Tage mehr habe – natürlich habe ich diese. Doch wenn man gesund und glücklich ist, wird alles leichter.

Ihr körpereigenes Warnsystem: Instinkte

Wir haben einen erstaunlichen Intellekt, der uns genauso helfen wie schaden kann. Es ist hilfreich, wenn wir diesen Intellekt dazu benutzen, die Warnsignale unseres Körpers wahrzunehmen – die Symptome – und die Ursache unserer Probleme herausfinden. Es ist gefährlich, wenn wir allein auf unsere Vernunft hören und das instinktive Wissen unseres Körpers ignorieren. Unsere Instinkte sind Teil unseres körpereigenen Warnsystems, das uns über die Dinge informiert, die uns schaden. Doch leider ignorieren wir dieses Warnsystem sehr oft.

Wenn etwas mit unserem Körper nicht stimmt, gehen wir zum Arzt. Der erzählt uns dann, dass wir relativ wenig davon verstehen, wie unser Körper aufgebaut ist und wie er sich selbst heilen kann. Wir lernen ständig mehr und widerlegen veraltete medizinische Theorien. Früher dachten wir, dass ein Aderlass – die Blutentnahme bei kranken Menschen – Krankheiten heilen würde, da mit dem Blut auch die Krankheit den Körper verließe. Heute wissen wir, dass diese Prozedur den Patienten schadete, weil sie deren bereits ausgezehrte Körper durch die Blutentnahme noch weiter schwächte. Heutzutage machen sowohl unser Wissen wie auch unsere Technologie im Vergleich zu früher ungeahnte Fortschritte. Wir verfügen über mehr und bessere Informationen als zu jedem anderen Punkt unserer Weltgeschichte. Und trotzdem sind wir wohl noch dumm genug zu glauben, dass unser Wissen bereits vollständig ist. Dabei müssen wir nur die Zeitung lesen, um herauszufinden, dass wir ständig neue Dinge entdecken und weiterhin viele existierende Theorien widerlegen.

Unsere Gesundheit ist unser wichtigstes Gut. Ohne sie ist alles andere bedeutungslos. Unsere Instinkte sind extra dafür geschaffen, uns zu leiten. Doch in unserer Sturheit verlassen wir uns am allermeisten auf unsere Vernunft und trauen unserem Wissen mehr als unseren Sinnen, sogar dann, wenn unser Allgemeinwissen später widerlegt wird. Wir ignorieren unsere Instinkte zugunsten unserer Vernunft und verstehen dabei nicht, dass diese eigens dafür geschaffen sind, uns gesund und am Leben zu halten. Alkohol betäubt unsere Sinne und lähmt unsere Instinkte. Dabei ist es äußerst wichtig, dass wir unsere natürlichen Instinkte nicht ignorieren. Wenn es um unsere Gesundheit und unsere Lebensdauer geht, sind sie die wichtigsten Informationsquellen, die wir haben.

Wir sollten mit offenen Augen erkennen, dass wir stark, ganz und vollständig sind. Gleichzeitig sollten wir einsehen, dass Alkohol uns nicht dabei hilft, besser mit unserem Leben zurechtzukommen, sondern unsere Sinne abstumpft und unser Immunsystem schädigt. Der Konsum chemischer Substanzen, die unsere Körperfunktionen beeinträchtigen, ist äußerst leichtsinnig. Im Fall von Alkohol ist dies sogar besonders gefährlich, weil diese Substanz uns abhängig macht. In Wahrheit brauchen Sie keinen Alkohol, um das Leben zu genießen oder Stress abzubauen. Sie glauben das nur. In Wirklichkeit hilft uns Alkohol kein bisschen. Und je mehr Sie die Wahrheit entdecken, umso stärker wird sich auch Ihre Wahrnehmung verändern – sowohl die bewusste wie auch die unbewusste. Mit diesem Wissen werden Sie kein Verlangen mehr nach Alkohol spüren. Sie werden frei sein.

6.
SCHWELLENPUNKT: TRINKEN WIR WIRKLICH, WEIL ES UNS SCHMECKT?

„Um uns selbst zu heilen, müssen wir mit all unserer Kraft diejenigen unserer Überzeugungen ändern, die auf fehlerhaften Informationen basieren."
—Kevin McCormack

Noch bevor Sie selbst einen einzigen Schluck Alkohol gekostet hatten, **beobachteten** Sie, wie alle um Sie herum tranken und den Geschmack des Alkohols zu genießen schienen. Ihre allerersten **Erfahrungen** damit widersprachen jedoch höchstwahrscheinlich diesen Beobachtungen. Kinder mögen Alkohol in der Regel nicht, wenn sie ihn das erste Mal probieren. Doch weil wir weiterhin andere Menschen um uns herum sehen, die trinken, **nehmen wir einfach an**, dass es sich dabei um etwas Gutes und Positives handeln muss, auch wenn es vielleicht nicht so schmeckt. Wir **schlussfolgern** daraus, dass wir weiterhin trinken müssen, oder bekommen eventuell sogar gesagt, dass wir noch „einen Geschmack dafür entwickeln müssen". Und mit der Zeit entwickeln wir tatsächlich einen

Geschmack für Alkohol. Jetzt stimmt unsere Erfahrung endlich mit unseren Beobachtungen überein und es fällt uns leichter zu glauben, dass Alkohol gut schmeckt. Mittlerweile trinken wir tatsächlich auch deshalb, weil wir gelernt haben, den Geschmack zu mögen.

Doch sehen wir uns die Realität an:

Wir müssen nur einen Geschmack dafür entwickeln

Diese Rechtfertigung ist eine gewaltige Täuschung, die noch mehr Menschen dazu bringt zu trinken. Meine Kollegin Yani ist Französin. Sie erzählte mir, dass ihre Eltern sie schon als Kind, seit sie etwa acht Jahre alt war, dazu ermunterten, ein paar Schlucken Wein zu trinken – so wie meine Eltern mich dazu ermuntern wollten, den Spinat auf meinem Teller wenigstens zu probieren. Sie mochte den Geschmack nie und sagte dies ihren Eltern auch, doch diese bestanden darauf, dass sie wenigstens davon kostete. Sie sollte nur abwarten – später, wenn sie älter wäre, würde sie Wein bestimmt mögen. Und damit hatten sie recht. Heute trinkt Yani fast jeden Abend Wein. Wenn wir das erste Mal Alkohol probieren und ihn dabei fast ausspucken, ist immer jemand zur Stelle, der uns versichert, dass wir schon noch auf den Geschmack kommen werden.

Doch wenden wir uns nun kurz wieder unserem erstaunlichen Körper zu, dessen Aufgabe es ist, uns am Leben zu halten. Wir wissen, dass wir Wasser und Essen zum Überleben brauchen. Wenn wir nichts essen und nichts trinken, sterben wir. Andere Tiere sind sich dessen nicht bewusst. Wie bringt die Natur sie dazu, trotzdem zu fressen und zu trinken? Indem sie sie instinktiv Hunger und Durst verspüren lässt.

Wir wissen, dass bestimmte Dinge giftig sind, weil es uns gesagt wurde oder weil sie als Gift gekennzeichnet sind. Woher weiß eine Hirschkuh, welche Pflanzen sie fressen kann und welche giftig für sie sind? Aufgrund eines brillanten, aber sehr einfachen Konzepts: Die Gräser und Pflanzen, die sie fressen kann, riechen und schmecken gut, während die Pflanzen, die ihr schaden können, schlecht riechen und schmecken.

Unser Geruchs- und unser Geschmackssinn sind für unsere Gesundheit unersetzlich. Sie helfen uns dabei, zwischen gutem und verdorbenem Essen zu unterscheiden. Die Produkte in unserem Kühlschrank mögen ein aufgedrucktes Verfallsdatum haben, doch unsere eigene Fähigkeit zu riechen, wenn Fleisch verdorben oder Milch sauer ist, ist wesentlich ausgeklügelter als ein Datum auf einem bestimmten industriell hergestellten Nahrungsmittel. Unsere Sinne garantieren unser Überleben.

Ich war vor kurzem in Brasilien und sah dort, dass an den Tankstellen auch Ethanol angeboten wird. Vielleicht überrascht es Sie, wenn ich Ihnen sage, dass das Ethanol, was Sie in Ihren Tank füllen, genau dasselbe Ethanol ist, das auch in dem Alkohol steckt, den Sie trinken. Ganz genau: Alkohol ohne Zusatzstoffe ist Ethanol. Purer Alkohol schmeckt entsetzlich und schon eine sehr kleine Menge davon ist tödlich. Wir verwenden sehr komplexe Prozesse und Zusatzstoffe, um Alkohol so zu verändern, dass er gut schmeckt. Doch verringert keiner dieser Prozesse den Schaden, den der Konsum dieses Treibstoffs anrichten kann.

Alkohol zerstört unsere Gesundheit, indem er unsere Leber und unser Immunsystem angreift. Er wird mit über 60 verschiedenen Krankheiten in Zusammenhang gebracht.[53] Doch gerade weil wir uns nur sehr oberflächlich mit den Risiken unseres Alkoholkonsums auseinandersetzen, dafür aber umso empfänglicher für die allgegenwärtigen sozialen Botschaften sind, die Alkohol anpreisen, rechtfertigen wir unser Trinkverhalten damit, dass uns Alkohol eben schmeckt. Und das glauben wir auch. Wir Menschen haben eine geradezu unheimliche Fähigkeit zum Selbstbetrug.

Stellen Sie sich einen jungen College-Studenten vor, der das erste Mal als Zuschauer bei einem Football-Spiel ein paar Bier trinkt. Das Bier ist billig und warm und eigentlich schmeckt es scheußlich. Sie können sich ziemlich sicher sein, dass er jetzt lieber irgendein kaltes

Erfrischungsgetränk hätte. Wenn Sie ihn aber fragen, warum er sich nicht dafür entschieden hat, wird er Ihnen wahrscheinlich erzählen, dass er den Geschmack von Bier mag. Doch eigentlich will er einfach nur dazugehören, zumal nur Kinder bei Football-Spielen Softdrinks trinken. Das kann er aber nicht zugeben und vielleicht ist es ihm nicht einmal bewusst. Also sagt er Ihnen, dass ihm das Bier schmeckt. Diese Behauptung stimmt aber nicht mit der Realität überein, was Sie daran erkennen können, wie er das Bier herunterstürzt.

Fragen Sie ihn nun einige Monate später bei einem anderen Spiel, wird er Ihnen wieder erzählen, dass ihm das Bier schmeckt. Da er jetzt schon einige Monate Übung hat, steckt in dieser Antwort mittlerweile viel Wahres. Er hat tatsächlich begonnen, einen Geschmack dafür zu entwickeln. Und da Alkohol abhängig macht, entsteht bei dem Konsum von Alkohol ein zunächst unmerkliches Verlangen danach. Wenn dieses Verlangen gestillt wird, entsteht bei dem jungen Mann ein Gefühl von Freude und Genuss.

Ich kenne niemanden, der schon einmal so viele Softdrinks trank, dass er sich danach übergeben musste. Wie viele Menschen kennen Sie im Vergleich dazu, die schon einmal so viel Alkohol tranken, dass sie sich später erbrechen mussten? Sogar diejenigen meiner Bekannten, die am maßvollsten trinken, übertreiben es ab und zu heftig. Es ist furchtbar, wenn man sich übergeben muss. Wirklich ekelhaft. Doch wenn man darüber nachdenkt, eigentlich auch ziemlich genial. Denn das Erbrechen rettet uns das Leben, indem es uns vor einer Alkoholvergiftung bewahrt. Die Schlussfolgerung ist eindeutig: Alkohol ist nicht gut für uns. Trotzdem hält uns das nicht davon ab, ihn zu trinken. Wir machen ungebremst weiter und bilden uns auf unsere Kniefälle vor dem Klo noch etwas ein. Gerade während unserer Studienzeit sind wir fest dazu entschlossen, uns eine Vorliebe für Alkohol anzutrainieren.

Irgendwann schmeckt er uns tatsächlich, obwohl es sich nach wie vor um dieselbe Chemikalie handelt, mit der wir den Tank unseres Autos füllen. Und diese schadet nach wie vor unserer Leber, unserem

Immunsystem und unserem Gehirn. Der Geschmack selbst ändert sich dabei nicht – das ist auch gar nicht möglich.

Vielleicht kennen Sie zufällig jemanden, der gern in Rasierwasser badet. Sie riechen ihn schon aus einer Meile Entfernung, doch er selbst scheint sich dessen kein bisschen bewusst zu sein. Es ist dasselbe Prinzip: Ich ging früher zu einer Schule, die in einer ländlich geprägten Stadt lag. Um diese Stadt herum gab es jede Menge Bauernhöfe mit Landwirtschaft und Viehzucht. Ländliche Städte und Dörfer können einen sehr intensiven Geruch nach „Landluft" verströmen. Doch nach ein paar Monaten bemerkt man diesen Geruch überhaupt nicht mehr. Es ist wirklich bemerkenswert, wie unsere Sinne, wenn sie genug Zeit haben, sogar gegen die unangenehmsten Eindrücke immun werden.

Alkohol schmeckt unangenehm, daran besteht gar kein Zweifel. Weshalb würden wir uns sonst so große Mühe geben und ihn mit Süßstoffen und als Teil von Mixgetränken genießbar machen? Möglicherweise gehören Sie ja zu der harten Sorte, die Ihren Whiskey pur trinkt. Dann haben Sie sich Ihre Vorliebe für Whiskey genauso antrainiert wie ich mir meine für die „gute Landluft".

Trinken Sie wirklich nur, weil es Ihnen schmeckt?

Alkohol intensiviert den Geschmack des Essens

Es gibt tatsächlich Getränke, die den Geschmack bestimmter Nahrungsmittel komplementieren, intensivieren oder verbessern. Denken Sie nur an Milch und Kekse. Wenn wir einen Keks in Milch tunken, verändern wir damit seine Konsistenz und seinen Geschmack. Ich kann nachvollziehen, dass dann das Gefühl entsteht, der Keks schmecke besser. Aber unser Steak tunken wir nicht in Wein. Wie kann dieser das Steak dann besser schmecken lassen? Ganz zu schweigen davon, dass es medizinisch erwiesen ist, dass Alkohol unsere Geschmacksknospen abstumpft und sie nicht empfindsamer macht.[54] Ich gebe zu, dass Alkohol in einigen Soßen großartig schmeckt. Das tun aber auch andere Zutaten, je nachdem welche Sie zu welchem Gericht hinzufügen. In den USA gibt es eine beliebte Kochshow, bei der Köchinnen und Köche mit allen möglichen ekligen Zutaten kochen und einen Weg finden müssen, diese genießbar zu machen. Ich finde es höchst seltsam, dass wir diese Rechtfertigung nur bei Alkohol, nicht aber bei den anderen Tausenden verschiedener Getränke, die es gibt, anführen. Oder haben Sie schon einmal von einer Freundin gehört, sie würde koffeinhaltiges Erfrischungsgetränk trinken, weil ihr Hot Dog damit gleich viel besser schmecke? Als jemand, der selbst aus der Werbebranche kommt, halte ich das zugegebenermaßen für eine äußerst geniale Werbetaktik: Wir müssen nur das Produkt (Alkohol) mit dem wahren Genuss des Essens verbinden und schon haben wir eine weitaus größere Chance, zu jedem Steak, das wir verkaufen, auch noch ein Glas Wein zu einem saftigen Aufpreis loszuwerden.

Wir haben ständig Unterhaltungen, bei denen wir unseren Alkoholkonsum rechtfertigen. Dies tun wir aber nicht mit anderen Dingen, die wir mögen – wie zum Beispiel dem Essen einer Grapefruit. Doch wenn Sie in einer geselligen Runde ein alkoholisches Getränk ablehnen, scheint es, dass plötzlich alle um Sie herum sich dazu verpflichtet fühlen, bis ins kleinste Detail jeden einzelnen Grund dafür zu erörtern, weshalb sie selbst trinken. Wenn Sie einmal genau darauf achten, wird Ihnen auffallen, wie unausgewogen Gespräche über Alkohol sind. Ginge es um einen Donut, würden wir wahrscheinlich erwähnen, wie viele Kalorien oder Zucker darin stecken – und zwar aus gutem Grund, da uns dies dabei hilft, uns zu beherrschen und nur einen zu essen. Geht es allerdings um Alkohol, hören wir wohl kaum jemand sagen: „Dieser Fusel ist köstlich. Er lässt mein Essen noch besser schmecken, aber ich mache mir schon ein bisschen Sorgen um meine Leber.“

Warum ist das so? Warum versammeln wir uns in geselliger Runde und preisen die Wohltaten von Alkohol? Damit wir gemeinsam die Augen vor den Gefahren schließen können, die dieser mit sich bringt. Unsere Herdenmentalität erleichtert es uns, etwas zu glauben oder zu tun, weil alle Menschen um uns herum ja dasselbe glauben oder tun. Genau das geschieht, wenn Leute über die „feine Eichen- und Zitronennote" eines sehr „barocken, aber fruchtigen" und „körperreichen" Cabernets fabulieren.

Hinzu kommt, dass die meisten von uns – zumindest, wenn es sich um Wein handelt – den Unterschied zwischen einer hohen und einer minderwertigen Qualität bewiesenermaßen kaum unterscheiden können. Die American Association of Wine Economists führte eine Studie mit über 6.000 Weintrinkern durch. Bei diesen Blindverkostungen stellte sich heraus, dass die Weintrinker nicht in der Lage waren, hochwertige Weine von billigen zu unterscheiden. Die Mehrheit der Testpersonen gab sogar an, die billigen Weine vorzuziehen.[55] Vielleicht müssen Sie auch darüber schmunzeln, dass dieselbe Organisation zwei Jahre später Tests durchführte, bei denen sich herausstellte, dass die Leute ebenso wenig den Unterschied zwischen edlen Pasteten und Hundefutter erschmecken konnten.[56]

Ich trinke, um meinen Durst zu stillen

> *„Wie kann ich morgens so durstig sein, wenn ich gestern abend doch schon so viel getrunken habe?"*
> —*Anonym*

Wir denken, dass ein kühles Bier an einem heißen Sommertag eine sehr gute Idee ist, um unseren Durst zu löschen. Bier besteht zu 96 % aus Wasser und zu 4 % aus Alkohol. Es ist ganz logisch, dass wir annehmen, dieser hohe Wassergehalt würde unseren Durst stillen. Alkohol ist allerdings ein Diuretikum – ein harntreibendes Mittel, dass unserem Körper Wasser entzieht, weil es dafür sorgt, dass wir urinieren müssen. Das Bier lässt uns nicht nur die 96 % seines Wassergehalts, sondern auch noch mehr in unserem Körper gespeichertes Wasser loswerden. Deshalb wachen wir nach einem Zechgelage manchmal mitten in der Nacht mit einem unglaublichen Durst auf. Unser Mund ist völlig ausgetrocknet und für ein

Glas Wasser würden wir alles tun. Eine durch Alkohol verursachte Dehydrierung kann zum Schrumpfen unseres Gehirns und zu einer eingeschränkten Hirnfunktion führen.[57] Das heißt, dass Sie nach einem Drink wahrscheinlich noch größeren Durst verspüren. So lässt sich die zweite Maß Bier natürlich noch einfacher herunterspülen. Wahrscheinlich kämen Sie nicht unbedingt auf die Idee, einen Sechserpack Erfrischungsgetränke zu leeren. Mit Bier tun dies einige Leute aber ständig. Je mehr Durst wir bekommen, umso besser wird uns das nächste Bier schmecken – das reden wir uns jedenfalls ein, da wir die Illusion aufrechterhalten wollen, dass wir damit ja nur unseren Durst stillen. Und das ganz abgesehen davon, dass Alkohol abhängig macht und unsere Geschmacksknospen abstumpft.[58] Wir wollen mehr. Was für eine geniale Produktvermarktungsstrategie.

Ich selbst habe meine Augen lange fest vor den Gefahren von Alkohol verschlossen. Dabei legte ich mich richtig ins Zeug, um mein eigenes Trinken zu rechtfertigen und andere dazu zu bringen, mit mir zu trinken. In Gesellschaft zu trinken schien mir damals mehr Spaß zu machen. Heute habe ich eingesehen, dass es einfach nur weniger Stress bedeutete. Denn es ist nicht das Allein-Trinken-Müssen, das uns stört. Es ist das Trinken in Gesellschaft anderer Menschen, die es nicht tun, das uns erst dazu bringt, unsere Wahl zu überdenken. Wenn niemand außer uns selbst Alkohol trinkt, kommen wir uns ziemlich blöd dabei vor, mit einem Getränk in der Hand herumzustehen, das uns die Kontrolle verlieren lässt. Wenn aber alle um uns herum trinken – auch wenn dies unserem rationalen Urteilsvermögen widerspricht – müssen wir uns selbst keine Gründe einfallen lassen, um das Trinken zu rechtfertigen. Wenn alle anderen es tun, muss es ja seine Berechtigung haben – es kann also gar nicht so schlimm sein. Es ist erstaunlich, wie weit wir mit unserem Selbstbetrug mitunter gehen. Wird eine Lüge nur oft und überzeugend genug wiederholt, glaubt auch der Lügner selbst sie irgendwann.

7.
SIE: KONTAMINIERT

„Bildung ist die mächtigste Waffe, die es gibt,
um die Welt zu verändern. "
—*Nelson Mandela*

Eigentlich hatte ich gar nicht vor, dieses Kapitel zu schreiben. Ich brachte es sogar erst nach den ersten Überarbeitungen des gesamten Buches zu Papier. Warum? Weil ich glaube, dass ein optimistischer Ausblick wesentlich effektiver ist als ein pessimistischer. Ich stehe hinter meiner Überzeugung, dass eine Auflistung all der Entsetzlichkeiten, mit denen Alkohol in Zusammenhang steht, uns nicht dabei hilft, trocken zu werden. Es mag dazu führen, dass wir den Wunsch haben, nicht mehr zu trinken. Doch wenn Sie dieses Buch lesen, sind Sie bestimmt schon längst so weit. Ihr unbewusstes Bedürfnis, weiterhin zu trinken, ist für Ihre Situation verantwortlich. Seit Sie denken können, wurden Sie darauf konditioniert zu glauben, dass der Konsum von Alkohol Ihnen zahlreiche Vorteile einbringt. Um endlich frei zu sein, müssen wir diese Überzeugungen loswerden. Eine Auflistung des Unheils, das Alkohol verursacht, sorgt aber nicht dafür, dass Ihre Wahrnehmung der angeblichen Vorteile sich einfach in Luft auflöst. Außerdem können Kapitel wie diese bei Alkoholabhängigen Stress bewirken – und wir trinken gerade dann, wenn wir uns gestresst fühlen. Schlussendlich verbessert sich unsere Situation dadurch also nicht.

Doch bevor Sie dieses Kapitel überspringen, sollten Sie wissen, dass wir als Gesellschaft tatsächlich darüber aufgeklärt werden sollten, was Alkohol ist und was er unserem Körper antut. Ich hatte früher immer angenommen, dass es allgemein bekannt sein dürfte, wie schädlich sich Alkohol auf unsere Gesundheit auswirkt. Damit lag ich falsch. Über 7.000 Menschen meldeten sich freiwillig als Betaleser – also als Probeleser für die ersten Entwürfe dieses Buches – um während des Bearbeitungsprozesses ihr Feedback beizusteuern. Je mehr Kommentare und Anmerkungen von ihnen eintrudelten, umso deutlicher wurde mir bewusst, dass es eben nicht allgemein bekannt ist, wie sehr uns Alkohol schadet. Tatsächlich wurden wir sogar so stark indoktriniert, dass viele von uns glauben, das Gegenteil sei der Fall. In unserem Alltagswissen scheint verankert zu sein, dass moderates Trinken, das mit ein bis drei alkoholischen Getränken pro Tag definiert wird, sich positiv auf unsere Gesundheit auswirkt. Aufgrund dieser vorherrschenden Fehlannahmen war es mir wichtig, dieses Kapitel zu schreiben. Ich nehme mir zuallererst die allgemeine Annahme vor, dass bestimmte alkoholische Getränke unserer Gesundheit zuträglich sind.

Warum gibt es so viele Fehlinformationen?

Ich verstehe, woher diese falschen Überzeugungen kommen. Ständig erscheinen neue Artikel, die behaupten, dass Wein gut für unser Herz ist oder dass Alkohol unseren Cholesterinspiegel senkt. Es gibt sogar einige Studien, die Alkohol mit einer verlängerten Lebensdauer in Zusammenhang bringen. Das Bizarre an diesen Studien ist, dass sie die jeweilige Todesursache ignorieren (sie untersuchen zum Beispiel nicht, ob Alkohol eine der Todesursachen war) und alle Sterbefälle in einen Topf werfen. Nichtsdestotrotz stürzt sich die Presse auf diese Studien und veröffentlicht Artikel, die behaupten, Alkohol wäre förderlich für die Gesundheit, während sie Tausende anderer Studien ignoriert, die das Gegenteil beweisen.

Warum bekommen diese angeblichen gesundheitlichen Vorteile überhaupt so viel Aufmerksamkeit, dass sie zu allgemeinen Überzeugungen werden können? Dafür gibt es mehrere Gründe. Erstens müssen Journalisten Artikel schreiben, die Interesse wecken und eine weite Verbreitung finden. Dadurch sichern sie sich eine größere Leserschaft, können mehr Werbung verkaufen und ihr Geschäft maximieren. Studien über die Gefahren von Alkohol gibt es in wesentlich größerer Zahl, jedoch wird über diese wesentlich seltener in Artikeln berichtet. Das lässt sich ganz leicht mit einem Google-Test beweisen. Wenn Sie nach „Alkohol schadet" oder „Gefahren von Alkohol" suchen, werden Sie auf viele verschiedene Studienergebnisse stoßen. Bei der Suche in englischer Sprache erscheinen dabei Informationen des National Institute on Alcohol Abuse and Alcoholism oder medizinische Seiten wie die der Mayo Clinic oder WebMD. Meine Suche mit diesen Begriffskombinationen ergab allerdings null populäre Veröffentlichungen (zum Beispiel bei der *Times*, der *Huffington Post* oder der *Washington Post*) auf der ersten Seite. Versuchen Sie es mal mit „Alkohol gesund". Dann tauchen fast gar keine vertrauenswürdigen wissenschaftlichen Quellen auf, dafür aber Dutzende Artikel aus populären, aber unwissenschaftlichen Medien, die Überschriften wie „Trinken für die Gesundheit" tragen. Diese Artikel berufen sich grundsätzlich immer nur auf eine von wenigen aktuellen Studien.

Zweitens haben wir uns von den Medien hereinlegen lassen, die lieber das drucken, was populär ist, als sich mit dem unbeliebt zu machen, was umfassend nachgewiesen wurde. Aber wir betrügen uns auch selbst. Hier haben wir es nämlich mit einem weiteren Beispiel der Bestätigungstendenz zu tun: Artikel, die behaupten, dass Wein oder Bier die Gesundheit fördern, werden zehntausende Male geteilt und überschwemmen die sozialen Medien. Unsere moderne Kultur sorgt dafür, dass unsere Aufmerksamkeitsspanne immer kürzer wird und wir uns fast nur noch auf Überschriften konzentrieren. Da ist es kein Wunder, dass wir mittlerweile glauben, dass Alkohol uns guttut. Sollten Sie doch einmal auf einen Artikel in den sozialen Medien stoßen, der vor dem Konsum von Alkohol warnt, werden Sie bemerken, dass er wesentlich weniger häufig geteilt wird – oftmals seltener als zehnmal. Das heißt, dass nur wenige Leser diese Artikel überhaupt sehen und dieser folglich kaum verbreitet wird.

Prof. Dr. Jürgen Rehm, Senior Scientist am kanadischen Centre for Addictions and Mental Health in Toronto und Leiter des Bereichs Epidemiologische Forschung des Instituts für Klinische Psychologie und Psychotherapie der TU Dresden, warnt davor, dass die Studien, die Alkohol mit einer gesundheitsförderlichen Wirkung in Zusammenhang bringen, nur einen sehr kleinen Bruchteil der durchgeführten Forschungsarbeiten bilden, die generell auf eine schädliche Wirkung hinweisen. Von der Presse werden die Studien, die behaupten, Alkohol nutze unserer Gesundheit, im Gegensatz dazu besonders ins Licht gerückt. Rehm konstatiert: „Wir haben nachgezählt, wie viele Studien in der Presse erwähnt werden, und es gibt wesentlich mehr über den vorteilhaften als über den schädlichen Zusammenhang von Alkohol und Gesundheit." Es gibt zehnmal so viele wissenschaftliche Beweise, die bestätigen, dass Alkohol schädlich ist, als den kleinen Bruchteil an Studien über die gesundheitlichen Vorteile des Trinkens, der veröffentlicht und geteilt wird und bei dem diese angeblichen Vorteile darüber hinaus auch noch oft aus dem Kontext gerissen werden.

Ein tieferer Einblick in die Wissenschaft des Teilens von Inhalten bestätigt übrigens dasselbe. Warum teilen Menschen überhaupt bestimmte Informationen in den sozialen Medien? Einer der Hauptgründe dafür ist die „soziale Währung". Die Leute verbreiten gewisse Dinge, die sie in den Augen ihrer Mitmenschen „gut aussehen lassen" (beziehungsweise intelligent, cool, hip, informiert etc.).

Und ein Artikel, der darüber berichtet, welch wunderbare Wirkung die Happy Hour auf unser Herz hat, wird Ihnen deutlich mehr an sozialer Währung einbringen als eine wissenschaftliche Studie, die negative Ergebnisse über die Auswirkungen von Wein auf unsere Herzgesundheit zu Tage fördert.[59]

Natürlich ist das verwirrend. Es gibt da draußen jede Menge irreführende Informationen. Wir können uns nicht selbst die Schuld für alle diese Fehlinformationen geben. Darum will dieses Kapitel Sie aufklären. Die hier aufgeführten Informationen stammen aus einer Zusammenstellung verschiedener statistisch relevanter Studien. Dabei habe ich Daten aus beiden wissenschaftlichen Lagern berücksichtigt, damit Sie die Möglichkeit haben, daraus Ihre eigenen Rückschlüsse zu ziehen. Ich möchte Sie dazu ermuntern, sich die hier vorgestellten Quellen genauer anzusehen und Ihr Wissen durch eigene Nachforschungen zu erweitern. Manchmal scheint es mir, als würden wir den Nebenwirkungen von Ibuprofen mehr Beachtung schenken als dem Getränk, dass wir uns als Gesellschaft am häufigsten genehmigen. Es ist wichtig, dass wir unsere Intelligenz in Kombination mit unserem gesunden Urteilsvermögen einsetzen, uns mit den aktuellsten wissenschaftlichen Artikeln auf dem Laufenden halten und verstehen, was bestimmte Studienergebnisse wirklich aussagen. Wir schulden es uns selbst, darüber informiert zu sein, was wir unserem Körper zuführen. Diese Entscheidungen sollten auf stichhaltigen Fakten beruhen.

Schauen wir uns daher zunächst an, was Alkohol in unserem Körper anrichtet. Den gesellschaftlichen negativen Auswirkungen und dem Passivtrinken (dem Einfluss, den Menschen im Umfeld von Trinkern ausgesetzt sind) widmen wir uns in einem späteren Kapitel.

Der Faktor des Gesamtschadens

Wissenschaftler haben 20 verschiedene Drogen auf ihren Gesamtschaden hin untersucht, das heißt den Schaden, den diese sowohl bei ihren Konsumenten wie auch bei den Menschen in deren

Umfeld, die die Drogen nicht selbst konsumieren, verursachen. Die Mehrzahl der dabei berücksichtigten Kriterien bezog sich auf den bestimmten Schaden, den die Droge bei den sie konsumierenden Individuen anrichtete. Im Vergleich zu anderen Substanzen wurde Alkohol als die schädlichste Droge mit einem Gesamtschadenwert von 72 eingestuft. Heroin erreichte mit einem Wert von 55 Punkten den zweiten und Crack-Kokain mit 54 Punkten den dritten Platz.[60]

Die Weltgesundheitsorganisation erklärt in einem Bericht, dass Alkohol bei 60 verschiedenen Krankheiten und Verletzungen ein ausschlaggebender Faktor ist. Der Bericht geht weiterhin darauf ein, dass Alkohol weltweit inzwischen zum hauptsächlichen Todesrisikofaktor bei Männern zwischen 15 und 59 Jahren geworden ist und damit AIDS abgelöst hat.[61]

In den USA gehört exzessiver Alkoholkonsum, der bei Frauen als Konsum von vier alkoholischen Drinks innerhalb von zwei Stunden (bei Männern fünf)[62] oder acht alkoholischen Drinks pro Woche (fünfzehn bei Männern) definiert wird, zu den Hauptursachen eines vorzeitigen Todes. In den USA werden jährlich 88.000 dieser vorzeitigen Tode mit Alkohol in Zusammenhang gebracht.[63] Diese Zahlen bedeuten, dass Alkohol mehr als doppelt so viele Tode verursacht als alle anderen Drogen – sowohl die illegalen wie auch die verschreibungspflichtigen – zusammen. Illegale Drogen verursachen in den USA in ihrer Gesamtheit jährlich 17.000 und verschreibungspflichtige Medikamente 22.000 Todesfälle.[64]

Die Vorteile von Alkohol?

Alkohol hat durchaus eine medizinische Heilwirkung. Er ist ein wirkungsvolles Desinfektionsmittel und kann zur Betäubung von Schmerzen eingesetzt werden. Doch wenig überraschend weichen Ärzte mittlerweile auf andere Mittel wie Ibuprofen oder Morphin aus, um Schmerzen effektiver zu lindern. Neben diesen Vorteilen kursieren aber noch andere sich hartnäckig haltende Behauptungen über die positiven Wirkungen von Alkohol. So gibt es zum Beispiel Beweise dafür, dass Wein aufgrund der in ihm enthaltenen Antioxidantien den „guten" Cholesterinwert erhöhen kann.[65] Aber gilt das wirklich nur für Wein? Viele Fruchtsäfte enthalten mehr Antioxidantien als Wein. Trotzdem kenne ich niemanden, der jeden Abend Fruchtsaft trinkt, wohl aber viele Leute, die gewohnheitsmäßig Wein trinken. Ich wette mit Ihnen, dass Sie, würden Sie diszipliniert Abend für Abend ein Glas antioxidantienreichen Fruchtsaft trinken, dieselben Ergebnisse erzielen könnten – und zwar ganz ohne schädliche Nebenwirkungen oder das Risiko, abhängig zu werden.

Wir haben alle schon viele Artikel gesehen, die die angeblichen Vorteile von Alkohol, vor allem aber Wein, für das menschliche Herz rühmen. Doch eine neue Studie, die die Trinkgewohnheiten und die Herzgesundheit von über 260.000 Personen untersuchte, zeigt, dass Alkohol, auch wenn er in nur geringen bis moderaten Mengen getrunken wird, unserem Herz-Kreislauf-System keine Vorteile einbringt.

Die andere weithin bekannte Behauptung lautet, dass Leute, die trinken, länger leben als Abstinenzler.[66] Charles J. Holahan begleitete 1.824 Personen, die zu Beginn der zwanzig Jahre umfassenden Studie zwischen 55 und 65 und nach deren Ende 75 bis 85 Jahre alt waren. Die Mehrheit dieser Testpersonen war männlich (65 %) und 92 % von ihnen weiß. Die Studie fand eine Korrelation (aber keinen Kausalzusammenhang) zwischen dem Konsum von Alkohol und einer längeren Lebensdauer heraus. Das heißt, dass von den 345 Abstinenzlern während dieses zwanzigjährigen Zeitraums ein höherer Prozentsatz starb als von den 1 479 Trinkern. Dabei wurde die jeweilige Todesursache aber weder erfasst noch in irgendeiner anderen Weise berücksichtigt. Die Studie weist allerdings selbst daraufhin, die Korrelation nur mit Vorsicht zu genießen, indem sie anmerkt, dass „Abstinenzler eine deutlich stärkere Tendenz zu einem früheren Alkoholproblem, zu Fettleibigkeit und zu starkem Rauchen hatten als die moderaten Trinker". Die Testpersonen, die keinen Alkohol tranken, schienen dies aus verschiedenen Gründen wie beispielsweise bestimmten gesundheitlichen Problemen oder früherem Alkoholismus zu tun und die genauen Gründe, weshalb die 239 Abstinenzler im Alter zwischen 55 und 85 Jahren verstarben, bleiben unbekannt. Ich persönlich möchte keine wichtigen Entscheidungen bezüglich meiner allgemeinen Gesundheit treffen, indem ich mich einzig und allein auf einen winzigen Stichprobenumfang von 239 Testpersonen stütze. Es gibt übrigens auch eine Korrelation zwischen der Storchenpopulation und der Anzahl von Babys, die geboren werden. Doch das verleitet uns bestimmt nicht dazu, darin einen Kausalzusammenhang zu sehen.[67] Warum sollten wir dies dann bei Alkohol tun?

Es wäre keine gute Idee, wenn wir uns mit Morphin, Codein oder irgendeinem anderen verschreibungspflichtigen Mittel selbst behandeln würden. Genauso wenig ist es eine gute Idee, sich mit irgendwelchen abhängig machenden Substanzen selbst zu kurieren. Eine medizinische Behandlung sollte bei jedem Gesundheitsproblem – von Herzkrankheiten bis zu Parkinson – nur unter professioneller Aufsicht und in Kombination mit einem speziellen Behandlungsplan erfolgen und gut dokumentiert werden. Ein Verständnis der möglichen Nebenwirkungen ist dabei unerlässlich. Zwar mag es diese Korrelationen zwischen Alkoholkonsum und Gesundheit geben, doch ist keine davon überzeugend genug, um daraus abzuleiten, dass wir uns Alkohol aus medizinischen Gründen selbst verabreichen sollten.[68]

Die Gefahren des Trinkens: Die Risiken für Ihren Körper

Wie wir bereits im vorangegangenen Kapitel diskutiert haben, ist unser Körper der wohl komplexeste und leistungsfähigste Organismus auf diesem Planeten. Seine Fähigkeit, unser Überleben sicherzustellen, übersteigt unsere Vorstellungskraft. Wenn Sie gut für Ihren kostbaren Körper sorgen, sorgt er auch gut für Sie. Ich möchte im Folgenden kurz skizzieren, was Alkohol Ihrem Körper antut, damit Sie verstehen können, warum Ihr Leben und Ihre Gesundheit dadurch in solch verheerender Weise beeinträchtigt werden. Ich habe diese Informationen aus mehreren Studien zusammengetragen. Meine hauptsächliche

Quelle war dabei das US-Gesundheitsministerium (U.S. Department of Health and Human Services).[69]

Ihr Gehirn

Die Struktur unseres Gehirns ist unglaublich komplex. Zur Kommunikation verwendet unser Gehirn Neuronen. Diese Billionen winziger Nervenzellen wandeln Informationen in Signale um, die unser Gehirn und unser Körper verstehen können. Das Chemikaliennetzwerk unseres Gehirns (Neurotransmitter) übermittelt die Botschaften zwischen den Neuronen. Diese Chemikalien sind sehr effektiv: Sie können unsere Gefühle, unsere Stimmung und unsere körperlichen Reaktionen verändern. Unser Gehirn ist ständig damit beschäftigt, diese Chemikalien auszugleichen, indem es den Informationsaustausch entweder beschleunigt oder verlangsamt. Alkohol drosselt die Kommunikationsgeschwindigkeit zwischen den Neurotransmittern. Er unterbricht die Kommunikationsbahnen des Gehirns und sorgt sprichwörtlich dafür, dass die Kommunikationsgeschwindigkeit zwischen verschiedenen Bereichen unseres Gehirns abnimmt, indem er den Fluss unserer neuronalen Autobahnen zum Stocken bringt.[70] Dadurch kommen die Botschaften von Ihren Sinnen langsamer an, was wiederum dazu führt, dass Sie langsamer reagieren und Ihre Sinne dadurch mehr und mehr abstumpfen.

Ihr Kleinhirn, Ihr limbisches System und Ihre Großhirnrinde reagieren am empfindlichsten auf Alkohol. Ihr Kleinhirn ist für Ihre motorische Koordination, Ihr Gedächtnis und Ihre emotionalen Reaktionen verantwortlich. Ihr limbisches System steuert Ihr Gedächtnis und Ihre Gefühle. Ihre Großhirnrinde reguliert Ihre Aktivität, das heißt Ihr Handeln, Ihre Planungsfähigkeit, Ihre sozialen Interaktionen sowie Ihre Problemlösungs- und Lernfähigkeit. Es überrascht Sie bestimmt nicht, dass Alkohol auch die motorische Koordination beeinträchtigt. Schließlich ist ein beschwipstes Gefühl oder die Unfähigkeit, geradeaus zu gehen, ein klares Anzeichen einer Alkoholisierung. Aber ist Ihnen schon einmal aufgefallen, dass

Alkohol Sie auch Ihrer natürlichen Fähigkeit beraubt, Ihre Gefühle zu kontrollieren? Deshalb führt er zu einem Elendsgefühl und zu Gereiztheit und deshalb reagieren einige Trinker nach ihren Gelagen mit Heulkrämpfen oder Wutanfällen.

Es wird Sie daher nicht wirklich überraschen, dass starkes Trinken eng mit schweren und chronischen Depressionen zusammenhängt.[71] Noch beängstigender ist allerdings, dass die künstliche Stimulation, die Ihr Gehirn durch Alkohol erfährt, mit der Zeit dafür sorgt, dass Sie neurologisch nicht mehr in der Lage sind, alltägliche Aktivitäten zu genießen und dabei Freude zu empfinden, wie beispielsweise das Lesen eines Buches, das Treffen von Freunden oder sogar Sex.[72] Alkohol beeinträchtigt Ihre Fähigkeit, sich angemessen zu benehmen, klar zu denken und mit anderen Menschen zu interagieren – und darüber hinaus auch Ihr natürliches Erinnerungs-, Lern- und Problemlösungsvermögen.

Schon ein größeres Gelage mit fünf alkoholischen Getränken innerhalb von zwei Stunden bei Männern und vier alkoholischen Getränken innerhalb von zwei Stunden bei Frauen kann bleibende Schäden an den Nervenzellen und ein Schrumpfen einzelner Hirnzellen verursachen.[73]

Die Freisetzung von Serotonin, einem Neurotransmitter, der unsere Gefühle reguliert, trägt zu dem anfänglich angeheiterten Gefühl bei. Manchmal führt der Konsum von Alkohol zur Freisetzung von Endorphinen, den Neurotransmittern, die für das Entstehen eines Hochgefühls verantwortlich sind. Eventuell halten Sie das jetzt für etwas Positives. Das ist es aber nicht. Ihr Gehirn versucht ununterbrochen, ein Gleichgewicht herzustellen. Es versteht nicht, warum plötzlich so viele Neurotransmitter unterwegs sind, und versucht diesen Überschuss auszugleichen, um wieder alles in Balance zu bringen.[74] Dies ist einer der Gründe dafür, warum Sie eine höhere Toleranz für Alkohol entwickeln, abhängig werden und körperliche Entzugssymptome spüren.

Ihre Leber ist Ihre erste Verteidigungslinie. Sie spaltet den Alkohol auf, damit Ihr Körper das Gift so schnell wie möglich loswerden kann. Beim Abbau von Alkohol setzt die Leber Giftstoffe und beschädigte Leberzellen frei, die in die Blutbahn übergehen. Diese Giftstoffe sind für unser Gehirn allerdings gefährlicher als der Alkohol selbst.[75] Wenn diese Substanzen in Ihr Gehirn gelangen, führen sie zu Schlafproblemen, Stimmungsschwankungen, Persönlichkeitsveränderungen (wie Gewalt oder Weinkrämpfe) und einer verkürzten Aufmerksamkeitsspanne. Sie können im Extremfall auch in einem Koma oder dem Tod münden.

Doch lassen Sie sich davon jetzt nicht völlig entmutigen. Ein Verzicht auf Alkohol hilft dabei, dessen negative Wirkung auf unsere Denkfähigkeit, unser Erinnerungsvermögen und unsere Aufmerksamkeitsspanne rückgängig zu machen. Außerdem wurde gezeigt, dass sich strukturelle Gehirnveränderungen im Laufe von mehreren Monaten bis zu einem Jahr selbstständig korrigieren.[76]

Ihr Herz

Ihr Herz schlägt jeden Tag über 100.000 Mal und pumpt dabei über 7.500 Liter Blut durch Ihren Körper. Wie Sie bestimmt wissen, besteht Ihr Herz aus zwei Herzkammern. Die rechte Kammer pumpt Blut in Ihre Lungen, wo Kohlendioxid mit Sauerstoff ausgetauscht wird. Dann entspannt sich Ihr Herz und lässt das mit Sauerstoff angereicherte Blut zurück in Ihre linke Herzkammer fließen. Wenn Ihr Herz sich erneut zusammenzieht, pumpt es sauerstoffreiches Blut in Ihren Körper und versorgt damit Ihr Gewebe und Ihre Organe. Auf der Reise durch Ihren Körper fließt Ihr Blut auch durch Ihre Nieren, um diese von Abfallprodukten zu befreien. Unser Blut wird „schmutzig", weil es eines unserer effektivsten körpereigenen Reinigungssysteme ist und ununterbrochen Giftstoffe aus unserem Körper entfernt. Elektrische Signale sorgen inzwischen dafür, dass Ihr Herz Ihr gesamtes Leben lang mehrere Male pro Sekunde im richtigen Rhythmus schlägt.

Alkohol schwächt unseren Herzmuskel: Er lässt ihn erschlaffen und überdehnt ihn, wodurch er sich nicht mehr effektiv zusammenziehen kann.[77] Wenn dies der Fall ist, wird nicht mehr genug Sauerstoff zu den Organen und ins Gewebe transportiert. Unser Körper wird nicht mehr in ausreichender Weise versorgt.

Das Trinken großer Mengen Alkohol auf einmal kann, auch wenn es nur sehr selten geschieht, das elektrische System beeinträchtigen, das unseren Herzschlag reguliert.[78] Dies führt möglicherweise zur Bildung von Blutgerinnseln. Während eines großen Trinkgelages kommt es also eventuell vor, dass unser Herz nicht mehr stark genug schlägt beziehungsweise nicht genug Blut durch unseren Körper pumpt. Dann kann sich an einigen Stellen unseres Körpers zu viel Blut ansammeln, das schließlich Klümpchen bildet. Das Gegenteil ist genauso gut möglich: Unser Herz fängt vielleicht an, zu schnell zu schlagen. Dadurch haben die Herzkammern nicht genug Zeit, sich mit Blut zu füllen, wodurch nicht genug Sauerstoff durch unseren Körper gepumpt wird. Extremes Trinken kann in so einem Fall zu einem um 39 % höheren Schlaganfallrisiko führen.[79]

Unsere Blutgefäße sind sehr dehnbar und elastisch, damit sie genügend Blut transportieren können und unser Herz nicht unnötig belastet wird. Der Konsum von Alkohol verstärkt die Aktivität der Hormone, die unsere Blutgefäße verengen, unseren Blutdruck erhöhen und zu Bluthochdruck sowie zu versteiften Blutgefäßen führen.[80] Bluthochdruck ist gefährlich und verursacht Herzkrankheiten.[81]

Ihre Leber

Zwei Millionen US-Amerikaner leiden an Lebererkrankungen, die auf Alkohol zurückzuführen sind.[82] Diese Lebererkrankungen stellen eine der Hauptursachen von Krankheit und Tod dar. Unsere Leber speichert Nährstoffe und Energie und bildet Hormone, die Krankheiten bekämpfen und unseren Körper von gefährlichen Substanzen wie zum Beispiel Alkohol befreien. Wie wir bereits besprochen haben, führt der Abbau von Alkohol zur Entstehung von Giftstoffen, die selbst noch gefährlicher als der Alkohol selbst sind.[83] Alkohol beschädigt unsere Leberzellen, was zu Entzündungen führt und die natürlichen Abwehrkräfte unseres Körpers schwächt. Leberentzündungen stören unseren Stoffwechsel und beeinträchtigen die Funktion anderer Organe. Außerdem können solche Entzündungen eine Vernarbung unserer Leber verursachen.[84]

Die Funktionsfähigkeit unserer Leber wird durch Alkohol gestört, weil dieser deren natürlichen Chemikalienhaushalt verändert. Diese natürlichen Chemikalien braucht unsere Leber zur Auflösung und zum Abtransport von Narbengewebe. Alkohol verursacht außerdem auch eine Steatose, eine sogenannte Fettleber. Dabei bilden sich große Fettansammlungen, die die Funktionsfähigkeit der Leber stören.[85] Irgendwann entwickelt sich aus einer Leberfibrose (vereinzeltem Narbengewebe) eine Leberzirrhose (deutlich mehr Narbengewebe). Bei einer Zirrhose führt die Leber ihre wichtigsten Funktionen, wie zum Beispiel das Bekämpfen von Infektionen, die Absorption von Nährstoffen und das Eliminieren von Giftstoffen aus dem Blut, nicht mehr aus. Dies kann Leberkrebs und Typ-2-Diabetes zur Folge haben.[86] 25 Prozent aller schweren Trinker entwickeln eine Leberzirrhose.[87]

Ihr Immunsystem

Wir sind überall von Keimen umgeben. Das macht unser Immunsystem zu unserer wichtigsten Waffe gegen Krankheiten. Unsere Haut schützt unseren Körper vor Infektionen und Krankheiten. Wenn Keime es schaffen, in unseren Körper einzudringen, haben wir gleich zwei Abwehrsysteme, die zur Verteidigung bereitstehen: unser angeborenes Immunsystem (das die Keime direkt beim Eindringen bekämpft) und unser adaptives Immunsystem (das Informationen über die Keiminvasion speichert und erneute Angriffe abwehrt). Alkohol beeinträchtigt beide Systeme.[88]

Unser Immunsystem verwendet Zytokine, kleine Proteine, um mittels einer Art Frühwarnsystem chemische Botschaften über Infektionen zu verbreiten. Alkohol unterbricht den Bildungsprozess dieser Zytokine. Wenn sie richtig funktionieren, warnen die Zytokine unser Immunsystem vor Eindringlingen. Dieses antwortet mit einer Armee von weißen Blutkörperchen, die gefährliche Bakterien angreifen, umschließen und verschlucken. Alkohol sabotiert beide Funktionen und macht uns dadurch anfälliger gegenüber Lungenentzündungen, Tuberkulose und anderen Krankheiten.[89] Weitere Studien bringen Alkohol mit einer höheren HIV-Anfälligkeit in Verbindung. Das bedeutet nicht nur, dass unser HIV-Ansteckungsrisiko höher ist, sondern wirkt sich auch daraus auf, wie schnell sich die Krankheit nach der Ansteckung ausbreitet.[90]

Alkohol und Krebs

> *„Verantwortungsvolles Trinkverhalten ist im 21. Jahrhundert zum Mantra geworden und spiegelt wider, wie die meisten Menschen Alkoholkonsum wahrnehmen. Doch wenn es um Krebs geht, gilt keine noch so geringe Menge Alkohol als sicher.“*[91]
> —Laura A. Stokowski

Moment – leichtes Trinken verursacht doch keinen Krebs, oder? Doch, offenbar tut es das. Eine Metaanalyse von 222 Studien mit 92.000 Krebspatientinnen und -patienten mit leichtem Alkoholkonsum und 60.000 Betroffenen, die nicht tranken, ergab, dass sogar leichtes Trinken mit einem höheren Risiko für diverse Krebsarten, auch Brustkrebs, in Zusammenhang steht.[92]

Eine Studie mit einer Dauer von sieben Jahren, die 1,2 Millionen Frauen im mittleren Alter untersuchte, weist auf eine direkte und beängstigende Verbindung zwischen Alkoholkonsum und Krebs hin. Dieser Studie zufolge erhöht der Konsum von Alkohol das Risiko, Brust-, Mund-, Rachen-, Mastdarm-, Leber- und Speiseröhrenkrebs zu entwickeln.[93]

Die erschreckendste Entdeckung dabei war, dass das Krebsrisiko *auch unabhängig von der noch so kleinen Menge oder der Art von Alkohol, den die Frauen tranken*, stieg. Laut der Webseite cancer.gov erhöhte sich das Brustkrebsrisiko bei jedem Grad des Alkoholkonsums.[94] Es sind also nicht nur Menschen, die extrem viel oder täglich Alkohol trinken, die ihr Krebsrisiko erhöhen. Im Vergleich zu Frauen, die keinen Alkohol trinken, ist das Brustkrebs bei Frauen, die pro Woche drei alkoholische Getränke konsumieren, bereits um 15 % höher.[95] Die Organisation Cancer Research UK hat in diesem Zusammenhang erklärt: „Bei Krebs gibt es keine ‚sichere' Alkoholmenge."[96]

Heftige Trinkgelage haben denselben krebserregenden Effekt wie tägliches Trinken. „Der Konsum von Alkohol erhöht das Krebsrisiko – ganz egal, ob Sie diesen nun auf einmal oder in mehreren Etappen trinken."[97] Ebenso wenig macht es einen Unterschied, was wir trinken. Es ist der Alkohol in dem jeweiligen Getränk, der den Schaden anrichtet, egal ob es sich dabei um Bier, Wein oder Spirituosen beziehungsweise harte Alkoholika handelt.[98]

Eine andere Studie bringt 11 % aller Brustkrebsfälle mit Alkohol in Verbindung.[99] Seit im Jahr 2014 295.240 neue Brustkrebsfälle diagnostiziert wurden,[100] wurden circa 32.476 davon mit Alkohol assoziiert.

Viele von uns sind sich dieses engen Zusammenhangs von Alkohol und Krebs nicht bewusst. Eigentlich sollte uns dies aber nicht überraschen. Die Internationale Agentur für Krebsforschung (IARC) erklärte Alkohol schon 1988 zu einem Karzinogen.[101] Alkohol in seiner puren Form, Ethanol, ist bekanntermaßen eine krebserregende Substanz. Doch darüber hinaus können alkoholische Getränke noch mindestens 15 weitere karzinogene Komponenten wie Arsen, Formaldehyd oder Blei enthalten.[102] Alkohol verursacht oder fördert die Krebsentstehung auf verschiedene Weisen. Wenn unsere Leber Alkohol abbaut, entsteht dabei eine giftige Chemikalie namens Acetaldehyd. Acetaldehyd beschädigt unsere Zellen so stark, dass sie nicht mehr repariert werden können, und macht sie dadurch anfälliger für Krebs. Zirrhose kann ebenfalls zu Krebs führen. Alkohol verstärkt die Aktivität bestimmter Hormone, wie zum Beispiel Östrogen, und erhöht dadurch das Brustkrebsrisiko. Er beschädigt zudem auch unsere DNA und hindert unsere Zellen daran, die verursachten Schäden zu reparieren – was ebenfalls zu Krebs führen kann.[103]

Kurz gesagt erhöht jede Alkoholmenge das Risiko, an alkoholbedingtem Krebs zu erkranken.[104] Diese Nachricht ist abschreckend. Doch ich habe auch eine gute Nachricht für Sie: Jede Verringerung Ihres Alkoholkonsums verringert auch Ihr Krebsrisiko.

Alkohol und Tod

Sie wissen bereits, dass Sie an einer Alkoholvergiftung sterben können, wenn Sie zu viel auf einmal trinken. Was Sie vielleicht nicht wissen, ist, dass eine Alkoholüberdosis auch dann eintreten kann, wenn über einen längeren Zeitraum hinweg kontinuierlich Alkohol in Ihr Blut übergeht. Dies führt zu einem Tod, der nicht durch ein einzelnes Trinkgelage verursacht wird.[105] Ein frühzeitiger, durch Alkohol verursachter Tod stiehlt in den USA jedes Jahr über 2.400.000 Stunden menschlichen Lebens.

Den Centers for Disease Control and Prevention (CDC) zufolge verringert Alkoholismus die Lebenserwartung um zehn bis zwölf Jahre.[106]

Vielleicht fragen Sie sich nun, ob Sie Alkohol überhaupt noch in einem sicheren Maß trinken können. Die neuesten Forschungsergebnisse (von 2014 und noch aktueller) weisen darauf hin, dass keine Art von Alkoholkonsum völlig risikofrei ist.[107] Wenn wir uns vor Augen halten, wie viele Menschen immer noch täglich Alkohol trinken, ist dies eine wortwörtlich ernüchternde Tatsache.

8.
SCHWELLENPUNKT: IST ALKOHOL FLÜSSIGER MUT?

„Der Schlüssel zum Glück ist Freiheit.
Der Schlüssel zur Freiheit ist Mut."
—Carrie Jones

Sie haben schon Ihr ganzes Leben lang **beobachtet**, wie Alkohol von den Massenmedien als flüssiger Mutmacher glorifiziert wird: Der Cowboy, der vor der großen Mittagsschießerei ein paar Kurze herunterkippt. James Bond mit seinen Martinis, die er sich „gerührt, nicht geschüttelt" mixen lässt. Sogar Soldaten, die vor der Schlacht am Flachmann nippen. Sie haben daher **angenommen**, dass Alkohol Mut in flüssiger Form ist. Sie haben es ausprobiert und dabei die **Erfahrung** gemacht, dass ein kleiner Schuss Sie tatsächlich von sehr großer Nervosität befreien konnte. Sie haben daraus den **Rückschluss** gezogen, dass Alkohol Ihnen in der Tat eine Extraportion Mut verleiht, um im Alltag zu bestehen.

Doch sehen wir uns die Realität an:

Flüssiger Mut

Immer, wenn ich vor einem großen Publikum sprechen muss, werde ich nervös. In letzter Zeit musste ich häufiger vor ranghöheren Kolleginnen und Kollegen Vorträge halten. Ich kann mich nicht mehr an den genauen Zeitpunkt erinnern, doch irgendwann fand ich heraus, dass Alkohol, der mich ja generell schon entspannte, mir auch in Form eines schnellen Drinks vor einer Rede oder einem Vortrag half. Also besorgte ich mir aus der Hotelbar oder in einem Kiosk einen Viererpack Portionsfläschchen Wein, von denen ich einige in meiner Handtasche aufbewahrte.

Ich war überzeugt davon, dass Trinken mich selbstsicherer machte. Jetzt weiß ich, dass der Alkohol mir meine Selbstsicherheit in Wirklichkeit Stück für Stück nahm.

Heutzutage sind wir in unserem Alltag keinen wirklich großen Gefahren mehr ausgesetzt. Wir leben länger als je zuvor. Wir werden nicht länger von benachbarten Stämmen oder wilden Tieren angegriffen. Wir gehen im Supermarkt einkaufen, statt unser Essen auf der Jagd zu erlegen. Deshalb sehen wir Angst als Zeichen von Schwäche an – dabei hilft uns unsere Angst doch eigentlich dabei, vorsichtig zu sein und bessere Entscheidungen zu treffen. Angst führt dazu, dass wir uns selbst schützen. Wenn wir unsere Angst als unverzichtbar für unser Überleben ansehen, scheint es plötzlich kein großes Kompliment mehr zu sein, jemanden „furchtlos" zu nennen. Es ist gut, dass wir Angst haben. Angst bewahrt uns davor, unnötige Risiken einzugehen. Wenn Adrenalin durch unseren Körper gepumpt wird, sind wir aufmerksamer und reaktionsfähiger und können dadurch schnellere Entscheidungen treffen. Alkohol stumpft unsere Sinne ab und hindert uns daran, natürliche Angst zu empfinden. Alkohol kann uns gar keinen Mut machen, da wir, wenn wir unsere Angstgefühle betäuben, überhaupt nicht mutig sein können. Mut heißt, das zu tun, was richtig oder gerecht ist – trotz unserer Angst. Das Ignorieren oder Unterdrücken unserer Angst widerspricht unseren Instinkten, die unser Überleben garantieren.[108]

Doch was war denn so schlimm daran, meine Angst vor einem Vortrag ein bisschen zu dämpfen? Meine natürliche Nervosität trieb mich dazu, mich gründlich vorzubereiten. Sie sorgte dafür, dass ich nicht selbstgefällig wurde, und ließ mich meine Vorträge üben und gut vorbereiten. Als ich begann, mich auf den Alkohol zu verlassen, um meine Angst in den Griff zu bekommen, hörte ich damit auf, mich so gründlich vorzubereiten. Stattdessen blieb ich lange wach, trank die Nacht zuvor und ließ mein vorheriges Proben ausfallen. Meine gute Vorbereitung war es, die mich zu einer guten Rednerin machte. Doch als ich begann, mich mit Alkohol volllaufen zu lassen und dabei wusste, dass ich nicht vorbereitet war, wurde mein Lampenfieber extrem groß. Ich hatte meine Angst durch das Trinken noch vergrößert – also brauchte ich noch ein paar Schlucken, bevor ich mich auf die Bühne wagte. Wie Sie sich jetzt vielleicht denken können, wurden meine Vorträge schlechter. Glücklicherweise kam es nie zu dem Punkt, an dem ich für alle sichtbar betrunken auf der Bühne stand. Doch ohne *Einfach nüchtern!* wäre ich ohne Zweifel schnell dort gelandet.

Stellen Sie sich einen Sportler oder einen Soldaten vor, der Alkohol als flüssigen Mutmacher verwendet. Ihm geschieht dasselbe: Indem er seine natürlichen Befürchtungen unterdrückt, beraubt er sich selbst sehr wichtiger Fähigkeiten. Ich bestreite nicht, dass Angst, Nervosität und Unbehagen unangenehme Gefühle sind. Nichtsdestotrotz sind sie wertvoll und notwendig.

In unserer Gesellschaft sind wir auf so viele Weisen rundum geschützt, dass wir mittlerweile nach Aktivitäten wie beispielsweise Abenteuer- und Extremsportarten suchen, bei denen wir unseren Mut beweisen können. Ich denke, dass auch Trinken dazu gehört. Wir wissen, dass es gefährlich ist. Trotzdem geben wir damit an, wie viel Alkohol wir vertragen. Wie ein Krieger, der seine Stärke mit seiner Narbensammlung demonstriert, stellen wir unsere Stärke zur Schau, indem wir unsere Körper schinden und am nächsten Morgen zur Arbeit treiben. Nach einer langen Nacht mit den Kollegen wird es schnell zum Lieblingsthema, wie viel getrunken wurde, wer sich nicht mehr an den vergangenen Abend erinnern kann oder wer sich am besten oder am schlechtesten fühlt. Ein heftiger Kater ist mittlerweile zu einer Art Ehrenabzeichen geworden.

Vor Kurzem waren wir Skifahren (eine weitere, wenn auch gesündere, Aktivität, der wir nachgehen, um mehr Adrenalin in unser sicheres und behütetes Leben zu bringen). Mein Mann und ich bretterten die schwarzen Skipisten auf der Rückseite der Vail Mountains hinunter, während unsere Kinder noch Unterricht nahmen. Meine Söhne, die beweisen wollten, wie mutig und erwachsen sie schon waren, wollten mit uns dieselben Pisten hinunterfahren. Als ich ihnen erklärte, wie gefährlich diese Strecke ist, steigerte dies ihre Faszination nur noch mehr. Wenn wir es nicht dürfen, Mom und Dad es aber tun, muss es wirklich genial sein. Wir versuchten, ihnen mit Erklärungen und Vernunft beizukommen, doch nichts, was wir sagten, beeindruckte sie so stark wie das, was wir taten. Weder die schroffen Felsen unter der Schneedecke noch die Tatsache, dass sie keine erfahrenen Skifahrer waren, machte irgendeinen Eindruck auf sie. Wir sind ihre Eltern, sie bewundern uns, und wenn wir die steilsten Pisten heruntersausen, dann wollen sie das auch.

Genau das passiert auch während unserer Teenagerzeit: Die Dinge, vor denen unsere Eltern uns warnen, werden für uns dadurch erst richtig interessant und wir wollen sie ausprobieren. Wir machen die Erfahrung, dass einige dieser Dinge, vor denen unsere Eltern uns immer gewarnt haben, richtig viel Spaß machen können. Also fragen wir uns natürlich, ob nicht alles, von dem sie uns abgeraten haben, in Wirklichkeit ein großartiges Vergnügen ist. Gefahr ist aufregend – jedenfalls glauben wir das.

Glauben wir wirklich, dass eine Aussage wie „Das ist ein Erwachsenengetränk." wirklich dazu beiträgt, dass unsere Kinder die Finger davon lassen? Das Gegenteil ist wohl eher der Fall – es führt sie erst richtig in Versuchung.

Der Substance Abuse and Mental Health Services Administration zufolge trinken über die Hälfte aller US-Amerikaner im Alter von über 12 Jahren Alkohol.[109] 30 Prozent aller Jugendlichen gaben an, ab der achten Klasse Alkohol zu trinken.[110] Unsere Kinder tun das, was wir tun, und nicht das, was wir sagen. Kinder wollen mutig und erwachsen sein. Sie ahmen ihre Eltern nach, denn darauf sind sie von Natur aus programmiert. Wenn sie sehen, dass wir mit dem Feuer spielen, sei es beim Herunterrasen einer schwarzen Skipiste oder beim Trinken von Gift, wollen sie dasselbe tun und ihren Mut beweisen. Wir können nicht abstreiten, dass der Konsum von Alkohol ein Spiel mit dem Feuer ist. Während illegale Drogen in den USA jede Woche 327 Menschen und legale Drogen 442 Menschen töten, raubt Alkohol jede Woche 1.692 Menschen das Leben.[111] Währenddessen konditionieren wir unbewusst unsere Kinder. Wir programmieren sie darauf, dass ihr Leben ohne ein Glas Alkohol in der Hand nicht vollständig ist.

Wir benutzen unser Gehirn dafür, Entscheidungen zu treffen. Oftmals basieren diese Entscheidungen auf Angst. Wir wählen das, wovor wir uns weniger fürchten. Doch sobald sich das Ausmaß und die Art unserer Ängste verändert, verändern sich auch unsere Entscheidungen. Eine Frau in einer von Gewalt geprägten Beziehung verlässt den sie schlagenden Mann vielleicht nicht, weil sie Angst davor hat, ohne ihn zurechtkommen zu müssen. Doch wenn sie ein Kind hat, wird sich ihr Angstempfinden wahrscheinlich verändern. Sie sorgt sich nun mehr um ihr Kind als darum, ohne einen Partner auskommen zu müssen. Auf diese Weise kann ein Kind gleichsam Katalysator und Antrieb für eine Frau sein, sich aus einer Missbrauchsbeziehung zu befreien. Die Angst vor dem Rauchen veränderte sich, als bewiesen wurde, dass Rauchen zu Lungenkrebs führt und uns 30 Jahre unseres Lebens kosten kann. Viele Menschen hörten damit auf, weil sie mehr Angst davor hatten, an Lungenkrebs zu sterben, als davor, ein Leben ohne Zigaretten zu führen.

Je mehr neue Informationen uns vorliegen, umso mehr verändern sich auch unsere rationalen Entscheidungen. Stellen Sie sich vor, Sie sind ein kleiner, schmächtiger Mann. Sie haben es gerade geschafft, einen Riesen von über 120 Kilo so richtig auf die Palme zu bringen. Er stürmt auf Sie zu und will die Sache mit Fäusten regeln. Sie rennen weg. Plötzlich stoßen Sie auf eine Mauer und sitzen in der Falle. Also bleibt Ihnen nur eine Option: Sie drehen sich um und machen sich für einen Kampf bereit. Ihre Chancen haben sich nicht verbessert – Ihr Angreifer ist immer noch wesentlich stärker als Sie. Doch die Situation hat sich geändert. Sie können nicht mehr davonrennen. Es ist genauso wenig feige, davonzurennen, wie es mutig ist, sich umzudrehen und zu kämpfen.[112]

Nehmen wir an, dass Sie immer noch dieser kleine, schmächtige Mann sind – aber jetzt haben Sie etwas getrunken. Der Alkohol verbessert Ihre Lage nicht, sondern macht sie nur noch schlimmer. Sie fühlen sich draufgängerisch und entscheiden sich zu kämpfen, noch bevor Sie eingekesselt werden. Dazu kommt jetzt allerdings, dass Ihre Reaktionen während des Kampfes verzögert und Ihre Sinne benebelt sind. Sie fühlen die Schmerzen nicht mehr so intensiv. Also weichen Sie nicht aus und werden schwer verletzt. Alkohol macht Sie nicht mutiger. Wenn wir die Instinkte ausschalten, die uns am Leben halten, hat das nichts mit Mut zu tun. Denn genau das tut Alkohol: Er sorgt dafür, dass Sie Ihre Instinkte weniger wahrnehmen. Damit macht er Sie dümmer, aber nicht mutiger.

Wenn Sie gerade eine Bergtour in Nordamerika machen und dabei auf ein Pumajunges stoßen, wäre es dann mutig von Ihnen, sich diesem für ein Foto zu nähern? Die Mutter des Jungtiers wird wohl versuchen, Sie zu töten, um es zu schützen – trotz ihrer natürlichen Angst vor Menschen. Sie beschützt ihren Nachwuchs und zeigt dabei Mut. Doch wenn ihr Junges nun nicht bedroht wäre, würde sie sich dann im Gegenzug feige verhalten, wenn sie vor den Menschen wegliefe? Carr erklärt, dass sowohl Mut wie auch Feigheit menschliche Konzepte sind, die in der Tierwelt nicht existieren.

Ich glaube, dass es wahren Mut wirklich gibt. Er zeigt sich dann, wenn Sie eine Entscheidung treffen, die Ihre natürliche Angst überwindet, um das zu tun, was ethisch und moralisch richtig ist. Doch Ihre Sinne zu betäuben, ist nicht mutig. Auf die U-Bahn-Gleise zu springen, um ein Kind zu retten, ist unvernünftig, aber mutig. Ihre eigene Angst vor dem Tod ist sicherlich größer als die Angst davor, einen anderen Menschen sterben zu sehen. Dennoch können Sie diese Angst besiegen, um einem anderen Menschen zu helfen. Ohne Angst können Sie nicht mutig sein. Wenn Alkohol Ihre Angst betäubt, können Sie unmöglich wahren Mut beweisen. Und Feigheit? Feigheit bedeutet, nicht nach dem eigenen moralischen Kompass zu handeln und aufgrund der eigenen Angst dabei zu versagen, das Richtige zu tun. Aus meiner eigenen Erfahrung heraus war mein Trinken ein Akt der Feigheit, mit dem ich versuchte, das Leben um mich herum aus-zublenden und mich vor den Problemen zu drücken, die ich hätte lösen müssen.

Lächerlich gemacht zu werden jagt uns genauso viel Angst ein wie die Aussicht auf körperliche Schmerzen. Stellen wir uns einmal vor, Sie werden dazu gedrängt, das erste Mal eine bestimmte Droge zu nehmen. Die Angst davor, vor Ihren Freunden dumm dazustehen und als Feigling zu gelten, ist stärker als Ihre Angst vor der Droge. Sie unterdrücken Ihre Instinkte, um dem Spott der anderen zu entgehen. Das ist Feigheit, kein Mut. Es ist schwerer, die richtige Entscheidung zu treffen und dabei die Beschädigung des eigenen Egos in Kauf zu nehmen. Es braucht viel mehr Stärke, gegen den Strom zu schwimmen, auf Alkohol zu verzichten und seinen Kindern einen anderen Lebensstil vorzuleben, als sich von unserer allgegenwärtigen Trinkkultur mitreißen zu lassen. Das ist Mut. Zu trinken, weil alle anderen es auch tun oder weil wir Angst davor haben, ausgegrenzt zu werden, ist kein Mut. Wahren Mut braucht es, um sich voll und ganz für das einzusetzen, was richtig ist, und der Mehrheit, vielleicht auch leise, die Stirn zu bieten, indem wir einfach einen Eistee anstelle von Bier bestellen. Es braucht Mut, dieses Buch zu lesen. Alkohol dafür zu verwenden, um sich selbst von seinen Ängsten zu befreien, hat gar nichts mit Mut zu tun.

Lassen Sie uns auch nicht die Tatsache vergessen, dass Alkohol uns verwundbarer macht. Mein Mann absolviert gerade eine Pilotenausbildung. In der Luft ist er auf die Anweisungen und die Informationen der Bodencrew angewiesen. Sie geben ihm Bescheid, wann er landen kann und wo sich die anderen Flugzeuge befinden, um sicherzustellen, dass es nicht zu einem Zusammenstoß kommt. Wenn die Kommunikation zwischen meinem Mann und der Bodencrew gestört ist, fühlt er sich schutzlos und ist in Gefahr. Er verfügt über weniger Informationen und hat das Gefühl, nicht die volle Kontrolle zu haben. Das ist kein angenehmes Gefühl – und dennoch sorgen wir jedes Mal, wenn wir trinken, willentlich selbst dafür, dass es uns so geht. Alkohol kappt den Informationsfluss zwischen unserem Gehirn und unseren Sinnen. Das verstärkt unsere Angst, da uns dadurch klar wird, dass wir die Anweisungen unserer Bodencrew nicht mehr deutlich wahrnehmen können. Wir werden uns bewusst, dass wir auf egal welche Situation, in der wir uns befinden mögen, nicht mehr richtig reagieren können, da das natürliche Feedback, das uns unsere Sinne liefern, nicht mehr vollständig bei uns ankommt. Der Konsum von Alkohol in Gefahrensituationen verstärkt unsere Angst noch, da wir wissen, dass wir unsere Reaktions- und Verteidigungsfähigkeit damit schwächen.

Doch Moment – wenn wir glauben, dass Alkohol uns Mut, Entspannung und Genuss verspricht, ist das nicht fast dasselbe, als würde er all dies tatsächlich bewirken? Geht es uns nicht besser, wenn wir glauben, dass uns ein Wundermittel durchs Leben hilft; auch dann, wenn es nur ein Placebo oder eine Illusion ist? Tief in unserem Inneren sind wir uns der Wahrheit bewusst. Wir wissen, dass Alkoholabhängige nicht tapfer gegen die Widrigkeiten und das Leid des Lebens kämpfen. Ich wusste schon immer, dass Trinken eine Schwäche und kein Mut ist. Ich wusste, dass ich es zugelassen hatte, zu einem Menschen zu werden, der mit seinem eigenen Leben nicht mehr zurechtkam.

Viele Menschen lassen sich in einer fast unmerklichen Weise von Alkohol verführen. Die ersten Veränderungen zeigen sich in sehr subtiler Form. Sie beginnen, eine Abhängigkeit von Alkohol zu entwickeln und haben das Gefühl, dass er Ihnen den Mut gibt, dem Alltag zu trotzen, wenn er Ihnen in Wirklichkeit Ihr Selbstvertrauen stiehlt.

9.
S#*%! WIR SITZEN IN DER FALLE!

„Sobald wir unsere Grenzen akzeptieren, gehen wir über sie hinaus."
—*Albert Einstein*

Ausweglos in der Falle

In *The Sober Revolution* beschreibt die Autorin Lucy Rocca Alkoholabhängigkeit folgendermaßen: „Sich von der Alkoholabhängigkeit zu befreien, ist so, als befreite man sich aus einem selbstgebauten Gefängnis … im Teufelskreis der Sucht ist uns nicht bewusst, dass wir uns eigentlich genau wie Gefangene hinter Gittern befinden."[113] Wenn Sie mehr trinken als Sie wollen, sind Sie gefangen. Dieser Vergleich stammt nicht nur von Rocca oder mir – es gibt auch viele andere Experten, die beginnen, die Alkoholabhängigkeit aus einer ganz ähnlichen Perspektive zu sehen.

Stellen Sie sich vor, Ihre Hände stecken in zwei engen Handschellen fest. Der Schlüssel ist verschwunden und alle machen Sie dafür verantwortlich. Es mag ja sein, dass Sie sich die Handschellen selbst angelegt haben, aber Sie können sich nicht wirklich daran erinnern und Sie bereuen zutiefst, dass Sie es getan haben. Sie fühlen sich hundeelend.

Ihre Frau geht wegen der Handschellen mit Ihnen zum Arzt. Sie scheuern an Ihren Handgelenken und Ihre Haut ist entzündet. Ihre Frau ist aufgebracht, weil Sie nicht länger Ihren Teil der Hausarbeit erledigen. Es fällt Ihnen schwer, den Hausmüll mit gefesselten Händen nach draußen zu tragen.

Der Arzt schaut Sie kurz an und sagt Ihnen, dass es gar nicht gut für Sie ist, dass Sie diese Handschellen tragen. Die Infektion an Ihren Handgelenken könnte Sie töten, wenn Sie nicht aufpassen, und Sie müssen sich so schnell wie möglich von den Handschellen befreien. Er nennt Ihnen alle möglichen Gründe, warum Sie die Handschellen abnehmen sollten: Sie sind eine Gefahr für Ihre Familie, für Ihre Gesundheit, ja für Ihr Leben. Er erklärt Ihnen, wie schwer es ist, mit diesen Handschellen Ihre Kinder auf den Arm zu nehmen, und dass diese sich von Ihnen nicht genug geliebt fühlen werden. Er rät Ihnen eindringlich, die Handschellen endlich abzunehmen. Aber er hat den Schlüssel nicht, also hilft Ihnen nichts von dem, was er Ihnen gesagt hat, dabei, sich zu befreien.

Was für eine frustrierende Erfahrung. Der Arzt denkt, dass Sie dumm sind, und Sie halten den Arzt für einen Idioten. Tatsächlich vertreten Ärzte so eine Meinung, wenn Sie Alkoholabhängigen erklären, dass sie mit dem Trinken aufhören müssen oder nie den Universitätsabschluss ihrer Kinder miterleben werden. Sie, der Trinker oder die Trinkerin, wissen das längst und Sie haben ja auch schon probiert, damit aufzuhören. Der Arzt weiß außerdem, dass sein Rat bei anderen Patienten auch nichts gebracht hat, und er bezweifelt, dass er bei Ihnen Früchte trägt. Dasselbe passiert, wenn eine Frau damit droht, ihren Mann zu verlassen, wenn er nicht mit dem Trinken aufhört. Mehr als alles andere will er mit dem Trinken aufhören und seine Ehe retten. Er würde mit seinem logischen Verstand und aus seiner moralischen Überzeugung heraus niemals den Alkohol seiner Familie vorziehen, aber er kann nicht damit aufhören. Und trotzdem glauben wir, dass Alkoholabhängige trinken, weil sie es wollen.

Wenn ich damals trank, weil ich es wollte, warum konnte ich dann nicht damit aufhören, als mein Leben dadurch immer mehr aus der Bahn geriet? Stattdessen wollte ich damit aufhören, tat es aber nicht. Wenn Sie sich für etwas entscheiden, sollten Sie später immer noch in der Lage sein, sich dagegen zu entscheiden. Dies ist bei einer Abhängigkeit nicht der Fall. Trotzdem glauben wir, dass wir es mit etwas mehr Willensstärke schaffen sollten, aufzuhören und uns selbst von den Handschellen zu befreien.

Wir sitzen in der Falle. Aber wie ist es dazu gekommen? Wir haben nicht wie die zuvor erwähnte Biene den betörenden Nektar gerochen. Im Gegenteil – Alkohol schmeckte anfangs eher abstoßend. Warum haben wir uns dann davon verführen lassen?

Marketing 101: Was verkaufen wir wirklich?

Schauen Sie sich einfach um oder schalten Sie den Fernseher an. Wir werden unser ganzes Leben lang darauf konditioniert zu trinken. Uns wird eingeredet, dass Alkohol uns beruhigt und entspannt, uns Mut verleiht, uns Partys und betriebliche Veranstaltungen überstehen lässt und uns glücklich macht. Jüngere Leute glauben sogar, Alkohol sei gut für ihre Gesundheit.

Doch niemand von uns gibt freiwillig zu, dass wir beeinflusst werden. Wir wollen glauben, dass wir die Kontrolle über unser Schicksal haben, unseren Weg selbst bestimmen und dabei garantiert nicht irgendwelchen Werbeleuten in die Falle gehen. Wir denken, dass Werbung uns nicht beeinflusst, weil wir uns ihrer Wirkungskraft nicht richtig bewusst sind. Dabei ist gerade unsere tiefe Überzeugung, Werbung hätte keinen Einfluss auf uns, einer der Gründe dafür, warum sie so effektiv ist. Dr. Mark Schaller, Psychologe an der University of British Columbia, erklärt in diesem Zusammenhang: „Manchmal sind unbewusste Wirkungen allein durch ihre bloße Menge wesentlich effektiver als bewusst wahrgenommene, da wir das, auf das wir keinen bewussten Zugriff haben, nicht regulieren können."[114] Das ergibt Sinn, oder? Wie können wir auf bewusste Weise eine

Überzeugung loswerden, die unsere bewusste Wahrnehmung völlig unbemerkt umschifft hat?

Ein Artikel des *Scientific American* bemerkt dazu: „Einer der Irrtümer, dem wir oft erliegen, ist unsere Annahme, die Wirkung von Werbung auf unser Verhalten kontrollieren zu können, da wir uns ihres Inhalts völlig bewusst sind.“[115] Die Botschaft einer Werbung bewusst abzulehnen ist noch längst keine Garantie dafür, dass unser Unterbewusstsein nicht doch darauf hereinfällt. Wir mögen uns denken: „Was für eine lächerliche Autowerbung! Ein gutaussehender Typ in einem teuren Anzug, der eine Rennstrecke entlangkurvt und danach sein heißes neues Date aufgabelt. Wer kauft sich so etwas?“ Doch das nächste Mal, wenn wir uns unseren traurigen und abgefahrenen alten Ford anschauen, kommt uns unweigerlich diese Werbung in den Sinn. Wir verlieren uns in einem Tagtraum, indem wir unsere alte Möhre gegen etwas Moderneres eintauschen, oder wir seufzen sehnsüchtig der praktischeren oder cooleren Ausstattung hinterher, mit der die neue Modelle auf den Markt kommen. Warum? Weil unser Unterbewusstsein unsere Wünsche und Gefühle steuert und weil unser Unterbewusstsein der Botschaft auf den Leim gegangen ist, dass ein neues Auto uns automatisch glücklicher und erfolgreicher macht.

Studien in den letzten 18 Monaten brachten ans Licht, wie stark unser Unterbewusstsein unsere alltäglichen Gedanken und Entscheidungen beeinflusst.[116] Wenn wir Entscheidungen ohne großes vorheriges Überlegen treffen, bedeutet das eigentlich, dass wir dies ohne ein bewusstes Überlegen tun. Genau deshalb hat Werbung so eine starke Wirkung auf uns – und zwar besonders dann, wenn wir sie gar nicht bewusst wahrnehmen.

Mein erster Job nach dem College war eine Stelle bei einer Werbeagentur. Einige Male pro Woche ging der Chef ans Mikro, um eine allgemeine Durchsage an alle zu richten: „Hier spricht euer Kapitän. Alle Mann an Deck, wir haben einen Brainstorming-Notfall.“ Das ist kein Scherz. Er glaubte wirklich, das sei unglaublich witzig. Wir eilten alle in den Besprechungsraum, wo er jede Menge

„kreativen Zaubertrank" für uns bereitgestellt hatte. Die Botschaft war nicht zu überhören: Alkohol fördert die Kreativität. Um auf geniale Ideen für erfolgreiche Werbekampagnen zu kommen, müssen wir uns betrinken.

Führte diese Art von Treffen wirklich zu unseren besten Einfällen? Nicht, dass ich mich erinnern kann. Woran ich mich erinnere, ist, dass ich die wirklich zündenden kreativen Ideen an anderen Orten hatte. Wenn ich genau darüber nachdenke, kann ich mich tatsächlich nicht einmal an eine einzige große Kampagnenidee erinnern, die durch eines dieser Sauftreffen entstanden ist. Ließen wir diese Art der Arbeitstreffen deshalb sein? Keineswegs. Damals trank ich nicht sehr viel, brannte aber mit voller Leidenschaft für Marketing und Werbung. Und ich fand schnell heraus, dass Alkohol der Schlüssel zu meiner Karriere war.

Unsere Agentur entwickelte gelegentlich auch Werbekampagnen für Bars in der näheren Umgebung. Ich erinnere mich noch daran, wie ich angestrengt darüber nachdachte, welche Methodik sich wohl am besten für den Verkauf von Alkohol eignete. Eine Marketingstrategie, die ich oft verwende, lautet „das Produkt des Produkts des Produkts". Ja, das klingt verwirrend. Lassen Sie es mich Ihnen erklären: Die erfolgreichsten Werbekampagnen informieren Sie kaum über das Produkt, das verkauft werden soll – wohl aber über die Lücke, die dieses Produkt in Ihrem Leben schließen wird.

Zum Beispiel Parfumwerbungen: Was ist das Produkt? Eine gelbe Flüssigkeit, die ein bisschen wie Urin aussieht. Das macht nun wahrlich keine attraktive Werbebotschaft aus. Was ist das Produkt des Produkts? Die gelbe Flüssigkeit riecht gut. Doch der angenehme Geruch ist immer noch nicht der Grund dafür, warum Leute Parfum kaufen. Werbungen, die sich auf den Geruch von Parfums konzentrieren, sind nicht sehr erfolgreich. Nein; es ist das Produkt des Produkts des Produkts, das Sie verkaufen müssen. Was wäre das bei Parfum? Ganz genau: Sex.

Die Wunde der Existenz

Behalten wir diese Strategien im Hinterkopf und schauen wir uns einen weiteren wichtigen Aspekt des Marketings an. Wir Werbeleute erzeugen bei anderen Menschen Bedürfnisse, indem wir ihre Schwachpunkte ansprechen.

Wie wir das tun? Wir reizen die Besonderheiten unserer menschlichen Natur aus. Wir Menschen sind nicht damit zufrieden, einfach nur zu existieren. Wir wollen mehr. Kein anderes Wesen fragt sich nach dem Sinn seines Lebens oder grübelt über seinen Platz im Universum nach. Dies ist eine der bemerkenswerten Eigenschaften, die uns Menschen einzigartig machen. Diese Lebensfragen erzeugen aber oftmals eine Leere in uns. Wir haben mehr Fragen, als wir Antworten darauf finden können. Das führt zu inneren Spannungen. Wir verlangen nach mehr. Diese Zerrissenheit wird auch als „Wunde der Existenz" bezeichnet.

Genau hier setzen wir als Werbeleute an. Unser natürliches inneres Sehnen und Verlangen kann leicht auf uns unbewusste Weise manipuliert werden. Beim Bewerben von Parfum verkaufen wir den Leuten nicht nur Sex. Wir versprechen auch Erfüllung, Vollständigkeit, Befriedigung und Selbstverwirklichung. Wir gaukeln Ihnen einen Lebensstil vor, der Ihre Rastlosigkeit befriedigt. Mit unseren Werbebotschaften lassen wir Sie glauben, dass Sie Ihre Erfüllung finden und ein rundum glückliches Leben haben können – wenn Sie nur dünner, klüger und sexyer wären. Ihnen ist nicht klar, dass diese innere Unruhe ein ganz natürlicher Teil unseres Menschseins ist, also suchen Sie nach Möglichkeiten, diese abzustellen. Doch fragen Sie sich einmal ehrlich: Wenn Sie alles hätten, was Sie sich wünschten, wären Sie dann wirklich vollkommen glücklich? Dan Harris bezeichnet dies als hedonistische Tretmühle: „Wenn uns gute Dinge passieren, lassen wir diese sehr schnell zu Grunderwartungen werden, und dennoch bleibt die ursprüngliche Leere in uns bestehen."[117] Je mehr wir konsumieren, umso mehr unerfüllte Wünsche haben wir in der Regel.

Der existentialistische Psychotherapeut Irvin D. Yalom geht von vier existentiellen menschlichen Grundfragen aus: Tod, Isolation (Einsamkeit), Freiheit und Sinnlosigkeit.[118] Diese Grundfragen spiegeln unsere tiefen und elementaren Bedürfnisse wider. Wir bemühen uns alle darum, den Sinn unseres Lebens zu verstehen. Dennoch gibt es nichts, was zu heftigeren Grundsatzdiskussionen führt. Wir haben ein fast unstillbares Verlangen danach, ein Gefühl der Befriedigung und Genugtuung zu verspüren, doch ist dieses Bedürfnis so stark, dass wir uns des Ersehnten durch unsere Maßlosigkeit oft selbst berauben. Wir kämpfen gegen die Unvermeidbarkeit der Isolation an und fühlen uns sogar in Gruppen oder unseren Familien einsam. Wir sind uns der Unausweichlichkeit unseres Todes in nahezu schmerzhafter Weise bewusst. Bei einer endlosen Suche nach Befriedigung jagen wir ununterbrochen unserem eigenen Vergnügen und unserer Erfüllung hinterher. Harris formuliert dies folgendermaßen: „Das ist die Lüge, die wir uns unser ganzes Leben lang auftischen: Wenn wir es erst bis zur nächsten Mahlzeit, zur nächsten Party, zum nächsten Urlaub, zum nächsten Mal Sex, bis zu unserer Hochzeit, unserer Beförderung, bis zum Check-in-Schalter am Flughafen, durch die Sicherheitskontrolle und zum nächsten riesigen Eisbecher geschafft haben, ja dann wird es uns richtig gutgehen … und trotzdem bleibt diese ewige Unruhe bestehen.“[119] Die Werbeindustrie zielt auf genau diese Grundfragen ab. Alkoholwerbung verspricht uns Freundschaft, Akzeptanz, Erfüllung, Zufriedenheit und Jugend.

Erfolgreich Gift verkaufen

Warum brauchen Werbeleute, die Alkoholkampagnen entwickeln, Anreize, die auf die elementarsten menschlichen Bedürfnisse abzielen? Schauen wir uns das Ganze aus einer anderen Perspektive an: Stellen Sie sich vor, Sie würden morgen zum allerersten Mal in Ihrem Leben mit Alkohol in Berührung kommen. Dabei stießen Sie auf jede Menge Informationen, wie zum Beispiel auf die wissenschaftlichen Fakten über die Wirkung von Alkohol auf einzelne Menschen und die Folgen für die Gesellschaft, und auch darauf, dass Alkohol mittlerweile zu den führenden Todesursachen der Welt gezählt wird.[120] Es ist unwahrscheinlich, dass Sie Alkohol als Freizeitgenuss konsumieren oder empfehlen würden. Vielleicht würden Sie darauf als Treibstoff, Desinfektions- oder Schmerzmittel zurückgreifen. Aber Sie kämen sicherlich nicht auf die Idee, das Trinken von Alkohol zu bewerben.

Eine gute Werbefachkraft kann buchstäblich jedem alles verkaufen. Tabak ist an sich ja auch nichts weiter als getrocknetes, verfallendes Blattwerk, das wir anzünden, inhalieren und dabei entsetzlich schmeckende, giftige Gase einatmen und in unsere Lungen strömen lassen.[121] Früher wurde das Rauchen tatsächlich als Statussymbol mit gesundheitlichen Vorteilen beworben. Wenn wir mit dem Rauchen anfangen, werden wir schnell davon abhängig. Ab diesem Zeitpunkt wird die Arbeit der Werbeleute um einiges leichter. Wenn Sie nicht mehr davon loskommen, verkauft sich das Produkt wie von allein.

Da es sich bei Alkohol um ein giftiges Produkt handelt, müssen die Werbeleute es erst einmal schaffen, dass wir unsere instinktive Abneigung dagegen überwinden. Das ist keine leichte Aufgabe. Aus diesem Grund werden nur die besten Werbeagenturen weltweit – solche, die Psychologen und Experten für menschliches Verhalten an Bord haben – mit der Entwicklung bestimmter Kampagnen beauftragt. Die Leute bei diesen Agenturen wissen, dass die beste Werbung uns bei unseren Gefühlen packen muss – bei unseren tiefsten Ängsten und existentiellen Bedürfnissen. Alkoholkampagnen verkaufen das Ende der Einsamkeit und behaupten, dass Alkohol Freundschaften und romantische Beziehungen entstehen lässt. Sie zielen auf unser Bedürfnis nach persönlicher Freiheit ab und sie versichern uns, dass er uns einzigartig, mutig, verwegen oder tatkräftig macht. Sie versprechen uns persönliche Erfüllung, Befriedigung und Glück. All diese Botschaften wenden sich an unser Bewusstsein und an unser Unterbewusstsein. Achten Sie in den nächsten Tagen einmal auf Alkoholwerbung. Versuchen Sie bei jeder dieser Werbungen, das

Produkt des Produkts des Produkts zu erkennen. Versuchen Sie herauszufinden, welche Ihrer elementarsten emotionalen Bedürfnisse diese
Werbungen ansprechen, und wie wenig das Ganze mit der Wirklichkeit
des Alkoholkonsums zu tun hat. Es ist leicht, Alkoholwerbung als
lächerlich abzustempeln, da die Behauptung, dass Ihre Chancen
auf einen flotten Dreier nach dem Trinken eines bestimmten Bieres
deutlich steigen, einfach nur absurd ist. (Das ist kein Scherz – diese
Werbung existiert wirklich.) Doch so lächerlich wie diese Werbung
rational betrachtet auch sein mag, sollten Sie nicht vergessen, dass
das bewusste Ablehnen der Botschaft als absurde Behauptung ein Teil
davon ist, wie diese direkt Ihre unbewussten Bedürfnisse anspricht.
Sie werden überrascht davon sein, welche Art von Mensch Sie laut
Alkoholwerbung sein müssen, um Ihre Isolation zu überwinden, sich
endlich frei zu fühlen, sich für immer Ihre Jugend zu bewahren (und
den Tod zu vermeiden) und in Ihrem Leben einen tieferen Sinn zu
finden. Sie werden sich dann womöglich auch fragen, warum wir als
Gesellschaft so etwas überhaupt zulassen.

Vergessen Sie nicht: Alkohol ist kein Nektar. Ohne seine sexy
Verpackung ist dieses Produkt nichts anderes als Ethanol[122] – ein entsetzlich schmeckendes, süchtig machendes Gift. Also süßen wir ihn
mit Zucker und setzen ihm jede Menge Aromen bei, um ihn schmack-
hafter zu machen. Das Produkt des Produkts ist Trunkenheit – eine
schrittweise Abstumpfung Ihrer Sinne, bis Sie völlig berauscht sind.
Und die Nebenwirkungen, die unter den Teppich gekehrt werden,
sind zahlreich. Denken Sie einmal an Werbung für Medikamente,
wie beispielsweise Viagra oder Blutdrucksenker. Es ist gesetzlich vor-
geschrieben, dass diese über statistisch relevante Nebenwirkungen
aufklären müssen. Alkohol hat dieselbe krebserregende Wirkung
wie Asbest.[123] Schon drei alkoholische Getränke pro Woche können
das Brustkrebsrisiko einer Frau um 15 % erhöhen.[124] Dennoch gibt
es keine Gesetzesvorschriften, die irgendeine Erwähnung dieser
Risiken einfordern. Dabei hat Alkohol im Vergleich zu anderen

Drogen (illegal, legal oder verschreibungspflichtig) die schädlichste Wirkung.[125]

Beim Bewerben von Alkohol verkaufen uns Werbeexperten eine bessere menschliche Erfahrung; eine Befreiung von den Beschränkungen unserer menschlichen Natur. Damit versprechen sie uns genau das Gegenteil dessen, was Alkohol tatsächlich bei uns bewirkt. Sie verkaufen Glück und Zufriedenheit, wo eigentlich großes Leid ist. Sie verkaufen romantische Beziehungen, obwohl Alkohol in Wirklichkeit gesunde und erfüllende Beziehungen zerstört. Sie verkaufen Sex, obwohl Alkohol unsere Sinne abstumpft und durch seine sedative Wirkung unser sexuelles Verlangen verringert, was es schwieriger macht, eine Erektion oder einen Orgasmus zu bekommen.[126] Tatsächlich ist Alkohol eine der Hauptursachen für sexuelle Funktionsstörungen bei Männern, wie beispielsweise vorzeitige Ejakulationen, mangelnde sexuelle Lust und Erektionsstörungen. Eine klinische Studie aus dem Jahr 2007 ergab, dass die Menge des konsumierten Alkohols der ausschlaggebendste Prädiktor für die Entwicklung sexueller Funktionsstörungen ist.[127] Sie verkaufen Entspannung und Erholung von Stress, obwohl Alkohol in Wirklichkeit dafür sorgt, dass unser Leben aus dem Ruder läuft. Sie verkaufen eine erhöhte geistige Leistungsfähigkeit und Kreativität, obwohl das Trinken die Funktionsfähigkeit unseres Gehirns verlangsamt[128] und dadurch zu weniger intelligenten und weniger kreativen Gedanken führt.

Vielleicht glauben Sie immer noch, dass Werbung uns nicht manipulieren kann. Die meisten Leute denken, dass sie gegen Werbebotschaften immun sind. Wissenschaftliche Daten zeigen allerdings ein ganz anderes Bild. Die Beweise sind eindeutig: Wer Alkoholwerbung ausgesetzt ist, wird später Alkohol trinken, da die Werbung die Menschen dazu ermutigt, mit dem Trinken anzufangen oder, falls sie es bereits tun, noch mehr zu trinken.[129] Dies wurde vor allem bei jüngeren Menschen nachgewiesen.[130] Forschungen zeigen, dass unser Gehirn nicht nur sensorische Informationen empfängt, sondern Informationen auch auf einer unbewussten zellulären Ebene registriert.[131] Das geschieht sogar dann, wenn wir schlafen![132]

Raten Sie einmal, was die teuersten Werbungen anpreisen! Richtig – Alkohol. Guinness gab für die teuerste Einzelwerbekampagne aller Zeiten 20 Millionen Dollar aus. Messen wir das Ganze in Dollar pro Sekunde, geht der erste Platz an eine Werbung für Bud Light. Diese kostete 133.000 Dollar pro Sekunde. Die Alkoholindustrie in den USA gibt pro Jahr mehr als 2 Milliarden US-Dollar für Werbung aus. Würden Guinness und Bud Light so große Summen in Werbung investieren, wenn sie keine Wirkung zeigte? Bestimmt nicht.

Auch wenn Sie akzeptieren, dass Werbung Sie beeinflusst, werden Sie wahrscheinlich nicht glauben, dass ausschließlich diese für Ihre Lust auf Alkohol verantwortlich ist. Sie haben recht. Egal wie effektiv Werbungen auch sein mögen: Es liegt nicht in ihrer alleinigen Macht, eine Gesellschaft so zu beeinflussen, dass 87 Prozent der Bevölkerung freiwillig krebserregendes Gift trinken. Die Werbeindustrie mag zu dieser hohen Zahl beitragen, ausschließlich verantwortlich ist sie dafür aber nicht. Am meisten lassen wir uns davon beeinflussen, was andere Menschen um uns herum tun – vor allem diejenigen, die wir kennen und respektieren. Auch Mund-zu-Mund-Propaganda kann sehr effektiv sein. Die Werbung ist nur der Anfang. Wenn diese ihre Aufgabe erfüllt hat, gibt sie den Staffelstab einfach an die Gesellschaft weiter, die selbst kräftig die Werbetrommel für Alkohol rührt.

Fallstudie: Weinmarketing

Da Marketing mein Fachgebiet ist und Wein früher das alkoholische Getränk meiner Wahl war, möchte ich kurz über die genialen Strategien sprechen, die beim Weinmarketing zum Einsatz kommen. Ich trank aus zwei Gründen Rotwein: Erstens wurde er als die gesündeste Wahl angepriesen und zweitens fühlte ich mich mit ihm bei Geschäftstreffen sehr erwachsen. Mir ist klar, dass das Weinverkostungsritual in Restaurants ein sehr alter Brauch ist, der noch aus den Zeiten stammt, als Wein wegen seines Essiggehalts gelegentlich sauer wurde. Der Flascheninhalt musste also gekostet werden, bevor er ausgeschenkt wurde. Doch mittlerweile begehen wir dieses Ritual mit extrem viel Brimborium. Ich hätte nie geglaubt, dass ich dies jemals zugeben würde, aber dieser ganze Zirkus mit seinem Zeremoniell und Getue bringt mich zum Kichern.

Durch meine eigene Marketingerfahrung und auch deshalb, weil ich Werbeleute und ihre Bereitschaft kenne, alles dafür zu tun, um einen bestimmten Kult um ein Produkt herum zu erschaffen, scheint mir das Ganze eher ein Werbegag zu sein. Anders ausgedrückt glaube ich, dass die Kombination von Wein mit erlesenen Speisen und Verkostungen eine der gewieftesten Werbestrategien unserer Zeit ist. Die Leute sind bereit, Hunderte, ja Tausende Euro für eine Flasche Wein hinzublättern, obwohl er schnell getrunken wird und der damit verbundene Genuss, soweit es ihn tatsächlich gibt, schnell verfliegt.

Dabei bemerken wir gar nicht, dass alle anderen um uns herum dieses Gewese nur vortäuschen. Ich will an dieser Stelle noch einmal wiederholen, dass die American Association of Wine Economists bewiesen hat, dass die Leute wirklich „gute" nicht von billigen Weinen unterscheiden können.[133] Da es aber um das Produkt herum eine so distinguierte Weinkultur zu geben scheint, fühlen Sie sich vermutlich genau wie ich damals sehr dumm bei dem Gedanken, offen zuzugeben, dass Sie keinen Unterschied zwischen bestimmten edlen Weinen erkennen können. Wir spielen das schöne Spiel also mit, ohne irgendeinen Sinn darin zu sehen. Ich lernte Vokabeln wie „Eichennote", um dazuzugehören – ohne den geringsten Schimmer davon zu haben, wie diese Eichennote eigentlich schmeckt. Ich habe es immer noch versäumt, zum Vergleich an einer Eiche zu lecken. Ein weiteres Anzeichen für die Ernsthaftigkeit dieses Rituals ist, dass bei den Hunderten Weinverkostungen in Restaurants überall auf der Welt, die ich bereits erlebt habe, dem ganzen Herumschwenken, daran Riechen und schlückchenweise Trinken noch nie auch nur eine Flasche Wein zurückgeschickt wurde.

Können Sie sich vorstellen, dass wir so etwas mit irgendeinem anderen Getränk veranstalten würden? Mit Milch vielleicht? Würde es mit Milch nicht viel mehr Sinn ergeben? Wenn die Milch nicht mehr frisch ist, könnten wir tatsächlich riechen, ob sie sauer ist, und sie dann zurückschicken. Und trotzdem gibt es kein Milchverkostungsritual.

Wir fangen an, uns mit der Art von Wein zu identifizieren, die wir trinken – weiß oder rot. Dies wiederum widerspricht dem Gedanken, dass bestimmte Weine besonders gut zu bestimmten Speisen passen. Ihnen wird schnell auffallen, dass Leute, die den Geschmack von Rotwein zu schätzen gelernt haben, diesen fast in 100 Prozent aller Fälle trinken. Rotwein passt angeblich am besten zu Fleisch und Pasta, während zu Fisch und Hähnchen Weißwein getrunken werden sollte. Wie lässt sich dann aber erklären, dass Rotweintrinker ihren Lachs auch mit Rotwein trinken? Wenn Sie den Geschmack von Wein oder anderen Spirituosen mögen, liegt das in der Regel in dem darin enthaltenen Zucker und nicht am Alkohol. Wenn ich Rohrreiniger mit genug Milch, Zucker und Aromastoffen vermische, wird dieser bestimmt auch fast so wie Baileys schmecken.

Craig Beck, ein selbsternannter ehemaliger Weinliebhaber, beschreibt die Industrie der gehobenen Weine mit einem Wort: Bockmist.[134] Beck erinnert sich, dass er das Weinritual dazu benutzte, sein Problem zu verschleiern und sich selbst davon zu überzeugen, dass mit ihm alles völlig in Ordnung war. „Ich war doch nicht derjenige mit dem Problem!", glaubte er damals. „Natürlich stand ich weit über den Alkoholikern im Park, die sich eine hochprozentige Bierpulle nach der anderen reinzogen. Ich hingegen genoss das Getränk der Königsklasse. Damit repräsentierte ich meinen gesellschaftlichen Stand und zeigte nur meinen erlesenen Geschmack und ganz sicher nicht meine Sucht nach einer bestimmten Droge."[135]

Werbung auf zwei Beinen

Heute schafft es die moderne intelligente Werbung dank sorgfältiger Datenauswertung, ihre Botschaften so gezielt an den Mann und die Frau zu bringen, dass die Werbeabteilung der Supermarktkette Target mittlerweile dazu in der Lage sein soll, die Schwangerschaft einer Frau vorauszusagen, bevor sie es selbst weiß.[136] Eine erfolgreiche Marketingabteilung sollte als Profitcenter und nicht als Kostenstelle gelten. Also teilen wir Zielmärkte in besonders definierte Zielgruppen auf und spezialisieren uns danach auf ganz bestimmte Menschen, die wir ansprechen wollen. Wir artikulieren sehr klar, wer unser Zielpublikum ist, und stimmen unsere Werbekampagnen passgenau auf die unbewussten Wünsche und Bedürfnisse der Menschen ab, die wir für unsere größten Profitquellen halten. Wenn die Verkäufe nach oben schnellen, vergrößern wir das Werbebudget und richten uns an größere Teile der Bevölkerung. Diese Methode verspricht eine dicke Gewinnmaximierung. Danach verlassen wir uns ganz einfach auf die Verbauchermeinung und die gesellschaftliche Konditionierung, um unseren Einflussbereich noch weiter zu vergrößern.

Doch wie läuft diese gesellschaftliche Konditionierung im wahren Leben ab? Als Kinder dürfen wir nur Saft trinken, während die Erwachsenen ein Bier vor sich stehen haben. Schnell werden wir zu Teenagern und haben dann den starken inneren Drang zu beweisen, dass wir selbst auch schon erwachsen sind. Also besorgen wir uns heimlich unsere ersten alkoholischen Getränke. Warum auch nicht? Um uns herum betonen doch schließlich alle Erwachsenen, wie gut Alkohol ist. Genau diese Erwachsenen verhalten sich wie Werbung auf zwei Beinen. Wir glauben ihnen – nicht nur aufgrund dessen, was sie sagen, sondern vor allem aufgrund dessen, was sie tun. Alkohol muss etwas Unglaubliches sein. Warum würden sie sonst so viel davon trinken?

Unsere Gesellschaft unterstützt das Trinken nicht nur – sie nimmt es den Leuten, die es nicht tun, richtiggehend übel. Seit ich keinen Alkohol mehr trinke, bin ich regelrecht geschockt davon, welche übergriffigen Fragen ich mir gefallen lassen muss. Niemand würde jemanden, der ein Glas Milch ablehnt, fragen: „Bist du schwanger?", „Hast du eine Laktoseintoleranz?" oder „Hattest du Milchprobleme?"

Beck erklärt diese Reaktionen in seinem Buch *Alcohol Lied to Me: The Intelligent Way to Stop Drinking*. Er glaubt, dass sich alle Menschen von nur zwei Grundfaktoren leiten lassen: der Suche nach Befriedigung und dem Vermeiden von Schmerz. Das ist einer der

Hauptgründe dafür, warum Ihre Freunde, ganz egal wie viel Sie ihnen auch bedeuten mögen, nicht wollen, dass Sie mit dem Trinken aufhören. Wenn Sie dies tun, müssen sie sich nämlich damit auseinandersetzen, dass sie tief in ihrem Inneren sehr wohl wissen, dass Alkohol schlecht für sie ist. Beck schreibt dazu: „Wenn Sie mit dem Trinken aufhören, scheint es nach außen hin so, als würden Sie Ihr vernünftigeres oder moralischeres Verhalten zur Schau stellen. Wenn Sie sich verantwortungsvoller verhalten, führen Sie anderen damit automatisch deren weniger verantwortungsvolles Verhalten vor Augen. Das erzeugt bei den Menschen um Sie herum ein psychologisches Unwohlsein."[137]

Wundert es wirklich noch jemanden, dass die Leute mehr trinken als jemals zuvor? Darüber hinaus sind mittlerweile immer jüngere Menschen von einer Alkoholabhängigkeit betroffen. In *Alcoholism Isn't What It Used to Be* gibt das National Institute on Alcohol Abuse and Alcoholism (NIAAA) zu bedenken, dass das mittlere Alter, ab dem eine Alkoholabhängigkeit einsetzt, mittlerweile bei 22 Jahren liegt. In dem Artikel heißt es: „Bei den meisten Betroffenen tritt Alkoholismus nicht wie bei Nicolas Cage in *Leaving Las Vegas – Liebe bis in den Tod* in Erscheinung, sondern beginnt eher wie bei einem feiersüchtigen Studenten oder der karriereversessenen Kollegin vom Arbeitsplatz nebenan."[138]

Warum erlauben wir es der Werbeindustrie, über zwei Milliarden US-Dollar auszugeben, um uns (und unseren Kindern) einzureden, dass der Konsum einer süchtig machenden Substanz, die unser Leben in drastischer Weise verkürzt, unsere Selbstsicherheit zerstört, Krebs verursacht und für Tod, Missbrauch, Gewalt, Selbstmord und generell so viel Leid verantwortlich ist, unser Leben besser macht?

Würden wir es zulassen, dass Kokain in derselben Weise beworben wird? Können Sie sich einen 12-Millionen-Euro-Werbespot vorstellen, der während einer Fußballweltmeisterschaft gezeigt wird, die auch Millionen Kinder und Jugendliche verfolgen, in dem behauptet wird, wie wunderbar das Leben durch das Ziehen von ein paar Kokslinien wird? Warum machen wir einen so großen Unterschied zwischen Kokain und Alkohol, wenn Alkohol allein in den USA jeden Tag für 241[139] Tode verantwortlich ist, während es bei Kokain nur 15[140] sind? Warum glorifizieren wir Alkohol und seine angebliche Wunderwirkung so sehr?

Auf diese Frage gibt es viele komplexe Antworten, die mit Alkoholkonzernen, der Politik, Steuern, Lobbyisten und Ähnlichem zu tun haben. Um uns aber auf das zu konzentrieren, was wir selbst beeinflussen können, sollten wir uns wieder unserer Eingangsfrage zuwenden: Wie ist das passiert?

Ich kenne viele Leute, die Kokain nehmen. Würde ich zulassen, dass sie es vor den Augen meiner Kinder konsumieren? Niemals! Doch wenn es sich um meine Freunde, um Restaurantbesuche oder das Fernsehen handelt, gibt es keinen einzigen Tag, an dem meine Kinder nicht sehen, dass jemand Alkohol trinkt. Dabei tötet Alkohol jedes Jahr 17,6 Mal mehr Menschen als Kokain.[141] Wenn wir uns die Auswirkungen von Autofahren im alkoholisierten Zustand anschauen, werden wir mit einer verheerenden Statistik konfrontiert. Jede Nacht und jedes Wochenende ist in den USA einer von zehn Autofahrern alkoholisiert unterwegs. Alkoholbedingte Autounfälle sind bei jungen Menschen die Haupttodesursache.[142] Die Hälfte aller tödlichen Unfälle, die sich auf US-amerikanischen Highways ereignen, sind auf Alkohol zurückzuführen.[143] Stellen Sie sich ein Flugzeug des Typs Boeing 747 mit 500 Menschen an Bord vor. Stellen Sie sich nun vor, dass dieses Flugzeug abstürzt und dabei alle Passagiere sterben. Und dies geschieht nicht nur einmal, sondern alle acht Tage. Genau das entspricht der Anzahl von Menschen, die in den USA alle acht Tage als Folge von Trunkenheit am Steuer ihr Leben verlieren.[144]

Niemand möchte gern als Teil einer Statistik enden. Wir töten andere Menschen nicht absichtlich, wenn wir betrunken fahren. Die meisten alkoholisierten Fahrer bemerken nicht einmal, dass sie betrunken sind. Sie sind enthemmt und ihre Sinneswahrnehmung funktioniert nicht mehr einwandfrei. Sie sind daher tatsächlich fast nicht mehr in der Lage, die rationale Entscheidung zu treffen, sich nicht hinters Steuer zu setzen.[145]

Auf der einen Seite glorifizieren wir die Wunderwirkung von Alkohol auf „verantwortungsvolle Trinker". Auf der anderen Seite stigmatisieren wir die „Säufer". Dieses Stigma ist so stark, dass wir die Überzeugung entwickelt haben, normale Menschen würden nicht einfach so alkoholabhängig und so etwas könne nur „solchen Leuten" passieren. Dies wiederum zwingt uns dazu, anderen und uns selbst etwas über unsere eigenen Trinkgewohnheiten vorzulügen. Seien wir ehrlich – wir alle trinken manchmal mehr, als wir wollen. Sie können mir nicht erzählen, dass moderat trinkende Menschen, die sich „unter Kontrolle" haben, sich nicht auch ab und zu übergeben müssen oder mit einem heftigen Kater aufwachen. Dabei nimmt sich niemand von uns vor, am Ende der Nacht über der Kloschüssel zu hängen oder sogar im Bett das Gefühl zu haben, auf stürmischer See vom Wellengang hin- und hergeworfen zu werden. Warum können wir nicht einfach zugeben, dass wir unter Alkoholeinfluss eben nicht die volle Kontrolle haben?

Warum fällt uns das so schwer? Warum versetzt es uns einen tiefen Stich, wenn wir uns ein Leben ohne Alkohol vorstellen? Weil die Werbung, unsere Freunde, unsere Familie und unsere eigenen Erfahrungen in trauter Zusammenarbeit dafür sorgen, dass wir ein stark psychisches Verlangen nach Alkohol entwickeln. Alkoholkonsum ist so tief in unserer Gesellschaft und der Art unseres Aufwachsens verwurzelt, dass wir praktisch von klein auf in bewusster und unbewusster Weise darauf trainiert werden, später Alkohol auszuprobieren. Doch mit diesem Buch haben Sie einen Weg gefunden, der Ihnen zu einer Freiheit verhilft, die Ihnen nicht den hohen Preis einer Tragödie oder eines Verzichts abverlangt. Sie werden damit nicht das Gefühl haben, ein langweiliges und von erzwungener Abstinenz geprägtes Leben zu führen. Sie werden eine Entscheidung treffen, die auf eindeutigen Beweisen basiert. Ab dem Zeitpunkt, an dem Sie bereit dazu sind, eine Entscheidung darüber zu fällen, wie viel Sie in Zukunft trinken möchten, wird Ihr Unterbewusstsein nicht länger das Bedürfnis nach Alkohol haben.

10.
SCHWELLENPUNKT: TRINKEN MACHT MICH LOCKER UND DEN SEX BESSER

„Alkohol führt nicht dazu, dass wir die Dinge besser machen. Er führt dazu, dass wir uns weniger dafür schämen, Dinge schlecht zu machen."
—W. Osler

Sie haben **beobachtet**, wie Menschen, die normalerweise still und zurückhaltend sind, unerträglich werden können. Sie haben ebenfalls beobachtet, dass sich Leute nach dem Trinken schneller „gehen lassen". Möglicherweise haben Sie deshalb **angenommen**, dass das Trinken dafür sorgt, dass wir uns leichter entspannen und schneller mit jemandem in der Kiste landen. Sie haben selbst schon die **Erfahrung** gemacht, dass Ihre eigenen Hemmungen nach dem Konsum von Alkohol schwinden. Ohne unsere typischen Hemmungen fällt es uns leichter, uns auf sexuelle Abenteuer einzulassen. Vielleicht hat das ja auch dazu geführt, dass Sie öfter in betrunkenem als in nüchternem Zustand Sex hatten. Der eindeutige **Rückschluss** daraus ist, dass Alkohol tatsächlich dabei hilft, locker zu werden und besseren Sex zu haben.

Doch sehen wir uns die Realität an:

Ich trinke, um locker zu werden

Über die Hälfte der US-amerikanischen Bevölkerung bezeichnet sich selbst als schüchtern. Ich tue das auch. Wenn Sie allerdings meine Freunde oder meine Familie fragen, werden diese Ihnen ironischerweise antworten, dass sie mich für einen sehr aufgeschlossenen und geselligen Menschen halten. Das zeigt, wie stark sich unsere Selbstwahrnehmung von der Realität unterscheiden kann. Nichtsdestotrotz kann Schüchternheit ein großes Hindernis sein – vor allem dann, wenn Sie dazu gezwungen sind, sich bei gesellschaftlichen Anlässen fremden Menschen gegenüber sehr kontaktfreudig und offen zu zeigen, oder, wie meine Freundin Heidi es ausdrückt, „zu plaudern und zu picheln".

Bei mir war dies bei Geschäftsreisen, Networking-Veranstaltungen und der Standbetreuung bei Konferenzen der Fall. Bei uns „Schüchternen" gehörte Trinken zur Tagesordnung. Konferenzen förderten dies noch, da der kostenlos angebotene Alkohol dort nie versiegte. Oftmals gab es an den Ständen den ganzen Tag lang gratis Alkohol. Wer einen Drink wollte, konnte ihn sich einfach holen. Kein Wunder, dass ich glaubte, Alkohol sei das Geheimnis, um beim Netzwerken und dem Knüpfen von Kontakten lockerer und geselliger zu werden.

Die wichtige Frage hierbei ist natürlich, ob es funktioniert hat. Das Trinken hat mich jedenfalls nicht witziger gemacht. Wie sollte es das auch? Wenn mein Gehirn weniger reaktionsfähig war, wurde auch ich weniger schlagfertig und witzig. Es machte mich auch nicht interessanter. Es enthemmte mich nur. Ich hielt das für eine gute Sache. Heute weiß ich, dass unsere Hemmungen einen Zweck haben. Sie schützen uns, und zwar nicht nur vor körperlichen Verletzungen, sondern auch davor, Dinge zu sagen, die wir nicht sagen sollten. Ohne meine Hemmungen unterhielt ich mich mit Fremden so, wie ich es sonst nur mit engen Freunden tue. Das brachte mich mehr als nur einmal in Schwierigkeiten. Manchmal waren diese Schwierigkeiten zu vernachlässigen und die „betüdelte Annie" brachte mir allenfalls ein bisschen Getuschel hinter meinem Rücken ein. Da ich bei solchen Veranstaltungen oftmals die Jüngste war, schrieben die meisten mein seltsames Verhalten meiner fehlenden Reife zu. Andere Male führte der Verlust meiner Hemmungen in Kombination mit meiner Naivität allerdings dazu, dass ich mich in unangenehme und riskante Situationen manövrierte.

Mehr als nur einmal war ich plötzlich mit einem Mann allein, der weitaus mehr von mir wollte als nur meine Visitenkarte. Ich bin unendlich dankbar, dass ich stets heil aus diesen Situationen herauskam. Meine Nachforschungen zeigten mir, wie selten das der glückliche Fall ist. Wenn Frauen trinken, nehmen Männer von ihnen ein höheres sexuelles Interesse war, als diese eigentlich kommunizieren wollen. Wenn auch der Mann Alkohol getrunken hat, was ein aggressives Verhalten potenziell fördert, kann der Eindruck, von einer Frau „angemacht zu werden", das Risiko eines gewalttätigen Übergriffs erhöhen. Betrunkene Männer finden das gewalttätige Erzwingen von Sex tendenziell eher akzeptabel als nüchterne Männer.[146] Außerdem können Frauen unter Alkoholeinfluss Risiken schwerer abschätzen und schlechter auf diese reagieren. Sie neigen schneller dazu, Risiken einzugehen, die sie sonst vermeiden würden, wie beispielsweise mit einem unbekannten Mann allein zu sein.[147]

Vielleicht wenden Sie nun ein, dass es doch keine große Sache ist, sich mit ein paar Drinks locker zu machen. Aber wussten Sie, dass sexuelle Übergriffe vor allem an Universitäten in den USA ein bisher unbekanntes Ausmaß angenommen haben? Die Autoren einer Studie aus *The Journal of Adolescent Health* von 2015 warnen: „Die sexuelle Gewalt auf dem Campus hat epidemische Ausmaße angenommen."[148] Wie gut fänden Sie es, wenn Ihr Sohn sich in dieser Umgebung locker macht und seine Hemmungen verliert? Die meisten College-Vergewaltigungen, bei denen Alkohol im Spiel ist, sind nicht geplant. Diese jungen Männer haben nicht die Absicht, zu Vergewaltigern zu werden. Im Rahmen einer größeren Studie schrieb ein junger Mann, der eine Freundin zum Sex gezwungen hatte: „Der

Alkohol enthemmte uns und die Situation entstand unbeabsichtigt. Wenn kein Alkohol im Spiel gewesen wäre, hätte ich diese Grenze niemals überschritten."[149] In derselben Studie können wir lesen, dass 54 % aller Frauen an US-amerikanischen Colleges bereits irgendeine Form sexueller Gewalt erlebt haben.[150]

Nur zum Vergleich: Im letzten Oktober erklärte ich mich auf freiwilliger Basis dazu bereit, im Kindergarten meines Sohnes beim Schnitzen von Kürbissen für Halloween zu helfen. Die oben genannte Statistik bedeutet, dass über die Hälfte der süßen und unschuldigen sechsjährigen Mädchen dieses Kindergartens irgendeine Form sexueller Gewalt erleben werden, wenn sie ihr Zuhause verlassen, um an einem College oder einer Universität zu studieren. Wenn es um sexuelle Gewalt geht und vor allem um die, die durch Alkohol gefördert oder verursacht wird, scheinen wir alle mindestens eine Erfahrung damit gemacht zu haben. Eine meiner engeren Freundinnen schlief in ihrem Zimmer im Studentenwohnheim, als ein Mann, dessen Atem nach Alkohol stank, durch das Fenster einbrach und sie in ihrem Bett vergewaltigte. Können Sie sich das Grauen und die Schmerzen vorstellen, die sie noch heute, Jahrzehnte nach diesem brutalen Überfall, fühlt? Doch auch wenn der Geschlechtsverkehr einvernehmlich ist, erhöht der vorangegangene Konsum von Alkohol andere Gefahren. Sechzig Prozent der sexuell übertragbaren Krankheiten werden dann weitergegeben, wenn Alkohol im Spiel ist. Junge Erwachsene, die Alkohol konsumieren, tendieren mit einer siebenfach höheren Wahrscheinlichkeit dazu, ungeschützt Sex zu haben.[151]

Schüchternheit und Hemmungen sind nichts Schlechtes, auch wenn uns das eingetrichtert wurde. Diese Gefühle schützen uns. Sie helfen uns dabei, unser Leben mit Anstand und Würde zu meistern. Es ist nicht lustig, schüchtern zu sein, aber es ist etwas ganz Normales. Jeder kennt dieses Gefühl. Susan Cain weist in ihrem Buch *Still. Die Bedeutung der Introvertierten in einer lauten Welt.* darauf hin, welch große Gabe und welch großes Geschenk das Zuhören ist – ein Geschenk an die Menschen, denen wir zuhören, und ein Geschenk an uns selbst. Wenn wir selbst ständig reden, lernen wir nichts Neues. Wenn unsere Redseligkeit dem Alkohol zu verdanken ist, besticht sie weder durch tiefgründige Gedanken noch durch besondere Eloquenz. Unser Gehirn arbeitet unter Alkoholeinfluss langsamer und es gibt plötzlich weniger Filter zwischen unseren Gedanken und unserem Mund. Was wir von uns geben, ist weniger gut überlegt und auch weniger interessant – nicht gerade eine großartige Kombination.

Trotz der Vorteile, die eine Introvertiertheit zu bieten hat, vertreten wir als Gesellschaft die Überzeugung, dass Schüchternheit ein Fluch ist. Als Gesellschaft bevorzugen wir die Extrovertierten[152], weil wir uns unserer natürlichen Hemmungen schämen. Es ist daher wenig überraschend, dass wir versuchen, unserer wahren Natur mit Hilfe von Alkohol zu entkommen. Wir hoffen, dass sich unsere Persönlichkeit nach ein paar Drinks verändert und wir auf wundersame Weise zu der kontaktfreudigen und einnehmenden Person werden, die wir schon immer sein wollten. Eine effektivere Strategie wäre es, wenn wir uns so akzeptierten, wie wir wirklich sind, und dabei einsähen, dass wir alle im selben Boot sitzen. So könnten Gespräche auf natürliche Weise entstehen. Wenn wir uns die Zeit nehmen, jemanden wirklich kennenzulernen und Fragen zu stellen, anstatt zu sprechen, um schnell die Stille zu vertreiben, werden wir eine großartige Erfahrung machen. Es ist ein Geschenk, mehr von und über andere Menschen zu erfahren. Fragen stellen, zuhören und lernen – *diese* Dinge sind es, die Sie zu einem interessanteren Menschen und zu jemandem machen, den andere gern um sich haben.

Der Verlust von Hemmungen kann bei sexuellen Erfahrungen eine gefährliche Sache sein. Und es ist mir wichtig, dies hier erneut zu wiederholen: Beim Autofahren ist der Verlust von Hemmungen tödlich. Wenn Sie nüchtern sind, können Sie sich gar nicht vorstellen, sich jemals betrunken hinters Steuer zu setzen. Doch wenn Sie betrunken sind, erscheint Ihnen diese völlig abwegige Idee plötzlich sinnvoll und logisch. Mit einer größeren Portion Draufgängertum glauben Sie, Sie hätten mehr Kontrolle, als dies in Wirklichkeit der

Fall ist. Bevor Sie sich versehen, bricht schon der nächste Tag an, und Sie denken sich: „Oje, ich wäre gestern Nacht wohl besser nicht mehr Auto gefahren." Die Hälfte aller Verkehrsunfälle hängt mit Alkohol zusammen.[153] Die Mehrheit aller alkoholisierten Autofahrer hat nicht vor, betrunken zu fahren. Doch wenn sie getrunken haben, können sie nicht mehr einschätzen, wie betrunken sie wirklich sind. Auf den Straßen ist es gefährlicher als jemals zuvor. Unsere Hemmungen haben eine schützende Wirkung – nicht nur für uns, sondern auch für unsere Mitmenschen.

Wenn wir uns nun darüber einig sind, dass Alkohol uns stark beeinflusst, wenn wir anfangen zu trinken – so stark, dass Leute, die regelmäßig trinken, oft tiefer ins Glas schauen, als sie eigentlich vorhaben – können wir bestimmt auch zugeben, dass Alkohol uns leider auch Dinge tun lässt, zu denen wir uns nie im Stande gefühlt hätten. Ich bin heute noch entsetzt darüber, was für schreckliche Dinge ich in einem stark alkoholisierten Zustand getan habe. Eine Sucht ist demütigend. Ich bin mittlerweile demütig genug, um zu wissen, dass ich zu allem im Stande bin, egal, wie schrecklich es auch sein mag, wenn die Umstände es herausfordern. Das gilt für jeden von uns. Gerade die Überzeugung, dass Sie menschlichen Fehlern gegenüber immun sind, erhöht Ihre Gefahr, etwas Grauenhaftes zu tun. Alle Menschen sind in schmerzvoller Weise dazu fähig, die schlimmsten Fehler zu begehen. Wir sind nur Menschen. Es braucht nur einen Ausrutscher oder eine Fehleinschätzung. Lassen Sie sich nichts anderes einreden – jeder von uns macht Fehler. Niemand, der betrunken Auto fährt, will einen anderen Menschen vorsätzlich töten. Und trotzdem passiert es ständig. In den USA wird alle 51 Minuten ein Mensch von einem alkoholisierten Fahrer getötet.[154]

Waren Sie schon einmal so betrunken, dass Sie sich übergeben mussten? War es zuvor Ihre Absicht, sich zu übergeben? Wenn Sie sich selbst immer so gut einschätzen können, wie konnten Sie dann zulassen, dass dies passiert? Auch wenn Sie ständig großartige Entscheidungen treffen und sich und andere vor Gefahren schützen – möchten Sie die eine Person auf einer Party sein, die einfach nicht den Mund halten kann? Die Person, deren Atem nach Wein stinkt, die es aber selbst nicht einmal merkt, weil ihre Sinne schon so abgestumpft sind, dass sie es nicht mehr wahrnimmt? Wir alle kennen Leute, die überhaupt nicht mehr aufhören, andere zuzuquasseln. Anders als bei Facebook können wir in solchen Situationen aber nicht einfach zur nächsten interessanten Geschichte vorscrollen. Ich weiß aus eigener Erfahrung, dass niemand gern Zeit mit mir, der „betrunkenen Annie", verbracht hat, wenn ich meinen Redeschwall einfach nicht kontrollieren oder nicht damit aufhören konnte, laut über meine eigenen Witze zu lachen.

Sie mögen das Gefühl haben, dass ein bisschen Alkohol Ihre Konversationskünste oder Ihr Golfspiel verbessert. Doch das Problem mit Alkohol ist, dass Sie beim Trinken nicht mehr erkennen können, an welchem Punkt ein bisschen davon hilfreich ist und ab wann es so viel wird, dass es sich zu einer Katastrophe auswächst. Sie bemerken nicht sofort, wenn Sie sich zum Narren machen oder Ihre Konversationsfähigkeit abnimmt. Und auch wenn es Ihnen gelänge, gerade die perfekte Menge Alkohol zu trinken, macht dieser Sie nicht schlauer, witziger, kreativer oder interessanter. Es gibt keine Zaubersubstanz im Alkohol, die das bewirken kann. Viel häufiger geschieht es, dass eine schüchterne Person, die getrunken hat, sehr emotional und weinerlich wird und sich zusätzlich dazu ständig wiederholt. Uns ist nicht klar, wie dumm wir uns verhalten, wenn wir trinken, weil wir bereits betrunken sind – und alle anderen meistens auch. Es ist die gute alte Frage: Wenn alle aus dem Fenster springen, springen wir dann auch? Wenn es um Alkohol geht, ist die Antwort unserer Gesellschaft auf diese Frage leider ein verstörend eindeutiges „Ja!".

Ich trinke, um besseren Sex zu haben

Wir haben bereits besprochen, dass Alkohol eine der Hauptursachen für sexuelle Funktionsstörungen bei Männern ist. Alkohol erschwert das Ent- und Weiterbestehen einer sexuellen Erregung.[155] Doch wie sieht es bei Frauen aus? Ich habe mich mit Frauen unterhalten, die mit dem Trinken aufgehört haben. Die überwiegende Mehrheit von ihnen meint, dass Sex im nüchternen Zustand wesentlich besser ist. Eine der Frauen erzählte mir: „Meine Libido ist mit einem divenartigen Auftritt auf die Bühne zurückgekehrt." Eine andere sprach von einer „Revolution der nüchternen Lust". Ich teile die Meinung dieser Frauen: Sex ist viel besser, wenn wir unsere Empfindungsfähigkeit nicht mit Alkohol betäuben. Es ist nicht nur einfacher, Orgasmen zu bekommen – sie scheinen auch wesentlich länger anzudauern.

Als ich mit dem Trinken aufhörte, fiel mir noch eine weitere positive Wirkung auf mein Sexualleben auf. Frei von Alkohol zu sein führte dazu, dass ich mich glücklicher fühlte, als ich es seit Jahren gewesen war. Deshalb konnte ich ein Antidepressivum absetzen, das ich schon seit langer Zeit eingenommen hatte. Das Ergebnis? Eine verstärkte Libido! Sex macht mehr Spaß und passiert wieder häufiger.

Der andere Nachteil von Alkohol beim Sex ist, selbst nüchtern zu sein, während der Partner oder die Partnerin betrunken ist. „Ich finde auch, dass Sex ohne Alkohol wesentlich besser ist. Allerdings muss es jetzt morgens passieren, weil ich es hasse, wenn der Atem meines Mannes nach Wein stinkt." Eine andere Frau sagte: „Ich habe herausgefunden, dass Sex ok ist, wenn beide betrunken sind. Wenn beide nüchtern sind, ist der Sex unglaublich. Doch wenn einer nüchtern und der andere betrunken ist, ist es am schlimmsten. Beim Sex ist nichts wichtiger als das Timing, wenn du verstehst was ich meine. Wenn er betrunken ist, dann geht alles viel zu schnell vorbei." Egal wie wir es auch drehen oder wenden – Alkohol lässt den Sex nicht besser werden. Die gute Nachricht ist, dass Sie sich gar nicht auf meine Worte verlassen müssen. Ich hoffe, dass Sie es einfach bald selbst auf genussvolle Weise herausfinden.

11.
DER LANGE WEG ZUM TROCKENSEIN

„Sei geduldig mit dir. Die Entwicklung des Selbst ist wie eine zarte Pflanze; es ist heiliger Boden. Es gibt keine größere Investition."
—Stephen Covey

Stellen wir uns vor, Sie versuchen, mit dem Trinken aufzuhören.

Zuallererst informieren Sie sich wahrscheinlich im Internet über all das, was Alkohol anrichtet. Was Sie dort finden, bestätigt Ihre eigenen Gründe dafür, aufzuhören nur noch mehr. Also sind Sie motivierter als jemals zuvor. Doch Sie haben sich noch nicht mit den wahren Gründen auseinandergesetzt – damit, warum Sie wirklich trinken. Wie Charles Duhigg in seinem Buch *Die Macht der Gewohnheit* erklärt, ist unsere Willensstärke wie ein Muskel, der ermüdet und schließlich keine Energie mehr hat.[156] Irgendwann, nach einem weiteren harten Tag, sind Sie frustriert. Ihre Willensstärke schwächelt und Sie beschließen, sich nur einen Drink zu gönnen. Aus einem werden mehrere. Da es Ihnen nicht gelingt, damit aufzuhören, beginnen Sie zu glauben, dass Sie wirklich abhängig sind. Plötzlich scheint das Aufhören genauso schwer zu sein, wie Sie immer gehört haben.

Wenn das Trockenwerden uns schwerfällt, wird dadurch unsere Überzeugung verstärkt, dass Alkohol eine große Macht auf uns ausübt. Er muss ein sehr hohes Suchtpotential haben und wir müssen extrem von ihm abhängig sein. Je mehr wir über die Gründe für das Trockenwerden nachgrübeln, umso schlechter geht es uns, wenn wir auf Alkohol verzichten. Noch miserabler fühlen wir uns aber, wenn wir der Versuchung nachgeben.

Und doch scheint dies alles unlogisch zu sein. Wir haben bereits begriffen, dass Alkohol uns nur Probleme bereitet, und unsere Bemühungen, weniger zu trinken, haben uns den Spaß daran gänzlich genommen. Wir genießen das Trinken nicht mehr und unsere heftigen Rückfälle werden stets von Reue und Selbsthass begleitet. Es geht uns hundeelend, wenn wir unserem Drang nachgeben, und wir können nicht verstehen, warum wir es einfach nicht schaffen, damit aufzuhören. Was müssen wir wissen, um endlich frei zu sein? Wir müssen zunächst verstehen, wie unser Abstieg begann.

Mein Absturz

Ihre persönlichen Lebensumstände werden sich von meinen gewiss unterscheiden. Das Prinzip bleibt trotzdem dasselbe. Für mich begann alles so:

Als Kind steckte ich voller Begeisterung und Energie, und zwar ohne einen einzigen Tropfen Alkohol. Ich brauchte keinen, um Spaß auf Pyjama-Partys, Spielplätzen, Schulveranstaltungen oder bei anderen Dingen zu haben.

Es fing in der High School an. Zuerst mochte ich den Geschmack von Alkohol nicht. Die einzige Person, die ich kenne, die den Geschmack ihres ersten Drinks mochte, ist meine Freundin Jenny. An einem Strand in Frankreich probierte sie das erste Mal einen Mix aus Malibu und koffeinhaltiges Erfrischungsgetränk. Natürlich war es lecker – das Getränk bestand wohl zu 95 Prozent aus Zucker! Die exotische Umgebung tat das Übrige und daher würde Jenny auch Ihnen erzählen, dass sie ihren ersten Drink genoss. Doch wenn wir ehrlich zueinander sind, werden wir uns bestimmt darüber einig sein, dass sie nicht den Alkohol mochte, sondern den Zucker darin und den französischen Strand. Wenn ihr erster Drink ein Schnaps in irgendeinem Keller gewesen wäre, hätte sie ihn bestimmt ausgespuckt. Nicht einmal Ratten würden das Zeug anrühren. In ihrem Buch *Introduction to Learning and Behavior* weisen Powell und Symbaluk daraufhin, dass die meisten Laborratten Alkohol nicht freiwillig trinken, wenn er ihnen hingestellt wird.[157] Sie tun es nur dann freiwillig, wenn er ihnen vorher unter Zwang verabreicht wurde und sie eine körperliche Abhängigkeit davon entwickelt haben.

Meine ersten Erfahrungen mit Alkohol waren jedenfalls nicht sehr angenehm. Ich erinnere mich noch daran, dass ich jede Menge sozialen Druck verspürte. Ich war mit einem älteren Jungen zusammen, der hoffte, dass der Alkohol meine Hemmungen abbauen würde. Er besorgte mir süße Weinschorlen, die mir aber nicht schmeckten. Da ich von ihm gemocht werden wollte, versuchte ich, Gefallen daran zu finden, obwohl ich lieber etwas anderes getrunken hätte. Ich war jung, glücklich und gesund. Ich brauchte keinen Alkohol.

Unsere Abneigung gegen den Geschmack unserer ersten Drinks unterstützt merkwürdigerweise die Entwicklung einer Abhängigkeit. Würde der erste Drink fantastisch schmecken, wären wir vielleicht etwas vorsichtiger. Da unsere ersten alkoholischen Drinks uns nicht wirklich begeisterten, schlugen wir alle Vorsicht in den Wind. Denn wie sollten wir von etwas abhängig werden, das wir gar nicht mögen? Ich erinnere mich noch gut an den Geschmack meines ersten Orangensafts mit Wodka. Ich war zwölf Jahre alt. Meine Cousins und ich waren 19 Kilometer durch die Wildnis zu heißen Quellen gewandert. Sie gaben eine Wasserflasche herum, in die sie den Cocktail gefüllt hatten, den ich heute als Screwdriver kenne. Als ich einen Schluck davon trank, spie ich ihn fast aus und fragte: „Was habt ihr mit dem Orangensaft angestellt?"

Das ist ein gutes Beispiel dafür, wie wir unsere Instinkte mit unserem Intellekt unterdrücken. Tränke ein Tier etwas, das schlecht ist, würden sofort dessen Instinkte die Kontrolle übernehmen. Es würde einfach nicht weitertrinken, weil es wüsste, dass der schlechte Geschmack Gefahr bedeutet. Und damit hätte sich das Ganze erledigt.

Wir aber vertrauen unserem Intellekt und unserer Fähigkeit, alles zu begründen. Wir sehen, dass alle um uns herum trinken. Wir probieren es aus und sind überrascht, dass es gar nicht so toll schmeckt. Wir leiten daraus ab, dass Alkohol irgendeine besonders magische Wirkung haben muss. Es muss doch etwas Besonderes daran sein, wenn unsere Eltern jede Nacht Wein trinken, obwohl er überhaupt nicht gut schmeckt. Wir glauben also, dass das Trinken von Alkohol ganz besondere Vorteile mit sich bringen muss. Warum sonst würden die Leute trinken? Dieser Denkprozess läuft bewusst ab, aber auch – und das ist noch gefährlicher – unbewusst. Also geben wir uns richtig Mühe, ebenfalls Gefallen am Trinken zu finden.

Und plötzlich ist Alkohol auch ein Teil unseres Lebens. Wir haben uns nie bewusst dazu entschlossen, so viel zu trinken, wie wir mittlerweile tun. Es passiert einfach. Jetzt können wir uns kein Abendessen ohne Wein und kein Fußballspiel ohne Bier mehr vorstellen. Wir haben einen Geschmack dafür entwickelt. Mit der Zeit wird unsere Alkoholtoleranz immer größer. Wir experimentieren mit stärkeren Drinks und trinken häufiger. Dabei haben wir niemals eine bewusste Entscheidung getroffen, so viel Alkohol zu trinken.

Meine Karriere trug das ihre zu meiner wachsenden Alkoholabhängigkeit bei. Ich wurde schon früh befördert und übernahm sehr jung Positionen mit viel Verantwortung. Mit 26 Jahren war ich die jüngste Vizepräsidentin meines Unternehmens. Plötzlich war ich ständig auf Geschäftsreisen quer durch die USA unterwegs. Bei den abendlichen Geschäftsessen floss stets reichlich Alkohol und natürlich konnten alle anderen viel mehr trinken als ich.

Ich wurde öfter „Grünschnabel" genannt, als ich mich erinnern kann und will. Daher wollte ich ständig beweisen, dass ich mir meine Position trotz meines jungen Alters sehr wohl verdient hatte. Also trainierte ich meine Alkoholtoleranz, um mit meinen Kollegen mithalten zu können. Dabei war ich diszipliniert und folgte einer Routine: Ein Glas Wein, ein Glas Wasser. Auf diese Weise konnte ich mehr Wein trinken, ohne gleich angetrunken zu sein, und der Morgen danach war auch erträglicher. Es ist ziemlich erbärmlich, dies offen zuzugeben, doch stahl ich mich bei solchen Anlässen öfter zurück in mein Hotelzimmer, steckte mir den Finger in den Hals und versuchte so, das letzte Glas Wein wieder aus meinem Körper herauszuwürgen. So konnte ich danach noch mehr trinken. Oder ich erbrach mich nach einem solchen Abend, um vor dem Zubettgehen die letzten Gläser Wein loszuwerden. Ich war fest entschlossen, alles dafür zu tun, um dazuzugehören. Und tatsächlich schaffte ich es auf diese Art, eine beachtliche Alkoholtoleranz zu entwickeln.

Bevor ich mit dem Trinken aufhörte, konnte ich mit meinen 1,73 Meter Körperhöhe und knapp 64 Kilo an einem Abend mit links zwei Flaschen Wein leeren. Ich gab oft damit an, dass ich es beim Trinken mit sämtlichen Kollegen aufnehmen konnte. Da mein Unternehmen seinen Hauptsitz in London hatte, fand ich diese Leistung durchaus beachtlich. Ich hatte hart an meiner Alkoholtoleranz gearbeitet – an meiner Fähigkeit, mich selbst zu vergiften – und ich war stolz darauf.

Es ist keine große Überraschung, dass Wein schnell zu meinem Tagesablauf dazugehörte, egal ob ich arbeitete oder nicht. Ich trank zu Hause genauso viel wie bei der Arbeit und wenn ich mit Freunden aus war, sogar noch mehr. Ich kann ganz ohne Übertreibung sagen, dass ich in den letzten Jahren, in denen ich trank, mehr Kalorien über Alkohol als über mein Essen aufnahm. Dabei gab es nicht einmal immer einen Grund dafür zu trinken. Es war eher so, dass es keinen Grund dafür gab, nicht zu trinken.

Wenn ich danach gefragt wurde, warum ich so viel trank, rechtfertigte ich mich gewöhnlich damit, dass Alkohol mich nicht wirklich stark beeinflusste; dass er mir nicht schadete. Verwenden wir diese Art der Rechtfertigung, dass uns etwas nicht schadet, auch für andere Dinge? Normalerweise nicht. Zumal sie unglaublich dumm ist, denn es war schließlich mehr als offensichtlich, wie der Alkohol meinen Körper zerstörte.

Ich kann heute nicht mehr genau festmachen, wann alles anfing, aus dem Ruder zu laufen. Wenn Sie noch nicht so weit gesunken sind, wie es bei mir damals der Fall war, lassen Sie sich mein Beispiel eine Warnung sein: Der Absturz kommt. Egal für wie clever, erfolgreich und beherrscht Sie sich auch halten mögen – es wird Sie langsam aber sicher einholen.

Da ich geschäftlich oft weltweit unterwegs war, flog ich bei vielen nächtlichen Flugreisen in der Business Class. Die Flugbegleiter scheinen oft ein- und dasselbe Ziel zu verfolgen: Die Passagiere möglichst schnell betrunken zu machen, damit diese schnell einschlafen und den Rest des Fluges dösen. Bei mir waren sie oft ziemlich erstaunt, wie häufig ich um ein weiteres Glas bat. Nach so einem Flug landete ich am nächsten Morgen oft noch angetrunken in einem anderen Land. Zwangsläufig hatte ich gleich die ersten Meetings auf dem Programm stehen. Also eilte ich zur Flughafenlounge, duschte, zog mich um und nahm ein Taxi zum Büro. Bald begann ich, die Dinge lockerer zu sehen. Ich dachte mir: „Ach Annie, die Uhrzeit ist jetzt nicht so wichtig. Du kommst vielleicht 8 Uhr morgens an deinem Zielort an, aber zu Hause ist es 22 Uhr. Warum entspannst du dich nicht noch ein bisschen und trinkst noch einen, wenn du gelandet bist?" Nichts leichter als das. In der Flughafenlounge fließt der Alkohol 24 Stunden lang.

Doch irgendwann wurde ich immer stärker vom Kater danach geplagt – entweder weil ich zu viel trank oder weil ich das Wassertrinken zwischen den Weingläsern vergessen hatte. Ich hatte gehört, dass Alkohol am besten gegen den Kater hilft, also hielt ich ein Bier oder zwei zum Mittagessen (oder früher) plötzlich für eine ziemlich gute Idee.

Wenn Sie glauben, dass Sie sich und Ihren Alkoholkonsum unter Kontrolle haben, denken Sie jetzt womöglich, dass Ihnen so etwas nie passieren könnte. Vielleicht haben Sie ja recht. Vielleicht haben

Sie ja in Ihrem Gehirn das, was ich „Leitplanken" nenne – solche starken Vorbehalte gegen das Trinken am Morgen, dass Sie es nie soweit kommen ließen, so tief zu fallen. Ich glaubte auch, dass mir so etwas niemals passieren könnte. Doch meine Rechtfertigungen für mein Verhalten wurden so stark, dass ich mich gegenüber der Realität völlig blind stellte. Ich sah das Ganze gar nicht als Problem, sondern viel eher als eine vorübergehende Notlösung an, um noch erfolgreicher in meiner extrem stressreichen internationalen Position zu sein.

Wenn Sie diesen Punkt im Teufelskreis des Alkoholkonsums erreicht haben, fällt anderen schneller als Ihnen selbst auf, dass Sie ein Problem haben. Ihre Familie, Ihre Freunde, Ihre Kollegen, ja sogar Ihr Chef fangen an, bestimmte Bemerkungen zu machen. Daraufhin beschließen Sie, allen zu beweisen, wie gut Sie sich unter Kontrolle haben. Sie entscheiden, weniger zu trinken. Sie waren bisher immer überzeugt davon, dass Sie jederzeit aufhören können, und Sie haben nicht den geringsten Zweifel daran, dass dies immer noch der Fall ist.

Sie versuchen, an bestimmten Tagen gar nicht mehr oder aber generell weniger trinken. Sie befinden sich an einem wichtigen Wendepunkt. Bisher haben Sie nicht jeden einzelnen Drink in Frage gestellt. Sie tranken, was Sie wollten und wann Sie es wollten, und dachten gar nicht weiter darüber nach. Ich jedenfalls reflektierte nicht, wie viel ich trank – ich tat es einfach.

Da Alkohol nun aber zu einem sichtbaren Problem geworden ist – sichtbar genug, dass eine Person aus Ihrem näheren Umfeld Sie darauf anspricht – sollte man meinen, dass Sie fortan weniger trinken wollen. Und bewusst treffen Sie genau diese Entscheidung. Leider hat Ihr Unterbewusstsein diese Botschaft aber nicht wahrgenommen. Es hat immer noch Verlangen nach Alkohol und glaubt, dass Sie ihn brauchen, um gesellschaftliche Anlässe zu genießen und sich entspannen zu können.

Sie verzichten darauf und sind gelangweilt, gereizt oder mürrisch. Alle anderen gönnen sich einen Feierabenddrink und ein Teil von Ihnen hat ein unstillbares Bedürfnis danach. Vielleicht geben Sie nach und sagen sich, dass es nur ein oder zwei Gläser werden. Ihnen wird langsam klar, dass es überhaupt keinen Spaß macht, darüber nachzudenken, wie viel Sie eigentlich trinken. Nach ein paar Drinks scheint das aber alles nicht mehr wichtig zu sein. Sie beschließen, eben ab morgen weniger zu trinken. Der neue Tag beginnt und Sie quälen sich mit Selbstkritik wegen Ihrer mangelnden Willensstärke. Sie fragen sich, warum Sie es einfach nicht schaffen, weniger zu trinken. Die Tatsache, dass es Ihnen sehr schwerfällt, Ihr Vorhaben einzuhalten und weniger zu trinken, verschärft das Problem weiter. Sie beginnen zu glauben, dass Alkohol eine besondere Macht über Sie haben muss. Warum sollte es sonst so schwer sein, einfach weniger zu trinken?

Bevor Sie sich dazu entschlossen, Ihr Trinken einzuschränken, gab es kein Problem beziehungsweise nahmen Sie es nicht als solches wahr. Sie haben sich vermutlich genau wie ich keine großen Gedanken darüber gemacht. Wenn Sie jetzt mit Alkohol in Berührung kommen, stehen Sie jedes Mal vor einem quälenden Dilemma. Tranken Sie zuvor jeden Tag, wird dies zu einem täglichen Stressfaktor. Ich brauchte „meinen" Wein, um mich zu entspannen und meinen Stress wegzutrinken. Immer wenn etwas passierte, das mich stresste, griff ich zum Korkenzieher. Als mein geliebter Wein zur Ursache meines Stresses wurde, fand ich mich plötzlich in einem Teufelskreis wieder. Das ist eine sehr schmerzhafte Erfahrung. Sie trinken gleichzeitig zu viel und nicht genug. Oder wie auch gesagt wird: „Ein Drink ist zu viel und Tausend nicht genug." Das ist eine furchtbare Zwickmühle: Der Teil Ihres Gehirns, der Alkohol als Problem wahrnimmt, liegt mit dem Teil Ihres Gehirns im Clinch, der einen Drink will, wann immer Sie sich danach fühlen.

Dieser innere Kampf ist zu diesem Zeitpunkt deutlich spürbar. Sie sind unglaublich gestresst und trinken mehr als je zuvor. Irgendwann bemerken Sie zu Ihrem eigenen Entsetzen, dass Sie völlig die Kontrolle verloren haben und wahrscheinlich ganz mit dem Trinken aufhören müssen.

Diese Erkenntnis ist für viele tragisch. Mary, eine frühere Komatrinkerin, die mit *Einfach nüchtern!* ihre Freiheit zurückgewann, beschreibt es folgendermaßen: „Ich erinnere mich noch daran, wie ich dachte, ich müsste jetzt wirklich ganz mit dem Trinken aufhören. Mein ganzer Körper sackte in sich zusammen, als diese Worte über meine Lippen kamen. Ich fühlte mich unglaublich traurig bei dem Gedanken, das Trinken für immer aufgeben zu müssen, und glaubte gleichzeitig nicht, dass ich überhaupt dazu fähig war. Es fühlte sich so ungerecht an. Warum konnte ich nicht einfach lernen, so zu trinken wie all die anderen Leute? Warum musste es so weit kommen?"

Die ersten trockenen Wochen und Monate werden von manchen Menschen als die schwerste Zeit beschrieben, die sie jemals durchmachen mussten. Meine Freundin Beth, die mit den Anonymen Alkoholikern trocken wurde, erzählte mir, dass es sich anfühlte, als hätte sie ihren besten Freund verloren. Sie trauerte dem Alkohol in einem langen und intensiven Prozess nach. Das Trockenwerden ist eine grauenhafte Erfahrung für jemanden, der glaubt, dass das Leben ohne Alkohol nie wieder so schön werden wird, wie es vorher mit ihm war.

Niemand hat die Absicht, alkoholabhängig zu werden – genauso wie niemand glaubt, in der Lage zu sein, seinen Partner oder seine Partnerin zu betrügen. Wir spalten uns innerlich von „solchen Leuten" ab und glauben, dass wir selbst so etwas in unserem Leben niemals zulassen würden. Die Wahrheit ist aber, dass es trotzdem passiert. Es passiert ständig und es passiert Menschen wie Ihnen und mir. Mir wurde einst erklärt, dass eine Ehe dann am stärksten ist, wenn die Partner akzeptieren, dass sie beide zu einem Seitensprung fähig sind – und dann Maßnahmen ergreifen, um ihre Ehe davor zu schützen. Bei Alkoholismus ist das nicht anders. Alkohol führt zu einer körperlichen Abhängigkeit und eine körperliche Abhängigkeit von Alkohol kann jeden treffen.

Da ich erfolgreich und voll funktionsfähig war, fiel es mir leicht, Alkoholiker als einen anderen Menschenschlag wahrzunehmen – so etwas würde mir doch nicht passieren! Es fiel mir leicht, meine Augen davor zu verschließen, wie viel ich wirklich trank, weil ich eine erfolgreiche Karriere und ein schönes Familienleben hatte. Ich schrieb dem Alkohol sogar einen Teil meines Erfolgs zu. Wie hätte ich ohne ihn sonst all die kreativen Einfälle oder so ein gutes Händchen beim Netzwerken gehabt? Heute weiß ich, dass ich ohne Alkohol noch viel besser in meinem Job bin. Einer der größten Vorteile des Lebens, das Sie in Zukunft führen werden, ist die große Freude und die Erleichterung, die Sie verspüren werden, wenn Sie Ihre falschen Vorstellungen von Alkohol korrigieren. Dass ich meine Einfälle meinem Gehirn und nicht der Flasche zu verdanken hatte, war eine sehr bereichernde Erfahrung, die mich wirklich stolz machte. Es ist großartig zu wissen, dass ich dafür keinen Alkohol brauche – dass ich für gar nichts Alkohol brauche. Ich fühle mich stark, zufrieden und vollständig, genau so wie ich bin.

Der Kampf beginnt

Sobald Sie eingesehen haben, dass Alkohol Ihr Leben kontrolliert, beginnt der harte Kampf darum, die Kontrolle wieder zurückzugewinnen. Leider gehen viele Menschen diesem Kampf aus dem Weg, sogar dann, wenn sie sich nichts mehr wünschen, als sich von ihrer Sucht befreien zu können. Der Grund? Sie haben Angst, dass dieses Vorhaben unmöglich ist oder einen lebenslangen Kampf voller Schmerzen und Entbehrungen bedeutet. Erinnern Sie sich an den Alkoholiker, der in Las Vegas auf der Straße lebt? Es ist offensichtlich, dass er nicht glücklich ist. Der Alkohol sorgt bei ihm nicht länger dafür, dass er einen Genuss oder ein Vergnügen verspürt. Stattdessen ist der Alkohol für seine tragische Lage verantwortlich – dafür, dass er auf dem Bürgersteig schläft, hungrig und dreckig ist, um Geld betteln muss und von der Polizei schikaniert wird. Und trotzdem schweift unser Blick sofort zu dieser Flasche, die in einer braunen Papiertüte versteckt ist, und wir fragen uns, warum er gegen jede Logik und Vernunft immer noch trinkt.

Wir interpretieren seine Situation dann wahrscheinlich so, dass das Trockenwerden eine fast unlösbare Aufgabe sein muss. Warum würden so viele Leute sonst einfach dabei zusehen, wie ihr gesamtes Leben den Bach hinuntergeht? Wir werden mit Statistiken bombardiert, die uns zeigen, wie wenig Menschen es tatsächlich gelingt, trocken zu bleiben. Die vor uns liegende Aufgabe erscheint uns unlösbar. Wir sind völlig eingeschüchtert und verschreckt.

Dennoch halten wir an der unlogischen Hoffnung fest, dass wir eines schönen Tages – wenn wir es bis dahin geschafft haben sollten, keinen Tropfen mehr anzurühren – auf wunderbare Weise keinerlei Verlangen nach Alkohol mehr spüren werden. Doch warum sollte das passieren? Überall um uns herum wird Alkohol weiterhin als „Lebenselixir" gepriesen. Unsere Freunde trinken und sie scheinen es zu genießen. Nichts hat sich verändert. Warum sollten wir dann plötzlich eines Tages gänzlich von diesem Verlangen befreit sein?

Wenn Sie es schaffen, allein durch Ihre starke Willenskraft mit dem Trinken aufzuhören, werden Sie schnell die positiven Folgen bemerken. Sie werden gesünder und Ihre ganze Lebenssituation verbessert sich. Die Gründe für Ihre Abstinenz verblassen schnell und werden nebensächlich. Sie fühlen sich unweigerlich gesund und stark und Sie fühlen sich beflügelt, weil Sie bisher so viel Stärke beim Aufhören bewiesen haben. Langsam beginnen Sie zu vergessen, weshalb Sie eigentlich aufgehört haben. Wir Menschen haben eine sehr selektive Erinnerung. Wir neigen dazu, uns eher an die positiven Dinge zu erinnern, und blenden dabei das Gesamtbild aus. Sie vergessen die Auseinandersetzungen mit Ihrer Frau oder Ihrem Mann, das entsetzliche Gefühl am Morgen danach und all die dummen Dinge, die Sie gesagt und getan haben. Sie vergessen das ganze Elend und die Gründe für die Abstinenz scheinen plötzlich nicht mehr so wichtig zu sein wie früher. Sie werden gesund und heil. Doch während dieses Heilungsprozesses verlieren die Gründe für Ihren Verzicht auf Alkohol mehr und mehr ihre Dringlichkeit.

Nun finden Sie eine Ausrede dafür, sich ausnahmsweise einen einzigen Drink zu erlauben. Und plötzlich stecken Sie wieder mittendrin im psychischen und körperlichen Elend der Alkoholabhängigkeit. Dabei macht es keinen großen Unterschied, ob Sie sofort mit einem Mal völlig abstürzen oder ob sich dieser Niedergang langsam über mehrere Jahre vollzieht. Sie haben sich nicht verändert. Der Alkohol hat sich nicht verändert. Die Gesellschaft hat sich nicht verändert. Was würden Sie diesmal anders machen als beim letzten Mal?

Wann wissen Sie, ob Sie wirklich erfolgreich, wirklich trocken sind? Wenn Sie Ihr Leben damit verbringen, nur abzuwarten, ob Sie jemals wieder trinken werden, dann werden Sie bis zu Ihrem Tod nicht erfahren, ob Sie erfolgreich waren oder nicht. Wenn Sie Ihr gesamtes Leben in einer Art Heilungsprozess feststecken, aber nie wirklich die Stufe der Heilung erreichen, bedeutet das, dass Sie sich selbst nicht mehr als ein mittelmäßiges Leben erhoffen. Doch wenn Sie Ihre innere Einstellung (bewusst und unbewusst) zu Alkohol völlig ändern, werden Sie die Wahrheit über das Trinken erfahren. Wenn dies geschieht, brauchen Sie keine Willensstärke, um aufzuhören, da das Nichttrinken zu einem Genuss wird. Das ist das ganze Geheimnis, das hinter dem spontanen Trockenwerden steckt. Darüber unterhalten wir uns genauer in dem folgenden Schwellenpunkt-Kapitel.

12.
SCHWELLENPUNKT: ICH TRINKE GEGEN STRESS UND ANSPANNUNG

„Sie können keinen Frieden finden, indem Sie das Leben vermeiden."
—*Virginia Woolf*

Sie haben Leute **beobachtet**, die meinten, dass sie nach einem langen Tag einen Drink bräuchten. Auch Sie haben sich ab und zu abends einen Drink eingegossen, um sich ein bisschen zu entspannen. Sie haben die **Erfahrung** gemacht, dass Sie dadurch tatsächlich Ihren Stress und Ihre Anspannung loswurden. Es war leicht, deshalb **anzunehmen**, dass Alkohol gegen Stress und Anspannung hilft. Irgendwann zogen Sie daraus den **Rückschluss**, dass Alkohol ein notwendiges Mittel ist, das Sie brauchen, um Ihren Stress und Ihre Anspannung verschwinden zu lassen.

Doch sehen wir uns die Realität an:

Alkohol lässt meinen Stress und meine Anspannung verschwinden

Ich begann damit, bei gesellschaftlichen Anlässen zu trinken. Während der letzten fünf Jahre aber tat ich es, um mich zu entspannen.

Ironischerweise brachte das Trinken nur noch mehr Stress in mein Leben. Mit meiner Gesundheit ging es bergab. Zu dem Arbeitsstress, den ich sowieso schon hatte, trug ich noch weiter bei, indem ich darüber nachgrübelte, welche dummen Kommentare ich während meiner durchzechten Nächte wem gegenüber gemacht hatte. Glas für Glas goss ich mir mehr Stress in mein Leben, während ich mir gleichzeitig einredete, der Alkohol würde mir lediglich dabei helfen, Druck abzubauen.

Wie sieht wahre Entspannung aus? Wir könnten zum Beispiel sagen, dass ein Zustand der vollständigen Entspannung bedeutet, nicht zu arbeiten, nicht genervt und durch nichts körperlich gestört oder geistig verärgert zu sein. Wie kann Alkohol Sie diesem Zustand näherbringen? Er löst Ihre Probleme und Ärgernisse nicht in Luft auf, aber er kann für ein zeitweises Abklingen der Symptome sorgen. Und was passiert danach? Was glauben Sie? Sie entwickeln eine höhere Toleranz dafür, die Wirkung des Alkohols lässt dadurch nach und Ihr Bedürfnis danach steigt. Bald lassen sich Ihre Probleme durch Alkohol kaum mehr verdrängen und Sie sind abhängig. Diese Abhängigkeit ist jetzt ein weitaus größerer Stressfaktor als diejenigen, die Sie mit dem Alkohol wegtrinken wollten. Sie haben sich in eine psychische Abhängigkeit von Alkohol manövriert, die es vorher nicht gab. Diese Abhängigkeit müssen Sie entweder weiter füttern (mit mehr Alkohol) oder Sie müssen sich von ihr befreien. Etwas zu wollen, das Sie nicht tun sollten, trägt in keiner Weise dazu bei, dass Sie sich entspannen. Stattdessen fördern Sie damit eine innere Zerrissenheit, die zu Frustration und Verzweiflung führt. Das ist das Gegenteil von Entspannung. Das Wegtrinken Ihrer Probleme stellt sicher, dass Sie sich nicht mit der wahren Ursache Ihrer Unzufriedenheit und Verzweiflung auseinandersetzen. Es stellt sicher, dass Sie in der Falle sitzen bleiben und weiterhin nur Ihre Stresssymptome, nicht aber die wahren Stressursachen bekämpfen. Wenn sich dazu noch eine Alkoholabhängigkeit gesellt, wird alles nur noch schlimmer.

Vor einigen Jahren verließ ich im englischen Windsor das Podium, nachdem ich vor etwa 70 Leuten gesprochen hatte. Normalerweise weiß ich sofort, wenn eine Rede von mir einschlägt. Dieses Mal war ich mir nicht so sicher. Irgendetwas fühlte sich komisch an. Ich wusste, dass ich mich nicht richtig auf das Publikum eingestellt hatte, und ich war irgendwie nicht richtig zu den Leuten durchgedrungen. Tatsächlich nahm mich ein Freund danach auch zur Seite und fragte mich, was los wäre. Er war, wie es gute Freunde nun einmal sind, sehr ehrlich zu mir und sagte, ich hätte mein Feuer verloren. Ich war nicht mehr die lebhafte, witzige und einnehmende Rednerin, die ich früher war. Ich wusste, dass er recht hatte, und brach in Tränen aus. Ich verstand selbst nicht, was mit mir los war und warum ich mich so angespannt fühlte. Ich wusste aber schon, dass ich einen Drink wollte, um meine Nerven zu beruhigen. Alkohol hatte dafür gesorgt, dass mein rednerisches Talent deutlich nachließ. Doch in jenem Moment hielt ich Alkohol für meinen einzigen Trost.

Ich genehmigte mir jenen Drink, um „meine Nerven zu beruhigen". Allerdings war ich so gestresst, dass es nicht half. Mein heftiges Trinken und mein Schlafmangel waren dafür verantwortlich, dass ich mein Feuer verloren hatte.

Wenn ich heute darüber nachdenke, weshalb ich eigentlich so extrem gestresst war, fällt mir kein bestimmter Grund dafür ein. Ja, mein Beruf brachte jede Menge Stress mit sich, doch ich liebte die Geschwindigkeit und die ständigen Veränderungen. Wenn ich für große Budgets und internationale Teams verantwortlich bin, fühle ich mich ganz in meinem Element. Ich befand mich niemals in einer Situation, in der es um Leben oder Tod gegangen wäre. Mein ganzer Stress rührte daher, dass ich ständig besser und eine Überfliegerin sein wollte. Dass ich versuchte, meinen Stress wegzutrinken, machte ihn nur noch schlimmer. Heute verabreiche ich mir nicht länger regelmäßig Gift und kann mit allen möglichen Situationen zurechtkommen, sogar mit den größten Herausforderungen. Ist das immer leicht? Nein. Bin ich manchmal gestresst? Natürlich. Aber der Stress wird nicht länger multipliziert, weil ich nicht die Energie, das Selbstvertrauen oder den Mut habe, meine Probleme anzupacken. Alkohol schien früher eine einfache Lösung zu sein. Etwas trinken, meine Sinne betäuben und den Stress aus meinem Körper und Geist verschwinden lassen. Dabei verschlimmerte er jede einzelne Situation, weil ich trank, statt mich mit meinen Problemen auseinanderzusetzen.

Ich schreibe diese Zeilen gerade in einem Flugzeug auf dem Weg nach Hause, nach einer sechstägigen Geschäftsreise durch vier verschiedene Länder. Wenn ich zu Hause ankomme, werde ich mich entspannen wollen. Am Ende einer solchen Reise fühle ich mich jedes Mal überdreht. Früher dachte ich, das wäre Stress, und dass ich Alkohol bräuchte, um wieder „runterzukommen". Ich gebe zu, dass es zum Teil wirklich Stress ist, doch der Großteil hängt mit der Verantwortung zusammen, die ich wegen meiner Rolle habe. Ich weiß nun, dass es mir wirklich gut geht, wenn ich gefordert werde. Ich liebe das Tempo in meinem Job, meiner Familie und bei anderen Projekten, mit denen ich zu tun habe. Wenn ich früher besonders unter Strom stand, wurde mir oft gesagt, ich solle es einfach langsamer angehen. Aber langsam macht mich nicht glücklich. Das Problem ist nicht die Geschwindigkeit. Das Problem war das Gift, das ich meinem Körper und meinem Geist einflößte. Dieses Gift sorgte dafür, dass ich körperlich nicht mehr mithalten und das Leben führen konnte, das ich führen wollte.

Stellen Sie sich vor, wie es sich anfühlen würde, nach einem sehr anstrengenden Training an einem glühend heißen Sommertag in einen warmen Whirlpool zu steigen. Eine kühle und erfrischende Dusche wäre sicherlich weitaus angenehmer. Nach 29 Stunden Reisezeit hört sich die Idee mit dem Whirlpool allerdings großartig an. Meine Muskeln werden sich darin entspannen und ich werde danach besser einschlafen können. Mit einem Buch im Bett zu liegen ist für mich eine wahre Wohltat. Mein Sohn fand das im Alter von drei Jahren im Gegensatz zu mir allerdings sehr stressvoll. Er war voller Energie und konnte noch nicht lesen, also war er schnell frustriert und genervt davon, still sitzen zu müssen. Damit wir uns richtig entspannen können, müssen wir herausfinden, warum wir nicht entspannt sind, und uns dann mit dem jeweiligen Problem auseinandersetzen.

Wenn wir müde sind, schlafen wir. Wenn uns kalt ist, stellen wir die Heizung an oder ziehen einen Pullover über. Wenn es uns juckt, kratzen wir uns. Sie wissen, worauf ich hinaus will.

Wenn ich gestresst bin, weil ich vergessen habe, ein wichtiges Telefonat zu führen, kann ich entweder gleich anrufen oder mir eine Notiz machen, dies gleich dann zu tun, wenn ich Zeit dafür habe. Das hilft gegen den Stress. Wenn ich mich wegen einer Deadline unter Druck gesetzt fühle, kann ich eine bestimmte Zeit festlegen, an der ich an dem Projekt arbeite, oder aber gleich loslegen. Der direkteste Weg zur Entspannung ist die Beseitigung unserer jeweiligen Stressursachen.

Ich arbeite mit einem Executive Mentor und Coach zusammen. Vor einigen Jahren sprachen wir darüber, dass ich mich auch an den Wochenenden von meiner Arbeit ablenken ließ und mich nicht genug darauf konzentrieren konnte, diese Zeit mit meiner Familie zu verbringen und zu genießen. Zu jener Zeit trank ich noch, was für mich ein weiterer Beweis dafür ist, dass Alkohol eben nicht das Wundermittel ist, für das ich ihn früher hielt. Mein Coach gab mir einen großartigen Rat. Er sagte mir, dass es nur drei Arten von Dingen gibt, die mit unserer Arbeit zu tun haben und uns und unseren Geist in Stress versetzen. Das Erste sind Dinge, die wir erledigen wollten, aber vergessen haben. Dann sollten wir diese sofort aufschreiben und am Montagmorgen zuallererst erledigen. Das Zweite ist, wenn uns klar wird, dass wir etwas vermasselt haben. In diesem Fall sollten wir herausfinden, ob es sich wieder geradebiegen lässt. Wenn ja, sollten wir es aufschreiben und sobald wie möglich in Ordnung bringen. Wenn nicht, sollten wir dafür geradestehen, die Sache danach aber hinter uns lassen. Nummer drei ist eine neue Eingebung, die Sie plötzlich haben. Auch diese sollten Sie aufschreiben und sich an deren Umsetzung machen, wenn Sie wieder im Büro sind. Dieser Rat half mir bei der Reduzierung meines arbeitsbedingten Stresses wesentlich mehr, als jeder Drink es jemals konnte.

Sie erreichen Entspannung, indem Sie die Ursache Ihrer Anspannung oder Unzufriedenheit beseitigen. Alkohol kann Sie naturgemäß gar nicht entspannen. Jetzt denken Sie vermutlich an die betäubende Wirkung, die Alkohol hat. Er kann doch sicherlich dabei helfen, Schmerzen zu lindern. Ja – Alkohol betäubt Ihr Gehirn und Ihre Sinne, und zwar sogar auf solche Weise, dass Sie bewusstlos werden, wenn Sie genug davon trinken. Natürlich führt eine Bewusstlosigkeit dazu, dass Sie keine Schmerzen mehr spüren. Dies für eine gute Idee zu halten ist jedoch genauso, als würden Sie sich unter eine Guillotine legen, weil Sie Migräne haben. Es gibt weitaus bessere Lösungen.

Eine Studie aus dem Jahr 2012 zeigt, dass Alkohol Ihre Fähigkeit einschränkt, mit Stress und Anspannung fertig zu werden. Ein Wissenschaftlerteam verabreichte Mäusen einen Monat lang Alkohol in bestimmten Mengen. Danach führte es Untersuchungen durch, bei denen die Mäuse mit anderen Mäusen verglichen wurden, die keinen Alkohol verabreicht bekamen. Um die Reaktionen der Mäuse zu messen, wurden sie Stresssituationen ausgesetzt. Der Alkohol programmierte das Gehirn der Mäuse sprichwörtlich so um, dass sie nicht mehr in der Lage waren, mit Anspannung und Stress zurechtzukommen.[158] Dies wird viele Leute schockieren. Wenn Sie jedoch zu den Menschen zählen, die regelmäßig trinken, werden Sie vermutlich wissen, dass dies tatsächlich der Fall ist.

Warum glauben wir überhaupt, dass Alkohol unseren Stress und unsere Anspannung verschwinden lässt? Weil er dafür sorgt, dass wir unsere Stressfaktoren ausblenden, während er sie gleichzeitig verschlimmert. Sie wissen schon vorher, dass der Stress auch dann noch da sein wird, wenn Sie wieder nüchtern sind, es sei denn, Sie haben in der Zwischenzeit irgendetwas unternommen, um die Situation zu verbessern.

Wenn ich mit einem guten Buch am Strand liege und dabei die Sonne und die Meeresbrise genieße, ohne mir über irgendetwas Sorgen zu machen, bin ich vollkommen entspannt. Alkohol kann dieses Gefühl nicht verbessern. Vor Kurzem war ich an einem Strand in Hawaii und genoss genau dieses Gefühl. Dann dachte ich darüber nach, mir vielleicht einen Drink zu holen. Früher habe ich mir am Strand immer einen (oder acht) Mai Tais gegönnt. Doch als ich genauer darüber nachdachte, wurde mir klar, dass ein Drink mich nur müde und schlecht gelaunt machen würde. Und da ein Drink meinen Durst und mein Verlangen nach mehr Alkohol wecken würde, bezweifelte ich, dass es nur bei diesem einem bliebe. Statt den nächsten Tag erneut am Strand zu verbringen und mich zu sonnen, würde ich dann sehr wahrscheinlich mit einem Kater im Bett liegen und mich furchtbar fühlen. Als ich genau darüber nachdachte, bemerkte ich, dass ich gar keinen Drink wollte. Geistige Ruhe und Zufriedenheit bedeutet, frei von Sorgen und Not zu sein. Dieses tiefe Gefühl lässt sich mit einer Droge nicht herbeizaubern.

Wenn Sie wirklich unbeschwert und entspannt sind, haben Sie nicht das Bedürfnis oder den Wunsch, Ihren Gemütszustand zu ändern. Zurückblickend weiß ich heute, dass mein ständiges Bedürfnis zu trinken, um mich zu entspannen, tatsächlich der Beweis dafür war, dass Alkohol keine entspannende Wirkung auf mich hatte. Wenn Alkohol mir wirklich dabei geholfen hätte, mich zu entspannen, würde das schlussendlich doch heißen, dass ich gar nicht so viel hätte trinken müssen. Nein, Alkohol entspannt nicht. Er beseitigt unseren Stress nicht. Stattdessen berauscht er uns und täuscht uns so für eine gewisse Zeit über unsere Schmerzen hinweg. Sobald diese Wirkung verfliegt, ist der ganze Stress wieder da und multipliziert sich mit der Zeit noch.

Glücklich und frei von Stress zu sein bedeutet, die Ursachen unseres Stresses anzugehen, anstatt dessen Symptome zu betäuben. Dies ist die einzige wirksame Möglichkeit, Zufriedenheit und Entspannung zu finden.

Wenn wir dies schaffen, müssen wir unsere Stresssymptome nicht länger mit Gift betäuben. Allein das Wissen, dass sich mehr als nur ein Mensch das Leben nimmt, bricht mir das Herz. Es ist tragisch,

dass wir so auf unsere eigene Unzufriedenheit und unser Leid reagieren – indem wir unser Bewusstsein für immer auslöschen wollen und
glauben, dass Selbstmord der einzige Weg aus unserer Depression oder
unserer Verzweiflung ist. Auch Alkohol löscht uns mit jedem Schluck,
den wir trinken, ein bisschen mehr aus. Er kann nach einem Saufgelage
sogar ganze Nächte auslöschen. Alkohol befreit uns nicht von unserem
Stress. Er betäubt unsere Sinne und schränkt unsere Denkfähigkeit
erheblich ein. Am Ende löscht Alkohol unser Selbst aus.

Das Gegenteil von Entspannung: Was in unserem Gehirn passiert

Wenn Alkohol uns also nicht entspannt, was tut er dann? Die
Antwort ist einfach: Er verlangsamt unsere Hirnfunktion, und zwar
mit Hilfe von zwei Neurotransmittern (Chemikalien, die Signale zwischen den Hirnzellen übertragen): Glutamat und GABA (Gamma-
Aminobuttersäure).[159] Glutamat ist ein anregender Neurotransmitter,
der die Aktivität und das Energieniveau unseres Gehirns steigert.
Alkohol unterdrückt die Freisetzung von Glutamat und führt dadurch
zu einer Verlangsamung der Neuronenautobahnen unseres Gehirns.[160]
Wir denken dadurch also sprichwörtlich langsamer. GABA ist ein
hemmender Neurotransmitter. Hemmende Neurotransmitter verrin-
gern das Energieniveau unseres Gehirns und bremsen dessen Aktivität.
Alkohol erhöht die Bildung von GABA in unserem Gehirn, was zu
einer ruhigstellenden Wirkung, einer verringerten Denkfähigkeit,
einem geringeren logischen und vernünftigen Denkvermögen sowie
zu einer verlangsamten Sprache und einer verzögerten Reaktions- und
Bewegungsfähigkeit führt.[161]
  Wissenschaftliche Untersuchungen zeigten außerdem, dass durch
das Trinken auch die Hirnchemikalien beeinflusst werden, die das
Risiko einer Depression erhöhen.[162] Unser Gehirn versucht, der
künstlichen Stimulierung seiner Belohnungszentren entgegenzuwirken, indem es den empfundenen Genuss einschränkt, bis die Illusion
dieses Genusses gänzlich verschwindet. Während dieser Phase ist
der Dopaminwert hoch. Dadurch wird das Verlangen nach Alkohol

noch stärker, während der vermeintliche Genuss gänzlich fehlt.[163] Die Neurowissenschaft hat nachgewiesen, dass das Bedürfnis nach Alkohol sich zu einem pathologischen Verlangen steigern kann, das mit einer Abhängigkeit assoziiert wird.[164] Das Trinken verursacht ein zwanghaftes Bedürfnis nach Alkohol. Wird dieser schließlich konsumiert, stellt sich dabei allerdings kein Genuss mehr ein. Wie lange dies dauert, ist individuell abhängig. Bei manchen Menschen kann dies fast unmittelbar eintreten, während es bei anderen erst nach mehreren Wochen, Monaten oder sogar Jahren des Alkoholkonsums geschieht.[165]

Alkohol beeinträchtigt unsere Großhirnrinde, besonders aber den darin liegenden präfrontalen Cortex. Er sorgt für eine Enthemmung, indem er die Gehirnzentren lahmlegt, die unser Verhalten auf hemmende Weise regulieren. Dadurch wird auch die Verarbeitung der Informationen beeinträchtigt, die wir über unseren Mund und unsere Augen aufnehmen,[166] und parallel dazu ebenfalls unsere Gedankenprozesse, wodurch es uns schwerer fällt, klar zu denken.

Zusätzlich zu einer verlangsamten Hirnfunktion kann episodisches Trinken (das als vier Drinks innerhalb von zwei Stunden bei Frauen und fünf Drinks innerhalb von zwei Stunden bei Männern definiert wird)[167] unser Gehirn auch durch das dadurch verursachte Absterben von Neuronen stark schädigen.[168] Zu guter Letzt unterdrückt Alkohol die Nervenzellen im Hypothalamus, der die sexuelle Lust und Leistungsfähigkeit steuert. Der Sexualtrieb mag dadurch zunehmen, doch die sexuelle Leistung und das Lustempfinden lassen nach.[169]

Um alles zusammenzufassen, was wir uns bereits zu den tatsächlichen Auswirkungen von Alkohol auf unseren Körper und unsere Psyche angeschaut haben, möchte ich folgende Stelle aus Jason Vales Buch *Kick the Drink … Easily* zitieren:

„Es wurde nachgewiesen, dass Alkohol:

- die Funktionsweise unseres gesamten Nervensystems beeinträchtigt.
- unseren Mut, unser Selbstvertrauen und unsere Selbstachtung zerrüttet.
- unsere Nervenzellen zerstört.
- unser Immunsystem schwächt und uns anfälliger gegenüber allen möglichen Krankheiten macht.
- die Fähigkeit unseres Körpers zur Kalziumaufnahme beeinträchtigt und dadurch zu schwächeren, weicheren und brüchigeren Knochen führt.
- unser Sehvermögen einschränkt und es uns dadurch erschwert, unsere Augen an unterschiedliche Lichtverhältnisse anzupassen.
- unsere Fähigkeit beeinträchtigt, zwischen Geräuschen zu unterscheiden und deren Ursprung zu erkennen.
- unsere Sprache undeutlich werden lässt.
- unseren Geruchs- und Geschmackssinn abstumpft.
- unsere Rachenschleimhaut angreift.
- unsere Muskeln schwächt.
- die Bildung weißer und roter Blutkörperchen hemmt.
- unsere Magenschleimhaut angreift.
- zu Übergewicht führt."[170]

Vale ergänzt dazu: „Wenn Sie damit aufhören, Ihrem Körper ein Gift wie Alkohol zuzuführen, atmet dieser sprichwörtlich erleichtert auf."[171]

13.
DAS WUNDER DES PLÖTZLICHEN TROCKENSEINS

„Niemand rettet uns, außer wir selbst. Niemand kann und niemand darf das. Wir müssen den Weg selbst gehen. "
—Buddha

Haben Sie schon einmal vom plötzlichen Trockensein gehört? Ein seltsam klingender Begriff, dabei bedeutet er nichts anderes, als dass jemand ohne jede Art formaler Behandlung von seiner Alkoholabhängigkeit geheilt und nüchtern wird. Der Schlüssel zum Geheimnis des plötzlichen Trockenseins liegt darin, den eigenen inneren Konflikt aufzulösen. Dieser wird durch ein Gegenspiel innerer Kräfte ausgelöst: einerseits des eigenen Wunsches, mit dem Trinken aufzuhören, und andererseits der inneren Angst, etwas zu verpassen.

Trocken ohne Reha

Es wird Sie überraschen, dass in den USA diejenigen, die spontan trocken werden, zwischen vier- bis siebenmal erfolgreicher sind

als diejenigen, die den häufigsten Weg der Behandlung von
Alkoholismus in den USA wählen – die Anonymen Alkoholiker.
Laut einer aktuellen Studie des US-amerikanischen National
Institute on Alcohol Abuse and Alcoholism (NIAAA) gelang es über
einem Drittel früherer Alkoholabhängiger, ohne eine Behandlung
trocken zu werden und zu bleiben. Ihnen gelang der Sprung aus der
Alkoholabhängigkeit, die mit einer hohen Alkoholtoleranz, dem
Auftreten von Entzugserscheinungen und erfolglosen Versuchen des
Einschränkens des Alkoholkonsums oder eines gänzlichen Verzichts
auf Alkohol definiert wird, zu einer völligen Abstinenz oder zum
Konsum einer Menge, die nicht länger als schädlich oder als kenn-
zeichnend für eine Abhängigkeit eingestuft wurde.[172] Im Vergleich
dazu bemerkt Dr. Lance Dodes, ein erst kürzlich in den Ruhestand
getretener Psychiatrieprofessor der Harvard Medical School: „Von
Experten überprüfte Studien verorten die Erfolgsquote der Anonymen
Alkoholiker irgendwo zwischen 5 und 10 Prozent und etwa eine von
15 Personen, die deren Programm absolviert, schafft es, damit trocken
zu werden und zu bleiben.“[173]

Menschen, die einfach so aufhören – ohne ein bestimmtes
Programm oder Hilfe von außen – sind nicht nur erfolgreicher damit,
eine gesunde Beziehung zu Alkohol aufrechtzuerhalten, sondern
scheinen mit ihrer Entscheidung auch zufriedener und glücklicher zu
sein. Sie verwenden keinen beträchtlichen Teil ihrer Zeit nur darauf,
erfolgreich abstinent zu bleiben. Das Trockensein wird bei ihnen
nicht zum alltäglichen Dreh- und Angelpunkt von Treffen, Lesungen
und Andachten, sondern ist etwas, das in den Hintergrund gerät.
Das macht sie wirklich frei. Weitere Forschungsarbeiten zeigen, dass
75 % aller Menschen, die ihre Alkoholabhängigkeit überwinden, dies
ohne jegliche Art von Hilfe tun, insbesondere nicht mit speziellen
Alkoholentzugsprogrammen oder den Anonymen Alkoholikern.[174]

Wie ist das möglich? Es scheint überhaupt keinen Sinn zu ergeben,
dass ein einfaches Aufhören ohne jegliche Hilfe effektiver sein
kann als konventionelle Unterstützungsprogramme. Ich fand diese

Behauptung nicht nur wegen der genannten Erfolgsrate unglaubwürdig, sondern auch deshalb, weil bisher kaum etwas über das Phänomen des plötzlichen Trockenwerdens publiziert wurde. Wenn es einen Weg gibt, ohne große Anstrengungen und seelische Qualen weniger zu trinken oder ganz damit aufzuhören, dann bin ich sofort dabei! Ich musste zunächst verstehen, was es mit diesem Phänomen auf sich hatte und wie es wirkte. Ich wollte herausfinden, ob tief im Inneren dieser plötzlich trockenen Menschen etwas geschah, dass ich ebenfalls tun und anderen Menschen beibringen konnte.

Plötzliches Trockensein: Eine Fallstudie

Glücklicherweise gehört mein Vater zu diesen plötzlich trocken gewordenen Menschen. Er rauchte 20 Jahre lang Zigaretten und trank sehr viel. Eines Tages hörte er einfach mit beidem auf und er bereute es nie. Mein Vater führt ein sehr ungewöhnliches Leben. Nach seinem College-Abschluss gab er eine vielversprechende Zukunft im Bereich Filmproduktion in Manhattan auf und zog in eine winzige (3,6 × 7,3 m) Blockhütte mitten in den Rocky Mountains. In dieser Hütte zogen meine Eltern meine Brüder und mich ohne fließendes Wasser und Strom groß. In diesen Höhenlagen sind die Straßen von November bis Mai gesperrt. Um zur nächsten Stadt zu kommen, mussten wir mit Skiern oder dem Schneemobil fahren.

Dort wuchs ich auf – und dort lebt mein Vater nach 44 Jahren immer noch. Die Hütte liegt auf 3.200 Höhenmetern, fast an der Baumgrenze, und der nächste Nachbar wohnt Kilometer weit entfernt. Ich erinnere mich noch, dass ich als Kind Angst vor Nachbarn hatte, da ich das Wort einmal in der Schule gehört hatte und nicht wusste, was es bedeutete. „Nachbarn" klang in meinen Ohren ziemlich furchteinflößend, also fragte ich meine Mutter später zuhause: „Beißen Nachbarn?"

Ich wusste nie, dass mein Vater trank, also nahm ich einfach an, dass er es niemals tat oder getan hatte. In Wirklichkeit aber war er für seinen großen Durst berüchtigt gewesen und hatte genauso viel oder sogar mehr getrunken wie jeder andere Verbindungsstudent in den 60er Jahren. Doch warum schien er nie einen „Entzug" durchgemacht zu haben? Als ich ihn fragte, antwortete er: „Mir wurde klar, dass ich mir damit überhaupt keinen Gefallen tat, also entschloss ich, damit aufzuhören. Ich habe es nie vermisst."

Wie ist so etwas möglich, wenn gleichzeitig so viele andere Menschen ihr Leben lang darum kämpfen, trocken zu werden, und daran verzweifeln, dass sie nie wieder trinken werden können? Wie konnte mein Vater einfach so entscheiden, dass er nie wieder Alkohol trinken würde, und es durchziehen, ohne es je zu vermissen? Meinem Vater waren die psychologischen oder anderweitigen wissenschaftlichen Hintergründe, die erklärten, warum er nach seiner endgültigen Entscheidung gegen das Trinken erfolgreich war und weder körperliche Schmerzen noch einen seelischen Verlust verspürte, nicht bewusst. Die Antwort auf dieses Rätsel ist nicht sofort erkennbar, aber sie ist an sich sehr einfach. Ich werde es Ihnen mithilfe einer Geschichte erklären.

Kognitive Dissonanz: Im inneren Zwiespalt

Meine Freundin Chelsey ist heute glücklich mit einem wunderbaren Mann verheiratet. Doch bevor sie ihn traf, machte sie mit diversen anderen Verehrern eher weniger erfreuliche Erfahrungen. Besonders einen von ihnen konnte ich einfach nicht ausstehen. Viele dieser Typen waren nicht gut genug für sie, doch Jesse war wirklich unterste Schublade. Aber Chelsey liebte ihn, und zwar sehr.

Meine Meinung über ihn führte zu Spannungen zwischen uns. Wir sind sehr eng befreundet und können kaum etwas voreinander verbergen. Ich konnte einfach nicht so tun, als ob ich ihn mochte. Dabei hatte ich nicht einmal einen sehr gewichtigen Grund dafür, warum ich ihn nicht ausstehen konnte. Und ich unterschätzte, wie viel er ihr bedeutete. Daher stand plötzlich etwas zwischen uns, das sich nicht so einfach aussöhnen ließ. Wenn wir sonst in irgendeiner Sache unterschiedlicher Meinung waren, konnten wir uns lange darüber unterhalten und irgendwann den Standpunkt der anderen nachvollziehen. Nicht so bei Jesse: Ich verstand einfach nicht, was sie an ihm fand, und sie verstand nicht, was ich gegen ihn hatte. Solange sie mit ihm zusammen war, hing dieser Zwist wie ein dunkler Schatten über uns und beeinflusste, wie viel sie mir über ihre Beziehung zu ihm erzählte.

Umgekehrt passierte etwas ganz Ähnliches ein paar Jahre später, als ich noch heftig trank. Sie fand es furchtbar und obwohl sie wollte, dass ich ehrlich zu ihr war und ihr anvertraute, in welcher Lage ich mich befand, konnte ich es ihr nicht erzählen. Ich konnte ihr nicht erklären, was genau ich da tat, und dass ich mich deshalb selbst verachtete. Also öffnete ich mich nicht so sehr, wie ich es hätte tun sollen. Beide Male schafften wir es nicht, über unsere gegensätzlichen Standpunkte hinaus zueinander zu finden, und entfremdeten uns daher mehr voneinander, als wir beide wollten.

Genau so etwas geschieht in Ihrem Gehirn, wenn Ihnen klar wird, dass Sie mehr Alkohol trinken, als Sie sollten. In der Psychologie hat dieses Phänomen einen hochtrabenden Namen: kognitive Dissonanz. Diese wird als mentaler Stress oder geistige Unruhe definiert, die von jemandem empfunden wird, der gleichzeitig gegensätzliche beziehungsweise sich widersprechende Werte, Vorstellungen oder Überzeugungen hat.

Lassen Sie mich Ihnen ein weiteres Beispiel nennen: Es ist Ostern und die Sekretärin in Ihrem Büro hat eine riesige Schüssel Süßigkeiten mitgebracht und auf ihren Schreibtisch gestellt. Sie laufen jeden Tag ganz dicht daran vorbei. Sie möchten sich eigentlich unbedingt ein paar dieser Süßigkeiten schnappen, doch Sie haben sich vorgenommen, ein paar Pfund abzunehmen, also sind Naschereien für Sie gestrichen.

Sie durchleben einen inneren Zwist, der zu geistigem und seelischem Stress führt. Zwei unterschiedliche Gedankengänge kämpfen gegeneinander an. Sie wollen keine Süßigkeiten essen, da Sie keine Lust auf den Zucker und die zusätzlichen Kalorien haben. Dennoch können Sie sich kaum beherrschen und es verlangt Sie danach, weil Sie glauben, dass die Süßigkeiten Ihnen Genuss und Befriedigung versprechen. Sie geben nach und essen ein paar davon. Genau jetzt stellen sich die Probleme der kognitiven Dissonanz ein. Sie haben etwas getan, worüber Sie nicht glücklich sind. Dies erzeugt bei Ihnen ein inneres Unwohlsein.

Dieser innere Kampf wurde bereits eingehend erforscht. Es ist sehr schwierig, glücklich oder zufrieden zu sein, wenn wir etwas tun, womit ein Teil unseres Gehirns nicht einverstanden ist. Wir versuchen alles Mögliche, um diese Dissonanz zu überwinden und unsere innere Ruhe und Zufriedenheit zurückzuerlangen – sowohl auf bewusste wie auf unbewusste Art. Da nicht alle unsere Versuche, diesen inneren Kampf beizulegen, auf bewusster Ebene ablaufen, kann es passieren, dass wir uns unwissentlich selbst belügen.

Um diesen inneren Zwist beizulegen und uns wieder in Harmonie mit uns selbst zu fühlen, gibt es unterschiedliche Strategien, die wir verfolgen können:

1. Wir können unser Verhalten ändern: „Ich werde keine Süßigkeiten mehr essen."
2. Oder wir können unser Verhalten rechtfertigen, indem wir die gegensätzliche Idee oder Information verändern: „Ab und zu kann ich mir schon mal etwas gönnen. Ich hab' es mir schließlich verdient."
3. Wir können unser Verhalten rechtfertigen, indem wir neue Verhaltensweisen hinzufügen: „Das ist ok. Ich gehe dafür heute später zum Sport."
4. Oder wir betrügen uns selbst, indem wir die gegensätzliche Idee oder Information ignorieren oder verleugnen: „Süßigkeiten sind keine wirklich schlimme Ernährungssünde."

Bei Suchtmitteln ist das Ganze komplizierter. Wir haben die starke unbewusste Überzeugung, dass Alkohol unseren Stress verfliegen lässt und unser Leben bereichert. Gleichzeitig sind wir sowohl bewusst wie auch unbewusst davon überzeugt, dass ein geringerer oder gar kein Alkoholkonsum ein legitimer Verzicht ist. Wir befürchten allerdings, dass dieser Verzicht anstrengend ist. Es gibt nichts, was uns den Alkohol ersetzen könnte. Tatsächlich scheint das Leben ohne Alkohol ein recht freudloses zu sein. Und als ob das nicht schon schlimm genug wäre, kommt noch hinzu, dass alle anderen um uns herum weiter trinken!

Ihnen ist jetzt bewusst, dass die Alkoholmenge, die Sie trinken, Ihrer Gesundheit, Ihren Beziehungen und Ihren anderen Lebensbereichen schadet. Da Alkohol ein bekanntes Suchtmittel ist, wird dieser Konflikt nicht nur geistig, sondern auch körperlich spürbar. Sie entwickeln eine winzige, fast unmerkliche körperliche Abhängigkeit nach der suchterzeugenden Substanz. Das macht das Aufhören noch schwieriger. Mit der Zeit wird das Verlangen immer größer und mächtiger. Das ist eine neurologische Tatsache: Die Erregungskreisläufe im Gehirn verändern sich durch die wiederholte Einnahme eines Suchtmittels und im Laufe der Zeit intensiviert sich das Verlangen danach immer mehr. Dies wird durch die erhöhten Dopaminwerte verursacht, eine antrainierte chemische Antwort des Gehirns auf das Suchtmittel.[175] Dieser innere Konflikt tobt auch dann in Ihnen, wenn Sie keinen Alkohol trinken, da Ihr Verlangen danach ein konstanter Widerspruch zu Ihrem Wunsch ist, nicht zu trinken. Wenn sich zu dieser Gleichung noch eine angeschlagene Gesundheit und kriselnde Beziehungen hinzugesellen, wird dieser innere Konflikt noch um einiges schmerzhafter.

Dieses Phänomen liegt jeder Sucht zugrunde. Alle Abhängigen belügen sich selbst und andere. Sie tun dies, um sich selbst zu schützen und das innere Trauma, das durch den Konflikt ihrer gegensätzlichen Wünsche entstanden ist, so gering wie möglich zu halten. Wir werden so geübt darin, Entschuldigungen zu finden und die Wahrheit zu ignorieren, dass wir anfangen, unsere eigenen Lügen zu glauben. Es ist schrecklich und unglaublich schmerzhaft, sich selbst nicht vertrauen zu können. Dieser Schmerz wird durch die Sucht verursacht. Entgegen der landläufigen Meinung sind es nicht die körperlichen Folgen des Alkoholkonsums, die unser Leben zerstören, sondern der in uns tobende innere Konflikt und unsere feste Entschlossenheit, alles wieder unter Kontrolle zu bringen, während unser Unterbewusstsein an dem Glauben festhält, dass diese Droge für unser Leben in irgendeiner Weise unverzichtbar ist.

Im Falle einer Alkoholabhängigkeit schaffen wir es nur sehr selten, diesen Konflikt durch eine einfache Änderung unseres Verhaltens aufzulösen. Da unser Unterbewusstsein darauf konditioniert wurde, dass Alkohol unser Freund ist, dass er uns hilft, Stress loszuwerden und unsere Lebensqualität verbessert, bleibt unser Verlangen danach auch dann bestehen, wenn wir uns dazu entschlossen haben, weniger zu trinken oder ganz damit aufzuhören. Um trocken zu bleiben, brauchen wir all unsere Willensstärke. Doch wie Wissenschaftler mittlerweile wissen, schwindet diese Willensstärke mit der Zeit kontinuierlich.[176] Und die wenigen Drinks, die wir uns erlauben, werden immer begehrenswerter. Wir geben nach, trinken mehr und fühlen uns danach schuldig. Wir stecken mitten in einer kognitiven Dissonanz fest, einer zwiegespaltenen Seele, und hadern mit einem tiefen inneren Konflikt.

Wenn wir uns darüber klar werden, dass unsere Willensstärke allein uns nicht vom Trinken abhält, wird dieser innere geistige Konflikt noch größer. Wir haben versucht, unser Verhalten zu ändern, und mussten erkennen, dass dies sehr schwierig ist. Wir haben versucht, unsere Kognition beziehungsweise unsere Gedanken zu ändern, indem wir uns die entsetzlichen Folgen des Alkoholkonsums vor Augen geführt haben, und mussten erkennen, dass auch das sehr schwierig ist. Wir versuchen, unser Verhalten zu rechtfertigen, indem wir Ausreden für unser Trinken finden. Wir mögen diese Rationalisierungen anfangs selbst nicht glauben. Doch es ist nun einmal um ein Vielfaches einfacher, mir selbst einzureden, dass es schon in Ordnung ist, um 8 Uhr morgens einen Drink herunter zu kippen, weil es zu Hause ja schließlich schon 22 Uhr abends ist, als einen inneren Konflikt aus-zufechten. Ein Teil unseres Gehirns erkennt aber trotzdem, dass diese Entschuldigungen nicht stimmig sind, also betäuben wir uns selbst, indem wir noch mehr trinken. Wir versuchen alles Mögliche, um diesen Konflikt zu beenden. Wir ignorieren und dementieren sämt-liche Informationen, die unserem Verlangen nach Alkohol im Weg stehen. Unsere Lage wird immer aussichtsloser und wir können nicht verstehen, warum wir keinen Ausweg finden. Also fangen wir an, uns selbst die Schuld zu geben.

Sie wissen bestimmt selbst, dass Panikmache selten dabei hilft, eine Alkoholabhängigkeit zu überwinden. Uns ist bereits fast unser gesam-tes Leben lang klar, dass Alkohol süchtig macht und Menschenleben zerstört. Trotzdem ignorieren wir solche Warnungen lieber, um einem inneren Konflikt aus dem Weg zu gehen. Das Trinken wird zu einer unlogischen Aktivität.

Die Annahme, dass Alkoholismus etwas ist, das nur anderen Leuten passieren kann – Leuten mit einer körperlichen oder psy-chischen Einschränkung – macht es unserem Gehirn leicht, einem Konflikt aus dem Weg zu gehen. Sie liefert uns einen Grund dafür zu glauben, dass wir uns selbst völlig unter Kontrolle haben, während wir gleichzeitig eigentlich wissen, dass dies ganz und gar nicht der Fall ist. Sie hilft uns dabei, unser Problem zu verleugnen. Sie können selbst leicht beobachten, wie Alkoholabhängige mit ihrer kognitiven Dissonanz umgehen, wenn Sie darauf achten, welche Gründe diese für ihr Trinken finden. Wenn Sie sich ehrlich eingestehen, warum Sie wirklich trinken, wette ich mit Ihnen, dass Sie nur schwerlich einen triftigen Grund finden können, der einer logischen und kritischen Überprüfung standhält.

Den inneren Kampf beenden

Wie hat mein Vater es geschafft, seine kognitive Dissonanz zu über-winden? Wie konnte er so leicht spontan trocken werden? Er entschied sich für den ersten Weg: für immer mit dem Trinken aufzuhören.

Doch schon bevor er diesen endgültigen Entschluss fasste, hatte er schon längst für sich selbst entschieden, dass Alkohol keinerlei positive Wirkung auf sein Leben hatte. Diese Einsicht vertrat er mit vollkommener Überzeugung. Für ihn gab es bei diesem Entschluss keinen letzten Zweifel und auch keine offenen Fragen mehr. Er entschied sich mit 100 Prozent seines Bewusstseins dazu, mit dem Trinken aufzuhören. Indem er dies tat, konnte er seinen inneren Kampf beenden und endlich Frieden finden. Der Charakterzug, der ihm dies ermöglichte – seine bestimmte und entschlossene Art – war derselbe, der auch sein Trinken bestimmte. Als er noch trank, tat er dies voll und ganz, aus tiefster Überzeugung. Er verlor sich nicht in Selbstzweifeln und stellte nicht jeden Drink in Frage. Wenn ein bisschen Alkohol das Leben ein bisschen besser machte, dann machte viel Alkohol das Leben noch viel besser. Diese Entschlossenheit in allen Dingen sorgte dafür, dass er alkoholabhängig wurde, half ihm aber letztendlich auch dabei, sich vom Alkohol zu befreien.

Ich werde Ihnen jetzt nicht erzählen, dass der Weg meines Vaters ein einfacher war. Das war und ist er nicht. Er erfordert einen Willen, der gleichzeitig anpassungsfähig und stark genug sein muss, um beides zusammen zu verändern: das Bewusstsein und das Unterbewusstsein. *Einfach nüchtern!* nimmt Ihnen diese Arbeit ab. Beim Lesen dieses Buches verändern Sie Ihr Unterbewusstsein und können dadurch Ihren inneren Konflikt auf leichte und friedliche Weise auflösen. Vielleicht leben Sie schon jahre- oder gar jahrzehntelang mit diesem inneren Zerwürfnis. Sie allein wissen, wie viel Leid und Schmerz Sie deshalb schon ertragen mussten.

Warum tut dieses Gefühl der Zerrissenheit so weh? Weil Konflikte Schmerzen verursachen. Das erklärt, warum wir sie von Natur aus am liebsten vermeiden. Es schmerzt, wenn wir uns mit einem engen Freund streiten. Wir leiden ja schon, wenn wir mit Fremden nicht einer Meinung sind oder wenn wir nur Zeugen eines Konflikts werden. Um wie viel stärker muss dann der Schmerz sein, wenn wir gegen uns selbst kämpfen? Wenn Sie die Erfahrung einer Abhängigkeit gemacht haben, bei der Sie etwas taten, das Sie hassten, kennen Sie das große Ausmaß dieses Schmerzes. Mir selbst ist in meinem Leben noch nichts Schlimmeres widerfahren. Es gibt nichts Beängstigenderes. Die Erfahrung dieses inneren Konflikts empfand ich als so schmerzhaft, dass ich ihn komplett verdrängte und mich völlig abfüllte, um endlich ignorieren zu können, zu welchem Desaster mein Leben mittlerweile geworden war. Doch indem ich dies tat, verlor ich auch das Vertrauen in mich selbst. Ich tat Dinge, die ich nicht tun wollte, und ich verstand nicht, warum ich nicht damit aufhörte. Dieses elende Gefühl war extrem überwältigend und zehrte mich völlig auf. Wenn ich in den Spiegel sah, konnte ich dort kein vertrautes Gesicht mehr erkennen. Ich wusste nicht mehr, wer ich war. Ich hatte mich selbst verloren. Um wieder zu Ihrem wahren Selbst zu finden und glücklich zu sein, müssen Sie diesem inneren Kampf ein Ende bereiten. Der erste Schritt dazu besteht darin, die angeblichen Vorteile von Alkohol auf den Prüfstand zu stellen und mithilfe unserer Schwellenpunkte auf logische und rationale Art zu beweisen, dass der Konsum von Alkohol nur sehr wenige positive Folgen hat.

14.
SCHWELLENPUNKT: ICH MAG ES ZU TRINKEN; ES MACHT MICH GLÜCKLICH

„Eine Sucht beginnt mit der Hoffnung, dass ‚da draußen' irgendetwas ist, das unsere innere Leere unverzüglich füllen kann."
—*Jean Kilbourne*

Seit Sie denken können, haben Sie **beobachtet**, wie die Leute um Sie herum auf jede erdenkliche Art Alkohol „genießen". Werbungen versprechen uns, dass Alkohol uns glücklich macht, da wir mit seiner Hilfe Beziehungen aufbauen, Sex haben, Leben in die Party bringen und unseren gesamten Alltag mehr genießen. In unserer westlichen Gesellschaft ist es nahezu unmöglich, nicht zu der **Annahme** zu kommen, dass Alkohol Menschen sorgenlos macht. Auch Sie haben irgendwann beschlossen, Alkohol zu probieren. Mit der Zeit haben Ihre **Beobachtungen** diese Annahme bestätigt. Dabei hat Alkohol Sie nicht wirklich glücklich gemacht, aber etwas anderes bewirkt: Sobald Sie eine noch so geringe Toleranz gegenüber Alkohol aufgebaut hatten, wurden Sie ganz leicht und nahezu unmerklich unglücklich, wenn Sie nicht trinken konnten. Schließlich liegt in der **Annahme**, dass Alkohol glücklich macht, auch die unausgesprochene **Annahme** versteckt, dass ein Verzicht auf Alkohol unglücklich macht. Auf diese Weise wurden Ihre Annahmen dann durch Ihre **Erfahrung** bestätigt, sodass Sie daraus den Rückschluss gezogen haben, dass Alkohol tatsächlich Genuss verspricht und Sie zufrieden macht.

Doch sehen wir uns die Realität an:

Alkohol macht mich glücklich

Wissenschaftliche Studien zeigen, dass Alkohol in unserer Gesellschaft viel Leid verursacht. Er macht die Trinkenden unglücklich, aber auch die Menschen um sie herum. Er führt zu Obdachlosigkeit, Arbeitslosigkeit, Armut, Missbrauch, Depressionen, Schmerzen, Vergewaltigungen, Elend und Tod. Es gibt Selbsthilfegruppen für Opfer psychischen, körperlichen und sexuellen Missbrauchs, der mit Alkohol zusammenhängt. Alkohol zerstört Familien: 70 Prozent aller mit Alkohol in Verbindung stehenden Gewalttaten geschehen zu Hause. Bei zwanzig Prozent dieser Gewalttaten ist eine Waffe (also etwas anderes als Hände, Fäuste oder Füße) im Spiel.[177] Es gibt Waisenhäuser eigens für Kinder, deren Eltern aufgrund von Alkohol gestorben sind oder sich nicht mehr um sie kümmern können. Alkohol führt zu Streit, gewalttätigen Auseinandersetzungen, Messerstechereien, Mord und ungewollten Schwangerschaften. Bei Gewaltverbrechen stehen die Täter in der Regel weitaus häufiger unter dem Einfluss von Alkohol als dem Einfluss anderer Drogen.[178] Bei Menschen, die trinken, ist darüber hinaus die Sterberate aufgrund von Verletzungen oder Gewalt höher.[179]

Alkohol hat eine solch ungezügelte Wirkung auf unsere Gesellschaft und verursacht so viel Leid, dass ich bisher noch niemanden getroffen habe, der keine Geschichte von seelischen Qualen, einer Tragödie, Schmerzen und Leid oder tiefer Reue zu erzählen hätte. Meine wunderschöne Cousine starb einen Tag nach Weihnachten im Alter von 23 Jahren. Sie überquerte gerade eine Straße, als sie von einem betrunkenen Fahrer angefahren wurde. Ihr Gesicht war fast bis zur Unkenntlichkeit entstellt. Sie schaffte es noch bis ins Krankenhaus, wo sie starb. Wir alle kennen Horrorgeschichten.

Am schlimmsten aber ist, wie sich Alkohol auf das Leben von Kindern auswirkt. Für Kinder ist es unglaublich schmerzhaft, mitanzusehen, wie ihre Eltern, um die sich ihre ganze kindliche Welt dreht, anfangen zu schwanken und zu stolpern, sich zu übergeben, zu streiten oder gemein zueinander zu sein. Die Eltern meiner Freundin Julie ließen sich scheiden, als Julie noch sehr jung war. Ihre Mutter heiratete erneut. Ihr zweiter Mann war ein schwerer Trinker. Ich übernachtete als Kind einige Male bei Julie. Ihr Zimmer lag direkt unter dem Schlafzimmer ihrer Eltern. Ich erinnere mich noch daran, wie ich im Bett lag, die lauten, alkoholgeschwängerten Auseinandersetzungen der Eltern mitanhörte und mich richtig hilflos fühlte. Julie tat so, als würde sie schlafen. Es muss ihr entsetzlich peinlich gewesen sein. Ihre Mutter rührte keinen Tropfen an und der Streit schien stets nur von einer Seite auszugehen. Wir hörten immer nur eine männliche Stimme, die schrie, während die Mutter weinte. Doch in gewisser Weise hatte Julie auch Glück: Viele Kinder liegen in ihren Bettchen oder verstecken sich im Schrank, während ihre Mutter körperlich verletzt wird. Oftmals werden auch die Kinder selbst zu Opfern von Gewalt. Es ist entsetzlich zu wissen, dass über die Hälfte aller gemeldeten Misshandlungsfälle bei Kindern und 75 Prozent aller durch Misshandlungen verursachten Todesfälle von Kindern mit Alkohol in Zusammenhang stehen.[180] Wegen Kindesmisshandlung verurteilte Mütter sind *dreimal* häufiger Alkoholikerinnen und misshandelnde Väter sind *zehnmal* häufiger Alkoholiker.[181] Und dieser Kreislauf setzt sich fort, da Kinder von Alkoholikern in ihrem späteren Leben ein viermal höheres Risiko haben, selbst eine Alkoholabhängigkeit zu entwickeln.[182]

Auch ohne Misshandlungen sind betrunkene Eltern furchteinflößend für ihre Kinder. Entweder fangen sie an, rührselig ihre Zuneigung zu bekunden, indem sie ihren Kindern pausenlos versichern, wie sehr sie sie lieben (was von den Kindern schnell als falsche Beteuerung und hohle Phrase erkannt wird, die ihren Ursprung im Alkohol hat), oder sie verschwinden völlig hinter einer neuen Persönlichkeit und die Kinder erkennen ihre Eltern gar nicht mehr wieder. Sie sind nicht länger die Personen, die sie kennen und denen sie vertrauen. Auch wenn die Eltern körperlich präsent sind, fühlen sich die Kinder verlassen und sind verängstigt. Sie wünschen sich, die Eltern mögen einfach verschwinden. Auch wenn sie nicht gewalttätig werden, tut es weh, in ihrer Nähe zu sein. Wenn ein Kind nicht mit seinen Eltern kommunizieren kann, führt dies zu Leid und Vernachlässigung. Auch am Morgen danach werden Kinder oft zu Opfern der Folgen des Alkoholkonsums ihrer Eltern, wenn diese wegen eines starken Katers mürrisch sind und die Kinder anschreien, die gar nicht wissen, warum. Kinder hassen es, ihre Eltern betrunken zu erleben. Es gibt nur wenige Dinge, die sie als noch verstörender empfinden.

Sie mögen jetzt vielleicht einwenden, dass dies Extremfälle sind, und dass Alkohol in moderaten Mengen uns doch dabei hilft, das Leben mehr zu genießen. Natürlich sehen Sie ein, dass das Ganze mehr Leid als Glück verursacht, aber Sie sind schließlich eine Ausnahme. Diese fürchterlichen Dinge passieren anderen Menschen, während Sie selbst Alkohol richtig genießen können. Aufgrund irgendeines seltsamen Wunders macht die Substanz, die Väter dazu bringt, ihre Kinder zu verletzen und Autofahrer ganze Familien auslöschen lässt, Sie glücklich.

Aber womöglich bin ich gerade nicht fair. Wie kann ich dieses angenehme Gefühl des Beschwipstseins schlechtreden? Das kann ich tatsächlich nicht. Wenn der Alkohol in unseren Körper gelangt, verursacht er eine Art kleinen Rausch. Das ist ein Fakt – es geschieht einfach. Alkohol gelangt anders als Nahrung direkt über die Magenschleimhaut ins Blut. Auf diese Weise erreicht er die Gehirnzellen sehr schnell. Aber ist Ihnen schon einmal aufgefallen, wie schnell dieses angenehme beschwipste Gefühl wieder verfliegt? Achten Sie das nächste Mal darauf. Es stellt sich sehr schnell ein, ist aber nach 20 Minuten auch schon wieder vorbei. Einige Experten glauben, dass dieser „Rausch" einfach nur ein Blutzuckerhoch ist, da Alkohol hauptsächlich aus Zuckern und Kohlenhydraten besteht. Um diesem plötzlichen Glukoseanstieg entgegenzuwirken und wieder ein Gleichgewicht herzustellen, stimuliert unser Körper die Insulinproduktion. Das Insulin sorgt dafür, dass der Blutzucker fällt, wodurch dieser auf einen niedrigeren Wert als vor dem Trinken sinkt. Wenn unser Blutzuckerspiegel niedrig ist, fühlen wir uns leer und angespannt. Also glauben wir, dass ein weiterer Drink uns wahrscheinlich wieder entspannen wird – für weitere 20 Minuten – da er den nächsten Glukoserausch in Gang setzt.[183]

Dieses Gefühl macht süchtig. Achten Sie bei Ihrem nächsten Drink darauf, wie Sie sich fühlen. Wenn das erste beschwipste Gefühl verflogen ist, stellt es sich beim nächsten Mal nicht wieder auf dieselbe Weise ein – egal wie viel Sie trinken. Sie trinken mehr, um diesen anfänglichen Rausch erneut zu erleben. Doch nach ein paar Drinks stumpfen Ihre Sinne ab und Ihre Wahrnehmung verändert sich. Das Leben um Sie herum fühlt sich plötzlich unwirklich an. Sie glauben, dass Sie noch die volle Kontrolle über sich haben, können aber gar nicht mehr einschätzen, wie betrunken Sie wirklich sind. Sie haben die Fähigkeit der Mäßigung verloren. Aus diesem Grund setzen sich intelligente Leute trotz all der Warnungen, der hohen Risiken und der Gefahr eines Unfalls durch Trunkenheit am Steuer trotzdem ins Auto, um zu fahren, wenn sie es nicht mehr tun sollten.

Vale stellt dazu folgende Fragen: „Können Sie wirklich bei jedem einzigen Mal, wenn Sie Alkohol getrunken haben, behaupten, dass Sie sich dadurch richtig glücklich gefühlt haben? Sind Sie durch das Trinken jemals angespannter oder streitlustiger geworden? Haben Sie sich bei einem Trinkgelage schon einmal deprimiert gefühlt oder geweint? Wurden Sie nach dem Konsum von Alkohol schon einmal zu einer unangenehmen oder unvernünftigen Person?"[184]

Danach argumentiert er, dass Sie sich doch eigentlich jedes Mal nach dem Trinken glückselig fühlen müssten, wenn die Theorie stimmt, dass Alkohol wirklich zufrieden stellt. Lassen Sie mich Sie einmal aus rein physiologischer Perspektive fragen, wie Alkohol Sie eigentlich glücklich machen kann. Die Wirkung von Alkohol besteht darin, all unsere Sinne zu betäuben, uns abstumpfen zu lassen und uns betrunken zu machen. Wenn Ihre Sinne abgestumpft sind, wie können Sie dann noch etwas fühlen – Glückseligkeit eingeschlossen? Beim Trinken fühlen Sie sich bestimmt nicht jedes Mal begeistert.

Niemand von uns ist auf alles stolz, was wir beim Trinken gesagt oder getan haben. In dem Moment selbst aber glauben wir, die Könige der Welt zu sein. Wir sagen und tun all das, was uns gefällt, und reden uns dabei ein, dass es genau das ist, was uns freudig stimmt. Sind Sie glücklich, wenn der Boden zu schwanken beginnt oder Ihr Abendessen wieder hochkommt? Ist der Alkoholkranke auf den Straßen von Las Vegas, der sein Zuhause und seine Familie durch den Alkohol verloren hat, wirklich glücklich?

Vielleicht fühlen Sie sich jetzt angegriffen und wenden ein, dass all diese Dinge natürlich nicht angenehm sind, aber dass *Sie* sich durchaus gut und zufrieden fühlen, wenn Sie moderat trinken. Doch wo bleibt da die Logik? Wie kann eine Substanz, die dazu führt, dass Menschen sich auf eine sie selbst beschämende Weise benehmen, plötzlich zu einem Wundertrank der Glückseligkeit werden, wenn wir nur ein bisschen davon trinken? Wäre es nicht viel logischer, wenn ein bisschen Alkohol uns ein bisschen glücklich und viel Alkohol uns sehr glücklich machte?

Möglicherweise erklären Sie mir jetzt, dass Sie ständig viele Leute sehen, die trinken und heiter sind. Sie trinken, sie witzeln herum, sie kichern und sie haben Spaß. Doch ich wette mit Ihnen, dass diese Leute eher die Atmosphäre, die gemeinsame Zeit mit ihren Freunden und die Gespräche genießen, als den Alkohol. Sie mögen kontern, dass die Atmosphäre wahrscheinlich gedrückter wäre, wenn es keinen Alkohol gäbe. Da stimme ich Ihnen zu – wenn die Leute, die trinken, so wie die allermeisten Menschen glauben, dass sie ohne Alkohol keinen Spaß haben können. Doch Alkohol macht Menschen, die trinken, nicht glücklich – sie sind ohne ihn einfach sehr unglücklich.

Es ist schwer, das Ganze einzuschätzen, weil wir nichts haben, womit wir es vergleichen können. Ich kann mich nicht daran erinnern, jemals auf einer Hochzeit, ja nicht einmal auf einer Beerdigung gewesen zu sein, bei der kein Alkohol ausgeschenkt wurde. Und ich weiß mit Sicherheit, dass ich noch nie an einem Geschäftsessen teilgenommen habe, bei dem es keinen Alkohol gab. Ich kann mich auch an kein einziges Barbecue ohne Alkohol erinnern. Wenn ich an meine vergangenen Jahre als Erwachsene zurückdenke, fallen mir keine gesellschaftlichen Anlässe ein, bei denen Alkohol nicht in irgendeiner Weise verfügbar gewesen wäre. Wir wohnen in der Nähe einer der weltbesten Konzerthallen. Auch dort wird Alkohol verkauft, aber zu einem saftigen Preis. Einmal war ich bei meiner Freundin Laura zu Hause und wir saßen in der Küche. Dort fiel mir ein Laib Brot auf, von dem ein Endstück abgebrochen war. Ich sah es mir aus der Nähe an und erkannte, dass eine Flasche in das Brot eingebacken war. Lauras Mann ist ein Whiskeyliebhaber und sie hatten vor, zusammen zu einem Konzert zu gehen. Er wollte keine Getränke in der Konzerthalle kaufen und zog seine Lieblingsmarke vor, also leerte Laura die Flasche in ein anderes Gefäß und buk sie dann in ein Brot ein. Das Brot und die Flasche kühlten gerade ab und Laura wollte sie danach wieder befüllen. Sie hatten vor, das Brot und den darin versteckten Whiskey als Teil ihres Picknicks mit in das Konzert zu schmuggeln. Essen ist erlaubt, egal wie viel, nur Alkohol darf nicht mitgebracht werden und vor jedem Konzert werden die Taschen der Besucher gründlich durchsucht. Wie Sie sich eventuell vorstellen können, war Laura sehr stolz auf sich selbst und ihr Mann war regelrecht euphorisch.

Ich will damit sagen, dass bei den meisten gesellschaftlichen Anlässen, die in der Regel schon von sich aus Freude und Vergnügen bedeuten, fast immer Alkohol angeboten wird. Oder fallen Ihnen viele gesellschaftliche Zusammenkünfte ein, bei denen Alkohol keine Option ist? Zusammenkünfte oder Partys, bei denen nicht Sie selbst beschlossen, weniger oder gar nicht zu trinken, sondern bei denen es überhaupt keinen Alkohol gab? Diese Aussage allein klingt schon wie ein Widerspruch. Wenn Sie einer Subkultur angehören, bei der nicht zu jeder Hochzeit und jeder Feierlichkeit Alkohol serviert wird, haben Sie eine bessere Vergleichsbasis als die meisten von uns. Denken Sie einmal an die lustigsten Partys, auf denen Sie waren – mit und ohne Alkohol. Sie haben sich bestimmt auf beiden Arten dieser Partys amüsiert, oder nicht? Sie hatten bereits viel Spaß bei Treffen, die ohne Alkohol abliefen. Lässt sie das nicht vermuten, dass Sie sich vielleicht deshalb amüsiert haben, weil Sie sich mit Freunden unterhalten und gelacht haben, und nicht deshalb, weil es Alkohol gab?

Statt mich mit anderen trinkenden Menschen bei gesellschaftlichen Anlässen zu vergleichen, kann ich heute mein nicht-trinkendes Selbst mit meinem früheren trinkenden Selbst vergleichen. Es ist fast unfassbar, wie viel mehr ich mein Leben heute genieße. Ich merke nun, wenn ich etwas genieße. Natürlich merke ich auch, wenn ich es nicht tue, aber dafür sind meine Gefühle zu 100 Prozent meine eigenen. Es gibt eine Million Gründe dafür, warum ich heute glücklicher bin. Doch vor allen Dingen kenne ich mich selbst. Ich fühle mich in meiner eigenen Haut wohl und selbstsicher. Ich liebe es, am Leben zu sein; ich liebe es, ich selbst zu sein. Das ist das wahre Glück. Nach der Lektüre von *Einfach nüchtern!* beschrieb Mary es folgendermaßen: „Ich trinke nicht mehr, weil all meine Gefühle euphorischer und erfüllender sind, als ich sie nach dem Konsum von Alkohol je empfinden konnte."

Es ist schwer, dies zu akzeptieren, wenn all unsere Hipster-Freunde ihr Abendessen mit Wein „genießen". Das macht man eben so. Doch tief in uns spüren wir alle, dass Alkohol uns wohl eher schadet. Aus diesem Grund haben wir das Bedürfnis zu rechtfertigen, wie viel oder wie oft wir trinken. Es ist wie ein schwarzer Schatten, der über uns hängt – dann, wenn wir trinken, und auch dann, wenn wir nicht trinken. Wir haben uns selbst davon überzeugt, dass wir unser Leben nicht ohne Alkohol genießen können. Wir alle verschließen unsere Augen vor diesem Schatten. Doch wie ist es dann möglich, dass es einmal eine Zeit gab, in der wir unser Leben genossen und Glückseligkeit kannten, lange bevor wir anfingen zu trinken? Glücklich zu sein ist das Gefühl, körperlich und psychisch gesund zu sein und sich unglaublich darüber zu freuen, am Leben zu sein. Wie kann jemand, der von einem Getränk abhängig ist, das seine Gesundheit zerstört und ihn gefangenhält, wirklich glücklich sein? Unser Bewusstsein hat eine extrem große Wirkungskraft. Was wir glauben, wird zu unserer Wahrheit. Wenn wir glauben, dass wir uns ohne einen Drink auf einer Party nicht amüsieren und auch nicht mit Freunden treffen können, dann schaffen wir das tatsächlich nicht.

Wenn Sie Ihr Gehirn abschalten wollen, können Sie das mit Alkohol tun. Doch wenn Sie aus Ihrer alkoholbedingten Betäubung aufwachen, ist der Schmerz immer noch da, und meist noch schlimmer als vorher. Werden wir auf magische Weise wieder glücklich, wenn wir nach einer Nacht im Vollrausch wieder aufwachen? Wird sich unsere Situation dann auf irgendeine Weise verbessert haben? Oder wird es noch schlimmer sein? Wir fühlen uns dann seelisch und körperlich grauenvoll. Das Trinken hat unsere Nerven zerrüttet und wir sind noch weniger dazu in der Lage, uns mit dem Problem auseinanderzusetzen, dessentwegen wir überhaupt mit dem Trinken angefangen haben.

Wirklicher Schmerz und Kummer lassen sich nicht mit Alkohol aus der Welt schaffen. Wir können Trägodien nicht einfach herunterspülen. Wenn wir genug trinken, können wir Geist und Seele zeitweise vor ihnen verschließen, doch später sind sie immer noch da. Je mehr wir trinken, umso schwerer wird es für uns, unsere Probleme zu lösen, wenn wir irgendwann wieder nüchtern sind. Beim Aufwachen ist die Tragödie weiterhin da. Ein Verlust bleibt bestehen und scheint danach noch umso schmerzlicher zu sein.

Es öffnet uns sprichwörtlich die Augen, wenn wir erkennen, wer glücklich ist und wer vermutlich nicht. Es ist schwer, heiter und unbeschwert zu sein, wenn wir die ganze Zeit krampfhaft darüber nachdenken, wo wir den nächsten Drink auftreiben oder wie viel Alkohol wir an einem Abend trinken können. Ich bemerke oft Menschen, die gar nicht trinken oder aber nur so wenig, dass es offensichtlich nur eine Show ist. Sie genießen die Atmosphäre, lachen und unterhalten sich mit Freunden. Sie werden nicht vom Alkohol kontrolliert – sie scheinen mit sich selbst im Reinen und wirklich froh und zufrieden zu sein. Machen Sie Ihre eigenen Beobachtungen. Schauen Sie sich um, wenn Sie das nächste Mal auswärts essen oder in einen Club gehen. Beobachten Sie, wer glücklich und entspannt aussieht. Achten Sie dann darauf, ob diese Person sehr viel trinkt. Das Ergebnis könnte Sie überraschen.

Wenn Sie glauben, dass Sie Alkohol brauchen, um ausgelassen zu sein, sich entspannen oder Ihren Abend genießen zu können, dann haben Sie bereits ein Problem. Nur weil Ihr Körper noch nicht streikt und Sie genug Geld haben, um Ihr Verlangen zu befriedigen, heißt das nicht, dass Sie nicht abhängig sind. Vielleicht haben Sie noch nicht das chronische Stadium erreicht, in dem Sie körperlich und psychisch völlig alkoholabhängig sind. Doch wenn Sie glauben, dass Sie Alkohol brauchen, um gesellschaftliche Anlässe zu genießen oder den Alltagsstress abzumildern, sind Sie bereits emotional von ihm abhängig. Die kumulative Wirkung von Alkohol auf alle Menschen, die trinken, ist nicht Glückseligkeit, sondern Elend.

Doch machen Sie sich keine Sorgen, wenn Sie das Gefühl haben, dass ich zu ungerecht bin und ein viel zu drastisches Bild zeichne. Die gute Nachricht ist, dass Sie mir gar nicht glauben müssen. Wenn Sie erst einmal frei sind, werden Sie sich diese Dinge ein ums andere Mal selbst beweisen. Sie werden Ihr Leben in vollen Zügen genießen, an Dutzenden Zusammenkünften teilnehmen und glücklicher sein, als Sie der Alkohol je machen konnte.

15.
DIE SUCHT DEFINIEREN: TEIL I

„Fortschritt ist ohne Veränderung unmöglich und wer seine Denkweise nicht verändern kann, kann gar nichts verändern."
—George Bernard Shaw

Suchtmerkmale: Missbrauch, Abhängigkeit, Verlangen

Der Begriff Sucht wird ständig und überall sehr freizügig verwendet. Wir können nach Schokolade, Einkaufen, Fernsehen und eigentlich fast allem süchtig sein. Dieses Wort hat so viele verschiedene Bedeutungen, dass Psychiater lieber den Begriff „Substanzmissbrauch" verwenden. Die darunter fallenden Störungen werden auf der Basis bestimmter Merkmale klassifiziert, die drei verschiedene Kategorien bilden: Missbrauch, Abhängigkeit und Verlangen.[185]

Ein Missbrauch charakterisiert sich durch signifikant negative Folgen bei den Abhängigen. Diese können die Gesundheit oder zwischenmenschliche Beziehungen betreffen oder aber damit zusammenhängen, dass die Betroffenen bestimmten Dingen nicht mehr nachgehen können, wie zum Beispiel morgens zur Arbeit zu gehen.

Eine Abhängigkeit ist dann gegeben, wenn eine Person psychisch und manchmal auch körperlich von einer Droge abhängig ist. Die Abhängigkeit wird durch Toleranz (wenn wir immer mehr von einer bestimmten Droge konsumieren, um dieselbe anfängliche Wirkung zu erzielen) und Entzug (wenn bei einem Verzicht auf die Droge unangenehme psychologische oder körperliche Folgen auftreten) bestimmt.[186] Beides geschieht dann, wenn unser Körper und unser Gehirn sich verändert haben, um die chronische Präsenz der Droge im Körper zu kompensieren.[187]

Ein Verlangen ist das extrem starke und unlogische Bedürfnis, die Droge einzunehmen. Dieses Verlangen widerspricht unseren Gefühlen. Das heißt, dass wir uns zum Beispiel bewusst dafür entscheiden, einen Tag lang nichts zu trinken, aber dennoch ein intensives Verlangen nach Alkohol haben. Wenn Abhängige versuchen, auf die jeweilige Droge zu verzichten, kann das Verlangen danach so stark werden, dass sie an fast nichts Anderes mehr denken können.

Lassen Sie uns der Einfachheit halber eine Abhängigkeit auf folgende Weise definieren: Sie tun regelmäßig etwas, das Sie nicht tun wollen. Oder Sie tun etwas öfter, als Sie es eigentlich wollen, und sind nicht in der Lage, es einfach einzuschränken oder damit aufzuhören. Es ist im Grunde genommen so, als hätten Sie zwei gegensätzliche Prioritäten und wollten gleichzeitig mehr und weniger von einer bestimmten Sache. Die suchterzeugende Substanz bewirkt ein psychologisches Bedürfnis nach sich selbst in unseren Gedanken und ein biologisches Bedürfnis in unseren grauen Zellen. Dieses Bedürfnis wächst und es beginnt ein Kreislauf, bei dem unser Körper versucht, die ständige Präsenz dieser Substanz zu kompensieren. Dabei geht er allerdings zu weit und verursacht ein Bedürfnis nach der Droge.

Irgendwann ist das Bedürfnis – das Verlangen nach der suchterzeugenden Substanz – so überwältigend, dass wir keine andere Wahl mehr zu haben scheinen. Bei wissenschaftlichen Suchtstudien verabreicht sich das Forschungssubjekt die suchterzeugende Substanz in endloser Weise und vergisst darüber alles andere in seinem Leben, einschließlich der Fürsorge für seine Nachkommen oder sogar die eigene Nahrungsaufnahme. Bei solchen Experimenten untersuchte Ratten hungern sich selbst zu Tode.[188]

Wenn wir dieses zwanghafte Stadium erreicht haben, müssen wir den Teufelskreis endgültig durchbrechen. Wir müssen das Bedürfnis der Droge nach sich selbst aushungern.

Wir alle sind nach vielen Dingen süchtig. Auf eine bestimmte Art und Weise sind wir eine schnell der Sucht verfallende Spezies: Wir benutzen dieselben Fähigkeiten, um zu lernen und uns anzupassen, die auch dann im Spiel sind, wenn wir von etwas abhängig werden. Lernen und Sucht laufen in derselben Hirnregion ab. Polk zitiert Studien, die bestätigen, dass eine Sucht fest mit der Lernfähigkeit unseres Gehirns verknüpft ist. Im nächsten Kapitel werden wir dies detailliert betrachten.

Der Suchtkreislauf

Dies ist einer der wichtigsten Teile dieses Buches. Wir müssen verstehen, warum wir trinken.

Wenn Cracksüchtige keinen Nachschub mehr haben, flippen sie aus. Sie werden unruhig, gereizt und schwer paranoid. Für die nächste Dosis tun sie alles erdenklich Mögliche. Manche Menschen tun Dinge, die sie sich vor ihrer Suchterkrankung niemals hätten vorstellen können, wie sich beispielsweise zu prostituieren, um an neuen Stoff zu kommen. Ihre gesamte Welt dreht sich nur noch um die Droge. Es ist das blanke Elend. Erst wenn sie Crack finden und rauchen, können sie sich wieder entspannen. Es scheint nur logisch zu sein, daraus zu schließen, dass Crack dann wohl genau das Richtige ist, um das Elend, die Paranoia und die Panik abzumildern. Es sieht doch auch alles danach aus: In einer Minute sind sie noch menschliche Wracks, in der nächsten scheinen sie überglücklich und voller innerem Frieden zu sein. Doch wir wissen, dass das nicht stimmt. Tatsächlich rauchen Crackabhängige die Droge nicht wegen ihrer

Wunderwirkung, sondern um die Entzugserscheinungen zu mildern, die durch die vorherige Dosis verursacht wurden.

Eigentlich könnte man denken, dass wir nur dann Entzugserscheinungen spüren, wenn wir aufhören, eine bestimmte Droge zu nehmen. Doch in Wirklichkeit durchleben wir jedes Mal einen Entzug, wenn die Substanz unseren Körper verlässt. Aus diesem Grund haben wir das Verlangen, die Droge erneut zu konsumieren. Wenn wir wiederholt Drogen nehmen oder Alkohol trinken, setzen wir uns einem ständigen Entzugskreislauf aus. Wenn Crackabhängige niemals Crack geraucht hätten, würden sie nicht an Panikattacken, kalten Schweißausbrüchen und weiteren fürchterlichen Entzugssymptomen leiden. Ist es nicht eindeutig, dass die Droge diese Symptome verursacht und nicht abmildert? Als Außenstehenden leuchtet uns das wunderbar ein, doch wer abhängig ist, kann diesen Zusammenhang nicht erkennen.

Abhängigkeiten unterscheiden sich je nach der sie verursachenden Substanz, doch das Grundmuster bleibt dasselbe. Wer abhängig ist, ist so konditioniert, dass er glaubt, die Droge verschaffe ihm Genuss oder Linderung oder sie helfe ihm dabei, das Leben mehr zu genießen oder Stress abzubauen. Abhängige glauben in der Regel, dass sie auf irgendeine Art nicht vollständig sind und etwas brauchen, das ihr Körper ihnen nicht auf natürliche Weise liefern kann. Sie glauben vielleicht, dass ihnen tief in ihrem Inneren etwas fehlt und dass es eine Leere gibt, die sie mit der Substanz ihrer Wahl füllen müssen. Doch dies sind normalerweise keine bewussten Überzeugungen.

Die meisten Abhängigen brauchen in der Regel Zeit, um sich an die Erfahrung des Drogengebrauchs zu gewöhnen. Als ich das erste Mal Marihuana rauchte, war das ganz und gar kein angenehmes Erlebnis. Ich fühlte mich paranoid und ich mochte es nicht. Meine Freunde erklärten mir, dass das normal sei und sich beim nächsten Mal besser anfühle, also probierte ich es wieder. Da die erste Erfahrung alles andere als ideal ist – ob es sich nun um den fauligherben Geschmack des ersten Biers oder das paranoide Gefühl nach der ersten Bong handelt – verflüchtigt sich die Angst davor, abhängig zu werden. Wie könnten wir denn von etwas abhängig werden, das überhaupt nicht so großartig ist? Doch gerade davor warnt Vale: „Die Ironie besteht darin, dass der fürchterliche Geschmack Teil dessen ist, was uns in die Alkoholfalle tappen lässt."[189]

Wenn wir eine körperlich abhängig machende Substanz einnehmen, die von Koffein bis zu Crack reichen kann, spüren wir Entzugssymptome, wenn sie unseren Körper verlässt. Bei einigen härteren Drogen sind diese Symptome sehr stark, doch bei den meisten Substanzen wie Nikotin, Zucker, Koffein oder Alkohol handelt es sich dabei oftmals um ein nur leichtes, fast unmerkliches Unbehagen. Es ist ein verletzliches, angespanntes und leeres Gefühl, so wie eine mulmige Ahnung, dass irgendetwas nicht stimmt oder fehlt und dass unser Leben unvollständig ist. Da der Abbau von Alkohol im Körper mehrere Tage dauern kann, ist es möglich, dass Trinker dieses Gefühl fast ständig verspüren.

Da das Gefühl aber verschwindet, wenn wir die Substanz einnehmen, verbinden wir es nicht damit. Das Gefühl, dass etwas nicht stimmt, ist Stress oder Hunger recht ähnlich, also können wir es nicht klar einordnen. Sobald wir uns den nächsten Drink gönnen, geht es uns besser. Wir trinken und fühlen uns entspannter, selbstsicherer und stärker in Kontrolle als wenige Momente vorher. Die Erleichterung ist echt, also beginnen wir zu glauben, dass es der Drink ist, der uns Genuss und Entspannung verschafft. Wir sind glücklicher, wenn wir trinken – nicht, weil das Trinken uns glücklich macht, sondern weil es die Entzugserscheinungen vertreibt, die es selbst ausgelöst hat. Diese Illusion bestätigt, dass wir unbewusst darauf konditioniert wurden zu glauben, dass Alkohol der Schlüssel für Entspannung und Genuss ist.

Wir trinken weiter, um das leere und unangenehme Gefühl zu vertreiben, das Alkohol in uns auslöst. Wenn wir unseren Drink „genießen", stellen wir unsere innere Ruhe und das Gefühl der Vollständigkeit wieder her, das wir bereits unser gesamtes Leben lang kannten, bevor wir auch nur einen Tropfen Alkohol probierten. Da Alkohol schädlich ist, entwickeln wir eine Immunität dagegen. Wir brauchen immer mehr davon, um dieselbe Wirkung zu erzielen – mehr, um dieses leere und verunsichernde Gefühl loszuwerden. Da suchterzeugende Substanzen diese Verletzlichkeit erst auslösen, können sie uns gar nicht dabei helfen, uns zu entspannen. Sie sind der Grund dafür, warum wir uns angespannt, schwach und unsicher fühlen. Vale sagt: „Die wunderbare Wahrheit ist, dass Sie gar keine neuen Wege der Entspannung finden müssen, da Sie als Nichttrinker sowieso wesentlich entspannter sein werden. Es ist der Alkohol, der erst dafür sorgt, dass Sie sich unentspannt fühlen."[190]

Die Immunität Ihres Körpers wächst immer mehr und irgendwann sind Sie auch dann unglücklich, wenn Sie trinken. Die Droge zerstört uns psychisch und körperlich. Unsere Gesundheit wird geschwächt, unsere Nerven aufgerieben und das Gefühl der Abhängigkeit wird immer größer. Wir trinken noch mehr. Der Kreislauf geht immer weiter. Und plötzlich erkennen wir, dass wir abhängig geworden sind, ohne dass wir bemerkten, wie es geschah. Wir sehen, wie aus dem betrunkenen Partygänger in Las Vegas der Obdachlose wird, der sich an seiner Flasche festhält.

Je länger der Kreislauf anhält, umso stärker wird das Gefühl der Abhängigkeit und wir beginnen zu glauben, dass Alkohol das Wichtigste in unserem Leben ist. Genauso wie bei einem Verhungernden, der verdorbenes Essen für die beste Mahlzeit der Welt hält, ist auch unsere Wahrnehmung von Alkohol gestört. Alkohol wird immer wertvoller für uns. Unsere Lieben sehen, wie wir ihnen entgleiten. Doch wenn sie schließlich etwas sagen, haben wir schon so viel Angst vor dem Verlust dessen, was uns jetzt wie unsere einzige Trostquelle erscheint, dass wir uns ihren Worten unwissentlich und unbewusst mental verschließen.

Irgendwann ist unsere Alkoholtoleranz so hoch, dass wir so viel trinken, dass der Großteil unserer geistigen und körperlichen Gesundheit bereits zerstört ist. Die Illusion einer Befriedigung ist praktisch nicht mehr existent. Wir beginnen, unserer Familie und unseren Freunden oder unseren inneren warnenden Stimmen zuzuhören. Wir fragen uns, ob wir weniger trinken oder ganz damit aufhören sollten. Gleichzeitig sind wir unbewusst darauf konditioniert worden zu glauben, dass das Aufhören oder weniger Trinken schwer ist, und wir fangen leider an, uns für eine fast aussichtslose Schlacht zu wappnen.

Wir versuchen, trocken zu bleiben, doch unser Unterbewusstsein glaubt immer noch, dass Alkohol unser Leben positiv beeinflusst. Deshalb quälen wir uns so, wenn wir aufhören wollen. Wir glauben, dass wir etwas opfern, das für uns sehr wichtig geworden ist. Da alle Leute um uns herum „glückliche" Trinker sind, haben wir das Gefühl, dass wir etwas verpassen. Schlussendlich bestätigen unsere eigenen Erfahrungen unsere Überzeugung, dass es sehr schwer, wenn nicht sogar unmöglich ist, mit dem Trinken aufzuhören.

Je länger wir auf Alkohol verzichten, umso größer ist die Befriedigung, wenn wir unserem Verlangen endlich nachgeben. Warum? Weil das elende Gefühl während der Zeit unserer Abstinenz stärker geworden ist – und auch das spätere Gefühl der Erleichterung. Wir interpretieren diese Erleichterung als Genuss, wenn wir schließlich nachgeben und trinken. In diesem Suchtkreislauf sind sowohl das Elend der Abstinenz wie auch der „Genuss" des Nachgebens wahrhaftige und intensive Empfindungen.

Die Nachwirkungen des Alkoholkreislaufs

Ich mag, wie Allen Carr den Kausalzusammenhang zwischen Alkoholkonsum und dem Elendsgefühl, das wir zwischen den Drinks erleiden, beschreibt. Die folgenden fünf Punkte stammen von ihm, aber ich habe sie für etwas mehr Klarheit ein bisschen stärker ausgearbeitet.[191]

Erstens spüren wir die unmittelbaren Folgen unserer vorangegangenen Zecherei. Sie kennen die üblichen Verdächtigen bereits: ein generelles Tief, Müdigkeit, ein Kater, Kopfschmerzen und Trägheit.

Zweitens fügen wir uns durch einen kontinuierlichen Alkoholkonsum zunehmende körperliche Schäden zu. Dies geschieht aber so langsam, dass wir es gar nicht mitbekommen.[192] Dass wir uns träge, gestresst und müde fühlen, wird zu unserer neuen Normalität. Ständiges Trinken beeinträchtigt auch unsere geistige Gesundheit: Alkohol gehört zu den Hauptursachen von Depressionen.[193] Unser Alkoholkonsum beginnt, Auswirkungen auf unsere Finanzen und unsere Beziehungen zu haben.

Drittens sind wir nun mit richtigem Stress in unserem Leben konfrontiert. In *The Sober Revolution* erklärt Lucy Rocca, dass Trinker häufig Schwierigkeiten damit haben, mit alltäglichen Stressfaktoren umzugehen, da Alkohol das zentrale Nervensystem in depressiver Weise beeinflusst, was bereits vorhandene Depressionen oder Angstzustände noch verstärkt. Kleine alltägliche Probleme, die an sich kein großes Drama darstellen sollten, werden zu einem „immer weiter anwachsenden Berg des Nicht-zu-Bewältigenden."[194] Die anfänglichen Probleme haben nicht unbedingt etwas mit unserem Alkoholkonsum zu tun und wir hätten sie früher gleich in Angriff genommen und entschärft oder komplett gelöst. Stattdessen fühlen wir uns überwältigt, greifen nach einem Drink und verschieben es auf morgen, uns mit ihnen zu befassen. Ohne Alkohol wären wir in der Lage gewesen, die Probleme in den Griff zu bekommen, als sie gerade entstanden. Doch jetzt verdrängen wir sie und machen damit alles nur schlimmer.[195]

Viertens empfinden wir ein leeres, angespanntes und verunsicherndes Gefühl, das wir nur als „Ich will einen Drink." kennen. Es ist wie ein fast unmerklicher innerer Stich, der uns sagt, dass etwas fehlt. Diese vier Faktoren zusammen ergeben den wahren Grund dafür, warum wir trinken: ein unglaublich starkes psychologisches Verlangen.

Es ist offensichtlich, dass die unmittelbaren Nachwirkungen des Trinkens vom Alkohol verursacht werden. Die kumulativen Folgen sind schwerer festzumachen, doch sie bilden den fünften Faktor.

Wir bemerken nicht, dass unsere chronische Erschöpfung mit der kontinuierlichen Vergiftung unseres Körpers zusammenhängt. Wir schieben diesen Zustand auf das Leben im Allgemeinen oder auf das Altern. Wir denken nicht über die eigentlichen Stressfaktoren in unserem Leben nach; die Dinge, die wir immer wieder hinausschieben oder komplett verdrängen, wenn wir trinken.[196] Wir bemerken nicht einmal dieses subtile „Ein Drink hört sich gut an!"-Gefühl, weil es so unscheinbar und fast unmerklich ist. All diese Faktoren spielen zusammen und bilden den fünften und letzten Faktor. Dieser Faktor – das psychische Verlangen nach Alkohol – ist wesentlich stärker als alle anderen vier zusammen. Alkohol programmiert genau wie andere sucherzeugende Drogen unser Gehirn um und ändert seine Funktion.[197] Das Verlangen wird zu mehr als nur einer mentalen Illusion: Es wird zu einer neuralen Realität – einer Realität von Abhängigkeit und Entzugserscheinungen.[198]

Das Sehnen nach dem Drink

Wenn Sie gerade etwas getrunken haben, sehnen Sie sich schon nach dem nächsten Drink. Dies kann bewusst oder unbewusst ablaufen. Sie wollen etwas trinken und finden keinen Grund dafür, warum Sie es nicht tun sollten. Wenn Sie nicht sofort etwas trinken können (weil Sie möglicherweise gerade am Steuer sitzen), freuen Sie sich schon darauf, es später zu tun.

Wenn Sie sich entschließen, Ihrem Verlangen nicht nachzugeben, weil Sie weniger trinken wollen, fühlen Sie sich elend. Dieses elende Gefühl, unbedingt etwas trinken zu müssen, wird irgendwann unerträglich. Warum? Jede Herausforderung kann zunächst klein sein, bis Sie sie nicht mehr bewältigen können. Es ist ein bisschen so, als liefen Sie sich beim Wandern eine Blase. Anfangs bemerken Sie es kaum. Sie könnten das Problem aus der Welt schaffen und Ihre Schuhe ausziehen. Wenn Sie aber weiterwandern, wird sich die Stelle weiter wundscheuern und die Blase wird so groß, bis Sie es nicht mehr ertragen, weiterzulaufen.

Ein Verlangen, das nicht befriedigt wird, kann so stark werden, dass Sie sich auf nichts Anderes mehr konzentrieren können. Es ist so wie das Nachbarkind, dass ununterbrochen sein neues Schlagzeug malträtiert. Zunächst ist es nur ein Hintergrundgeräusch, das Sie gar nicht wahrnehmen. Doch irgendwann fühlt es sich so an, als stünde das Schlagzeug mitten in Ihrem Wohnzimmer. Die Schlagzeugübungsstunden gehen Ihnen so sehr auf die Nerven, dass Sie nicht mehr richtig denken können – von entspannen ganz zu schweigen. Der Lärm beherrscht Ihr ganzes Denken, bis er endlich vorbei ist oder Sie einen Nervenzusammenbruch haben, dem Kind die Trommelstöcke aus der Hand reißen und sie in die nächste Mülltonne schleudern.

Sie trinken, um Ihrem Elend ein Ende zu bereiten. Der Drink selbst verschafft Ihnen keinen Genuss, aber Sie genießen es sehr, dass dieses fürchterliche Verlangen danach in diesem Moment endlich aufhört. Ihre Erleichterung dabei ist so groß, dass Sie sich glücklich, ja sogar richtig aufgekratzt fühlen. Sie trinken, um wieder einen inneren Frieden zu verspüren – etwas, das für Menschen, die nicht alkoholabhängig sind, etwas völlig Normales ist.

Darum ist das psychische Verlangen nach Alkohol so viel stärker als all seine Nachwirkungen. Wenn Alkoholabhängige entscheiden, dass sie einen Drink brauchen, um ihr Verlangen zu befriedigen, sind sie so lange unglücklich, bis sie ihn in der Hand haben. Je länger der Schlagzeuglärm andauert, umso angenehmer ist die Stille danach. Ganz ähnlich ist es auch mit dem Verlangen nach Alkohol: Je länger Sie sich danach sehnen, umso größer ist die Illusion des Genusses oder der Erleichterung, die Sie beim Stillen Ihres Bedürfnisses empfinden.

Sie kennen dieses Gefühl: Diese Qual, unbedingt trinken zu wollen, es sich aber selbst nicht zu erlauben. Sie wissen, wie real diese Gefühle sind – so real, dass Sie anfangen, Ihren nächsten Drink auf Weisen zu rechtfertigen, die Sie sich nie hätten träumen lassen. Sie wissen auch, wie stark die Erleichterung ist, die Sie empfinden, wenn Ihr Verlangen endlich gestillt wird.

Die Täuschung hierbei ist die Annahme, dass es der Alkohol ist, der Ihnen den Genuss und die Erleichterung verschafft. Das ist er aber nicht. Er verschafft Ihnen stattdessen erst die Qualen, die Sie durchleiden, wenn Sie abstinent bleiben. Es ist völlig egal, ob Sie erst mit dem Trinken angefangen haben oder sich schon in einer chronischen Abhängigkeit befinden. Es ist und bleibt ein Fakt. Das ist die Realität der Abhängigkeit, die Realität von Alkohol.

Zu behaupten, dass Alkohol Genuss bedeutet, ist so, als würden wir behaupten, dass es ein Genuss ist, sich Blasen zu laufen, weil die Erleichterung beim Ausziehen der Schuhe so groß ist. Alkohol befriedigt unser Verlangen nach Alkohol nicht – er verursacht das Verlangen nach sich selbst. Alkohol ist der einzige Grund dafür, warum wir uns so stark danach sehnen, und ebenfalls der einzige Grund dafür, warum das Verlangen danach mit der Zeit immer unerträglicher wird.

Wenn ich beim Ausgehen mit Freunden an der Reihe war, die Fahrerin zu sein, war ich oft mies gelaunt. Ich glaubte, dass ich ohne Alkohol nicht genauso viel Spaß wie die anderen haben würde. Da ich dies glaubte, war es auch wahr, und wenn ich mich an solchen Abenden tatsächlich nicht amüsierte, schloss mein Gehirn daraus, dass das Trinken eine Notwendigkeit war, wenn ich eine Party genießen wollte. Ich ließ mich dazu verleiten zu glauben, dass der Konsum von Alkohol einen großen Unterschied bewirkte. Die Täuschung lässt sich schnell erkennen: Alkohol ist nicht von Natur aus ein Genuss. Doch weil ich bereits abhängig war, wurde ein Abend ohne Alkohol zu einer hundsmiserablen Erfahrung. Tatsächlich aber brauchen wir keinen Alkohol, um uns zu amüsieren; wir glauben nur, dass wir das tun.[199]

Die großartige Nachricht aber ist, dass Sie nicht in der Falle feststecken. Ihr Leben kann auch ohne Alkohol wieder vollständig und vollkommen sein. Sie müssen nicht bis in alle Ewigkeit leiden.

Der ultimative Test

Am Ende eines langen Tages verbesserte sich meine Laune oft schlagartig, sobald ich ein Glas Wein bestellte. Ich wurde aufgekratzt und vergnügt und die Sorgen des Tages schienen sich in Luft aufzulösen. Ich konnte beim Bestellen des Weins oder innerhalb der ersten Sekunden nach dem ersten Schluck unmöglich bereits die erste körperliche Wirkung verspüren. Dennoch hatte sich meine Laune bereits extrem verbessert. Mein psychisches Verlangen war gestillt. Also trank ich weiter, obwohl mir die nächsten drei oder vier Gläser Wein keinen Genuss verschafften. Meine Sinne waren betäubt und ich wurde weniger schlagfertig, weniger witzig und weniger interessant.

Sie können das übrigens selbst ganz leicht testen. Ich habe es getan. Ich wollte herausfinden, ob Alkohol mir tatsächlich einen wirklichen Genuss verschafft. Trotz der Tatsache, dass ich jeden Tag trank, konnte ich anderen nicht richtig erklären, was genau ich am Trinken so genoss. Ich wollte verstehen, wie ich mich durch die Wirkung von Alkohol fühlte. Gab es, abgesehen von meiner momentanen Situation und der Befriedigung meines Verlangens, tatsächlich eine Art des wahren Genusses?

Ich führte meinen Test allein zu Hause durch. Es wäre kein ehrliches Testergebnis dabei herausgekommen, wenn ich es im Kreise von Freunden, mit denen ich mich wohl und glücklich fühle, versucht hätte. Ich konnte es auch nicht bei einem bestimmten fröhlichen gesellschaftlichen Anlass ausprobieren, bei dem ich sowieso ausgelassen und fröhlich gewesen wäre. Also nahm ich zu Hause ein Video von meiner Erfahrung auf, um mich später objektiv einschätzen zu können. Ich öffnete eine Flasche Wein und trank sie aus.

Zuerst hatte ich ein beschwipstes, leicht schwindeliges Gefühl, so als würde plötzlich viel Blut in meinen Kopf strömen. Ich fühlte mich ein bisschen aus dem Gleichgewicht. Es war kein großartiges Gefühl, aber trotzdem der angenehmste Teil des ganzen Experiments. Dieses Gefühl kam und ging in weniger als zwanzig Minuten. Irgendwann war ich betrunken, setzte mich hin und erzählte der Kamera vor mir ganz genau, wie ich mich gerade fühlte – neben der Spur, als ob mein Sichtfeld sich verkleinerte und die Wände mir immer näher kämen. Ich fühlte mich immer weniger in der Lage, die Dinge zu tun, die ich mir für den Abend vorgenommen hatte, wie zu lesen oder zu schreiben. Bevor ich das Experiment durchführte, glaubte ich immer, dass ich beschwipst sofort irgendetwas Schönes und Lustiges machen wollte, wie zum Beispiel in den Whirlpool gehen oder Videospiele spielen. Ich dachte, ich würde das Gefühl richtig auskosten und genießen wollen. Doch ich hatte keine Lust, auch nur irgendetwas zu tun. Ich hatte null Energie und nichts sah nach Spaß aus. Es war nicht schlimm, aber ich kann auch nicht sagen, dass es sich großartig angefühlt hätte. Es war eher so, dass alles so schien, als würde es etwas weicher und verschwommener an den Ecken und Kanten, ein bisschen weniger hart und klar, ein bisschen weniger real. Es fiel mir schwer, meine Gedanken zu sammeln und sie richtig zu äußern.

Als ich mir das Video ansah, war ich entsetzt. Mein energiegeladenes, selbstsicheres und glückliches Selbst hatte sich langsam in eine Vollidiotin verwandelt. Alkohol stahl mir meinen Grips. Ich hörte mich so dumm an. Ich war schockiert und beschämt. Dass es so schlimm war, hatte ich nicht erwartet. Ich weiß, dass es qualvoll sein kann, sich mit einem betrunkenen Menschen zu unterhalten, doch ich war mir so sicher gewesen, dass ich selbst betrunken noch lustiger und witziger sein würde und meine Gesellschaft noch mehr gefragt wäre. Diese Annahme hatte mit der Realität nichts gemein. Ich hatte geglaubt, ich würde vor der Kamera einen großartigen Witz nach dem anderen reißen. Doch das tat ich nicht.

Denken Sie einmal über Ihre eigenen Erfahrungen nach. Wenn Sie mit jemandem sprechen, der getrunken hat, beneiden Sie diesen Menschen nicht darum, wie er oder sie sich gerade fühlt. Sich so zu fühlen wie Ihr Gegenüber ist normalerweise das Letzte, das Sie wollen. Ich kann mich nicht daran erinnern, jemals mit einer sichtlich betrunkenen Person gesprochen und mir dabei gewünscht zu haben, ich möge genauso viel Spaß haben wie sie. Warum? Weil klar war, dass keiner dieser Menschen unglaublichen Spaß hatte. Sie waren nicht länger sie selbst. Ihr wahres Selbst hatte ihren Körper verlassen. Nur wer nicht trinkt, kann dies glasklar erkennen.

Das Trinken fühlte sich an wie ein Tunnelblick. Ich nahm meine Umgebung nicht länger wahr, sondern nur das, was direkt vor mir passierte. Und sogar dafür musste ich mehr Konzentration und Mühe aufwenden, als ich Energie dafür hatte. Nach einer Stunde war Schlaf das einzige, was sich in meinen Ohren gut anhörte. Anstatt lang aufzubleiben und meine Alkoholnacht zu genießen, ging ich ins Bett. Meine große Party endete bereits 22 Uhr. Es war seltsam und verwirrend. Ich fühlte mich garantiert nicht glücklicher.

Als Werbefrau grübele ich oft darüber nach, wie ich etwas verkaufen kann, sei es ein Produkt oder eine Erfahrung. Die Erfahrung dieser Nacht war etwas, das ich nur schwerlich verkaufen könnte. Ich könnte das „großartige Gefühl" von Alkohol nicht in positive Worte verpacken. Was soll dieses Gefühl überhaupt sein? Wie können wir behaupten, dass Alkohol, von dem wir wissen, dass er unsere Sinne betäubt, ein wunderbares Gefühl in uns erzeugt, das wir genießen? Ich halte mich für eine exzellente Vermarkterin. Aus jener Nacht des experimentellen Trinkens aber hätte ich keinen einzigen positiven Punkt herausziehen können, der es wert gewesen wäre, in einer Werbung aufzutauchen. Ich hätte mir, so wie es alle Alkoholwerbungen tun, etwas ausdenken müssen.

Vor dem Test hatte ich mit Hilfe von *Einfach nüchtern!* schon mit dem Trinken aufgehört, also hatte ich kein Verlangen mehr nach Alkohol. Ohne Verlangen verspürte ich auch keine Erleichterung. Alkohol macht Appetit auf Alkohol. Er reagiert sehr verstimmt, wenn er nicht gefüttert wird, und Sie fühlen sich erleichtert, wenn Sie es tun. Dieses Gefühl der Erleichterung trägt stark zu der Illusion des Glücksgefühls bei. Oder wie Jason Vale meint: „Der einzige Grund, warum ein bisschen Alkohol ein Glücksgefühl zu erzeugen scheint, ist, dass er natürliche Ängste beseitigt und Ihre psychologische Abhängigkeit von der Droge befriedigt."[200]

Wenn Sie diesen Test selbst durchführen möchten, ist es wichtig, dass Sie so viele äußere Faktoren wie möglich ausschließen, die Sie wirklich glücklich machen. Suchen Sie sich einen Tag aus, an dem

Sie weder besonders zufrieden noch besonders traurig sind. Schauen Sie kein Fernsehen und keine Filme und hören Sie keine Musik. Es ist wichtig, dass Sie ausschließlich die Wirkung des Alkohols spüren, damit Sie herausfinden können, ob Sie ihn tatsächlich genießen. Seien Sie ehrlich zu sich selbst und führen Sie einen richtigen Test durch. Fragen Sie sich dabei, ob Sie sich glücklicher fühlen als vorher. Fragen Sie sich, ob Sie den Rest Ihres Lebens dümmer, mit betäubten Sinnen und Tunnelblick verbringen wollen, ohne in der Lage zu sein, sich auf mehr als eine einzige Sache gleichzeitig zu konzentrieren.

Das Ausschließen äußerer Faktoren – Freunde, schöne Orte und sogar Fernsehen oder Musik – war mir äußerst wichtig, da das Genießen einer Situation mit Alkohol nicht automatisch bedeutet, dass es der Alkohol ist, der für das gute Gefühl sorgt. Blicken Sie kurz auf Ihr Leben zurück. Sie haben bestimmt schon unzählige Gelegenheiten genossen. Aber können Sie den Alkoholkonsum von der jeweiligen Aktivität trennen und verstehen, dass Sie sich nur aufgrund der angenehmen Gesellschaft oder der Veranstaltung amüsierten und nicht wegen eines „Genusses", der Sie vergiftete und Ihre Sinne betäubte? Erinnern Sie sich an die Zeit, als Sie noch nicht tranken. Damals waren Sie bestens dazu in der Lage, alle möglichen Dinge ohne Alkohol zu genießen. Dieses Gefühl ist immer noch Teil gesellschaftlicher Anlässe, nur wird es jetzt von Alkohol umnebelt.

Wie war es, als Sie gar nicht groß über das Trinken nachdachten und es einfach nur etwas war, was Sie eben taten? Haben Sie sich sehr auf Ihre Partynächte gefreut, weil der Alkohol so unglaublich toll sein würde? Oder können Sie den Gedanken zulassen, dass Sie nicht wirklich das Trinken genießen, sondern sich ohne Alkohol zum Verzicht gezwungen und unglücklich fühlen? Können Sie erkennen, wie das Beenden eines Tiefs, das erst durch Alkohol verursacht wurde, nicht dieselbe Erfahrung ist wie ein wirkliches Stimmungshoch? Sehen Sie ein, dass ein schöner Abend mit Ihren Freunden Ihnen aus allen möglichen Gründen außer Alkohol Spaß macht? Während des Großteils Ihres Lebens als Konsument von Alkohol, als Sie das Trinken noch als etwas Selbstverständliches ansahen, war diese Illusion des Genusses für Sie in Wirklichkeit wahrscheinlich kaum spürbar.

Und die anderen Male? War das Treffen mit anderen Müttern zum lustigen Umtrunk tatsächlich noch so witzig, als Sie bemerkten, dass Sie sich schon längst wieder zu Hause befanden und sich gar nicht mehr daran erinnern konnten, wie Sie überhaupt zurückgekommen waren? So etwas nennt man einen Blackout oder auch Filmriss und obwohl nicht sehr oft darüber gesprochen wird, passiert dies viel häufiger, als uns eigentlich klar ist. Eine 2002 im *Journal of American College Health* veröffentlichte Studie fand heraus, dass über 50 Prozent aller Alkohol konsumierenden Personen an der Duke University in North Carolina bereits Erfahrungen mit Blackouts gemacht hatten.[201] Wenn Sie sich nicht darin erinnern können, wie kann es dann Spaß gemacht haben? Und vergessen Sie nicht all die Male, als Sie im betrunkenen Zustand etwas Dummes sagten, mit jemandem nach Hause gegangen sind, mit dem Sie gar nicht mitgehen wollten, oder sich stundenlang übergeben mussten. Vergessen Sie nicht, als Sie angefangen haben zu lallen oder mit Ihrem Partner oder Ihrer Partnerin in Streit gerieten, als er oder sie die im Schrank versteckten Flaschen fand. Vielleicht kamen Sie auch mit dem Gesetz in Konflikt, als Sie wegen Ihrer schlingernden Fahrweise angehalten und wegen Trunkenheit am Steuer zur Rechenschaft gezogen wurden.

Die Ironie dabei ist, dass die Momente während des Trinkens nicht besser sind als das elende Gefühl zwischen den Drinks. Alkohol sorgt nicht dafür, dass Sie sich besser fühlen. Er verschafft Ihnen keine Erleichterung.

Ich erinnere mich, dass ich bei einem der ersten Male, als ich richtig betrunken war, das Gefühl hatte, keine Kontrolle mehr über mich zu haben. Der ganze Raum drehte sich. Es war grauenhaft. Dieses Gefühl endete mit fürchterlicher Übelkeit – einem genialen Überlebensmechanismus meines Körpers, wie ich heute weiß. Mein Körper rettete mir das Leben, indem er mich von dem Alkohol befreite, der mich hätte töten können. Das liegt bereits lange zurück, doch das Gefühl hat sich nicht verändert. Am Ende meiner Trinkkarriere brauchte ich nur viel mehr Alkohol, um dieses Stadium zu erreichen. Ich hatte bereits eine so große Toleranz entwickelt, dass mir nicht einmal nach zwei Flaschen Wein übel war. An sich fühlte ich kaum irgendetwas. Wenn ich trank, glaubte ich – auch wenn ich nie bewusst darüber nachdachte –, dass ich trank, weil ich es mochte und weil es meine eigene Entscheidung war. Heute ist mir klar, dass ich nur deshalb so viel trank, weil ich abhängig war. Wenn ich durch das Trinken albern wurde und viel kicherte, war es nie dasselbe wie ein echtes, erfüllendes Glücksgefühl. Lachgas bringt mich auch zum Kichern, aber es macht mich bestimmt nicht glücklich.

16.
SCHWELLENPUNKT: IST ALKOHOL IM GESELLSCHAFTSLEBEN UNVERZICHTBAR?

„Lieber Alkohol, wir hatten eine Abmachung, dass du mich witziger, schlauer und zu einem besseren Tänzer machen würdest … Ich habe mir das Video angesehen … Wir müssen reden."
—Anonym

Bevor Sie jemals auch nur einen Tropfen Alkohol getrunken hatten, brauchten Sie ihn nicht, um sich in Gesellschaft zu amüsieren. Doch als Sie älter wurden, **beobachteten** Sie, wie alle um Sie herum in gesellschaftlichen Situationen tranken. Sie haben sogar bisher kaum irgendeine gesellschaftliche Zusammenkunft ohne Alkohol **beobach- tet**. Sie **nahmen an**, Alkohol sei ein Garant für eine gute Party. Sie begannen, in Gesellschaft zu trinken. Anfangs hatten Sie vermutlich trotzdem noch nicht das Gefühl, dass Sie Alkohol bei gesellschaftlichen Anlässen brauchten. Da Alkohol Teil praktisch jedes gesellschaftlichen Anlasses ist, **erfahren** Sie bald nur noch gesellschaftliche Anlässe mit ihm. Irgendwann entwickelten Sie eine leichte Abhängigkeit und Sie vermissten ihn, wenn es keinen gab. Ihre **Erfahrung** bestätigte Ihre

Beobachtungen. Sie amüsierten sich nicht so sehr, wenn Sie nicht tranken. Sie **schlossen daraus**, dass Alkohol im Gesellschaftsleben wirklich unverzichtbar ist.

Doch sehen wir uns die Realität an:

Ich trinke aus gesellschaftlichen Gründen

Trinken ist eindeutig eine Freizeitbeschäftigung. Bei vielen Anlässen verwandelt Alkohol eine wunderbare Veranstaltung in ein großes Desaster. Bei unserer Hochzeit gab es nur Bier und Wein. Wir wussten, dass es mit einigen Gästen Probleme geben könnte, wenn wir auch härteren Alkohol ausschenkten. Wir kennen alle Geschichten von dem einen Onkel oder der einen Freundin, die sich restlos volllaufen lassen und die Hochzeit ruinieren. Und so etwas passiert nicht nur auf Hochzeiten. Bei vielen Partynächten in Clubs oder Bars wird das gesellige Trinken schnell zu einer ungeselligen Erfahrung.

Ich kannte eine Frau, deren Freund so viel trank und danach derartig wegtrat, dass er mehrere Male ins Bett nässte. Er war 30 Jahre alt. Er versteckte sein Problem sehr geschickt, wie das bei den meisten Problemen der Fall ist. Auf Partys war er einfach der unbekümmerte Typ, der viel trank, doch das Einnässen wurde zu einer nächtlichen Routine. Sie können mir nicht erzählen, dass es sich bei so etwas um einen gesellschaftlichen Zeitvertreib handelt.

Mein Bruder, heute ein Nichttrinker, hat den schwarzen Gürtel (2. Grad) – etwas, wozu er als Trinker niemals die Disziplin aufgebracht hätte. Wir lieben es, uns mit anderen zu messen, neue Dinge auszuprobieren und neue Menschen kennenzulernen. Wir genießen diese Dinge, weil sie unsere Sinne ansprechen und herausfordern. Es ist Teil unserer menschlichen Natur, die Gesellschaft anderer Menschen zu suchen. Den Forschungen von Johann Hari zufolge können soziale Aktivitäten dabei helfen, einer Sucht vorzubeugen. Wenn Ratten einzeln in Käfige gesperrt werden und mit zweierlei

Arten Wasser versorgt werden – eines reines Trinkwasser, das andere mit Drogen vermischt – werden sie schnell nach der Droge süchtig. Werden Ratten allerdings mit anderen Ratten zusammengesperrt, mit denen soziale Interaktionen möglich sind – Hari empfiehlt, sich einen Rattenpark vorzustellen – ignorieren sie das mit Drogen gepanschte Wasser und ziehen das reine Trinkwasser vor. Bevor Sie nun einwenden mögen, dass Ratten nicht wirklich ein gutes Ebenbild der menschlichen Natur abgeben, sollten Sie wissen, dass sie uns Menschen genetisch, biologisch und in ihrem Verhalten sehr ähnlich sind, was sie in dieser Hinsicht zu ausgezeichneten Versuchsobjekten macht.[202] Hari glaubt, dass das Zusammensein mit anderen das beste Gegengift gegen eine Sucht ist.[203]

Aus persönlicher Erfahrung kann ich ihm dabei nur zustimmen. Meine Alkoholabhängigkeit machte mich einsam. Ich hatte Geheimnisse und konnte mich anderen Menschen nicht mehr so gut anvertrauen wie früher. Mein unerträgliches Verlangen nach Alkohol brachte mich an einen Punkt, an dem mir dieser mehr bedeutete als die Menschen um mich herum. Dies zuzugeben ist alles andere als leicht, aber es ist die Wahrheit. Wenn wir trinken, schotten wir uns ab, wir verlieren unser wahres Selbst und verpassen die Gelegenheit, die Gesellschaft der Menschen zu genießen, die uns etwas bedeuten. Es ist nicht der Alkohol, der gesellschaftliche Zusammenkünfte zu angenehmen Erfahrungen werden lässt – es sind unsere Freunde, mit denen wir etwas tun, das wir mögen. Wann sind Sie das letzte Mal nach einem Fußballspiel nach Hause gekommen und haben von der Qualität des Biers geschwärmt, das Sie getrunken haben, anstatt von einem unglaublichen Torschuss zu erzählen?

Wir haben es uns angewöhnt, bei solchen Gelegenheiten zu trinken. Früher brauchten wir keinen Alkohol, um Spaß zu haben, doch jetzt ist es zu einer Gewohnheit geworden. Innerlich haben wir Alkohol und den Spaß, den wir bei gesellschaftlichen Anlässen haben, untrennbar miteinander verknüpft. Dafür gibt es mehrere Gründe:

- Die Annahme, dass Alkoholkonsum unsere Lebenserfahrungen verbessert, hat sich durch zahlreiche Werbebotschaften tief in unserem Bewusstsein und unserem Unterbewusstsein festgesetzt.
- Wir erfahren eine Art der Bestätigung dieser Annahme, wenn wir eine fast unmerkliche körperliche Abhängigkeit von Alkohol entwickeln. Bis Alkohol vollständig von unserem Körper abgebaut wird, kann es bis zu zehn Tage dauern. Dabei hat unser Körper ein starkes Verlangen nach mehr Alkohol. Sie bemerken dies wahrscheinlich nicht einmal oder Sie empfinden allenfalls ein „Ein Drink wäre jetzt nicht schlecht"-Gefühl. Die Erleichterung, die Sie verspüren, wenn Sie dem Verlangen nach Alkohol nachgeben, lässt Sie glauben, dass es wenigstens zum Teil auch der Alkohol selbst ist, der Sie ein bestimmtes gesellschaftliches Zusammentreffen als angenehm oder amüsant empfinden lässt.
- Der Glaube, dass das Trinken einen gesellschaftlichen Anlass angenehmer macht, bewirkt einen Placeboeffekt. Das hat zwei weitere Folgen:
  1. Da Sie glauben, dass Alkohol Sie mehr Spaß haben lässt, haben Sie auch mehr Spaß. Ihr Bewusstsein hat eine unglaubliche Macht.
  2. Wenn Sie ein alkoholisches Getränk auslassen, fühlt sich dies wie ein erzwungener Verzicht an. Sie finden, dass Sie sich nicht so sehr amüsieren wie mit einem Drink in der Hand. Sie sind mittlerweile davon überzeugt, dass Sie ohne Alkohol keinen Spaß haben werden.
- Dieser Kreislauf setzt sich ununterbrochen fort. Und da Alkohol süchtig macht, entwickeln Sie früher oder später eine körperliche Abhängigkeit davon. Sobald diese Abhängigkeit eintritt, werden Sie sich elend fühlen, wenn Sie es sich selbst verbieten, Alkohol zu trinken.

Doch woher wissen wir, dass dies tatsächlich so ist? Dafür müssen Sie ganz einfach nur die Menschen beobachten, die niemals trinken.

Dabei werden Sie feststellen, dass es nicht der Alkohol ist, der gesellschaftliche Anlässe angenehm und amüsant macht. Denken Sie einfach an Ihre früheren Schulbälle zurück. Bei Schulveranstaltungen gab es keinen Alkohol und trotzdem fanden Sie sie aufregend und lustig. Sie sahen sich die anderen Mädchen oder Jungs und ihre jeweiligen Outfits an und verbrachten Zeit mit Ihren Freunden, ganz ohne nervige Eltern.

Rocca schreibt in diesem Zusammenhang: „Alkohol erstickt Ihre Kreativität, stumpft Ihre Sinne ab und verwandelt Sie in eine Art Sklaven seiner jeweiligen Launen. Die reale Welt um Sie herum schrumpft dabei auf drastische Weise zusammen, bis sie aus nicht viel mehr besteht als aus einem Kreislauf aus fürchterlichen Katern, Alkohol und Falschheit.“[204] Alkohol homogenisiert Ihr Leben. Das heißt, dass Sie irgendwann ein Fußballspiel auf dieselbe abgestumpfte Art wahrnehmen wie ein schickes Abendessen – und sich danach in beiden Fällen nicht mehr an besonders viel erinnern können. Anstatt die große Bandbreite verschiedenster gesellschaftlicher Anlässe und Aktivitäten zu genießen, an denen wir teilnehmen, sorgt der Alkohol dafür, dass sich alles auf dumpfe Weise angleicht und zu einer ähnlich umnebelten Erfahrung verschmilzt. Rocca verwendet dafür das Gleichnis eines immer kleiner werdenden Lebens, so als steckten Sie in einer Zeitschleife fest und würden denselben Tag immer wieder im Alkoholnebel durchleben. Dabei wird Ihnen gar nicht klar, dass Sie in solch einem kleinen Leben gefangen sind, bis Sie es schaffen, daraus hervorzukriechen und wieder Teil des Landes der Lebenden zu werden.[205] Das Trinken sorgt dafür, dass gesellschaftliche Anlässe zu monotonen, nicht erinnerungswürdigen Begebenheiten werden. Das Gefühl des Betrunkenseins bleibt schließlich immer gleich, ganz unabhängig davon, was Sie gerade tun.

Dadurch sorgen Sie dafür, dass jede einzelne Erfahrung zu einem ähnlich abgestumpften Erlebnis wird. Anstatt sich kristallklare und ein Leben lang währende Erinnerungen zu bewahren, können Sie sich an viele gesellschaftliche Ereignisse nur noch dunkel oder gar nicht mehr erinnern. Eventuell kennen Sie ja die Redensart „Es muss gut gewesen sein, denn ich kann mich nicht erinnern."

Heute habe ich viel mehr Spaß als zu den Zeiten, als ich noch trank. Ich denke nicht länger darüber nach, was ich als nächstes trinke, wo ich meinen nächsten Drink herbekomme und wie viel ich trinken werde. Ich kann es kaum erwarten, dass auch Sie diese Erfahrung machen. In einem Restaurant oder bei einer Sportveranstaltung werden Sie unglaublich überrascht sein, wie gut Sie sich amüsieren und wie zutiefst glücklich Sie darüber sind, dass Sie nicht mehr trinken. Sobald Sie nicht mehr glauben, dass Sie Alkohol brauchen, um Spaß haben zu können, werden Sie nicht mehr trinken müssen. Stattdessen werden Sie einsehen, dass Alkohol Ihren Spaß in Wirklichkeit nur trübt.

Waren Sie schon einmal bei einer hinduistischen Hochzeit? Das nenne ich eine Party! Der Spaß und die Partystimmung sind höchst ansteckend und es wird bis zum Morgengrauen durchgetanzt. Alle lachen, essen und feiern. Diese Partys dauern mehrere Tage lang. Das ist kein Witz – es wird tatsächlich tagelang voller Freude und mit viel Enthusiasmus durchgefeiert. Und wissen Sie was? Hindus trinken normalerweise keinen Alkohol. Also liegt es garantiert nicht am Alkohol, dass solche Gelegenheiten mit so viel Spaß und Freude zelebriert werden. Wenn alle trinken würden, könnte sich diese Party gar nicht über mehrere Tage hinziehen. Schon am zweiten Tag litten die meisten sonst nämlich an Übelkeit und Kopfschmerzen.

Womöglich befürchten Sie nun, dass Sie nur noch Zeit mit Menschen verbringen können, die nicht trinken. Sie möchten Ihre anderen Freundschaften aber nicht aufgeben oder alle Situationen meiden, in denen Alkohol getrunken wird. Das kann ich Ihnen nicht vorwerfen. Ich möchte meine gesellschaftlichen Aktivitäten genauso wenig einschränken. Aber keine Sorge: Wenn Ihr unbewusstes Verlangen nach Alkohol verschwunden ist, werden Sie sich nicht mehr nach einem Drink sehnen. Sie werden nicht mehr das Gefühl haben, dass Sie etwas aufgeben. Die Bar wird Sie daran erinnern, wie viel Freiheit Sie gewonnen haben, und nicht an das, was Sie glauben verloren zu haben. Sobald Ihr psychisches, unbewusstes Verlangen verschwunden ist, sind die restlichen Entzugserscheinungen nur noch körperlicher Art und dauern nur noch so lange an, wie es braucht, bis Sie von der Droge geheilt sind. Danach werden Sie sich wie ein vollkommen neuer Mensch fühlen. Wenn Sie beginnen, Alkohol eher als Ihren Todfeind und nicht als Ihren besten Freund zu betrachten, werden Sie es lieben, auszugehen und dabei nicht zu trinken. Das Ausgehen wird zu einem genussvollen Erlebnis werden. Statt sich im Schatten zu verstecken, werden Sie auf dem Grab Ihres Todfeindes tanzen.

Ich kann mich noch daran erinnern, wie ich früher meine Freunde dazu drängte, auch zu trinken. Ich sagte ihnen, dass sie nüchtern einfach nicht so lustig wären – ein mieser Trick, um sie dazu zu bringen, mit mir zu trinken. Wenn ich mir heute einen alkoholfreien Drink bestelle, nennen mich die anderen Leute langweilig. Warum tun wir so etwas? Vermutlich, weil wir unseren eigenen Alkoholkonsum nicht in Frage stellen wollen. Was glauben Sie, warum verbringen Drogen- und Alkoholabhängige meist so viel Zeit zusammen? Weil es vielleicht daran liegt, dass niemand ihnen Schuldgefühle macht, weil sie so viel von ihrer jeweiligen Droge nehmen? Mir fiel es jedenfalls leichter, so viel zu trinken wie ich wollte, wenn ich mich in Gesellschaft anderer schwerer Trinker befand. Es scheint für uns in Ordnung zu sein, uns selbst zu vergiften, wenn die anderen es auch tun – dadurch wird unsere eigene Abhängigkeit unsichtbarer. Es vermindert unsere Schuldgefühle und macht unser Elend erträglicher.

Die Korridore von Schulen sind voller Gelächter, Rufen und Witzen. Dort gibt es keinen Alkohol. Nach einem gewonnenen Spiel wird die Sportumkleide von einer fröhlichen und ausgelassenen Stimmung erfüllt – ebenfalls ganz ohne Alkohol. Ist es wirklich so schwer einzusehen, dass das Schöne an gesellschaftlichen Aktivitäten unsere Freunde und unsere Erlebnisse sind? Erinnern Sie sich bei solchen Dingen daran, wie gut Ihnen das Bier geschmeckt hat? Natürlich nicht. Stattdessen erinnern Sie sich daran, wie sehr Ihr Freund Sie zum Lachen gebracht hat oder an das hübsche Mädchen, das Sie immer wieder anlächelte.

Eventuell glauben Sie, dass Alkohol einigen Menschen dabei hilft, die anfängliche Schüchternheit zu überwinden und besser an einer Party teilhaben zu können, was die Gesamtstimmung verbessert. Doch Alkohol legt den Filter zwischen unserem Gehirn und unserem Mund lahm, indem er unsere natürlichen Sinne und dabei auch unseren gesunden Menschenverstand und unsere natürliche Zurückhaltung unterdrückt. Dadurch bekommen wir alkoholisiert den Eindruck, dass die Party nun richtig in Fahrt kommt. Die Zungen lösen sich und endlich wird es gesprächiger. Doch wir Menschen brauchen nun einmal immer etwas Zeit, um mit verschiedenen Situationen warm zu werden. Auch Kinder haben Zweifel und Ängste. Sie fragen sich, ob sie wirklich dazugehören. Gibt man ihnen ein paar Minuten, stürzen sie sich schließlich doch ins Geschehen und haben viel Spaß. Es ist nichts Schlechtes, anfangs etwas vorsichtig zu sein. Es hilft uns dabei, unsere Umgebung richtig einzuschätzen und die Menschen um uns herum langsam kennenzulernen. Unsere anfängliche Scheu schützt uns nicht nur, sondern bewahrt uns auch davor, Dinge zu tun oder zu sagen, die wir später bereuen könnten. Vielleicht mögen Sie es ja auch, die Person zu sein, die das Eis bricht, indem Sie sich zuerst vorstellen und Fragen stellen. Alle anderen sind genauso nervös wie Sie. Dabei ist alles, was es braucht, nur eine Person, die ein Gespräch beginnt. Sich etwas Zeit zu nehmen und ein paar Fragen zu stellen ist wesentlich besser, als sofort alle mit Alkohol abzufüllen und dann später betrunken nach Hause fahren zu lassen. Schon jetzt ist einer von zehn Fahrern nachts und am Wochenende alkoholisiert.[206] Nehmen wir uns die Zeit, uns langsam kennenzulernen, das Eis auf diese Weise zu brechen und unsere Straßen so sicherer zu machen.

Ist es nicht merkwürdig, dass der am häufigsten in Studien genannte Grund dafür, dass wir trinken, unsere Annahme ist, dass Alkoholkonsum ein gesellschaftlicher Zeitvertreib ist? Besonders dann, wenn wir doch wissen, dass es gefährlich ist und uns abhängig macht? Sagen wir mit so einer Antwort nicht eigentlich, dass wir gar nicht wissen, warum wir trinken? Dass wir keinen wirklich guten Grund dafür haben? Vielleicht antworten wir sogar, dass wir Alkohol eigentlich gar nicht mögen. Doch wenn wir das nicht tun, warum trinken wir dann trotzdem? Wir trinken, weil wir von einer Droge abhängig sind.

17.
DIE SUCHT DEFINIEREN: TEIL II

„Kein Elend ist wahrhaftiger als die falsche Freude."
—Bernhard von Clairvaux

Die Fakten über Alkohol-Tiefs

Sie fürchten möglicherweise, dass mit Ihnen etwas nicht stimmt, weil Sie das Gefühl haben, nichts gegen Ihr Verlangen nach Alkohol tun zu können. In Wirklichkeit ist es aber so, dass wir nur solche Dinge wollen, von denen wir uns einen Vorteil oder etwas Gutes erhoffen. Drogenabhängige sind nach Drogen süchtig, weil sie zu der Annahme verführt wurden, dass diese ihr Leben besser machen. Sobald Sie die Droge aber als das durchschauen, was sie wirklich ist – die Ursache Ihres Elends und Ihrer Abhängigkeit, die Ihnen in keiner Weise guttut – stirbt auch das Verlangen danach.

Bei Zigaretten lässt sich dies leichter erkennen. Die Einstellung unserer Gesellschaft gegenüber dem Rauchen hat sich völlig verändert. Es ist gesellschaftlich längst nicht mehr so akzeptabel wie früher. Gesellschaftliche Stimuli beeinflussen unser Unterbewusstsein nachhaltig. Durch zahlreiche Botschaften, eindeutige wie auch subtile, werden wir heutzutage so konditioniert, dass wir glauben, dass uns das Rauchen nicht wirklich guttut. In Australien und vielen anderen Ländern haben die Regierungen verfügt, dass Zigaretten nur noch in Verpackungen verkauft werden dürfen, die die schädlichen gesundheitlichen Auswirkungen des Rauchens auf sehr plastische Weise bildlich darstellen. Wenn jemand sein Päckchen Zigaretten aus der Tasche zieht, wird er oder sie mit grauenvollen Bildern konfrontiert: Zungen mit durch Mundkrebs entstandenen Löchern, Füßen mit wegen Gefäßkrankheiten fehlenden Zehen und grauen oder sogar schwarzen Zähnen. Diese Bilder sind furchtbar und nicht leicht anzuschauen. Falls Sie sie noch nicht gesehen haben sollten und neugierig sind, können Sie danach googeln.

Darüber hinaus wirkt Nikotin sehr schnell: Schon innerhalb von einer Stunde hat es den Körper bereits wieder verlassen. Dadurch tritt das Verlangen nach einer weiteren Zigarette fast unmittelbar ein. Dies führt zu Kettenrauchen und Panik bei Rauchern, die keine Zigaretten mehr haben. Alkohol hingegen braucht zwischen 72 bis 240 Stunden, bis er unseren Körper vollständig verlassen hat.[207] Es kann also bis zu zehn Tage dauern, bis wir uns von einem durch Alkohol verursachten Tief wieder erholen. Schwere Trinker beginnen, diese Tiefs als etwas Normales wahrzunehmen. Sie treten dann auf, wenn unser Gehirn eine Chemikalie namens Dynorphin ausschüttet, die dem durch Alkohol verursachten „Genuss" entgegenwirkt, um die Homöostase wiederherzustellen. Dieses Phänomen ist Ihnen bereits als Toleranz bekannt. Dynorphin dämpft nicht nur die Wirkung von Alkohol, sondern verringert auch das natürliche Wohlgefühl und den Genuss, den wir bei alltäglichen Aktivitäten empfinden.

Polk zufolge gewöhnt sich der Körper von Alkoholabhängigen so stark an die Präsenz von Alkohol, dass sie im Fall eines chronischen Trinkverhaltens bereits Alkohol brauchen, um sich normal zu fühlen. Zu einem bestimmten Zeitpunkt wird es so schlimm, dass Sie sich auch bei einer noch so großen Alkoholmenge nur noch elend fühlen. Und dennoch werden Sie aufgrund der konditionierten Antwort Ihres

Gehirns auf die Droge auch dann ständig ein unerträgliches Verlangen nach Alkohol verspüren.[208] Dieser Absturz kann langsam oder schnell vonstatten gehen – je nach Ihrer individuellen Körperchemie und des Ausmaßes sowie der Häufigkeit Ihres Alkoholkonsums. Die folgende Grafik stellt die Hochs und Tiefs bildlich dar, die durch Alkohol verursacht werden, und zeigt, wie diese sich auf Ihre Fähigkeit auswirken, alltägliche schöne Momente zu genießen.

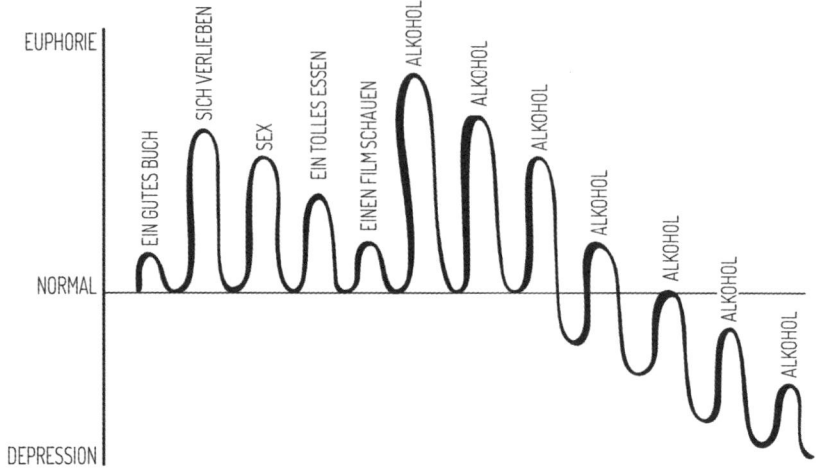

Die Zeit, die es dauert, bis Trinker die einzelnen Phasen des Alkoholismus durchleben – vom Trinken des ersten Drinks bis zu dem Punkt, an dem sie schon vor dem Frühstück Wodka brauchen – variiert von Mensch zu Mensch. Doch da Alkohol süchtig macht, verändert sein Konsum die Funktionsweise unseres Gehirns. Das heißt, dass alle von uns, ganz unabhängig davon, wie schnell oder langsam es mit uns bergab geht, auf dasselbe Ziel hinsteuern: den Abgrund. Wenn wir versuchen, unseren Stress mit Alkohol zu bekämpfen, geht der Absturz schneller vonstatten. Das Trinken in Gesellschaft beschränkt sich meist auf bestimmte Anlässe, was den unausweichlichen Absturz verlangsamt. Wenn Sie Alkohol konsumieren, um sich vor dem Leben zu verstecken und Stress von sich fernzuhalten, werden Sie immer einen Grund für das Trinken finden. Doch je mehr Sie trinken, umso größer wird Ihr Stress. Bald werden Sie einen guten Grund dafür finden, warum Sie zum Mittagessen Alkohol trinken müssen oder schon den Morgen mit einem Cocktail beginnen. Sie trinken, um Ihre Probleme zum Schweigen zu bringen, doch leider löst das Trinken Ihre Probleme nicht. Es verschlimmert sie nur. Irgendwann sehen Sie das ein und es bedrückt Sie sehr. Die einfache Lösung ist ein weiterer Drink, um auch diese quälende Sorge zu verscheuchen.

Früher kickte ich mir nach einem harten Tag die Schuhe von den Füßen, schenkte mir ein Glas Wein ein und setzte mich hin, um mich zu entspannen. Nach dem ersten Schluck fühlte ich mich unbekümmert und beruhigt, noch bevor der Alkohol überhaupt eine körperliche Wirkung zeigen konnte. Es war nicht der Alkohol, der mir beim Entspannen half. Wäre es tatsächlich der Alkohol, der uns entspannt, würden wir anderen Menschen empfehlen, vor einem Einstellungsgespräch oder einer wichtigen Prüfung zu trinken. Wenn jemand aggressiv und gewalttätig wäre, würden wir ihm schnell einen Drink zur Beruhigung in die Hand drücken.

Im Moment ist nur wichtig, dass Sie verstehen, dass Alkohol Ihnen tatsächlich Auftrieb gibt, aber nur so weit, wie er Sie zuvor nach unten gezogen hat, und niemals wieder bis zu dem Punkt, an dem Sie sich befanden, bevor Sie mit dem Trinken angefangen haben. Da Ihr Körper bis zu zehn Tage braucht, um den Alkohol vollständig abzubauen, können regelmäßige Trinker ein ständiges Tief verspüren. Alkohol macht uns nicht glücklich. Er macht die, die ihn konsumieren, unglücklich, wenn sie ihn nicht trinken können. Es ist ein sehr angenehmes Gefühl, eine juckende Stelle zu kratzen. Und trotzdem würden Sie sich bestimmt nicht in eine Brennnesselwiese setzen, nur um sich hinterher den Hintern kratzen zu können. Dies ist aber bei jeder Art von Drogensucht der Fall: Die Droge verursacht ein Tief und gaukelt den Abhängigen vor, dass sie durch das Beenden dieses Tiefs ein Hoch erzeugt.

So funktionieren Drogen. Je weiter sie uns nach unten reißen, umso stärker wird das Verlangen, das wir nach ihnen empfinden. Im Fall von Alkohol kann dies so schleichend passieren, dass Sie kaum bemerken, wie Sie abstürzen. Je mehr Sie trinken, umso größer wird Ihre Toleranz. Bald müssen Sie immer mehr trinken, um dieselbe Wirkung zu erzielen. Dies kann mitunter schnell passieren, zieht sich oftmals aber über einen längeren Zeitraum hin, manchmal sogar über ein ganzes Leben.

Zu irgendeinem Zeitpunkt fällt Ihnen auf, dass Sie mehr trinken als früher, mehr als Sie jemals trinken wollten, aber Sie haben gerade mit so viel Stress in Ihrem Leben zu kämpfen. Der Stress wird immer größer und es scheint niemals den richtigen Moment zu geben, um endlich weniger zu trinken. Sie beschließen, es erst einmal zu verschieben und dann weniger zu trinken, wenn Ihr Leben wieder etwas einfacher geworden ist. Dabei leuchtet Ihnen die Problematik ein: Solange Sie immer mehr trinken, wird Ihr Leben noch schwieriger. Sie begannen mit dem Trinken, um Ihrem Stress zu entfliehen, doch dadurch ist alles nur noch schlimmer geworden.

Die Wissenschaft hinter der Sucht

Die neurologischen und physiologischen Beweise, die dies bestätigen, sind überwältigend. Ich werde mein Bestes geben, es Ihnen so gut wie möglich zu erklären. Fangen wir mit Dopamin an. Dopamin ist ein Neurotransmitter, das heißt eine Chemikalie, die im Gehirn gebildet wird und Signale von einem Neuron (Nervenzelle) zum anderen übermittelt. Dopamin spielt bei jeder Sucht eine entscheidende Rolle und ist gemeinhin als „Suchtmolekül" bekannt. Dies hängt damit zusammen, dass Alkohol und andere suchterzeugende Drogen im Gehirn chemisch zur Freisetzung von Dopamin führen.[209] Bis vor Kurzem dachten Wissenschaftler, dass Dopamin stark mit einem Wohlgefühl zusammenhängt. Heute wissen wir, dass ein erhöhter Dopaminwert zwar dazu führt, dass wir motivierter nach einer Belohnung streben, aber dass das Dopamin selbst keine

Belohnungs- oder Genusserfahrung verursacht. Stattdessen glauben Wissenschaftler nun, dass Dopamin für unser starkes Verlangen nach bestimmten Drogen verantwortlich ist. Wenn Sie ein unerträgliches Verlangen empfinden, wissen Sie, dass dieses Gefühl nicht angenehm ist. Süchtig nach etwas zu sein ist etwas völlig Anderes, als eine bestimmte Sache nur sehr zu mögen.

Bei einer Studie modifizierten Wissenschaftler die Genetik von Ratten, indem sie über zwanzig Generationen lang Geschwisterratten miteinander paarten, um möglichst ähnliche Gene zu erhalten. Die gezüchteten Ratten hatten entweder stets sehr hohe oder stets sehr niedrige Dopaminwerte. Die Ratten mit den hohen Dopaminwerten zeigten eine größere Motivation, an Belohnungen zu kommen – Futter, Gesellschaft oder Sex –, zeigten aber kein höheres Maß an Genuss, wenn sie diese Belohnung bekamen. Die Ratten mit den niedrigeren Dopaminwerten zeigten weniger Motivation, an Belohnungen zu gelangen. Sie waren sogar so unmotiviert, dass sie eher verhungerten, als bis zur Futterschüssel zu laufen. Wenn sie aber per Hand gefüttert wurden, zeigten sie beim Essen dasselbe Maß an Genuss wie alle anderen Ratten auch.[210]

Es ist sehr wichtig, dass wir den Unterschied zwischen „wollen" und „mögen" verstehen. Zu den schlimmsten Zeiten meiner Alkoholabhängigkeit war mein Verlangen nach Alkohol so unbändig, dass ich das Gefühl hatte, es überhaupt nicht mehr kontrollieren zu können. Und trotzdem empfand ich beim Trinken fast überhaupt keinen Genuss. Ich erinnere mich noch daran, wie ich die ganze Nacht lang trank, zurück zu meinem Hotelzimmer ging und darüber nachdachte, wie viel ich eigentlich getrunken hatte und dass ich dennoch fast nichts fühlte. Meine Toleranz war so groß geworden, dass es schwer war, genug zu trinken, um betrunken zu werden. Mein Verlangen nach Alkohol wurde immer stärker, während der Genuss und das Gefühl der Erleichterung immer schwächer wurden. Ich fand dies höchst seltsam. Hirnstudien können diesen Zusammenhang jedoch sehr gut erklären.

Dopamin erzeugt keinen Genuss, aber es motiviert uns. Es ist der Schlüssel zum Lernen und unverzichtbar für unser Überleben. Nehmen wir an, sie leben zur Zeit der Höhlenmenschen und sind gerade dabei, auf der Suche nach Nahrung ein neues Terrain zu erkunden. Sie stoßen auf ein Dickicht von Himbeerbüschen voller reifer Früchte. Diese Entdeckung sorgt bei Ihnen für einen Höhenrausch des Genusses. Dieses Gefühl entsteht in einem anderen Teil Ihres Gehirns, dem Nucleus accumbens, beziehungsweise dem Genusszentrum Ihres Gehirns. Dopamin wird aber ebenfalls freigesetzt – ein Signal, dass gerade etwas Wichtiges passiert ist. Das Schöne an Dopamin ist, dass es unserem Gehirn dabei hilft, Botschaften aus der Natur zu verarbeiten, wie beispielsweise das Auffinden der Himbeerbüsche. Wir lernen auf unbewusste Weise, wo es die besten Himbeeren gibt. Wir mögen es uns vielleicht nicht bewusst einprägen, doch unser Gehirn erinnert sich an die Vegetation um die Büsche herum, daran, wie viel Schatten es in der Nähe gibt und ebenso an die Bodenbeschaffenheit. Bald finden wir häufiger Himbeerbüsche, ohne dass uns richtig klar ist, wie oder warum. Wir sind großartige Lebewesen mit einer unglaublichen Lernfähigkeit. Doch wenn suchterzeugende Drogen in unserem Gehirn chemisch Dopamin freisetzen, lernen wir leider, abhängig zu werden.[211]

Der ventrale tegmentale Bereich unseres Gehirns (englisch *ventral tegmental area*, kurz *VTA*) stimuliert die Dopaminfreisetzung.[212] Der VTA ist einer der drei Gehirnbereiche, die Belohnungen verarbeiten. Wir haben bereits kurz über den Nucleus accumbens gesprochen. Der dritte Bereich des Belohnungskreislaufs ist der präfrontale Kortex. Gefallen und Genuss spielen sich im Nucleus accumbens ab. James Oldes und Peter Millner von der McGill University in Montreal implantierten Ratten Elektroden direkt in diese Hirnregion. Wenn die Versuchstiere die Möglichkeit hatten, durch das Drücken eines Hebels diese Region eigenständig zu stimulieren, begannen sie, den Hebel tausende Male zu drücken und darüber alles andere zu ignorieren. Sie vernachlässigten ihren Nachwuchs und verzichteten auf

Sex und Futter – sogar bis sie fast verhungerten – um diesen Bereich ihres Gehirns weiter stimulieren zu können. Dabei ertrugen sie sogar starke Schmerzen, um den Hebel drücken zu können – Schmerzen, die sie für Futter nicht ertragen wollten, auch dann nicht, wenn sie zu verhungern drohten.[213] Dasselbe wurde auch bei Menschen nachgewiesen. Robert Heath führte umstrittene Experimente mit Menschen durch, bei denen er dieselbe wiederholte und scheinbar unkontrollierbare Selbststimulierung beobachtete.[214]

Es wird Sie nicht überraschen, wenn Sie nun lesen, dass suchterzeugende Substanzen diese Hirnregion weitaus effektiver stimulieren als alltägliche kleinere Belohnungen. Ein schöner Film oder gutes Essen sorgen zwar auch für eine Stimulation, doch tun Drogen dies in wesentlich direkterer Weise und erzeugen dabei einen Aktivitätsgrad, der weit über das normale Niveau hinausgeht. Das hört sich eigentlich wunderbar an: Es gibt da eine Möglichkeit, einen Teil unseres Gehirns so stark zu stimulieren, dass wir dabei höchsten Genuss empfinden. In Wirklichkeit aber ist es erschreckend, da unser Gehirn in so einem Fall versucht, der Stimulation entgegenzuwirken, um wieder einen Zustand der Homöostase herzustellen und sich selbst zu schützen. Wenn Alkohol unseren Nucleus accumbens überstimuliert, bildet unser Gehirn das Transaktivator-Protein CREB, das wiederum die Bildung von Dynorphin, eines natürlichen Schmerzmittels, ermöglicht.

Das Dynorphin hemmt die Stimulation des Nucleus accumbens, um ein natürliches Gleichgewicht zu bewahren. Dadurch haben wir beim Trinken ein geringeres Wohlgefühl. Sie kennen das bereits: Es bedeutet, dass Ihre Alkoholtoleranz größer geworden ist. Wir brauchen nun also mehr Alkohol, um dieselbe Wirkung zu erzielen. Irgendwann werden wir körperlich abhängig. Unser Gehirn leistet so viel Kompensationsarbeit, um der chronischen Präsenz von Ethanol entgegenzuwirken, dass wir noch mehr trinken müssen, um uns überhaupt normal zu fühlen. Noch schlimmer ist, dass wir abstumpfen und natürliche Stimulationen immer schlechter wahrnehmen.

Alltägliche Freuden und Genüsse wie ein richtig gutes Essen oder das Zusammensein mit Freunden aktiviert unser Belohnungszentrum nicht mehr so stark wie früher. Der Nucleus accumbens stumpft ab.[215]

Die letzte Änderung in unserem Gehirn findet im präfrontalen Kortex statt. Dieser Gehirnbereich ist für das Treffen von Entscheidungen zuständig. Er erlaubt uns normalerweise, Dinge gut abzuwägen und vernünftige Entscheidungen zu fällen, uns selbst gut zu beherrschen und zu verhindern, dass die reptilienartigeren Bereiche unseres Gehirns die Kontrolle übernehmen. Doch Alkohol schädigt den präfrontalen Kortex und führt dazu, dass wir nicht mehr so gut in der Lage sind, klug durchdachte Entscheidungen zu treffen.

Zusammengefasst gibt es in unserem Gehirn drei Veränderungen, die durch den Konsum von Alkohol hervorgerufen werden:

- Erstens verstärkt Alkohol durch die Freisetzung von Dopamin unser Verlangen nach ihm (aber nicht den beim Konsum empfundenen Genuss).
- Zweitens aktiviert Alkohol auf künstliche Weise das Belohnungszentrum unseres Gehirns, den Nucleus accumbens. Unser Gehirn versucht nun, diese Überstimulation auszugleichen, was zu einer erhöhten Alkoholtoleranz und schließlich zum Abstumpfen unseres Belohnungszentrums führt.
- Drittens und letztens schädigt Alkohol den präfrontalen Kortex, was unsere Fähigkeit zur Selbstbeherrschung und -kontrolle verringert. Dadurch wird es noch schwieriger, auf Alkohol zu verzichten.

Wir sind nun im Teufelskreis der Abhängigkeit gefangen – mit einem stärkeren Verlangen, kaum oder gar keinem Wohlgefühl mehr und einer beeinträchtigten Fähigkeit, aus diesem Teufelskreis auszubrechen.

Wie wir mittlerweile wissen, ist es sehr schwer, unser Trinkverhalten zu kontrollieren, weil unser Alkoholkonsum im Laufe der Zeit unser

Gehirn verändert. Wir wissen nicht, wann und in welchem Maße diese Veränderung eintritt. Und genauso wie Diäten dazu führen, dass uns Essen psychologisch noch verführerischer vorkommt, erhöht auch der Versuch, unseren Alkoholkonsum einzuschränken, unser Verlangen nach Alkohol. Die gute Nachricht ist aber, dass wir dem körperlichen Verlangen besser widerstehen können, wenn wir unser psychologisches Verlangen nach Alkohol besiegen. Wenn wir mit dem Trinken aufhören, hört auch unser Gehirn damit auf, die Wirkung des Alkohols pausenlos zu kompensieren und es fängt an, sich selbst zu heilen. Wir beginnen wieder, die einfachen Freuden unseres alltäglichen Lebens zu genießen – genauso wie zu der Zeit, in der wir noch gar nicht tranken.

18.
SCHWELLENPUNKT: ES LIEGT AN UNSERER KULTUR. ICH MUSS TRINKEN, UM DAZUZUGEHÖREN

„Wann immer man sich auf der Seite der Mehrheit wiederfindet,
ist es Zeit, innezuhalten und nachzudenken."
—Mark Twain

Sie **beobachten**, wie alle um Sie herum ständig trinken. Dies geschieht zu fast jedem möglichen Anlass – ob bei der Spendenaktion für die Grundschule, dem Weinabend mit den Mädels von der Kirchengruppe oder sogar beim Feiern hinter dem Zieleinlauf eines Marathons. Sie **erleben** alle möglichen Gespräche über Alkohol – während der Arbeit, nach der Arbeit, zu Hause, am Wochenende und in den Medien. Sie **nehmen an**, dass unsere Kultur so stark mit Alkohol verknüpft ist, dass ein Leben ohne ihn nahezu unmöglich ist. Sie **schließen daraus**, dass unsere Kultur das Trinken zur Vorschrift macht, ja sogar befiehlt, und Sie finden es zu schwierig und zu einsam, ohne Alkohol zu leben.

Doch sehen wir uns die Realität an:

Wir leben in einer auf Alkohol fokussierten Kultur

Dies ist unser letzter Schwellenpunkt und gleichzeitig der, der am schwersten zu überwinden ist, da er der Realität näher kommt als alle anderen Schwellenpunkte, mit denen wir uns bisher auseinandergesetzt haben. Alkohol ist einer der Dreh- und Angelpunkte unserer Kultur. Die letzten Jahrzehnte über haben wir gemeinschaftlich alle Befürchtungen über Alkohol in den Wind geschlagen und uns sogar vorgemacht, dass das Trinken ein gesunder und wichtiger Teil des Lebens ist. Doch auch wenn das die Wahrheit von heute sein mag, kann die Wahrheit von morgen bereits eine ganz andere sein. Wir können uns und unsere Kinder besser informieren und darauf hinarbeiten, Alkohol in derselben Weise zu kennzeichnen und zu bewerben, wie es heute bei Zigaretten bereits der Fall ist. Wir können uns zu unserem eigenen Wohl für eine bessere Zukunft einsetzen. Doch die Zukunft ist noch nicht hier, also müssen wir zunächst etwas über unsere Gegenwart herausfinden.

Diejenigen, die Alkohol am lautesten verteidigen, machen sich selbst oft am meisten Sorgen über die Alkoholmenge, die sie selbst konsumieren

Über 7.000 Menschen erklärten sich bereit, dieses Buch Probe zu lesen und mir vor der Veröffentlichung wichtiges Feedback zu geben. Viele der Leserinnen und Leser glaubten, dass sie mit ihrem Problem allein dastünden, während alle anderen um sie herum vollkommen glücklich und zufrieden mit ihren Trinkgewohnheiten wären und diese bestens unter Kontrolle hätten. Ich habe herausgefunden, dass das einfach nicht stimmt! Wenn Sie das Trinkgelage der letzten Nacht bereuen, dann tun dies auch die Leute, mit denen Sie ausgegangen sind. Wenn Sie sich manchmal darüber Gedanken machen, dass Sie jeden Tag trinken, ist die Wahrscheinlichkeit sehr hoch, dass es Ihrem Partner oder Ihrer Partnerin genauso geht. Wenn Sie sich wünschen, Sie könnten nach ein paar Drinks einfach aufhören, kann es durchaus sein, dass Ihr bester Freund oder Ihre beste Freundin das auch möchte. Eine Alkoholabhängigkeit ist deshalb so heimtückisch, weil wir sie so gut verstecken; sogar vor uns selbst. Wir finden es beschämend, unser Trinkverhalten in Frage zu stellen. Wir befürchten, dass allein das Stellen dieser einen Frage dazu führt, dass wir gezwungen sind, mit dem Trinken ganz aufzuhören und in Zukunft ein gesellschaftlich isoliertes Leben zu führen. Wir behalten diese Ängste für uns. Unsere Fragen und Zweifel bleiben versteckt. Weil niemand über das Problem spricht, das so viele von uns haben, erlauben wir es ihm, immer größer zu werden.

Seit ich mit dem Trinken aufgehört habe, haben mir Dutzende Menschen anvertraut, dass sie ebenfalls weniger trinken wollen. Können Sie sich noch daran erinnern, wie meine Karriere immer mehr ins Straucheln geriet? Viele meiner Kolleginnen und Kollegen lasen dieses Buch. Dabei stellte sich heraus, dass wir alle versuchten, miteinander mitzuhalten! Während sich alle von uns Gedanken darüber machten, wie viel wir tranken, wollte dies keiner von uns offen ansprechen. Einer meiner früheren Chefs las das Buch und sagte mir danach: „Annie, es ist fast so, als hätte dein Buch mir eine Last von den Schultern genommen. Ich hatte das Gefühl, dass das Trinken praktisch eine Pflicht war. Es gab so viel sozialen Druck, dass ich glaubte, einfach nicht Nein sagen zu können. Heute ist mir klar, dass ich tatsächlich Nein sagen kann. Das ist sehr ermutigend, vielen Dank."

Wir glauben, dass „coole" Leute trinken (oder dass Nichttrinker Nieten sind)

Ich bekenne mich schuldig! Ich erinnere mich daran, wie ich abschätzig auf Leute herabblickte, die nicht so viel tranken wie ich. Ich war stolz auf meinen alkoholgeschwängerten Lebensstil und auf den ganzen „Spaß", den ich hatte. Ich glaubte, dass Menschen, die nicht tranken, einfach unglaubliche Langweiler sein mussten. Immer wieder hört man Leute sagen „Ich vertraue keinem, der nicht trinkt!" Dabei sind die wirklich coolen Menschen cool, wenn sie trinken, und auch dann, wenn sie es nicht tun. Die lustigen Menschen sind einfach lustig, egal ob sie trinken oder nicht, und die Nieten sind mit oder ohne Alkohol langweilig. Doch es gibt eine Sache, die ich in diesem Zusammenhang auch erwähnen muss: Wenn Sie das Gefühl haben, dass Sie auf etwas Wichtiges verzichten, wenn Sie mit Ihren Freunden ausgehen und dabei nicht trinken, dann werden Sie auch weniger Spaß haben und keine so gute Gesellschaft sein. Das Schöne an *Einfach nüchtern!* ist, dass Sie dieses Gefühl des Verzichts gar nicht haben werden. Und damit bleiben Sie genauso cool wie immer. Ich liebe es, bei Partys im Mittelpunkt zu stehen und andere zum Lachen zu bringen. Das ist heute immer noch so! Da mein Geist nicht mehr benebelt ist, sind meine Witze heute lustiger als zu meinen Trinkzeiten und wir lachen alle viel mehr darüber.

Ich kann Ihnen gar nicht sagen, wie überrascht die Leute meistens sind, wenn ich der Mittelpunkt einer Party bin, dabei aber keinen Drink in meiner Hand halte. Ich habe einen Freund, der das einfach nicht verstehen kann. Er starrt mich die ganze Zeit an. Ich glaube, er versucht herauszufinden, ob ich das alles nur vorspiele. Doch warum ist so etwas so überraschend? Weil wir fest davon überzeugt sind, dass Alkohol unsere Lebensgeister weckt. Wenn dies nicht stimmt, sind wir völlig geplättet. Doch vor einer Sache will ich Sie warnen: Sie werden sich nüchtern bereits viel schneller amüsieren als Ihre Freunde. Wenn ich heute bei einer Party auftauche, bin ich schon dazu bereit, meine ersten Witze zu reißen, während alle anderen denken, dass sie erst ein paar Drinks intus haben müssen, bevor es in Ordnung ist, richtig locker zu werden. Das liegt nicht daran, dass Alkohol das Geheimnis ist, mit dem sie Spaß haben können, sondern daran, dass sie dies glauben. Zu glauben, dass etwas wahr ist, macht es oft zur Wahrheit.

Wie wird mein Partner oder meine Partnerin reagieren?

Eine meiner Leserinnen führt mit ihrem Partner seit über zwei Jahrzehnten eine Beziehung, in der Alkohol eine große Rolle spielt.

Er will sich auf keinen Fall ändern und sie hat Angst davor, dass ihre Beziehung sich verschlechtern könnte. Ein anderer Leser trank jede Nacht mit seiner Frau Wein. Als er sich entschloss, mit dem Trinken aufzuhören, dachte sie, dies sei eine Phase, die nicht von langer Dauer wäre. Doch als die Wochen ins Land zogen und er nach dem Abendessen den Wein weiterhin ablehnte, begann sein Verhalten sie zu wurmen. Sie begann, bissige Bemerkungen wie folgende zu machen: „Du bist also immer noch auf diesem Trip, was? Ich dachte, dass sich das mittlerweile gelegt hätte." Sie fing sogar an, ihn dazu zu drängen, wieder mit ihr zu trinken.

Das sind keine schönen Folgen. Als meine Leserinnen und Leser sie mit mir teilten, fing ich an, mir über die ungewollten Konsequenzen einer Lebensänderung Gedanken zu machen. Es ist leider so, dass jede Veränderung, ganz unabhängig davon wie positiv sie auch sein mag, die Dynamik einer Beziehung verändert. Dies ist auch dann der Fall, wenn sich Ihr Partner oder Ihre Partnerin über die Veränderung freut. Seien Sie sich dessen bewusst, dass eine Veränderung in Ihrem Leben auch eine Veränderung für Ihren Partner oder Ihre Partnerin bedeutet. Nehmen Sie dies wahr und behandeln Sie Ihre bessere Hälfte mit Respekt, egal ob sie trinkt oder nicht. Erzwingen Sie beim anderen keine Veränderung und setzen Sie ihn oder sie nicht mit Ratschlägen unter Druck. Sprechen Sie aber so viel wie möglich über Ihre eigenen Erfahrungen auf Ihrem neuen Weg, darüber, wie Sie sich fühlen und was Sie denken. Eine ehrliche und einfühlsame Kommunikation ist äußerst wichtig für Ihre Partnerschaft.

Wie kann ich meine alten Freunde behalten oder neue gewinnen?

Es ist nicht einfach, neue Freunde zu gewinnen, insbesondere dann nicht, wenn Sie zuvor glaubten, Menschen, die nicht trinken, seien Langweiler. Was werden die Leute jetzt von Ihnen denken? Wie können Sie sich ein Tonic Water bestellen, ohne die anderen verlegen zu machen, weil sie sich für den Gin entscheiden? Lassen Sie uns zunächst einmal Ihre Wahrnehmung der Leute überprüfen, die nicht trinken. Kennen Sie überhaupt welche? Wenn die Antwort Ja lautet und Sie immer noch das Gefühl haben, dass diese Leute langweilig sind, liegt es dann daran, dass sie nicht trinken oder dass Sie sie als Mensch nicht interessant finden? Aber eigentlich spielt das gar keine große Rolle, weil unsere Wahrnehmung unsere Realität bestimmt: Wenn Sie überzeugt waren, dass diese Leute langweilig sind, wurde dies für Sie zu einer Tatsache. Wie aber können wir solche Überzeugungen hinter uns lassen, wenn so viele Menschen genau dasselbe empfinden?

Am besten durch neue Erfahrungen. Zunächst müssen Sie ohne den geringsten Zweifel daran glauben, dass Sie auch ohne Drink in der Hand noch derselbe (oder ein sogar besserer!) Mensch sind. Das wird seine Zeit brauchen. Sie werden an vielen verschiedenen gesellschaftlichen Anlässen ohne Alkohol teilnehmen müssen, bis Ihre Nervosität sich endgültig verflüchtigt. Sie werden vermutlich vor jeder dieser Erfahrungen ohne Alkohol etwas Angst haben. Das Aufregende daran ist aber, dass jede neue Erfahrung Ihnen zeigen wird, wie sehr Sie sich auch ohne Alkohol amüsieren können. Es ist ein Prozess. Diese Veränderung wird jeden einzelnen Bereich Ihres Lebens beeinflussen. Sie müssen während dieser Veränderung Geduld mit sich haben. Ich glaube aber fest daran, dass Sie mit jeder neuen Erfahrung auf diesem Weg der inneren Gewissheit näherkommen, dass Sie ganz ohne Zweifel noch derselbe (sogar bessere!) Mensch sind, der Sie waren, als Sie noch tranken.

Es stimmt, dass einige Leute Sie abschreiben werden, noch bevor Sie sie wirklich kennen. Damit können Sie so umgehen, wie Sie es für richtig halten. In den Zeiten, als meine Selbstsicherheit sehr gering war und ich mich an das Trockensein gewöhnte, habe ich alles Mögliche ausprobiert. Sie können so tun, als ob Sie Alkohol trinken: Bestellen Sie sich einen Gin Tonic. Geben Sie dann vor, zur Toilette zu gehen, und suchen Sie stattdessen eine Kellnerin, der Sie den Cocktail noch voll zurückgeben. Oder bestellen Sie sich ein Bier in einer dunklen Flasche, leeren Sie es auf der Toilette aus und füllen Sie die Flasche mit Wasser auf. Einige meiner Leserinnen und Leser haben ebenfalls einige Dinge zusammengetragen, die sie normalerweise sagen, um um das Trinken herumzukommen, ohne sich gleich als Nichttrinker outen zu müssen:

- Ich kann heute nicht trinken, ich fahre später noch.
- Ich habe es letzte Nacht übertrieben, also lege ich heute eine Pause ein.
- Ich mache gerade eine Detox-Kur, bei der ich nicht trinken darf.
- Ich bin auf Diät.
- Ich versuche, ein bisschen weniger zu trinken.
- Ich probiere es ein paar Tage ganz ohne Alkohol.
- Mir ist heute Abend nicht danach.
- Ich habe morgen ein wichtiges Meeting und möchte mir einen klaren Kopf bewahren.

Auch die Partnersuche kann zum Problem werden. Wie können Sie Menschen kennenlernen, ohne zu trinken? Wie werden sie reagieren, wenn Sie es ihnen erzählen? Ihnen sollte klar sein, dass sich von 100 Leuten, die sehr viel trinken, mindestens 80 wünschen, in der Lage zu sein, Spaß zu haben und dabei weniger zu trinken. Sie werden vielleicht überrascht sein, wenn ich Ihnen sage, dass viele Leute es bei der Partnersuche attraktiv finden, wenn der oder die andere nur äußerst wenig trinkt. Das ist eine teilweise unbewusste Vorliebe, die trotzdem existiert. Wir respektieren Nichttrinker und bewundern ihren Charakter und ihre Disziplin. Wir glauben sogar, dass sie am Ende die besseren Partner und Eltern sind. Fazit: Nicht zu trinken ist sexy!

Wie Sie es Ihren Freunden sagen, ohne sie zu verlieren

Ich habe viele Fehler gemacht, also kann ich Sie davor bewahren, nicht dieselben zu begehen. Ich begeistere mich sehr schnell und mit voller Wucht und je mehr ich durch *Einfach nüchtern!* erfuhr, umso mitteilungsbedürftiger wurde ich meinen Freunden gegenüber. Ich erzählte ihnen Dinge wie: „Du wirst es nicht glauben, aber schon ein Drink kann Krebs verursachen! Ich werde meinen Körper auf keinen Fall mit diesem Mist vergiften!" oder „Wir brauchen überhaupt keinen Alkohol, um Spaß zu haben! Es ist absolut verrückt, wie wir uns alle von den Medien und der Gesellschaft in die Irre führen lassen."

Sie können sich bestimmt gut vorstellen, was für eine unangenehme Nervensäge ich war. Einer meiner Freunde sagte sogar einmal zu meinem Mann: „Oh, Mann! Ich möchte mir gar nicht vorstellen, wie es sein mag, mit dieser Anti-Alkohol-Missionarin zusammenleben zu müssen!" Es war nicht schön. Menschen, die trinken, haben vor dem Aufhören Angst. Ohne die Umkehrkonditionierung, die mit *Einfach nüchtern!* stattfindet, glauben sie weiterhin fest daran, dass Alkohol nahezu unverzichtbar ist, und dass der Verzicht darauf (oder das Gefühl, dass sie wegen ihres Trinkens verurteilt werden) bei ihnen großen Stress verursacht. Wenn sie bereits eine psychologische, körperliche oder emotionale Abhängigkeit entwickelt haben (was bei fast allen Menschen der Fall ist, die ich kenne), lösen Erinnerungen daran, wie schädlich Alkohol wirklich ist, bei ihnen tatsächlich starken Stress aus. Dabei soll das Ganze doch eine positive Erfahrung sein. Wenn Ihre Freunde aber sehen, dass es Ihnen gut geht und Sie Spaß haben, wird ihnen das Hoffnung geben, statt ihnen Angst einzujagen.

Wenn jemand mit dem Trinken aufhört, wünscht er oder sie sich oft, weiterhin in der Lage zu sein, „normal" zu trinken, und ist neidisch auf die anderen Leute, die immer noch trinken. Diejenigen, die trinken, wissen das und haben Mitleid mit dieser Person. Sie grenzen sich dann oftmals ab und glauben, dass dieser Mensch ein Problem hat, für das sie nicht anfällig sind. Bei dieser Dynamik gibt es zwischen den Parteien meist kaum oder gar keine Reibungspunkte. Die Trinkenden sind meist sehr verständnisvoll und bestellen sogar alkoholfreie Cocktails für die nichttrinkende Person, um ihr dabei zu helfen, ihr „Problem" zu überwinden.

Wenn Sie mit *Einfach nüchtern!* aufhören zu trinken, entsteht dabei jedoch eine andere Dynamik. Anstatt zuzugeben, dass Sie ein Problem haben, sind Sie nun wesentlich besser informiert und aufgeklärt. Sie werden nicht mehr trinken wollen. Doch Leute, die trinken, können daran leicht Anstoß nehmen. Wie kann es sein, dass Sie nicht mehr trinken wollen? Das scheint überhaupt nicht möglich zu sein. Vielleicht fühlen Sie sich sogar ein bisschen überheblich, weil Sie keinen Alkohol mehr brauchen, die anderen um Sie herum aber schon. Da die Trinkenden Sie nun nicht mehr bemitleiden können, kann es passieren, dass diese anfangen, sich selbst zu bemitleiden. Möglicherweise fühlen sie sich auch von Ihnen vorverurteilt, wenn Sie einen Ihnen angebotenen Drink ablehnen. Sie legen nun einen höheren Maßstab an sich selbst an und zeigen, dass Sie mehr darauf achten, was Sie Ihrem Körper zuführen und welche Wirkung es auf Sie hat. Das ist großartig, aber nicht jeder wird das toll finden.

Wie also sollen Sie damit umgehen? Wie können Sie Ihren Freunden Ihre Entscheidung auf taktvolle Weise mitteilen, ohne sie vor den Kopf zu stoßen? Ich glaube, dass die Antwort auf diese Frage recht einfach ist. Sie müssen es nicht immer allen recht machen. Sie haben diese Entscheidung für sich selbst getroffen und damit werden Sie, auch wenn es anfangs eventuell Spannungen geben mag, zu einem Hoffnungsschimmer für die anderen und zeigen, dass auch diese sich ändern können.

Wenn es um die konkrete Wortwahl geht, müssen Sie selbst herausfinden, was in Ihrem individuellen Fall das Beste ist. Probieren Sie verschiedene Dinge aus. Achten Sie darauf, dass Sie vorurteilsfrei sowie offen und ehrlich über sich selbst, Ihre Entscheidungen und Ihre eigene Geschichte sprechen, ohne den anderen Ihre Sichtweisen aufzuzwingen. Und versuchen Sie, das Trinkverhalten der anderen nicht zu verurteilen, da Ihre Freunde Alkohol ja nur auf genau die Weise sehen, wie Sie es früher selbst getan haben: als Begleiter, Trost und Freund. Ich selbst habe mit den folgenden Bemerkungen gute Erfahrungen gemacht: „Ich habe gemerkt, dass ich glücklicher bin, wenn ich nicht trinke", „Ich versuche, gesünder zu leben, und der Verzicht auf Alkohol gehört dazu", „Ich fand, dass Alkohol mir nicht länger guttat, also habe ich mit dem Trinken aufgehört" und „Mir geht es besser, wenn ich nicht trinke".

19.
DER ABSTURZ: WARUM ES BEI EINIGEN SCHNELLER BERGAB GEHT ALS BEI ANDEREN

„Genialität findet man öfter in einem zerbrochenen Gefäß als in einem unversehrten."
—E. B. White

Mein Ehemann gab stets meiner „suchtanfälligen Persönlichkeit" die Schuld für meine zwanghafte Natur. Das ging mir immer gehörig gegen den Strich. Daher bat ich ihn einmal zu definieren, was genau er mit einer „suchtanfälligen Persönlichkeit" eigentlich meinte. Er zählte einige Leute auf, die seiner Meinung nach eine suchtanfällige Persönlichkeit haben, und weitere, die laut ihm keine haben. Die Gemeinsamkeit bei den Leuten mit suchtanfälliger Persönlichkeit war, dass wir nach etwas süchtig waren oder sind. Diese Definition hat mich nie zufriedengestellt. Sie können sich vorstellen, welchen Triumph ich empfand, als ich entdeckte, dass Wissenschaftler und Ärzte herausgefunden haben, dass es so etwas wie eine suchtanfällige Persönlichkeit gar nicht gibt. Trotz jahrelanger Versuche zu definieren, welche Persönlichkeitsmerkmale dazu führen, dass jemand leichter von etwas abhängig wird, ist es der Gemeinschaft von Wissenschaftlern und Medizinern nicht gelungen, dies mit irgendeiner Art von Sicherheit zu bestimmen.[216] Es ist sogar so, dass Versuche, die darauf abzielten, eine suchtanfällige Persönlichkeit mit einer bestimmten Kombination von Charaktereigenschaften in Zusammenhang zu bringen, mittlerweile größtenteils eingestellt wurden.[217]

Moment mal! Ist es nicht allgemein bekannt, dass einige Leute suchtanfälliger sind als andere? Nun, wie Sie inzwischen bestimmt schon bemerkt haben, sind einige allgemeine Annahmen über Alkohol und Sucht oftmals eher ein Mythos als die Wahrheit. Sehen wir uns also einmal an, warum manche Menschen schneller im Suchtkreislauf feststecken als andere und warum einige Leute niemals abhängig zu werden scheinen.

Zur Erinnerung: Eine Abhängigkeit bedeutet, dass Sie regelmäßig etwas tun, das Sie nicht tun möchten, oder dass Sie etwas tun, das Sie nicht ohne weiteres beenden oder einschränken können. Im vorangegangenen Kapitel haben wir uns angesehen, wie der Kreislauf von durch Alkohol verursachten Tiefs uns in einen Zustand der Abhängigkeit zwingt, in dem sich unsere Gelüste und Wünsche (das Verlangen zu trinken und das Verlangen, damit aufzuhören) mit voller Kraft bekämpfen.

Wir haben auch darüber gesprochen, wozu Abhängige in der Lage sind, um sich die Droge ihrer Wahl zu beschaffen. Sie weigern sich, die Droge für jede Art von Leiden verantwortlich zu machen, das sie bei deren Konsum ertragen müssen. Würden sie die Droge dafür verantwortlich machen, wäre der nächste logische Schritt, diese aus ihrem Leben zu verbannen – eine ganz und gar erschreckende Vorstellung. Da die Mehrheit aller US-Amerikaner trinkt, ist es nicht zu weit hergeholt, anzunehmen, dass wir in einer abhängigen Gesellschaft leben: einer Gesellschaft, die Alkohol schützt, indem sie Alkoholismus als einen Persönlichkeitsfehler darstellt.

Wir halten es für selbstverständlich, dass es so etwas wie eine suchtanfällige Persönlichkeit gibt. Sie ist ein niemals fehlender Teil typischer Gespräche über Alkohol. Dabei stellen wir uns schützend vor den Alkohol, indem wir die Persönlichkeit eines bestimmten Menschen für dessen Abhängigkeit verantwortlich machen, statt die suchterzeugenden Eigenschaften von Alkohol.

Behaupte ich also, dass unsere Persönlichkeit überhaupt nichts damit zu tun hat, wie schnell wir abhängig werden? Keinesfalls. Es gibt viele Faktoren, die die Geschwindigkeit beeinflussen, mit der wir in die Abhängigkeit rutschen – umweltbedingte, soziale, genetische und ja, auch persönlichkeitsbestimmte Faktoren. Genau wie unsere Persönlichkeit jeden anderen Bereich unseres Lebens beeinflusst, wirkt sie sich auch darauf aus, wie schnell wir von Alkohol abhängig werden.

Wenn ich also glaube, dass unsere Persönlichkeit beim Entstehen einer Abhängigkeit eine Rolle spielt, warum rege ich mich dann so über den Begriff „suchtanfällige Persönlichkeit" auf? Weil ich denke, dass er sehr negativ und irreführend ist. Die Charaktereigenschaften, die mich dazu brachten, mehr zu trinken, wie beispielsweise großes Engagement, Entscheidungsfreudigkeit und ein starker Wille, sind überwiegend positiv. Diese „suchtanfälligen" Charakteristika spielten sogar eine äußerst wichtige Rolle beim Wiedererlangen meiner Freiheit.

Das fragwürdige Konzept einer suchtanfälligen Persönlichkeit ist ein wunderbares Mittel, um unseren kostbaren Alkohol zu verteidigen. Wir konzentrieren uns darauf, weil es Alkohol nur für die Menschen mit einer solchen Persönlichkeit gefährlich macht, nicht aber für uns selbst. Wir schützen den Alkohol und geben jedem einzelnen Menschen die Schuld. Dies zerstört jegliche Hoffnung bei Alkoholabhängigen, da sie glauben, dass sie ihrer eigenen Persönlichkeit machtlos gegenüberstehen. Das Konzept der suchtanfälligen Persönlichkeit sorgt dafür, dass wir unsere Augen vor der Tatsache verschließen, dass Alkohol abhängig macht – Punkt. Denn wenn es eine suchtanfällige Persönlichkeit gibt, wir aber nicht davon betroffen sind, müssen wir selbst beim Konsum von Alkohol keine Vorsicht walten lassen.

„Suchtanfällige" Charaktereigenschaften

Während es mir generell wichtig ist, auf vorherrschende Trugschlüsse und das schlecht definierte Konzept einer suchtanfälligen Persönlichkeit hinzuweisen, will ich trotzdem anmerken, dass bestimmte Charaktereigenschaften potenziell mit Alkoholproblemen zusammenhängen können. Interessanterweise können zwar einige dieser Charaktereigenschaften als negativ eingestuft werden (wie zum Beispiel bei einem größeren Unabhängigkeitsbestreben und einer geringeren Kompromissbereitschaft), doch sind die meisten von ihnen neutral, wenn nicht sogar positiv besetzt, wie zum Beispiel Extrovertiertheit und Aufgeschlossenheit gegenüber neuen Erfahrungen.[218]

Das negative Konzept einer „suchtanfälligen Persönlichkeit" sorgt dafür, dass wir glauben, mit uns stimme etwas nicht. Außerdem impliziert es, dass Charaktereigenschaften, die in irgendeiner Weise mit Sucht und Abhängigkeit zusammenhängen, ausschließlich negativ und schädlich sind. Das ist aber nicht so. Einige dieser Charaktereigenschaften können wünschenswert sein und die Persönlichkeit und die Erfahrungen eines Menschen positiv beeinflussen. Zu diesen Eigenschaften gehören Tatendrang, Entscheidungsfreudigkeit, Impulsivität und Nonkonformismus. Wie Sie sehen, kann sich jede Charaktereigenschaft, die bei einem Menschen zur Entwicklung einer Abhängigkeit beitragen kann, sowohl positiv wie auch negativ auswirken. Eine Reihe von Charaktereigenschaften, die sowohl positive wie auch negative Auswirkungen auf das Leben eines Menschen haben können, sollten nicht zu dem Begriff einer „suchtanfälligen Persönlichkeit" zusammengefasst und stigmatisiert werden.

Schauen wir uns noch einmal meinen Vater an. Er ist ein Mensch, der einmal eine Entscheidung trifft und dann dabei bleibt. Sobald er sich entschlossen hatte, nicht mehr zu trinken, trug er keine inneren Kämpfe mehr mit sich aus und litt auch nicht darunter, da seine Entscheidung endgültig und dauerhaft war. Diese Art der

Entschlossenheit zeigt er auch in anderen Bereichen seines Lebens. Mit 37 Jahren beschloss er, dass er nur mit täglichem Sport ein erfülltes Leben führen würde. Mountainbike und Ski fahren lagen ihm am meisten, also ist er in den letzten 30 Jahren jede Woche zwischen 100 und 160 km Rad gefahren und geht jeden Winter zwischen 40 bis 80 Mal Ski fahren. Er entscheidet, dass etwas gut für ihn ist, und dann tut er es. Er ist außerdem auch ein sehr nonkonformer Mensch und lässt sich in der Regel nicht davon beeinflussen, was andere Leute denken oder sagen.

Ich glaube, dass seine Entschlossenheit, seine Standhaftigkeit und sein Nonkonformismus vermutlich dieselben Eigenschaften sind, die ihn auch dazu brachten, sehr viel zu trinken. Er war überzeugt, dass ein bisschen Alkohol ihm ein bisschen Genuss verschaffte, und schloss daraus, dass viel Alkohol noch mehr Genuss bedeutete. Also trank er, wann immer er wollte, ganz ohne Gewissensbisse. Da jede Art der Drogenabhängigkeit zum Exzess führt, trank er immer mehr. Als ihm klar wurde, dass Alkohol ihm in Wirklichkeit kein wahres Vergnügen verschaffte, war es seine entschlossene, standhafte und unabhängige Persönlichkeit, die es ihm leicht machte, mit dem Trinken aufzuhören.

Schauen wir uns ein anderes Szenario an. In einem Restaurant bestellte eine meiner Freundinnen, die sich stark davon beeinflussen lässt, was andere von ihr denken, einmal als erste von uns, und zwar ein Bier. Nachdem alle anderen aus der Runde auch bestellt hatten, fiel ihr auf, dass niemand außer ihr sich für Alkohol entschieden hatte. Also änderte sie ihre Meinung und bestellte ein Wasser. Es war offensichtlich, dass sie lieber ein Bier wollte, doch sie empfand das Stigma des Alleintrinkens schlimmer als die Option, ihr Verlangen zu bezwingen und auf Alkohol zu verzichten. Ich glaube daher, dass ihr Absturz in die Sucht eher recht langsam vonstatten gehen wird, wenn sie weiterhin Zeit mit Menschen verbringt, die nur sehr selten trinken. Umgekehrt kann dieselbe Charaktereigenschaft aber auch dazu führen, dass sie schnell mehr trinkt, als sie will, wenn sie Zeit mit Menschen verbringt, die sehr viel trinken.

Es gibt Millionen unterschiedlicher Faktoren, die beeinflussen, wie schnell wir von Alkohol abhängig werden. Vielleicht sind Sie jemand, der sich sehr stark mäßigt und nie Hals über Kopf in irgendeine Sache hineinstürzt. Es leuchtet ein, dass Sie auch beim Trinken nicht sofort über die Stränge schlagen würden. Wenn Sie aber eher so sind wie ich und schnell eine ausgeprägte Leidenschaft für alles Mögliche entwickeln, auch das Trinken, ist es nur logisch, dass Sie schnell mehr trinken, ein starkes Verlangen entwickeln und schneller abstürzen würden.

Auch unsere Finanzen beeinflussen, wie schnell wir abstürzen. Ich habe eine Freundin, die mir erzählt hat, dass sie liebend gerne trinkt und wahrscheinlich schon Alkoholikerin wäre, wenn das Ganze nicht so ins Geld ginge. Eine andere Freundin von mir isst gern Desserts. Da sie auf ihre Ausgaben achten muss, entscheidet sie sich immer zwischen einem Dessert und einem Drink. Auch wenn sie gern beides hätte, gewinnt jedes Mal das Dessert. In beiden Fällen würden meine Freundinnen gern mehr trinken, aber ihre Finanzen oder aber ihre Liebe zu Süßem verhindert dies. Dadurch rutschen sie weniger schnell ab.

Auch unsere Umgebung spielt eine Rolle dabei, wie schnell es mit uns bergab geht. Mein moderates Trinken entwickelte sich zu einem schweren Trinken, als ich von Colorado nach New York City zog. Als wir noch in Colorado lebten, wanderten wir viel, fuhren Ski, zelteten und unternahmen sehr viel in der freien Natur. In der Großstadt war plötzlich das Trinken der hauptsächliche gesellschaftliche Zeitvertreib. Trinken ist in Manhattan, London und vielen anderen Großstädten, die ich besucht habe, Dreh- und Angelpunkt des gesellschaftlichen Lebens.

Zu guter Letzt sollten wir nicht vergessen, wie der Konsum von Alkohol in unseren Familien bewertet wird. Eine meiner Freundinnen wuchs in einem Zuhause auf, in dem Alkohol als „Teufelszeug" galt. Heute trinkt sie zwar, doch sorgt das Stigma, mit dem sie aufwuchs, dafür, dass sie ihren Alkoholkonsum einschränkt, um ihre Schuldgefühle so gering wie möglich zu halten.

Gegen eine Abhängigkeit ist niemand immun

Unzählige Gründe, Charaktereigenschaften und Umstände tragen zu der Geschwindigkeit bei, mit der jemand in eine Alkoholabhängigkeit rutschen kann. Es stimmt schon, dass einige Menschen heftig trinken, bis sie sterben, und dabei niemals vermuten, dass der Alkoholkonsum ihnen mehrere Lebensjahre stiehlt, sie niemals das Gefühl haben, die Kontrolle zu verlieren, und sie auch nicht befürchten, dass sie ein Problem haben. Das Nichterkennen eines Problems heißt aber nicht, dass es keines gibt.

Vor einer Alkoholabhängigkeit ist niemand gefeit. Je mehr wir trinken, umso mehr wollen wir trinken. Wenn wir in unserem Leben mit einer herausfordernden Stresssituation konfrontiert sind, kann auch der am moderatesten trinkende Mensch in eine körperliche oder emotionale Alkoholabhängigkeit rutschen. Auch wenn dieser Absturz kaum merkbar ist, passiert er doch. Schwierige Lebensumstände einmal ausgenommen, trinken die Leute, die Sie kennen, heute mehr als noch vor einigen Jahren? Wie sieht es mit Ihnen aus? Alle, die trinken, trinken heute mehr als früher. Ich weiß, dass das stimmt, weil sie zu irgendeinem Zeitpunkt überhaupt keinen Alkohol tranken. Sie und all die anderen Menschen, die Sie kennen und die Alkohol trinken, werden in fünf Jahren mehr trinken als heute – das ist einfach das Funktionsprinzip von Alkohol.

Es ist erschreckend, wie schnell der Absturz plötzlich vonstatten geht, wenn uns dämmert, dass wir ein Problem haben. Wir sind von einer suchterzeugenden Substanz abhängig geworden. Diese Substanz ist nun ein äußerst wichtiger Teil unseres Lebens und wir können uns nicht länger vorstellen, ohne sie unseren Stress zu bewältigen oder gesellschaftliche Zusammenkünfte zu genießen. Mehr zu trinken, als wir wollen, erzeugt bei uns Panik und mehr Stress. Wir haben es uns angewöhnt, in Stresssituationen zu trinken, also trinken wir mehr von der Substanz, die unseren Stress eigentlich erst auslöst. Dieser Kreislauf gerät völlig außer Kontrolle. Egal ob wir nun glauben, dass unserem Leben ohne unser wöchentliches

Bier oder aber ohne unsere tägliche Wodkaflasche etwas fehlt – das Problem bleibt das gleiche.

Wir verwenden viel Zeit darauf, Trinker in verschiedene Kategorien einzuordnen: moderat, schwer, problematisch, regelmäßig, alkoholabhängig. Noch mehr Zeit verbringen wir damit herauszufinden, unter welche Kategorie wir selbst fallen. Das macht die gesamte Thematik der Abhängigkeit noch verwirrender. Wenn wir ehrlich sind, müssen wir zugeben, dass dies eine sinnlose Diskussion ist. Vielleicht sind wir alle in derselben Zwangslage: Wir sitzen in der Falle. Oder wir haben uns, wie Lucy Roca es formuliert, „auf den höchsten Punkt eines sehr rutschigen Abhangs begeben und schlittern mit jedem einzelnen Drink, den wir uns genehmigen, immer schneller hinunter auf den Abgrund zu."[219]

Warum fällt es uns so schwer einzusehen, dass wir zu Schulzeiten in der Sekundarstufe, wenn wir beginnen, mit Alkohol herumzuexperimentieren, nichts anderes sind als Bienen, die von einer Kannenpflanze angelockt werden? Können Sie sehen, wie die zappelnde Biene auf dem glitschigen Untergrund dem Trinker ähnelt, der weniger trinken oder ganz damit aufhören will? Ist es immer noch so schwer zu glauben, dass Ihr Lieblingsgetränk eine in höchstem Maße süchtig machende Droge ist? Warum sonst sollte unsere Gesellschaft sie weiter konsumieren, trotz der Epidemie, zu der sich Alkoholismus entwickelt hat?

Warum ist es so schwer, die offensichtliche Wahrheit anzuerkennen? Wenn Alkoholismus tatsächlich nur mit einem körperlichen Problem oder einem Persönlichkeitsfehler zusammenhinge, dann hätte ich nicht geheilt werden können. Wie lässt sich so überhaupt die Tatsache erklären, dass ich vollständig und ohne Schmerzen von dieser unheilbaren Krankheit geheilt wurde?

Es gibt keinen unerklärlichen Fehler unserer Persönlichkeit, keinen undefinierbaren Defekt unseres Körpers. Alkohol ist schlicht und einfach eine in höchstem Maße abhängig machende Droge.

Es gibt ein logisches Prinzip namens Ockhams Rasiermesser: Es besagt, dass von allen möglichen Erklärungen sehr wahrscheinlich die einfachste zutrifft. Die Erklärung, dass Alkohol eine suchterzeugende Substanz ist, ist wesentlich einfacher als die verworrenen Theorien (von denen wir keine beweisen oder in zufriedenstellender Weise erklären können) rund um persönlichkeitsbedingte, körperliche oder psychische Defekte, die angeblich zu Alkoholismus führen.

Es fällt uns schwer einzusehen, dass wir alle dasselbe süchtig machende Gift trinken. Dies zuzugeben hieße zu akzeptieren, dass der Unterschied zwischen Alkoholikern und moderaten Trinkern allein darin besteht, wie stark und wie schnell sie abhängig geworden sind beziehungsweise wie tief sie bereits im Teufelskreis der Abhängigkeit feststecken. Wir müssen akzeptieren, dass Alkohol nicht plötzlich sein Wesen verändert, wenn er anstelle von einem Alkoholiker von einem moderaten Trinker konsumiert wird. Es ist dieselbe Substanz mit denselben giftigen Eigenschaften.

Im Laufe der Zeit verschafft das Trinken uns keinen wirklichen Genuss mehr. Wenn wir den Punkt der Abhängigkeit erreicht haben, müssen wir dieser Wahrheit unausweichlich ins Auge sehen. Im chronischen Stadium verschwindet sogar die Illusion des Genusses. Alkohol wirkt wie ein Betäubungsmittel, das unseren Körper vergiftet und unser Gehirn vernebelt. Er zerstört uns körperlich und geistig. Er stumpft unsere Sinne und damit auch all unsere Überlebensinstinkte ab. Und er raubt unserem wunderbaren Leben seine Freude und sein Glück.

Und welche Botschaft vermittelt unsere trinkende Generation unseren Kindern? Als ich noch trank, fragten meine Kinder mich oft, ob sie einmal einen Schluck probieren dürften. Mir war damals nicht klar, dass sie Alkohol als eine bei Erwachsenen sehr begehrte Leckerei ansahen, die sie endlich auch einmal probieren wollten. Diese Vorstellung erfüllt mich heute mit Grauen. Ich möchte nicht, dass meine Kinder jemals irgendeine Form der Abhängigkeit durchleben müssen. Nie fühlte ich mich wertloser als während der Zeit, in der ich alkoholabhängig war. Alkoholismus ist so furchtbar, dass unter erwachsenen Alkoholabhängigen Suizidgedanken 120 Mal häufiger vorkommen[220] und Alkohol in den USA bei einem Drittel aller Selbstmorde eine Rolle spielt.[221]

Es führt in der Regel zu nichts, die suchterzeugenden Eigenschaften von Alkohol mit moderat trinkenden Menschen diskutieren zu wollen. Ich habe genau diesen Fehler begangen. Die neuen Informationen, die Sie an die anderen weitergeben, erzeugen bei diesen einen inneren Konflikt, der schmerzhaft ist. Also werden sie alles ihnen Mögliche tun, um Sie und sich selbst davon zu überzeugen, dass sie ihren Drink sehr wohl genießen, die vollständige Kontrolle behalten und aufhören können, wann immer sie es wollen. Sie können eine jahrzehntelange unbewusste Konditionierung nicht mit einem schnellen Gespräch rückgängig machen. Oder wie John A. Bargh, Psychologieprofessor an der Yale University, erklärt: „Unbewusste Systeme liefern ununterbrochen Vorschläge dazu, was nun zu tun ist, und das Gehirn reagiert darauf, bevor eine bewusste Wahrnehmung erfolgt. Manchmal entsprechen diese Vorschläge unseren bewussten Intentionen und Zielen, und manchmal nicht."[222] Die anderen mögen Ihren Standpunkt bewusst nachvollziehen können, aber ihre unbewusste enge Bindung an Alkohol ist sehr stark und dominant.

Wenn Sie einen Freund oder einen Ihnen sehr wichtigen Menschen überzeugen wollen, zeigen Sie ihm oder ihr, wie frei und glücklich Sie jetzt sind, und warten Sie ab, bis Sie gefragt werden, wie Sie das geschafft haben. Gehen Sie dann langsam und behutsam vor. Es fühlt sich gut an, anderen zu helfen. Doch anderen Hilfe aufzudrängen, bevor sie sie wollen, kann für beide Seiten frustrierend sein. Und loben Sie sich auch einmal selbst. Denken Sie nur einmal darüber nach, wie weit Sie der „Ich kann trinken und es aber auch lassen"-Fraktion schon voraus sind. Warum? Weil man kein Problem lösen kann, von dessen Existenz man nichts weiß.

Zeit für einen Selbsttest

Behaupte ich also, dass alle, die in irgendeiner Weise Alkohol trinken, abhängig sind? Nein, denn das ist eindeutig nicht der Fall. Ich glaube, dass jeder, der auf unlogische oder unbewusste Weise ein Verlangen nach Alkohol hat, davon abhängig ist, egal ob sich diese Person dessen bewusst ist oder nicht. Wer vor dem Gedanken Angst hat, nie wieder trinken zu können, ist bereits emotional alkoholabhängig. Sagte mir jemand, ich könne nie wieder einen Apfel essen, weil ich sonst irgendwann daran stürbe, würde ich sofort damit aufhören, Äpfel zu essen. Es wäre eine ganz logische Entscheidung, die mich nicht mit Grauen erfüllen würde. Natürlich wäre ich etwas niedergeschlagen, aber gleichzeitig auch erleichtert, weil ich nun nicht zu früh sterben würde. Und ich wäre dankbar, dass ich die Wahrheit über Äpfel und ihre Wirkung auf meine Gesundheit kenne. Ich würde spätestens dann aufhören, Äpfel zu essen, wenn mir die Beweise für deren Wirkung präsentiert würden. Wenn Sie nur ab und zu trinken und es „tun oder lassen können", warum lassen Sie es dann nicht einfach ganz?

Nehmen Sie sich einen Moment Zeit und erstellen Sie eine Liste mit all den Vorteilen, die Ihnen das Trinken bringt. Das ist eine wichtige Übung, da Sie verstehen müssen, dass Alkohol Ihnen nichts Gutes einbringt. Wenn Sie davor Angst haben, sollten Sie dies als Beweis dafür sehen, was ich Ihnen gerade erkläre. Würde ich Ihnen etwas über die Gefahren von rotem Fleisch herunterbeten, fänden Sie das wahrscheinlich ernüchternd, aber Sie würden nicht das Gefühl haben, dass die Angst Ihnen den Magen abschnürt. Dieses Angstgefühl ist Ausdruck einer Abhängigkeit – eine Angst, die erst durch das Trinken entsteht.

Ist Unwissenheit ein Segen? Wenn ich glaube, dass das Trinken mir Genuss verschafft, ist das nicht praktisch dasselbe, wie echten Genuss zu verspüren? Würde ich nicht lieber mit einem empfundenen Hochgefühl durchs Leben gehen als gänzlich ohne?

Das ist ein berechtigter Einwand. Doch Unwissenheit ist nur dann ein Segen, wenn nichts getan werden kann, um die Situation zu verbessern. In diesem Fall können Sie dank Wissen und Aufklärung Ihre Freiheit wiedererlangen. Sie werden wieder frei sein. Sie werden so viel mehr Freude darüber empfinden, wieder vollständig, gesund und glücklich zu sein, als Sie jemals während der Zeit verspürten, als Sie noch tranken. Sie werden das Aufhören nicht mehr als „Ich werde nie wieder trinken können" wahrnehmen, sondern als „Ich muss nie wieder trinken". Machen wir uns also gemeinsam auf den Weg in Ihre Freiheit.

20.
EIN NACKTES LEBEN IN UNSERER GESELLSCHAFT

„Gestern war ich klug und wollte die Welt verändern. Heute bin ich weise und verändere mich selbst."
—*Rumi*

Endlich frei

Wenn Sie dieses Buch zu Ende gelesen und sich selbst befreit haben, müssen Sie über einige wichtige Änderungen Ihrer Lebensweise nachdenken. Die Entscheidung, nicht zu trinken, wird ein Vergnügen sein, also werden Sie nicht jedes Mal leiden, wenn Sie in eine Bar gehen oder mit Freunden unterwegs sind, die noch Alkohol trinken. Sie werden auch nicht gezwungen sein, Situationen zu vermeiden, die Sie schon immer sehr genossen haben. Sie müssen eigentlich nichts Großartiges an Ihrer Lebensweise verändern. Trotzdem müssen wir über ein paar Ausnahmen sprechen. Seien Sie ehrlich zu sich selbst. Gibt es einige Aktivitäten in Ihrem Leben, die eigentlich nur ein Grund dafür sind zu trinken und die Sie ohne Alkohol überhaupt nicht mehr genießen?

Vielleicht empfinden Sie Dinge, die Sie früher gern getan haben, jetzt nur noch als Zeitverschwendung. Einige Menschen mögen Ihnen allein deshalb so witzig vorgekommen sein, weil der Alkohol Ihr Gehirn derart lähmte, dass es Ihnen einfach nur auf diese Weise erschien. Ich meine nicht, dass Sie nicht länger Zeit mit Ihren richtigen, guten Freunden in einer Bar verbringen können oder auf etwas anderes verzichten müssen, was Ihnen Spaß macht, bei dem andere aber Alkohol trinken. Aber Sie werden womöglich herausfinden, dass Sie früher Dinge unternommen haben, die Sie gar nicht richtig mochten, mit Menschen, die Ihnen nicht wirklich viel bedeuteten – nur um eine Möglichkeit zu haben zu trinken. Solche Dinge werden sich nun wie die reinste Zeitverschwendung anfühlen.

Nachdem ich mit dem Trinken aufgehört hatte, flog ich nach Las Vegas. Diese Reise hatte ich noch vor dem Aufhören geplant. Vor *Einfach nüchtern!* wäre der Gedanke an einen alkoholfreien Trip nach Vegas für mich unerträglich gewesen. Ich hätte die Reise abgesagt. Doch nach dem Aufhören machte ich mir darüber keine Sorgen mehr. Ich freute mich auf die Reise und war mir absolut sicher, dass ich auch ohne Alkohol viel Spaß haben würde. Und genau so kam es. Nie zuvor habe ich mich in Las Vegas mehr amüsiert. Ich war mit meinen besten Freunden dort und genoss die anregendsten und lustigsten Gespräche. Ich lachte, bis mir die Tränen in die Augen stiegen. Ich musste keinen einzigen Kater durchleiden und es gab keinen schwarzen Schatten, der die ganze Zeit über mir hing. Ich genoss meine Freiheit. Es gab keine Ängste und Sorgen, die mich plagten, und ich wachte jeden Morgen voller neuer Energie auf. Jede Mahlzeit schien noch besser zu schmecken als die vorangegangene. Interessanterweise stumpft Alkohol den Geschmackssinn ab,[223] also schmeckte mir das Essen jetzt tatsächlich besser.[224] Ohne Alkohol war ich in der Lage, eine weitere der großen Lebensfreuden in vollstem Maße zu genießen: Essen.

Während dieser Reise beschäftigten sich null Prozent meines Gehirns mit Alkohol. Ich war präsenter und involvierter, als ich zu meinen früheren Trinkzeiten jemals hätte sein können. Und ich war beim Frühstück ausgelassen und überaus fröhlich, während all meine Freunde Sonnenbrillen trugen und sich Mimosas bestellten, um gegen ihren heftigen Kater anzukämpfen. Ich hingegen fühlte mich großartig, war völlig kopfschmerzfrei und hatte jede Menge Energie, um in den neuen Tag zu starten. Ich musste heimlich in mich hinein-lächeln, weil ich mich darüber freute, wie weit ich es geschafft hatte.

Ich verließ Vegas schließlich einen Tag früher, um für eine Geschäftsreise ins Ausland zu fliegen. Wie Sie sich vielleicht erinnern, waren die alkoholgeschwängerten Arbeitsessen, die in meinem Beruf dazugehören, ein Faktor, der stark zu meinem Absturz beitrug. Auch diese Geschäftsreise unterschied sich in dieser Hinsicht nicht von den früheren: Sie beinhaltete mehrere Geschäftsessen und Abende in Bars. Ich war vier Nächte nacheinander mit verschiedenen Kollegen, Verkäufern und Kunden aus. Ich freute mich über die Abendessen und die Unterhaltungen dabei. Es war meine allererste Geschäftsreise ohne Alkohol und ich hatte mir vorgenommen, alles wie immer zu halten, also auch nach dem Abendessen noch mit den anderen aus-zugehen. Das allerdings fühlte sich sehr seltsam an. Ich konnte nicht verstehen, warum ich kein Vergnügen hatte. Schließlich hatte ich das früher auch immer getan und schien doch Spaß daran zu haben (wobei ich zugebe, dass ich mich nicht an viele Einzelheiten dieser Nächte erinnere). Trotzdem muss es mir aber doch gefallen haben, denn ich tat es jede Nacht und kam mitunter erst in den frühen Morgenstunden ins Hotel zurück.

Als ich zurück in die USA flog, bekam ich eine leichte Panikattacke. Ich machte mir Sorgen darüber, dass ich mich ohne Alkohol nicht mehr amüsierte, und ich konnte keinen besonderen Grund dafür erkennen. Ich vertraute mich meinem Mann an, der sofort wusste, woran es lag. Es war ganz einfach und ich bin seitdem auf vielen Geschäftsreisen gewesen, ohne irgendwelche Probleme zu haben. Nach dem Abendessen mit Kollegen oder Verkäufern trinken zu gehen, mit denen ich eigentlich keine persönliche Beziehung habe, macht

einfach keinen großen Spaß. Wir waren auch schon damals keine
Freunde, die gern Zeit zusammen verbrachten und sich unterhielten;
nein, es war sogar so, dass wir uns vermutlich nie wieder getroffen
hätten, wenn einer von uns irgendwann das Unternehmen verließ.
Wir trafen uns nur, um zusammen zu trinken. Die Gesprächsthemen
waren immer mehr oder weniger dieselben. Sie drehten sich um den
neuesten Bürotratsch, was nie sehr nett ist. In Wirklichkeit sind
solche Situationen, wenn die eigenen Sinne nicht völlig abgestumpft
sind, nicht besonders angenehm. Heute gehe ich kürzer aus, genieße
die Abendessen an exotischen Orten und ziehe mich dann in mein
Hotelzimmer zurück. Dann lese oder schreibe ich oder tue das, was
mir am allermeisten Freude bringt (wenn die Uhrzeit wegen verschiedener Zeitzonen es zulässt): Ich skype mit meinen Kindern. Morgens
muss ich mich nicht mehr fünfzehn Minuten vor dem nächsten
Geschäftstreffen aus dem Bett zwingen. Stattdessen wache ich oft
früher auf und habe Zeit, die Stadt zu erkunden, bevor ich ins Büro
muss.

Letzte Nacht war ich im Londoner Bahnhof Charing Cross. Ich
traf mich dort mit meinem Marketing-Team aus Großbritannien
auf einen Kaffee und ein Gespräch. Neben uns im Lokal saßen
einige einsame Pendler, die sich vor ihrer Heimreise noch einen
Drink gönnten. Alles an dieser Situation hatte einen gewissen Sex
Appeal. Das Bier wurde in richtigen Pintgläsern serviert, auf typisch
britische Art. Der britische Akzent ließ die Atmosphäre sehr dis-
tinguiert wirken. Überhaupt hatte dieser Akt des Genießens eines
Feierabendbiers inmitten eines betriebsamen Bahnhofs, der Abschied
von der Plackerei bei der Arbeit und die Einstimmung auf die abend-
liche Entspannung zu Hause etwas Glamouröses an sich.

Vor meiner Erfahrung mit *Einfach nüchtern!* wäre es für mich fast
unmöglich gewesen, mir nicht auch ein Bier zu bestellen. Ich hätte
mich von den gesellschaftlichen Gepflogenheiten, der Atmosphäre
und der Erfahrung verführen lassen.

Gestern aber hatte ich überhaupt kein Bedürfnis danach, ein Bier zu trinken. Ich sah die Situation genau so, wie sie war. Ich fand es traurig, eine Gruppe intelligenter und gesunder Menschen dabei zu beobachten, wie sie unbeabsichtigt in eine tödliche Falle hinein-rutschte. Eine Kannenpflanze ist eine wunderschöne, aber tödliche Blume. Dennoch fühlte sich diese Erfahrung befreiend für mich an, weil ich nicht in Versuchung geriet. Ich konnte die Wahrheit sehen.

Als Reaktion auf all das, was Alkohol in der britischen Gesellschaft anrichtet, haben staatliche Gesundheitsorganisationen den „Dry January" (Trockenen Januar) und „Stop-tober" (Stop-Oktober) ein-geführt. In Australien gibt es einen „Dry July" (Trockenen Juli). In diesen Monaten werden die Menschen dazu aufgerufen, ihr Leben alkoholfrei zu genießen. Dieses Jahr war ich während eines „Dry January" in London. Diejenigen, die daran teilnahmen, konnte man recht schnell an ihrem beinahe apostolischen Gebaren erkennen. Sie schienen sich den anderen Leuten überlegen zu fühlen, die nicht stark genug waren, für einen Monat auf Alkohol zu verzichten. Zuerst konnte ich dieses Gehabe nicht verstehen, doch dann wurde mir klar, dass es ein Abwehrmechanismus war. Um nüchtern zu bleiben, mussten diese Leute versuchen, ihr Verlangen nach einem Drink so stark wie möglich zu unterdrücken. Also verachteten sie diejenigen, die weiterhin tranken. Nichts deutet stärker auf eine Sucht hin, als unsere verzweifelten Versuche zu beweisen, dass wir nicht süchtig sind.

Sie werden bald eine völlig andere Sicht auf die Dinge haben. Statt sich nach Alkohol zu sehnen und die Orte zu meiden, an denen Leute trinken, werden Sie sich frei fühlen. Mit Menschen Zeit zu verbringen, die trinken, ist sogar die beste Erinnerung daran, wie frei Sie nun sind! Sie werden bemerken, welche irrationalen Gründe Ihnen die anderen für ihr Trinkverhalten liefern werden. Wenn ich den Mann im Bahnhof gefragt hätte, warum er trinkt, wäre seine Antwort wahrscheinlich gewesen, dass er den Geschmack mag. Er bestellte und trank sein Bier in weniger als zwei Minuten, um es noch pünktlich zu seinem Zug zu schaffen. Er hatte gar keine Zeit dafür, den Geschmack zu genießen. Ich hatte mir einen frisch gepressten Orangensaft bestellt, den ich sehr langsam trank. England hat fantastische Säfte und ich wollte den Geschmack meines Safts bis zum letzten Tropfen auskosten.

Sie können diese kollektiven Gründe für das Trinken auch leicht selbst erforschen. Schauen Sie sich um und beobachten Sie, warum die anderen trinken. Ihnen wird auffallen, dass diese Leute keine rationalen Entscheidungen treffen. Die Gründe, die sie Ihnen für ihren Alkoholkonsum nennen, sind eigentlich nur einfache Ausreden. Sie verstehen selbst nicht, warum sie trinken. Doch diese „regulären" Trinker werden für Sie keine Versuchung mehr darstellen, sondern eine wirksame Erinnerung daran sein, wie viel Glück Sie haben, endlich frei zu sein.

Sie werden reguläre Trinker nicht mehr mit Verbitterung verurteilen, sondern erkennen, wie diese langsam (oder schnell) in die Abhängigkeit rutschen. Die meisten Menschen trinken mit der Zeit unbeabsichtigt immer mehr und vermutlich sogar mehr, als sie jemals vorhatten.

Das kann sehr verwirrend sein, da Alkoholkonsum in unserer Gesellschaft so weit verbreitet und akzeptiert ist. Wir konstruieren Bars so, als wären sie heilige Schreine zur Anbetung von Alkohol. Viele sind besonders schön in Szene gesetzt, ja, sie sind sogar richtig eindrucksvoll. Unser Unterbewusstsein ist sehr leicht beeinflussbar. Auch wenn Sie sich dank der Informationen und Aufklärung in diesem Buch von Ihrem emotionalen Verlangen nach Alkohol befreien können, müssen Sie dafür Sorge tragen, dass Sie sich nicht wieder von demselben Gift verführen lassen. Wenn Sie Tag für Tag Menschen sehen, die trinken und dabei sehr viel Spaß zu haben scheinen, können Sie vielleicht wieder anfangen zu glauben, dass an Alkohol doch etwas dran sein muss. Das wichtigste Werkzeug, das Sie haben und benutzen müssen, ist Ihr Gehirn. Trinker wissen noch nicht, was Ihnen bereits klar ist. Wir als Gesellschaft sind zudem sehr geübt darin, unsere Augen völlig vor den Risiken des Trinkens zu verschließen. Wenn ich anderen erzähle, dass Alkohol ein bekannter Krebserreger ist und bereits 1988 nach wissenschaftlichen Beweisen als solcher eingestuft wurde, sind sie überrascht. Vor gar nicht allzu langer Zeit war ich selbst noch geschockt, als ich erfuhr, dass mein geliebter Wein doch nicht das Lebenselixier war, für das ich ihn hielt. Die Lösung heißt nachdenken. Bleiben Sie aufmerksam und nehmen Sie die Flut an Botschaften kritisch wahr, mit der Sie jeden Tag aufs Neue bombardiert werden. Wenn Sie anfangen, Ihre neuen Überzeugungen in Frage zu stellen, erinnern Sie sich an die die Fakten über Alkohol und befreien Sie sich so schnell wie möglich von diesen negativen Einflüssen. Ihr Unterbewusstsein ist leider sehr empfänglich für solche Einflüsse, die Ihnen weismachen wollen, Alkohol sei im Leben unverzichtbar. Sie müssen auf der Hut sein und dürfen nicht zulassen, dass Ihr Geist zu einer Müllhalde voller Unwahrheiten und schädlicher Botschaften wird. Werden Sie diesen Müll sofort dann los, wenn Sie merken, dass er sich wieder einen Weg in Ihre Gedankenwelt bahnt.

Übernehmen Sie die Kontrolle über Ihr eigenes Denken und kämpfen Sie dafür, die Wahrheit zu erkennen. Dies wird Ihnen sehr wahrscheinlich Spaß machen und Sie sehr stärken. Letztens habe ich in einem Restaurant mit einer wunderschönen Bar in einem anderen Londoner Bahnhof, King's Cross, zu Mittag gegessen. Das Interieur ist sehr eindrucksvoll und besticht durch riesige Backsteinmauern und hohe Decken, die mindestens vier Stockwerke hoch sind. Diese Bar ist im wahrsten Sinne des Wortes ein verführerischer und fast unerhört schöner Schrein, der für Alkohol errichtet wurde – mit glänzenden Glasflaschen voller samtiger, bernsteinfarbener Flüssigkeiten, die so arrangiert sind, dass sie sich über vier Stockwerke nach oben erstrecken. Die Architektur und die Gestaltung dieser Bar sind wirklich bezaubernd. Marketingfachleute führten spezielle Studien durch, um herauszufinden, wie viel mehr Alkohol sich verkaufen lässt, wenn die Schnapsflaschen besonders gut in Szene gesetzt und beleuchtet werden: bis zu 40 Prozent mehr! Es ist erstaunlich, wie sehr sich eine ansprechende Präsentation auf unseren Geist auswirkt. Ich nahm mir eine Minute Zeit, um die Architektur zu bewundern. Doch anstatt mir zu wünschen, Teil eines Ganzen von so viel scheinbarer Schönheit zu sein, entschloss ich mich bewusst dafür, diese bernsteinfarbene Flüssigkeit als das zu sehen, was sie wirklich war: eine Substanz, die mein Gehirn und meinen Körper zerstört. Ein Drink, der dazu führen würde, dass ich mich müde, stumpf und fertig fühlte.

Ich kenne einen Berater für Bars und Restaurants. Sein Job besteht hauptsächlich darin, Bars dabei zu unterstützen, mehr Profit zu erzielen – also mehr Alkohol zu verkaufen. Er erzählte mir, dass es in Pubs immer direkte Wege zur Bar geben sollte. Die Bar sollte, wenn möglich, immer von mehreren Seiten aus zugänglich sein. Die Flaschen sollten so hoch platziert werden, dass die Gäste sie über den Köpfen anderer Gäste schon in der Schlange sehen könnten. Diese Flaschen sollten von unten angeleuchtet werden. Er sagte außerdem, dass es klug wäre, zu jedem Drink ein Glas Wasser zu servieren, da die Gäste dadurch nicht so schnell betrunken würden und die Bar so noch mehr Alkohol verkaufen könnte. Sogar die Zugänglichkeit der Toiletten und der Geräuschpegel in Bars kann sich positiv auf den Verkauf von Alkohol in Bars auswirken. An jenem Tag im King's Cross Bahnhof lächelte ich in mich hinein und bestellte mir zufrieden ein Tonic Wasser mit Limette – mit dem unerschütterlichen Wissen, dass die Schönheit des so kunstvoll präsentierten Alkohols völlig oberflächlich war.

Glauben Sie nicht, dass Sie immun gegen die ständigen Attacken von Botschaften sind, die Alkohol preisen. Das ist niemand. Wir müssen diese Lügen durchschauen und sie in die Schranken weisen. Werden Sie sich darüber klar, wie wirkungsstark dieses Bombardement ist, das es schafft, die Mehrheit aller Erwachsenen davon zu überzeugen, regelmäßig Alkohol zu trinken. Wenn die Mehrheit sich auf ein Schiff begäbe, das auf einen Eisberg aufliefe und sänke, würden Sie sie beneiden? Sie würden sich hoffentlich dazu verpflichtet fühlen, den anderen Menschen dabei zu helfen, es noch rechtzeitig von dem sinkenden Schiff herunter zu schaffen.

Ist Mäßigung eine Option?

Ich habe Ihnen nun Analogien, Fakten und Szenarien präsentiert, die allesamt dafürsprechen, sich endgültig vom Alkohol zu verabschieden. Trotzdem habe ich Sie nicht angewiesen, für immer und gänzlich mit dem Trinken aufzuhören. Ich habe etwas gegen Regeln. Wenn es eine Regel gibt, die ich befolgen muss, versuche ich instinktiv, sie zu brechen. Es ist schwer, diese Frage definitiv zu beantworten. Ich möchte keine Regel aufstellen und den Rebellen, zu denen ich mich selbst zähle, das Gefühl geben, dass sie auf etwas festgenagelt werden. Viel lieber würde ich Ihnen alle Fakten präsentieren, auf deren Grundlage Sie zu der Entscheidung kommen können, die am besten zu Ihnen passt.

Mäßigung ist bei jeder suchterzeugenden Substanz schwierig. Für einige Menschen ist sie unmöglich. Die durch den Alkohol verursachten Veränderungen in unserem Gehirn können permanent sein. Theoretisch ist es möglich, dass bei jemanden, der eine starke körperliche Abhängigkeit entwickelt hat, sich das Gehirn und der Körper bereits so sehr verändert haben, dass er ohne Alkohol nicht mehr richtig funktionieren kann. Ich erkläre es Ihnen.

Wir haben uns bereits die Veränderungen angesehen, die durch das Trinken in unserem Gehirn eintreten. Wir haben darüber gesprochen, wie Alkohol durch das Freisetzen von Dopamin das Verlangen, nicht aber den Genuss steigert. Ich möchte noch einmal näher auf den Zusammenhang mit Dopamin eingehen, um zu erklären, warum manche Menschen nach einem Drink einfach nicht aufhören können.

Zur Erinnerung: Suchterzeugende Drogen von Nikotin bis Heroin führen zur künstlichen Freisetzung von besonders viel Dopamin im Gehirn. Während Wissenschaftler früher glaubten, dass Dopamin zu einem gesteigerten Wohlgefühl führt, gehen sie heute davon aus, dass es in einer bestimmten Weise mit unserer Lernfähigkeit zusammenhängt. Das Lernen schließt das Wollen, das Erwarten und das Verlangen nach etwas mit ein.[225] Statt ein Wohlgefühl bei uns zu erzeugen, lehrt uns Dopamin, wie wir dieses Wohlgefühl bekommen. Dopamin hilft uns dabei, die effektivsten Wege für die Stimulation unseres Belohnungszentrums zu finden.

Wir wissen bereits, dass Alkohol die Belohnungszentren unseres Gehirns künstlich stimuliert. Wir wissen auch, dass unser Gehirn im Laufe der Zeit den durch Alkohol empfundenen Genuss immer weiter drosselt, um wieder den Zustand der Homöostase zu erreichen und sich selbst zu schützen.[226] Dies nennt man Toleranz und dies ist auch der Grund dafür, warum ich in den letzten Tagen meiner Zeit als Trinkerin verzweifelt trinken musste und dennoch nach dem Leeren von zwei oder sogar mehr Flaschen Wein kaum oder gar keinen Genuss verspürte. Die Erklärung dafür ist einfach: Mein Gehirn wurde wiederholt künstlich durch Alkohol überstimuliert, also entwickelte es eine hohe Toleranz und bildete ein Gegenmittel – Dynorphin –, das die Stimulation drosselte. Je mehr Zeit verstrich, umso mehr Alkohol brauchte ich, um überhaupt noch irgendeine Stimulation zu empfinden. Kleine tägliche Genüsse nahm ich wegen der hohen Menge an Dynorphin, die mein Gehirn bildete, gar nicht mehr wahr. In diesem Zusammenhang erklärt der Neurowissenschaftler Professor Polk:

Denken Sie einmal darüber nach, was mit Drogenabhängigen geschieht, die ihr Gehirn wiederholt mit der jeweiligen von ihnen gewählten Droge überstimulieren. Ihr Gehirn wird die Überstimulierung weiterhin drosseln und mit der Zeit werden die Abhängigen nach dem Konsum der Droge ein immer geringeres Hochgefühl empfinden. Es wird sich nicht mehr so gut anfühlen, also brauchen sie eine immer stärkere Stimulation, um dasselbe Belohnungsgefühl zu empfinden. Und natürlich ist es genau das, was uns Drogenabhängige berichten: Sie brauchen immer mehr von der Droge und irgendwann müssen sie die Droge sogar dafür nehmen, um sich normal zu fühlen. [227]

Schauen wir uns die Rolle von Dopamin bei einer Abhängigkeit genauer an, um zu verstehen, warum einige Menschen nach einem Drink nicht einfach aufhören können. Die Aufgabe von Dopamin beim Lernprozess besteht darin, sicherzustellen, dass das Hochgefühl „wiedergefunden" werden kann. Wolfram Schultz erklärt: „Ein anpassungsfähiger Organismus muss in der Lage sein, zukünftige Ereignisse wie die Anwesenheit von Paarungspartnern, Nahrung und Gefahr vorherzusehen … Vorausnahmen geben einem Tier Zeit, bestimmte Verhaltensreaktionen vorzubereiten und können dazu dienen, die zukünftigen Entscheidungen eines Tieres zu verbessern."[228] Dopamin spielt eine zentrale Rolle dabei, wie gut anpassungsfähige Tiere – Menschen eingeschlossen – in der Lage sind, bestimmte Dinge vorauszusehen und so motiviert zu werden, dass sie das Erreichen einer bestimmten Belohnung verfolgen.

Terry Robinson und Kent Berridge entwickelten eine Theorie für die neuronalen Grundlagen der Drogensucht, die sich Anreiz-Sensibilisierungstheorie der Abhängigkeit nennt.[229] Dieser Theorie zufolge macht der wiederholte Konsum suchterzeugender Drogen das Dopaminzentrum des Gehirns diesen Drogen gegenüber überempfindlich. Dies läuft bei verschiedenen Menschen auf verschiedene Weise ab. Einige von uns haben von Natur aus einen höheren, andere einen niedrigeren Dopaminwert. So wie ich es allerdings verstehe, kann die Überempfindlichkeit gegenüber einer bestimmten Droge (in diesem Fall Alkohol) bei einem wiederholten Konsum im Laufe der Zeit bei jedem von uns eintreten.

Robinson und Berridge bemerken dazu: „Der wiederholte Konsum suchterzeugender Drogen bewirkt zunehmende Neuroadaptationen in diesem Nervensystem und führt bei diesem zu einer immer weiter steigenden und vielleicht sogar permanenten Überempfindlichkeit gegenüber der Droge." Dieses überempfindliche Dopaminsystem erzeugt also ein Verlangen nach der Droge. Dieses Verlangen kann auch unabhängig davon auftreten, ob die jeweilige Person die Droge mag oder nicht. Dies wiederum kann ein „Suchtverhalten (ein zwanghaftes Beschaffen und Konsumieren der Droge) verursachen, und zwar auch dann, wenn die Erwartung eines durch die Droge erzeugten Hochgefühls bereits gedämpft ist … und sogar auch angesichts abschreckender Aussichten wie dem Verlust des guten Rufs, der Arbeit, der Wohnung und der Familie." [230]

Haben Sie das gerade mitbekommen? Das bedeutet, dass Sie, wenn Sie genug Alkohol trinken, im Laufe der Zeit die Reaktion Ihres Gehirns auf Alkohol verändern. Ist diese Veränderung erst einmal eingetreten, kann es passieren, dass sie sich nie wieder rückgängig machen lässt. Das erklärt, warum jemand dreißig Jahre lang völlig nüchtern bleiben kann und schon nach dem Trinken eines einzigen Biers wieder so stark in die längst vergangene Zeit als Trinker zurückgeworfen wird, dass er sich übergeben muss oder bewusstlos wird. Das bedeutet, dass auch nach einer sehr langen Abstinenz schon ein einziger Drink das Verlangen nach Alkohol so stark stimulieren kann, dass Sie trotz aller Konsequenzen immer weiter trinken, und schlimmer noch, dass *Sie es nicht einmal genießen.*

So erklären wir Alkoholabhängige, deren Partnerinnen oder Partner damit drohen, sie zu verlassen, wenn sie nicht mit dem Trinken aufhören, und die der großen Macht des Alkohols über sie dennoch völlig hilflos gegenüberstehen. So erklären wir das unlogische und irrationale Verhalten des Alkohol- und Drogenkonsums. Wenn erst einmal wiederholt genügend Dopamin freigesetzt wurde, reagiert unser Gehirn in völlig anderer Art und Weise auf Alkohol.[231]

Ich möchte trotzdem an dieser Stelle festhalten, dass es für Sie, auch wenn Sie Ihr Gehirn auf diese Weise verändert haben sollten, immer noch Hoffnung gibt. Sobald Sie es geschafft haben, den Teufelskreis zu durchbrechen, wird Ihr Verlangen verschwinden. Sie werden nicht mehr ins Elend der Abhängigkeit abrutschen, wenn Sie diesen einen Drink niemals trinken. Auch wenn Sie eine Dopaminüberempfindlichkeit gegenüber Alkohol haben, wird diese nicht aktiv, solange Sie Ihrem Körper keinen Alkohol zuführen.

Für mich fühlte sich das Verlangen nach etwas, das ich nicht mehr genoss, so an, als wäre etwas Fremdes in mein Gehirn eingedrungen und hätte dort das Kommando übernommen. Es war so, als würde ich von einem Feind als Geisel genommen. Je schwächer ich mich fühlte, umso stärker wurde er. Ein Feind, der mich töten würde, wenn ich ihm nicht zuvorkäme. Lucy Rocca beschreibt es auf folgende Weise: „Das Monster will gefüttert werden ... Alkohol hält die Leute im Würgegriff ... Alkohol macht die Menschen machtlos und verwandelt sie in Sklaven der Trinkerei."[232]

Interessanterweise wird durch Alkohol im Gehirn von Männern mehr Dopamin freigesetzt als im Gehirn von Frauen,[233] was ein Grund dafür sein mag, dass insgesamt mehr Männer trinken und eine Alkoholabhängigkeit entwickeln als Frauen. Im Jahr 2014 betrafen in den USA 70 % aller alkoholbedingten Todesfälle (88.000) Männer.[234]

Ich möchte Ihnen auch ans Herz legen, dass Sie sich unbedingt Hilfe holen sollten, wenn Sie den Punkt erreicht haben sollten, an dem Sie einem Drink überhaupt nicht mehr widerstehen können oder nicht lang genug nüchtern bleiben können, um dieses Buch zu lesen. Tun Sie dies an einem Ort, der Sie vom Trinken abhält und an dem Alkohol während Ihrer Entgiftung nicht verfügbar ist. Die gute Nachricht ist, dass sich Ihre Denkweise zu dem Zeitpunkt, an dem der Alkohol Ihr System komplett verlassen hat, verändert haben wird. Sie werden erkennen, dass Sie keinen Alkohol mehr brauchen, und Sie können die Kontrolle über sich selbst zurückgewinnen.

> *„Zu versuchen, ,nur ein alkoholisches Getränk' zu trinken, ist so,*
> *als würde man nur einen Dominostein umwerfen wollen, hinter*
> *dem eine riesige Schlange weiterer Steine steht."*
> —*Craig Beck*

Entscheidungsfindungen bedeuten Stress

Wussten Sie, dass das Treffen von Entscheidungen Stress verursacht und die Ressourcen unseres Gehirns aufbraucht? Studien haben gezeigt, dass kleine Entscheidungen genauso viel Nervenenergie zu kosten scheinen wie große.[235] Und Gehirnenergie erschöpft sich genauso wie jede andere Art von Energie. Wenn wir die Energie unseres Gehirns für unzählige kleine Entscheidungen aufbrauchen (Sollte ich heute trinken? Wie viele Drinks sollte ich mir heute Abend genehmigen?), dann erschöpft sich unsere Entscheidungskraft. Abgesehen davon wirkt sich der Alkohol, sobald er unser Gehirn erreicht, auch noch negativ auf unsere Fähigkeit aus, vernünftige Entscheidungen zu treffen. Vergessen Sie nicht, dass Alkohol im Laufe der Zeit unseren präfrontalen Kortex auf chemische Weise schädigt.[236] Das ist der Teil unseres Gehirns, der für das Treffen vernünftiger und langfristiger Entscheidungen unverzichtbar ist. Der präfrontale Kortex kompensiert die auf Belohnung versessenen animalischen Bereiche unseres Gehirns. Doch wenn er durch einen Alkoholmissbrauch Schäden davonträgt, arbeitet er nicht mehr so effektiv. Wir treffen schlechtere Entscheidungen und können Versuchungen schwerer widerstehen, da die animalischen Bereiche unseres Gehirns, die Teile, die auf Belohnung aus sind und denen sämtliche Konsequenzen egal sind, einflussreicher werden als die ausgeglicheneren Bereiche unseres Gehirns.[237]

Für mich war es ein Teufelskreis des Wahnsinns. Ich machte mir selbst Versprechungen, mich zu mäßigen, und hielt diese anfangs auch. Mein Erfolg dabei gab mir ein tiefes Gefühl der Befriedigung und Kontrolle. Ich war stolz auf mich und fühlte mich unbesiegbar. Ich konnte am Nektar nippen und wieder wegfliegen. Dann aber fielen mir immer mehr Gründe dafür ein, scheinbar sehr berechtigte Gründe, mehr zu trinken oder der Versuchung völlig nachzugeben. Irgendwann war es offensichtlich, dass meine Art der Mäßigung nicht funktionierte, und dass ich die Grenze überschritten hatte, doch konnte ich zu diesem Zeitpunkt schon nicht mehr damit aufhören. Im Teufelskreis der Abhängigkeit, diesem trügerischen Spiegelkabinett, ist nichts so, wie es scheint. Ich fühlte mich im Stich gelassen und schämte mich. Ich konnte nicht verstehen, warum ich weiterhin etwas tat, das ich mittlerweile hasste, und es machte mir wahnsinnige Angst. Ich fühlte mich einsam und begann, mich noch weiter von den Menschen zu isolieren, die mir am meisten bedeuteten und von denen ich wusste, dass sie von mir enttäuscht sein würden. Ich wurde zu einer elenden, kleinen Hülle meiner Selbst. Manchmal war mein Selbstbetrug so groß, dass ich gar nicht bemerkte, wie tief ich schon gefallen war. Wie abhängig ich schon wieder geworden war. Meine Toleranz wurde immer größer und innerhalb einiger Tage, Wochen oder Monate befand ich mich erneut im chronischen Stadium.

Vor meiner Sucht lag meine Fähigkeit, verschiedene Dinge als Belohnung zu empfinden, im typischen Bereich. Als ich süchtig war, konnte ich schöne Erfahrungen nicht mehr auf normale Weise genießen. In solch einer Situation bekommt man Angst davor, sein Leben nur noch mit Hilfe der Droge als angenehm empfinden zu können. Diese Angst hält uns in den Klauen der Abhängigkeit. Unsere Erfahrungen bestätigen, dass sich der Genuss nur noch beim Trinken einstellt. Dabei ist uns nicht klar, dass dieser Trink"genuss" kein wahrer Genuss ist, und dass die Freuden des Alltags wiederkehren, sobald wir mit dem Trinken aufhören und unserem Gehirn und Körper erlauben, sich selbst zu heilen.

Sie werden diesen Trugschluss durchschauen und erkennen, dass Sie keinen Alkohol brauchen, um sich zu entspannen oder Freude an etwas zu haben – Sie wurden nur geschickt dazu verführt, dies zu glauben. Doch um so weit zu kommen, müssen Sie Ihren Todfeind besiegen.

Am Anfang dieses Buches haben wir unser Problem in zwei Bereiche aufgeteilt: den Trinker und den Drink. Oberflächlich betrachtet scheint es so, dass Sie, der Trinker oder die Trinkerin, dazu in der Lage sein sollten, sich zu beherrschen. Doch bei einer Abhängigkeit, die bereits Ihr Gehirn verändert und im Griff hat, können Sie dies einfach nicht. Die Alkoholabhängigkeit stiehlt dem Trinker oder der Trinkerin die Kontrolle. Die gute Nachricht ist, dass Sie den Drink kontrollieren können. Sie können – jetzt, da Ihre unbewusste

Konditionierung rückgängig gemacht wurde – eine bewusste, logische und rationale Entscheidung über Ihr Trinkverhalten treffen. Sie können den Alkohol kontrollieren, damit er Sie nicht kontrolliert. Die volle Kontrolle zu haben, mag für jeden von uns etwas anderes bedeuten. Für mich heißt es, die Finger vom Alkohol zu lassen. Das Wunderbare ist, dass ich gar nicht mehr das Bedürfnis habe, ein süchtig machendes Gift zu trinken, das mir nichts Gutes einbringt. Auf wundersame Weise bin ich, als ein Ergebnis dieses Prozesses, begeistert davon, dass ich nicht mehr trinke. Nur sehr wenige Dinge haben mich noch glücklicher gemacht als das Wiedererlangen meiner totalen und vollständigen Freiheit aus den Fängen des Alkohols.

Es ist wichtig, dass Sie jetzt nicht den Fehler begehen, an irgendeiner Ihrer früheren Illusionen über Alkohol festzuhalten. Wenn Sie weiterhin das Bedürfnis nach Alkohol verspüren, werden Sie den Rest Ihres Lebens damit verbringen, sich zu fragen, wann wohl ein guter Zeitpunkt für den nächsten Drink wäre.

Unterschätzen Sie die Macht Ihres Geistes nicht. Erst kürzlich habe ich auf einem Flug über die Kraft des menschlichen Geistes nachgedacht. Da saß ich, 10.668 Meter hoch in der Luft, und falls dem Piloten etwas zustieße, wäre das Flugzeug in der Lage, allein weiterzufliegen und praktisch von selbst zu landen. Es waren Menschen, die diese Technologie zustande brachten. Wir haben ein globales Positionierungssystem entwickelt, das den exakten Ort des Flugzeugs weitermeldet. Wir verfügen über die Intelligenz, die Schwerkraft und den Weltraum zu verstehen; wir schießen Satelliten ins All, damit unser GPS funktionieren kann. Wir sind unglaublich leistungsfähig.

Meine erste bewusste Erfahrung mit der Kraft meines Geistes hatte ich, als ich meine Rückenschmerzen durch eine tiefergehend geistige Bildung und ein besseres Verständnis der Funktionsweise meines Geistes heilen konnte. Dank Dr. Sarnos Schriften wurde mir klar, dass mein Geist mehr Macht über und mehr Einfluss auf meinen Körper und meine Gefühle hatte, als ich mir je hätte ausmalen können. Jetzt weiß ich ganz sicher, dass es mir tatsächlich elend gehen wird, wenn ich daran glauben will, dass das Leben ohne Alkohol elend ist. Wenn ich glaube, dass ich mich ohne einen Drink nicht entspannen kann, dann werde ich es auch nicht können. Ich weiß ebenso, dass ich, wenn ich beschließe, Alkohol als das anzusehen, was er wirklich ist – eine giftige und süchtig machende Droge, bei der höchste Vorsicht angebracht ist und die in meinem Leben keinen Platz verdient – kein Verlangen mehr danach haben werde. Die Wahl liegt bei mir.

Jetzt, da Sie die nackte Wahrheit über Alkohol kennen und wissen, was er Ihnen, Ihrem Körper und Ihrem Geist angetan hat, sind Sie in der Lage zu handeln. Ihr Unterbewusstsein verändert sich und das Trinken wird wieder zu einer vollkommen bewussten Entscheidung. Sie können Ihren kraftvollen Geist dazu nutzen, sich vom Alkohol zu befreien.

Wenn Sie die Wahrheit erkennen, wird Ihnen klar, dass Sie das Bedürfnis nach einem gelegentlichen Drink loswerden können. Ihnen wird klar, dass schon ein Drink zu einer körperlichen Abhängigkeit führen kann, die wiederum eine psychische Abhängigkeit verursacht. Dieser Kreislauf setzt sich endlos fort. Wenn Sie weiterhin das Bedürfnis haben, Alkohol zu trinken, wird es schwer, wenn nicht sogar unmöglich, frei zu sein.

Alkohol macht süchtig. Wenn Sie alle Fakten kennen und immer noch ein Verlangen danach haben, fällt es mir schwer, Ihnen zu glauben, dass Sie wirklich die völlige Kontrolle über sich haben. Nur weil es so scheint, dass die Leute ihre Trinkgewohnheiten im Griff haben, heißt das nicht, dass es auch wirklich so ist. Wenn Sie herausfinden möchten, ob sich andere Menschen wirklich so gut beherrschen können, wie sie glauben, achten Sie bei ihnen auf die folgenden Dinge:

- Sind sie bereit, ein wirklich faires und offenes Gespräch über Alkohol zu führen? Können sie entspannt sowohl die Vor- wie auch die Nachteile des Trinkens diskutieren?
- Holen sie lang und breit aus, um Ihnen bis ins Detail zu erklären, warum sie in einer bestimmten Weise Alkohol trinken,

während dies bei anderen Dingen, die sie tun, nicht der Fall ist (wenn es zum Beispiel um Erfrischungsgetränke ginge)?

- Ist das Trinken eine tägliche Angewohnheit, die ohne großes oder bewusstes Nachdenken abläuft und Teil ihrer Alltagsroutine ist?
- Fühlen sie sich in Ihrer Gesellschaft unwohl, wenn Sie keinen Alkohol trinken? Das ist ein eindeutiges Anzeichen dafür, dass sie Entscheidungen treffen, mit denen sie sich nicht hundertprozentig wohl fühlen.
- Haben sie den Drang, ihr Trinkverhalten Ihnen gegenüber zu rechtfertigen? Vor allem dann, wenn Sie gar nicht danach gefragt haben?
- Scheinen sie sich nicht amüsieren zu können, wenn es keinen Alkohol gibt?

Noch einmal: Seien Sie behutsam. Auch wenn jemand vom Alkohol fremdbestimmt wird, mag er sich dessen nicht bewusst sein. Und wir Menschen hassen es, wenn unsere Selbstbeherrschungsfähigkeit in Frage gestellt wird. Sie können in solch einer Situation vielleicht nur lächeln und nicken und erneut bemerken, dass alles, was Sie gelesen haben, wahr ist, und Sie selbst nicht länger im Suchtkreislauf des Alkohols festhängen – einem Kreislauf, der nur in eine Richtung führt: nach unten.

Bei einem Skiurlaub vor nicht allzu langer Zeit saßen alle herum und tranken Alkohol, während ich mein Sodawasser mit Cranberry- und Limettensaft genoss (ein wunderbarer Drink!). Meine Freunde unterhielten sich über Plastikflaschen und darüber, wie Mikroplastikteilchen von diesen Flaschen in das Trinkwasser übergehen und uns vergiften können. Alle in der Runde waren intelligente Menschen und schienen sehr kontrolliert trinken zu können. Und trotzdem saßen sie da, tranken ein gut bekanntes Gift in gewaltigen Mengen und spekulierten währenddessen über die Möglichkeit, dass winzige Plastikteilchen in ihrem Trinkwasser landen könnten. Es war eine alarmierende Demonstration dessen, dass wir, auch wenn wir den neuesten Forschungsstand kennen und über alltägliche Schadstoffe in unserer Umwelt informiert sind, Alkohol von sämtlicher Schuld freisprechen.

Mäßigung ist ein gefährliches Spiel. Es ist so, als verkündeten Sie, dass Sie nur ein kleines bisschen aus dem Flugzeug springen oder Ihre Jungfräulichkeit nur ein kleines bisschen verlieren wollen. Alkohol täuscht uns auf üble Weise, da Trinker gut verstecken, wie stark ihr Alkoholkonsum ihr Leben beeinflusst. Viele scheinen nach außen hin gar nicht abzustürzen. Millionen Menschen machen sich große Sorgen darüber, ob und wie stark sie gefährdet sind. Doch um Hilfe zu bitten würde bedeuten, mit einem Stigma leben zu müssen. Stattdessen verbringen sie Jahre damit, sich zu quälen und sich zu fragen, ob sie eigentlich wirklich ein Problem haben.

Beenden wir es jetzt!

Mein Ziel ist es, den Menschen mit *Einfach nüchtern!* zu helfen, bevor sie ein Stadium erreichen, in dem Alkohol solch eine Macht über sie gewonnen hat, dass ihr Leben völlig außer Kontrolle gerät. Ich hoffe, dass ich ihnen ihre Freiheit zurückgeben kann, bevor sie so stark in die Alkoholabhängigkeit abrutschen, dass sich ihr Gehirn durch die Droge für immer verändert. Ich möchte sie über die Gefahren von Alkohol aufklären, bevor sie zu dessen Sklaven werden. Wir sollten uns darauf konzentrieren, Alkoholmissbrauch schon in seinem frühesten Stadium Einhalt zu gebieten, noch bevor die Krankheit sich zu einem starken Alkoholismus auswächst und beginnt, Leben zu zerstören.

Aufgrund ihres Stigmas sinken Alkoholabhängige oftmals sehr tief und schaden sich selbst und anderen, bevor sie um Hilfe bitten. Das ist nicht hinnehmbar. Wir stigmatisieren andere Menschen dafür, dass sie nichts anderes getan haben, als von einer suchterzeugenden Substanz abhängig zu werden, so wie die Biene in der Kannenpflanze. Das Stigma und die Diagnose einer unheilbaren Krankheit verschwören sich auf unheilvolle Weise und sorgen dafür, dass wir uns in einem frühen Stadium, wenn wir noch verhindern können, dass wir uns selbst ernsthaft schaden, keine Hilfe suchen.

Ändern wir das! Verabschieden wir uns von dem Stigma und geben wir zu, dass niemand von uns die völlige Kontrolle behält, wenn es um Alkohol und Drogen geht! Hören wir auch damit auf, immer von „Alkohol und Drogen" zu sprechen, und erkennen wir endlich an, dass Alkohol selbst eine Droge ist – die gefährlichste Droge unseres Planeten.[238] Die Abhängigkeit lenkt ihren Geist von den Schäden ab, die Alkohol anrichtet, und bringt sie dazu, zu glauben, dass sie alles unter Kontrolle haben, egal wie irrational ihre Entscheidungen auch sein mögen. Alle Alkoholabhängigen haben irgendwann mit einem allerersten Drink angefangen. Der einzige Unterschied zwischen Trinkern, die glauben, sich im Griff zu haben, und denjenigen, die zugeben, dass sie es nicht tun, ist das Krankheitsstadium, in dem sie sich befinden, beziehungsweise wie sehr ihr Körper, ihre persönliche Situation und ihr Geldbeutel mit ihrem Trinkverhalten mithalten können. Diese Leute haben sich nicht unter Kontrolle. Auch Sie hatten sich nicht unter Kontrolle und wenn Sie sich dazu entscheiden, wieder zu trinken, geben Sie die Kontrolle wieder ab.

Beneiden Sie die Leute nicht, die ihr Trinken scheinbar kontrollieren können. Nur weil es den Anschein hat, dass Alkohol eine angenehme Situation noch angenehmer macht, ist das noch lange nicht der Fall. Ich, die Nichttrinkerin, fühle mich heutzutage großartig bei gesellschaftlichen Anlässen, bei denen ich früher getrunken hätte. Ich bin frei. Ich kann mich auf meine volle Geistesgegenwärtigkeit verlassen und lache deshalb umso mehr. Ohne Alkohol bin ich lustiger und geistreicher, als ich es je zu den Zeiten war, in denen ich meine Sinne betäubte. Natürlich habe ich auch heute noch ab und zu einen schlechten Tag. Doch sogar dann weiß ich, dass eine Selbstmedikation mit Alkohol eine grauenhafte Idee ist. Meine Freundin Mary formulierte es einmal so: „Schlussendlich ist es so: Wenn ich eine Situation nicht genießen kann, kann ich es definitiv nicht darauf schieben, dass es keinen Alkohol gibt." Wenn Sie unter Depressionen oder

Angstzuständen leiden, ist es Zeit, sich Hilfe zu holen. Wenn Sie sich weiterhin Alkohol als Medizin verabreichen, wird das alles nur noch schlimmer machen. Ich spreche aus eigener Erfahrung.

Der Placeboeffekt

> *„Der Mensch ist, was er glaubt. "*
> —Anton Tschechow

Der Placeboeffekt verdeutlicht die unglaubliche Kraft unseres Gehirns. Kurz gesagt tritt er dann ein, wenn eine Person eine Substanz verabreicht bekommt, von der sie glaubt, dass sie sie heilen wird. Auch wenn diese Substanz gar keinen Wirkstoff enthält, tritt dennoch die erwartete Heilung oder das erwartete Ergebnis ein. Eine Studie von Slavenka Kam-Hansen, deren Ergebnisse in der medizinischen Fachzeitschrift *Science Translational Medicine* veröffentlicht wurden, zeigte, dass bei einigen Medikamenten über die Hälfte ihrer Wirkung durch einen Placeboeffekt zustande kommt. Den Menschen geht es beim Einnehmen dieser Medikamente nicht wegen eines bestimmten darin enthaltenen Wirkstoffes besser, sondern wegen der überwältigenden Kraft des menschlichen Glaubens.

Als ich einmal allein in einem Pariser Restaurant saß, füllte sich der Tisch neben mir. Die Leute setzten sich und waren eindeutig geschafft und abgeschlagen von ihrem langen Arbeitstag. Es wurde nicht viel geredet. Der Wein kam und sie wurden sofort fröhlich. Sie begannen zu lachen und sich angeregt über den Wein zu unterhalten. Einer meinte, es sei zwar nicht sein Lieblingswein, aber „er täte seinen Dienst", was eine französische Redensart zu sein scheint. Mir fiel auf, dass sich die Stimmung am Nebentisch schlagartig in dem Moment verbesserte, als der Wein serviert wurde. Noch bevor irgendjemand etwas getrunken hatte, wechselte sie von matt und abgeschlagen zu beschwingt, bis schließlich gekichert und gelacht wurde. Die Tatsache, dass sich die Stimmung änderte, noch bevor die Anwesenden auch nur einen Tropfen getrunken hatten, war für mich der Beweis, dass es nicht der Wein war, der die plötzliche Fröhlichkeit auslöste. Nein, hier handelte es sich eindeutig um einen Placeboeffekt. Es war das Versprechen, dass der Wein die Stimmung heben würde. Hätte jemand die Flasche wieder mitgenommen, wäre die bedrückte Arbeitsstimmung sicherlich wieder zurückgekehrt.

Können Sie erkennen, wie eine Abhängigkeit in erster Linie psychisch abläuft, bis Sie genug trinken, um Ihr Gehirn tatsächlich zu verändern? In jenem Restaurant war die Erleichterung in Reichweite, und allein das genügte, um die Stimmung zu verbessern, noch bevor irgendjemand am Tisch auch nur einen Tropfen getrunken hatte. Mein Tag hatte sehr früh begonnen, also wartete ich den weiteren Verlauf des Abendessens am Nachbartisch nicht mehr ab. Mittlerweile bin ich bei solchen Gelegenheiten bereits oft genug die einzige Nüchterne. Dabei passiert meistens Folgendes: Der Wein kommt, die Stimmung hebt sich und die Gespräche werden geistreicher, schlagfertiger und lebhafter. Doch zwei oder drei Gläser später beginnt das Gespräch zu stocken und langweiliger zu werden, und zwar auch bei den geistreichsten Leuten. Der Wein tut nun genau das, was er tun soll – er verlangsamt die Hirnfunktion und stumpft die Sinne ab.

Alkohol macht langweilige Leute nicht interessanter. Alkohol macht geistreiche und unterhaltsame Leute dumm und langweilig, denn das ist seine natürliche Wirkungsweise. Er verlangsamt die Hirnfunktion, betäubt unsere Sinne und lähmt unsere Schlagfertigkeit. Wer sich im wahrsten Sinne des Wortes sinnlos betrinkt, unterhält sich nicht gut. Was könnte langweiliger sein als die Monotonie eines Lebens mit nur einem Teil unserer Sinne? Es macht keinen Spaß, von einem Gift fremdbestimmt zu werden.

Erinnern Sie sich noch an die Erleichterung, die die Gruppe im Restaurant zeigte, als der Wein an ihren Tisch gebracht wurde? Die Erleichterung, dass ein Verlangen bald gestillt werden würde? Das Schöne am Nichttrinken ist, dass ich bereits in diesem Stadium der Erleichterung oder vielmehr der empfundenen Freiheit vom Verlangen nach Alkohol lebe. Ich muss dieses schmerzhafte, angsteinflößende

Verlangen nie wieder ertragen. Ich habe keine Entzugserscheinungen. Ich bin sofort bereit, herzhaft zu lachen und den nächsten Moment zu genießen. Ich bin überglücklich, dass ich nicht am Spirituosengeschäft vorbei muss, um einen schönen Abend zu verbringen. Natürlich hat jeder mal einen schlechten Tag, aber meine sind nun seltener, und ich kann viel besser mit ihnen umgehen. Ich verwandele einen schlechten Tag nicht mehr in zwei, weil ich mich betrinke und am nächsten Tag unter den Folgen leide. Es ist an der Zeit, dass auch Sie diese Freiheit finden.

21.
EINFACH NÜCHTERN!

„Wissen ist Macht."
—Francis Bacon

Sie stehen kurz vor dem Ziel. Mit jedem Wort, das Sie gelesen haben, und mit jeder Idee, über die Sie nachgedacht haben, haben Sie die lebenslange Konditionierung Ihres Unterbewusstseins rückgängig gemacht. Sie haben das liminale Denken beziehungsweise die Schwellenpunkte dafür genutzt, tiefer in die Grundlagen des Offensichtlichen einzutauchen und Ihre Beobachtungen, Erfahrungen und Rückschlüsse auf den Prüfstand zu stellen. Langsam aber sicher haben Sie die Perspektive eines Menschen zurückgewonnen, der noch nie Alkohol getrunken hat, der noch nie von Alkohol abhängig war.

Und jetzt sind Sie im Vorteil. Sie haben eine Alkoholabhängigkeit durchgemacht und Sie wissen, wie hinterhältig und heimtückisch diese ist. Ich habe eine Sichtweise, die Nichttrinker nicht haben – ich habe das Grauen selbst durchgemacht. Dies zu überleben, verdient eine Medaille und kein Stigma. Ich bin jetzt stärker als früher. Ich bin mit einem Schild an Erfahrungen gerüstet, die mich vor dem

Horror schützen, den Alkohol anrichtet. Ich fühle mich stark genug, um aufzustehen und zu kämpfen. Meine Mission, die Mission von *Einfach nüchtern!*, ist es, die Sicht unserer Gesellschaft auf Alkohol zu verändern, die Wahrheit ans Licht zu bringen und das nötige Werkzeug bereitzustellen, das wir brauchen, um unsere Richtung zu ändern.

Während des Schreibens haben mich meine Nachforschungen häufig zum Weinen gebracht. Warum? Weil ich mit allen von uns mitfühle. Der zerstörerischste Teil dieser ungezügeltesten aller Drogenabhängigkeiten ist, wie sie uns unserer Fähigkeit beraubt, uns selbst zu respektieren und für uns selbst Sorge zu tragen. Ohne Selbstachtung bricht alles andere zusammen. Wir sind geblendet und zerstören naiv uns selbst und die Beziehung zu unseren Liebsten. Wir tragen unbewusst zu den zukünftigen Problemen unserer Kinder bei. Eine jüngere Studie zeigt, dass Kinder, denen erlaubt wird, ein paar Schluck Alkohol zu trinken, als Erwachsene eher zum Alkoholmissbrauch neigen, und dass Kinder mit alkoholabhängigen Eltern im Erwachsenenalter ein viermal so hohes Risiko haben, selbst Alkoholprobleme zu entwickeln.[239] In der Schule werden Kinder vor Alkohol gewarnt, doch zu Hause wird ihnen durch die ständig vorhandene Flasche Wein eine andere, viel stärkere Botschaft vermittelt.

Alkoholismus ist die gefährlichste Sucht unserer Gesellschaft. Alkohol verursacht viermal so viele Todesfälle wie verschreibungspflichtige Medikamente und illegale Drogen zusammen.[240] Und es wird immer schlimmer. Durch Alkoholkonsum verursachte Todesfälle nehmen Jahr für Jahr zu. Bei Männern zwischen 15 und 59 Jahren hat diese Todesursache AIDS überholt und steht global nun an erster Stelle.[241] Weltweit sind mehr Menschen von Alkohol abhängig als von jeder anderen Droge.

Und dennoch stigmatisieren wir das Nichttrinken. Ich erlebe dies ständig. Wer einen Drink ablehnt, handelt sich Kritik und Vorverurteilungen ein. Es wird generell angenommen, dass Menschen, die nicht trinken, sich gerade von einem schwerwiegenden Problem erholen. Das ist nicht nur beleidigend, sondern trägt auch dazu bei, dass diese ungezügelteste und zerstörerischste aller Abhängigkeiten sich ungehindert ausbreiten kann.

Wenn wir uns nicht ändern, schlagen wir einen verhängnisvollen Weg ein. Das durch Alkohol verursachte Elend wird sich in allen Bereichen verschlimmern. Wir geben mehr Geld für Alkoholwerbung aus als jemals zuvor. Mehr Teenager probieren Alkohol, mehr College-Studenten fangen mit dem Kampftrinken an und die Suizidrate unter US-amerikanischen Studierenden ist höher als jemals zuvor. Wir müssen außerdem auch mehr durch Alkohol verursachte Todesfälle beklagen als jemals zuvor. Und trotzdem preisen wir Alkohol als „Lebenselixir". Unsere Generation sorgt für das Weiterbestehen dieser Legende; ich jedenfalls tat es. Wir trinken so viel Wein, dass Weinclubs und Wein aus dem Karton zum Trend geworden sind. Unsere Kinder halten Alkohol für unverzichtbar, um das Leben zu genießen. Jetzt sind wir an der Reihe. Es liegt in unserer Verantwortung, dies zu ändern und über Alkohol aufzuklären. Sobald wir unsere Augen öffnen, ist alles ganz eindeutig. Wir sehen, wie unsere gesamte Gesellschaft der Kannenpflanze in die Falle gegangen ist und immer weiter abrutscht. Es ist furchterregend.

Alkohol verursacht Armut, Obdachlosigkeit, häusliche Gewalt, Kindesmisshandlung, Mord, Vergewaltigung, Tod und Zerstörung. Alkohol schadet nicht nur denjenigen, die trinken, sondern auch allen Menschen um die Trinkenden herum. Wir sind es uns selbst und den zukünftigen Generationen schuldig, diese fürchterliche Krankheit als das zu enttarnen, was sie wirklich ist. Wir haben die Wahl. Wir tun uns dies selbst an. Aber wir können einen Wandel bewirken. Wir können den Teufelskreis durchbrechen. Wir haben es bei Tabak geschafft. Warum nicht auch bei Alkohol?

Zu Beginn dieses Buches habe ich angenommen, dass der Gedanke, nie wieder zu trinken, Sie wahrscheinlich mit Besorgnis oder sogar Panik erfüllt. Mir grauste damals vor der Vorstellung, mein Leben ohne Alkohol verbringen zu müssen. Doch inzwischen sollte der eiserne Griff, in dem Alkohol Sie gefangen hält, sich gelockert haben. Die Vorstellung, nicht mehr trinken zu müssen, ist nun aufregend und höchst willkommen.

Falls der Gedanke, Alkohol für immer aufzugeben, Sie immer noch mit Angst erfüllt, ist das auch in Ordnung. Für viele von uns stellt sich der Beweis, dass das Leben weiterhin genussvoll sein kann und auch sein wird, erst dann ein, wenn sie sich aus den Klauen des Alkohols befreit haben. Erst dann können wir die Freude spüren, die sich bei uns durch das Wissen einstellt, dass wir nie wieder trinken müssen.

Egal, wo Sie sich gedanklich befinden – es ist wichtig, dass Sie alle Fakten in Betracht ziehen, wenn Sie eine Entscheidung darüber treffen, welchen Platz Alkohol in Ihrem Leben einnehmen soll. Auch wenn Sie immer noch am Alkohol hängen und Angst vor einem Leben ohne haben, macht das nichts.

Es ist wichtig, dass Sie eine Entscheidung treffen und sich auf etwas festlegen, auch wenn dies nur darin besteht, wenigstens für eine gewisse Zeit ganz auf Alkohol zu verzichten. Dafür gibt es zwei Gründe. Erstens kostet das Treffen dieser einen Entscheidung nur so viel Energie wie das Treffen jeder anderen unter Tausenden Entscheidungen. Erlauben Sie es sich, die Freiheit zu spüren, die das bewusste Treffen einer Entscheidung, die Festlegung auf eine bestimmte Sache, bei Ihnen auslöst. Es ist gewinnend. Zweitens werden Sie ohne eine solche Entscheidung nicht wissen, dass Sie frei sind. In unserer Gesellschaft werden wir ständig und überall konditioniert. Einmal trafen wir uns mit unserer Familie am St. Patrick's Day mit anderen Paaren und deren Kindern und alle Erwachsenen tranken. Es ist schwer, mitanzusehen, wie Menschen, die wir lieben und respektieren, Alkohol trinken, als wäre es ihr Lebenselixier. Es ist nicht deshalb schwer, weil wir uns wünschen, ebenfalls Gift in uns hineinschütten zu können, sondern weil wir die Wahrheit kennen. Wir haben eine Sichtweise, die ihnen fehlt, und wir sind dankbar dafür zu wissen, dass wir frei sind.

Es ist aber auch aus demselben Grund schwer, aus dem sich auch eine kognitive Dissonanz schwer ertragen lässt. Sie wissen, dass etwas wahr ist, und dennoch verursacht der „Beweis" vor Ihren Augen, zum Beispiel Ihre engen Freunde, die beiläufig trinken und Ihnen erzählen, sie könnten „es tun, aber auch lassen", einen Widerspruch. Nicht weil Sie denken, dass Ihre Freunde recht haben, sondern weil Sie nicht verstehen können, warum sie nicht sehen können, was Sie sehen.

Erinnern Sie sich dann daran, dass es das Unterbewusstsein Ihrer Freunde ist, das ihre Bedürfnisse und Gefühle kontrolliert. Dieses Unterbewusstsein glaubt immer noch, dass Alkohol unverzichtbar ist, um bei gesellschaftlichen Anlässen Spaß haben zu können. Die lässige Art, wie Ihre Freunde mit dem Trinken umgehen, widerspricht all den Fakten, die Sie jetzt kennen. Solche Erfahrungen stellen zwar nicht Ihre Überzeugung oder Ihre Sichtweise in Frage, bereiten Ihnen aber dennoch Schwierigkeiten, weil es schwer ist, eine andere Meinung als die Leute zu haben, die Ihnen am Herzen liegen.

Menschen wollen dazugehören. Das Trinken verführt uns nicht um seiner selbst willen; vielleicht würde es uns, wenn wir zu Hause wären, gar nicht in den Sinn kommen. Doch bei einem gesellschaftlichen Anlass werden wir wahrscheinlich in Versuchung geführt, weil wir gern dazugehören möchten. Möglicherweise möchten wir auch den Graben überbrücken, den wir nun zwischen uns und unseren Freunden wahrnehmen. Es ist nicht leicht, anders zu sein als die anderen. Können Sie sich noch an Ihre Schulzeit erinnern, als die anderen plötzlich damit anfingen, Markenkleidung zu tragen, und Sie Ihre Eltern anbettelten, Ihnen die gleichen Sachen zu kaufen, die Ihre Mitschüler hatten? Es liegt in unserer menschlichen Natur, Teil einer Gemeinschaft sein und dazugehören zu wollen.

Es mag also nicht leicht sein, anders zu sein, aber es ist gut. Und Sie sind stark. Dass Sie aufgrund Ihrer Abstinenz solch emotionale Reaktionen bei den Menschen um Sie herum hervorrufen, ist ein Beweis für das hohe Suchtpotential von Alkohol. Als ich damit aufhörte, Eier zu essen, reagierte niemand aufgebracht oder beleidigt oder stellte gar in Frage, ob unsere Freundschaft noch genauso eng war wie zuvor. Egal wie wichtig Sie Ihren Freunden sind und egal wie behutsam und diskret Sie mit Ihrer Entscheidung umgehen – es kann passieren, dass sich zwischen Ihnen und Ihren Freunden eine größere Distanz entwickelt. Wenn Ihre Freunde selbst glauben, dass sie ein Problem haben, wird Ihre Abstinenz deren eigene Angst noch vergrößern. Dennoch werden sie emotional und psychisch am Alkohol hängen, genau wie Sie, bevor Sie anfingen, dieses Buch zu lesen. Dies ist ein weiterer Grund dafür, dass Sie sich selbst auf diese wichtige Entscheidung festlegen: Wenn Sie fest dazu entschlossen sind, wird es Ihnen leichter fallen, sich auf solche Situationen vorzubereiten.

Es ist in Ordnung, wenn Ihnen dies nicht immer leicht fällt. Nichts, was eine große Mühe wert ist, lässt sich ganz leicht erreichen. Durch Ihr Anderssein vermitteln Sie eine wichtige Botschaft. Zu jener Feier am St. Patrick's Day lachte ich sehr viel. Ihre Freunde sehen Sie lachen und merken, dass Sie an dem gemeinsamen Abend auch ohne Alkohol Spaß haben. Das macht Eindruck auf sie. Und irgendwann, wenn Sie behutsam und nicht missionarisch vorgehen, werden sie Sie vielleicht sogar nach Ihrem Geheimnis fragen. Sie werden bereit sein, die Tür etwas zu öffnen und ein Gespräch über ihre eigenen Probleme mit Alkohol zu führen.

Kommen wir noch einmal zu Beth zurück, einer ehemaligen Alkoholikerin, die Mitglied bei den Anonymen Alkoholikern und seit fünf Jahren trocken ist. Sie wusste, dass ich dieses Buch schrieb, und bat mich darum, ihr beizubringen, wie sie kontrolliert trinken könne. Also fragte ich sie, ob sie von mir wissen wollte, wie sie kontrolliert Motoröl trinken könne. Sie schaute mich an, als wäre ich verrückt. Warum in aller Welt sollte sie das tun wollen? Genau das ist der Punkt. Wenn Sie Alkohol als das ansehen, was er wirklich ist – nichts weiter als ein grässlich schmeckendes Gift, das unsere Gesellschaft, unsere Familien, unsere Beziehungen und unseren Körper zerstört – warum würden Sie ihn dann weiter trinken wollen? Und warum auch nur gelegentlich?

Bei meinen Recherchen zum Thema Mäßigung fand ich einige Foren, die sich mit einem Ansatz namens Mäßigungsmanagement beschäftigen. Die Mitglieder loggen sich bei diesen Online-Plattformen ein und geben dort an, wie viele alkoholische Getränke sie in einer Woche konsumieren. Sie zählen jedes einzelne Getränk und versuchen, die angestrebte Zahl von Drinks pro Woche einzuhalten. Bei ihnen dreht sich jeden Tag alles darum, wann sie trinken, wie viel sie trinken und ob sie bei ihrem anvisierten Ziel bleiben. Statt sich vom Alkohol zu befreien, sind sie geradezu davon besessen – ganz ähnlich wie unsere Freundin, die Biene. Sie fliegt auf den Rand der Kannenpflanze und gibt sich alle Mühe, nicht auszurutschen, während sie von dem Nektar nippt – einem Nektar aus Verwesung und Fäulnis. Eine falsche Bewegung und sie ist verloren. Sie rutscht hinein und wird selbst zum Nektar.

Wenn Sie gar kein Bedürfnis danach haben zu trinken, warum sollten Sie sich dann auf einen einzigen Drink einlassen und Ihrem Feind wieder Macht über Sie verleihen? Laut Carr wird ab dem Moment, in dem Sie die Wahrheit über Alkohol herausfinden, die Angst, nie wieder trinken zu können, durch die Begeisterung ersetzt, nie wieder trinken zu *müssen*. Das ist eine euphorische Erfahrung. Sie sehen Ihr gesamtes, langes und gesundes Leben vor sich. Sie sind stolz. Sie haben etwas Großartiges geschafft. Sie sind begeistert davon, dass Sie dieses beeindruckende Leben und die vielen wunderbaren menschlichen Erfahrungen, die es bereithält, genießen können.

Ich trank so lange, dass ich vergaß, wie schön das Leben sein kann. Ich vergaß, wie es sich anfühlt, voller Energie aufzuwachen und sich darauf zu freuen, was der Tag bringen wird. Das Trinken zieht uns herunter. Wenn wir trinken, lassen wir unseren Todfeind wieder herein. Dieser Todfeind ist das Alkoholmonster, das immer mehr Alkohol braucht und uns zerstört, während es sich selbst füttert. Sein Durst wächst ständig und versiegt nie. Natürlich kann ein Drink das Verlangen teilweise stillen. Er kann das Alkoholmonster kurzzeitig besänftigen. Doch genau diese kurzzeitige Besänftigung trügt uns.

Schnell sehen wir den Boden unseres leeren Glases. Ich kann mich noch deutlich daran erinnern, wie ich bereits an den nächsten Drink dachte, noch bevor ich den ersten in meiner Hand geleert hatte. Es ist bei allen suchterzeugenden Substanzen das Gleiche – sie erzeugen ein unbändiges Verlangen nach sich selbst.

Stellen Sie sich vor, Sie gehen zu einer Hausbesichtigung. Die Maklerin hat den Kaufinteressenten die Tür geöffnet und Sie gehören zu einer größeren Gruppe von Leuten, die durch das Haus geführt werden. Sie treten ein und fangen an, sich umzusehen. Die Maklerin hat Kekse gebacken, damit es im Haus verführerisch duftet. Sie bietet Ihnen diese frisch gebackenen Kekse an. Sie probieren sie. Sie schauen sich noch eine Weile um, doch dann fällt Ihnen auf, dass etwas mit dem Haus nicht stimmt. Es ist nicht das Haus, das Sie sich nur von außen betrachtet vorgestellt haben, und es ist nichts für Sie. Sie versuchen zu gehen, doch als Sie das Haus verlassen wollen, fällt Ihnen auf, dass Sie sich verlaufen haben. Sie wandern durch lange, dunkle Gänge, an unheimlichen, spaltweise geöffneten Türen vorbei, die Treppen auf und ab, bis Sie nicht mehr wissen, wo Sie sind oder wie Sie überhaupt hierhergekommen sind. Das Haus hat sich in ein furchterregendes Labyrinth verwandelt. Sie merken, dass Ihnen von den Keksen schlecht wird, aber diese Kekse sind das einzige Essbare, das es gibt – also müssen Sie mehr davon essen. Es ist eine extrem unangenehme Erfahrung. Sie sehen die anderen Interessenten, die immer noch herumlaufen und die Kekse zu genießen scheinen. Sie haben noch nicht bemerkt, dass sie giftig sind, und auch nicht, dass das Haus eine tödliche Falle ist. Doch nur weil sie das Haus noch nicht beunruhigend finden, heißt das nicht, dass sie deswegen nicht gefangen und die Kekse nicht giftig sind. Die Realität ist furchterregend – unabhängig davon, ob die Leute dies verstehen oder nicht.

Es wurde bereits eine vergleichende Risikobewertung von Drogen, die auch Alkohol und Tabak beinhaltete, auf Grundlage des Margin-of-Exposure-Ansatzes (MOE) durchgeführt. MOE steht für das Verhältnis von Aufnahme und Toxizität. Ein MOE von unter 10 wird als „hohes Risiko" eingestuft, während ein MOE zwischen 10 und 100 nur unter die Kategorie „Risiko" fällt. Kokain, Alkohol, Nikotin und Heroin waren die einzigen Drogen, die als „hohes Risiko" (unter 10) eingestuft wurden. Doch wenn die Bevölkerung mit berücksichtigt wurde, galt nur Alkohol als risikoreich. Alle anderen Drogen (mit Ausnahme von Cannabis, das einen MOE von über 10.000 hatte) fielen dann nur unter die Kategorie „Risiko".[242] Das sind Fakten, die nicht zur Diskussion stehen. Unsere Gesellschaft besteht felsenfest darauf, dass Alkohol irgendwie anders sei als Drogen. Wir sprechen sogar von „Drogen und Alkohol", anstatt zu akzeptieren, dass Alkohol die gefährlichste aller Drogen ist.[243]

Sie müssen auf der Hut sein, weil es leicht sein kann, Trinkern zu glauben, die beteuern, sie hätten kein Problem mit Alkohol und könnten ihn genauso gut trinken wie auch die Finger von ihm lassen. Wir haben keinen Grund, ihnen nicht zu glauben. Wir vertrauen unseren Freunden. Und sie täuschen uns ja nicht mit Absicht; sie glauben das, was sie sagen. Sie scheinen die Hausbesichtigung immer noch zu genießen. Doch der Hauptgrund dafür, dass sie glauben, sie könnten es tun oder lassen, besteht oft darin, dass sie noch nie probiert haben, das Trinken einfach sein zu lassen.

Stellen Sie sich vor, ich erzählte Ihnen, dass ich es manchmal schaffe, einen Tag ohne Kaugummi auszuhalten. Würden Sie nicht sofort denken, dass ich süchtig danach sein muss? Und wie sieht es mit Rauchern aus? Es scheint so, als ob jemand, der am Tag drei Päckchen Zigaretten raucht, das Rauchen mehr genießt als jemand, der am Tag nur ein Päckchen raucht. Doch wenn Sie die Person fragen, die täglich drei Päckchen raucht, wird sie Ihnen sagen, dass sie wünschte, sie könnte nur eines rauchen. Sie beneidet diejenigen, die weniger rauchen.[244] Warum raucht sie dann nicht einfach weniger? Wenn sie die ganzen Zigaretten, die sie raucht, nicht genießt, warum raucht sie dann überhaupt? Weil sie genau wie im Fall von Alkohol Qualen durchleidet, wenn sie versucht, das Rauchen einzuschränken oder ganz damit aufzuhören. Ein Kettenraucher glaubt nicht mehr, dass das Rauchen ihm einen wahren Genuss verschafft. Er hasst das Rauchen sogar, aber er hat das Gefühl, dass er ohne Zigaretten nicht leben kann. Das ist keine Kontrolle; das ist Abhängigkeit.

Vielleicht glauben Sie jetzt, dass Sie mit dem Wissen, das Sie beim Lesen dieses Buches gewonnen haben, sehr gemäßigt trinken und dabei bleiben können. Vielleicht schaffen Sie das auch. Wenn der Alkohol ihr Gehirn noch nicht verändert hat, kann Mäßigung eine Zeit lang funktionieren. Ich selbst habe kein Bedürfnis danach, meine Energie darauf zu verwenden, mich zu kontrollieren, da Alkohol keinerlei Reiz mehr auf mich ausübt. Entschlösse ich mich, moderat zu trinken, dann eher, um dazuzugehören, und nicht wegen eines Verlangens nach Alkohol. Mir ist klar, dass dies ein sehr dummer Grund dafür ist, mich selbst zu vergiften. Ich würde schließlich auch kein Ibuprofen einnehmen, wenn ich es gar nicht müsste, nur um Teil einer Gemeinschaft zu sein. Das Trinken aber ist weitaus gefährlicher.

Ich hatte nie vor, mich vom „Genuss" eines Glases Wein zum Abendessen zum „Genuss" einer ganzen Flasche zu steigern. Alkohol führt zum Aufbau einer größeren Toleranz, einer Immunität. Dahinter steckt unser Körper, der versucht, uns vor dem Gift zu schützen, das wir konsumieren. Wir müssen zwanghaft immer mehr trinken. Wann beschloss ich eigentlich, mehr zu trinken? Ich tat es gar nicht. Nach und nach zog das Weinmonster bei mir ein und entwickelte einen unstillbaren Durst. Ich fütterte das Monster und es wuchs. Als ich mich schließlich jeden Tag vergiftete, wurde mein Leben wirklich stressgeplagt. Das subtile „Ich brauche einen Drink!"-Gefühl war plötzlich permanent vorhanden. Da mein Leben voller Stress war, trank ich, um damit fertig zu werden. Ich kann gar nicht ausdrücken, wie dankbar ich bin, dass ich diesem entsetzlichen Alptraum entkommen konnte. Alkohol ist es einfach nicht wert, wieder in den Elendskreislauf der Abhängigkeit zu rutschen.

Werfen Sie einmal einen Blick zurück auf Ihre Zeit als Trinker oder Trinkerin. Wie oft tranken Sie ein paar über den Durst und mussten sich danach übergeben? Oder hatten einen furchtbaren Kater? Oder

Kopfschmerzen? An wie viele Nächte können Sie sich nur sehr dunkel oder überhaupt nicht mehr erinnern? Wie sieht es mit Dingen aus, die Sie taten oder sagten und später bereuten? Möglicherweise waren Sie unnötig gemein zu Ihrer Familie oder Ihren Freunden. Sehen Sie, wie viel Glück Sie haben? Können Sie sich vorstellen, wie wunderbar es sein wird, solche Dinge niemals wieder durchmachen zu müssen?

Ein kurzer Rückblick

Vielleicht können Sie schon spüren, wie sich das Wunder anfühlen wird, wenn Sie sich nie wieder selbst in einen Zustand der Dummheit, des Katzenjammers und des Elends bringen. Wie sich das Wunder anfühlen wird, nie wieder trinken zu *müssen*. Falls Sie diese Erfahrung noch nicht gemacht haben, sorgen Sie sich nicht. Nachdem Sie mit dem Trinken aufgehört haben, kann dies noch Wochen oder Monate dauern. Ihr Körper muss heilen. Sie müssen wahrscheinlich erst erfahren, wie sich ein Leben ohne Alkohol überhaupt anfühlt, um erkennen zu können, dass ich die Wahrheit sage. Das ist in Ordnung. Da Ihr Unterbewusstsein sich verändert, wird es Ihnen leichter fallen, abstinent zu bleiben, Ihren Körper heilen zu lassen und ein Leben ohne Alkohol zu führen und zu erfahren. Sie werden jetzt erkennen, welche Lügen Ihnen die Gesellschaft auftischt. Wenn Sie bestimmte Fragen oder Zweifel haben, lesen Sie sich noch einmal das jeweilige Kapitel durch, das sich damit beschäftigt.

Sie fingen an, dieses Buch zu lesen, weil Sie das Gefühl hatten, dass Alkohol in Ihrem Leben zu einem Problem geworden ist, und weil Sie Ihre Kontrolle zurückgewinnen wollten. Als Sie versuchten, weniger zu trinken, machten Sie die bittere Erfahrung, dass ein gemäßigt-kontrollierter Alkoholkonsum für Sie praktisch unmöglich und der Gedanke, nie wieder trinken zu können, furchterregend war. Diese Reaktion unterschied sich von denen, die Sie bei der Einschränkung des Konsums anderer Dinge hatten, wie zum Beispiel bestimmter Lebensmittel. Lesen Sie folgendes Beispiel:

Nach der Geburt meines zweiten Sohnes wurde ich auf Eier allergisch. Ich mochte Eier und aß zunächst manchmal aus Versehen noch welche, weil ich vergaß, dass ich darauf allergisch reagierte. Mein Körper antwortete darauf in heftigster Weise. Nach einigen solcher schmerzhafter Erinnerungshilfen strich ich Eier komplett von meinem Speiseplan. Das war gar nicht so schwer und es war garantiert keine emotional schwierige Entscheidung. Ich verbringe mein Leben nicht damit, darüber nachzudenken, dass ich keine Eier mehr essen kann. Ehrlich gesagt denke ich fast nie darüber nach, bis mir jemand vielleicht ein Ei anbietet und ich es ganz einfach ablehne. Auch wenn Eier lecker und nährreich sind, trauere ich ihnen nicht hinterher. Seit ich keine Eier mehr esse, habe ich keine Schmerzen mehr. Als meine Ärztin verschiedene Tests mit mir durchführte und daraufhin die Allergie diagnostizierte, wusste ich, dass ich meine Lebensweise etwas umstellen musste. Aber ich spürte keine Panik. Ich war nicht emotional von Eiern abhängig. Stattdessen war ich dankbar, dass ich endlich die Ursache meiner schmerzhaften allergischen Reaktionen herausgefunden hatte.

Beim Vergleich dieser beiden Erfahrungen sehen Sie, dass wir uns selbst betrügen, wenn wir uns einreden, wir könnten Alkohol genauso gut kontrollieren wie jedes andere Lebensmittel. Alkohol ist nicht irgendein Lebensmittel; es ist eine süchtig machende Droge. Wir aber verleugnen unsere Abhängigkeit und sagen, dass wir ihn trinken und genauso gut darauf verzichten können. Dies liegt an der Kluft, die zwischen unserem Bewusstsein und unserem Unterbewusstsein liegt. Sobald wir erkennen, dass unser Alkoholkonsum zu Problemen führt, wollen wir bewusst weniger trinken. Forschungsergebnisse zeigen jedoch auf eindeutige Weise, dass Routinen und alltägliche Entscheidungsprozesse (wie zum Beispiel regelmäßiges Trinken) nicht vollständig von unserem Bewusstsein kontrolliert werden. Laut Dr. Chris Firth, einem Professor für Neuropsychologie am University College of London, läuft ein Entscheidungsprozess „von unten nach oben" ab. Dabei wägt der unbewusste Teil unseres Gehirns die zu erwartende Belohnung ab, trifft eine Entscheidung und interagiert erst danach mit unseren bewusst agierenden Gehirnbereichen – wenn überhaupt.[245] Unser Unterbewusstsein kontrolliert unsere Wünsche und Emotionen. Es funktioniert auf der Grundlage ihm bekannter Programme, die ihren Ursprung in Jahren der umweltbedingten Konditionierung haben.[246] Es ist unser Unterbewusstsein, das unsere Überzeugungen, Gewohnheiten und Verhaltensweisen prägt und im Laufe der Zeit weiter verstärkt.[247]

Die Kluft zwischen dem, was wir bewusst entscheiden (weniger zu trinken) und dem, was wir unbewusst fühlen (wir wollen trinken) führt zu seelischen Qualen. Diese innere Spaltung oder kognitive Dissonanz verursacht Kummer und Angst. Wir versuchen, unserem Bewusstsein zu folgen, und fühlen uns elend, wenn wir nicht trinken. Oder wir geben dem übermächtigen Verlangen nach und trinken. Wenn wir trinken, uns aber bewusst dagegen entschieden haben, können wir nicht verstehen, warum wir die Kontrolle verloren haben. Wir fühlen uns schwach und unfähig, zu unseren Entscheidungen oder Verpflichtungen zu stehen.

Sie tranken, Ihr Körper wurde immun gegen Alkohol und Sie tranken mehr. Sie hörten gewohnheitsmäßig auf die kleine Stimme, die Ihnen zuflüsterte: „Ein Drink wäre jetzt nicht schlecht!" Also tranken Sie immer dann, wenn Sie es wollten. Das war Ihre Ausgangsbasis. Und diese Ausgangsbasis kletterte auf eine immer höhere Stufe, je größer Ihre Alkoholtoleranz wurde.

Am Ende meiner schlimmsten Zeit als Trinkerin leerte ich jeden Abend zwei Flaschen Wein. Der Versuch, mein Trinkverhalten zu mäßigen und mein Verlangen zu unterdrücken, kostete mich sehr viel Zeit und Energie. Dies erzeugte sehr viel Stress bei mir, da mein Gehirn sich im Kampf mit sich selbst befand und mein inneres Selbst gespalten war. Bald wurde mein Leben davon dominiert, wann ich mir das nächste Glas gönnen würde, und wie viele es am Ende sein würden. Vielleicht trank ich gemäßigter, aber ich war weit davon entfernt, frei zu sein. Der Alkohol kontrollierte mich stärker als jemals zuvor.

Wir entschließen uns erst dann dazu, weniger zu trinken, wenn unser Alkoholkonsum anfängt, in unserem Leben die ersten Probleme zu verursachen. Auch wenn wir dazu gebracht wurden zu glauben, dass Alkohol Genuss oder Entspannung vom Alltagsstress bedeutet, war er nicht ganz so wichtig, als wir noch die ganze Zeit tranken. Bevor er zum Problem wurde, dachten wir nicht großartig über ihn nach. Wir können uns auch gar nicht mehr so gut daran erinnern. Sicherlich haben wir ihn als etwas Selbstverständliches betrachtet. Er war einfach Teil unserer Lebensweise.

Sein Leben damit zu verbringen, etwas zu wollen, was man nicht haben kann, hat nichts mit Freiheit zu tun. Wenn Sie den ganzen Tag darauf warten, dass es endlich 17 Uhr ist, können Sie Alkohol nicht genießen. Es schlägt fünf, die Warterei hat ein Ende und Sie haben sich dazu verleiten lassen zu glauben, dass der heiß ersehnte Drink das Wundermittel ist. Doch in Wirklichkeit geht es nur darum, das Verlangen zu stillen. Das übermächtige Begehren zu beenden.

Anfangs, als Ihr Vorsatz noch frisch und stark war, schien es so, als könnten Sie tatsächlich weniger trinken. Daher hatten Sie das Gefühl, wieder die volle Kontrolle zu haben, und es ging Ihnen besser. Sie hatten plötzlich mehr Geld und waren gesünder. Doch diese Verbesserungen verschworen sich gegen Sie, da Sie nun vergaßen, warum Sie mit dem Trinken aufgehört hatten. Genau wie bestimmte Lebensmittel uns noch verführerischer vorkommen, wenn wir auf Diät sind, wird auch Alkohol begehrenswerter, wenn wir auf ihn verzichten. Mäßigung ist wie eine Alkoholdiät, die Sie den gesamten Rest Ihres Lebens durchhalten müssen. Je größer das Verlangen nach einem Drink wird, umso größer wird auch die Illusion des zu erwartenden Genusses, wenn Sie dem Verlangen nachgeben.

Unsere Willensstärke ist wie eine endliche und erschöpfbare Ressource, ähnlich wie ein Muskel, der irgendwann erschlafft. Mark Muraven, Doktorand an der Case Western Reserve University in Cleveland, USA, wollte herausfinden, warum die eigene Willensstärke, falls diese eine Fähigkeit ist (wie zum Beispiel Fahrradfahren) bei ihm manchmal Wirkung zeigte, aber manchmal auch nicht. Er führte ein Experiment durch, um zu beweisen, dass die Willensstärke dann wirkungsvoller ist, wenn sie aufgespart wird und nachlässt oder verschwindet, wenn sie strapaziert wird. Bei diesem Experiment wurden Probanden mit dem Vorwand eines Geschmacksversuchs in einen Raum gebracht, in dem eine Schüssel mit frisch gebackenen Keksen und eine Schüssel mit Radieschen stand. Der Hälfte der Probanden wurde gesagt, sie sollten die Kekse essen und die Radieschen ignorieren. Der anderen Hälfte wurde gesagt, sie sollten die Radieschen essen und die Kekse ignorieren. Nach fünf Minuten wurde ihnen ein Rätsel aufgegeben, das unkompliziert zu sein schien, sich aber in Wirklichkeit gar nicht lösen ließ. Da es unlösbar war, brauchten die Probanden Willensstärke, um weiter daran zu arbeiten. Die Probanden, die zuvor bereits Willensstärke aufgebraucht hatten, um die Kekse zu ignorieren, zerbrachen sich 60 % weniger Zeit den Kopf über das Rätsel als die Probanden, die vorher keine Reserven ihrer Willensstärke ausschöpften. Darüber hinaus war der Unterschied zwischen der Einstellung derjenigen, die gezwungen waren, Radieschen zu essen, und derjenigen, die die Kekse essen durften, frappierend. Die Radieschenesser waren mürrisch und frustriert. Einige von ihnen blafften die Wissenschaftler sogar an.[248]

Es lässt sich also leicht erkennen, wie das tägliche Strapazieren und Ausschöpfen unserer Willensstärke bei dem Versuch, auf Alkohol zu verzichten, uns verbittern lässt und unglücklich macht. Die Willensstärke versiegt und wir trinken wieder. Der erste Drink verschafft uns eine illusorische Erleichterung, das Syndrom der verbotenen Frucht. Der „Genuss" der Erleichterung wird intensiviert, weil wir so lange abstinent waren. Wir bereuen den Drink fast schon in dem Augenblick, in dem wir ihn trinken. Um dieses Gefühl zu bekämpfen, gießen wir uns den nächsten ein. Je stärker wir vom Alkohol abhängig sind, umso mehr überzeugen wir uns selbst davon, dass wir unser Leben ohne ihn nicht genießen oder nicht mit unserem ganzen Stress fertig werden können – und umso mehr hat der Alkohol uns wieder im Griff. Unser Leben fühlt sich weniger erfüllt an. Wir entwickeln oder verstärken eine körperliche Abhängigkeit, die dafür sorgt, dass wir in unserem Nucleus accumbens bei den Aktivitäten, die wir früher genossen haben, keine Freude und keine Stimulation mehr empfinden. Diese Erfahrung ist so, als öffneten wir der Depression die Tür zu unserer Seele und ließen sie mit Sack und Pack einziehen. Denken Sie immer daran: Alkohol verändert Ihr Gehirn physikalisch und beraubt Sie der Fähigkeit, normale Dinge zu genießen.[249]

Willensstärke ist also eindeutig nicht die Lösung. Die Lösung ist einfach. Wir müssen uns dessen bewusst werden, dass es der Alkohol ist, der unsere Probleme verursacht. Sobald unsere lebenslange Konditionierung rückgängig gemacht wurde, wird unser Unterbewusstsein, das für unsere Bedürfnisse und Emotionen verantwortlich ist, kein Verlangen mehr nach Alkohol haben. Jetzt wird das Trinken oder Nichttrinken zu einer vollkommen bewussten Entscheidung. Früher hatten Sie nur deshalb Probleme dabei, im Fall von Alkohol rationale Entscheidungen zu treffen, weil Ihr Unterbewusstsein darauf konditioniert war, den Lügen über Alkohol Glauben zu schenken, und weil die suchterzeugenden Eigenschaften von Alkohol Sie körperlich beeinträchtigen. Der Schlüssel liegt darin, die bewusste Entscheidung zu fällen, der wahren Natur von Alkohol ins Gesicht zu sehen. Er liegt darin, sich selbst zu erlauben, zu erkennen, was er wirklich ist, und selbstsicher zu entscheiden, dass er das Allerletzte ist, was Sie Ihrem wunderbaren Körper antun wollen. Von jetzt an werden Sie sich weiterhin bewusst darum bemühen müssen, Alkohol als das anzusehen, was er wirklich ist. Was Ihnen heute klar ist, mag in der Zukunft nicht mehr ganz so offensichtlich sein. Warum? Weil sich in unserer Gesellschaft nichts verändert hat. Die Medien, Ihre Freunde und sogar Ihre Familie werden Ihr Unterbewusstsein weiterhin mit Botschaften über die Wunderwirkung von Alkohol bombardieren. Ihr Unterbewusstsein wird weiterhin empfänglich auf alle möglichen Arten der Konditionierung reagieren. Das Geheimnis besteht darin, sich genau dies immer wieder vor Augen zu führen und sich bewusst zu bemühen, dagegen anzukämpfen. Sie bekämpfen eine ungewollte

Konditionierung dadurch, indem Sie sich bewusst sind, dass sie stattfindet. Wenn das Verlangen nach einem Drink Sie überfällt, müssen Sie sich sofort darüber klar werden, dass eine Konditionierung am Werk ist. Dann können Sie sich bewusst fragen, wo Ihr Verlangen tatsächlich herkommt. Untersuchen Sie es und finden Sie heraus, ob es einen soliden und rationalen Grund dafür gibt zu trinken oder ob Sie es falschen Scheinwahrheiten unwissentlich erlaubt haben, sich wieder bei Ihnen einzunisten. Solange Sie sich dessen bewusst sind, was passiert, lässt sich die Konditionierung leicht rückgängig machen, und Sie bauen mit der Zeit eine immer stärkere Abwehr dagegen auf. Sie können der gesellschaftlichen Konditionierung widerstehen, indem Sie sich ihrer gewahr werden und sofort handeln, um sie rückgängig zu machen, und sich dabei auf die Wahrheiten besinnen, die Sie jetzt erfahren haben.

Diese neue Perspektive, die Sie nun kennengelernt haben, lässt sich nicht so einfach wieder verlernen. Es ist wie bei einer optischen Täuschung: Sie sehen so lange nur eine Sache, bis Sie eine neue Perspektive gewinnen und dann plötzlich etwas anderes sehen. Sobald Sie das neue Gebilde sehen, ist es schwer, wieder so umzuschalten, dass Sie das alte erneut sehen können. Ich glaubte einst, dass das Trinken einer Flüssigkeit, die mich systematisch vergiftete, mir meine Selbstsicherheit raubte und meine Gesundheit zerstörte, etwas Gutes sei. Es ist so viel einfacher, die Wahrheit zu glauben, nämlich dass Alkohol ein suchterzeugendes Gift ist, und dass das Aufhören mit dem Trinken alles ist, was ich dafür tun muss, um für immer frei zu sein.

Sobald ich mehr über die wissenschaftlichen Hintergründe der Abhängigkeit wusste und darüber aufgeklärt war, was Alkohol meinem Körper und meinem Gehirn antut, war es leicht, mit dem Trinken aufzuhören. An jedem Tag, der vorübergeht, halte ich an dieser Entscheidung stärker fest und nicht weniger. Ich kann nun auch das Leid der anderen erkennen. Deshalb ist mein Leben von Dankbarkeit darüber erfüllt, dass ich meine Freiheit gefunden habe.

Ja, es ist nicht leicht, sich von der Mehrheit zu unterscheiden, besonders nicht von meinen Freunden. Trotzdem bin ich froh, dass ich für etwas stehe, das richtig ist. Aus diesem Grund werden mein früherer Selbsthass und meine geringe Selbstachtung nun durch meine neue Selbstsicherheit ersetzt. Ich mag mich, wenn ich abends zu Bett gehe und morgens aufwache. Mein Geist hat mehr Zeit und Raum, weil meine Gedanken nicht länger von meiner Abhängigkeit bestimmt werden. Mehr Zeit, die ich mit meiner Familie verbringen kann, mehr Zeit für mich selbst, für das Vorantreiben meiner Karriere, für das Schreiben dieses Buches und um darüber nachzudenken, wie ich anderen helfen kann. Zeit, um zu überlegen, wie sich in unserer Gesellschaft eine Revolution entfachen lässt, um die Leute angesichts der ihnen drohenden Gefahr wachzurütteln.

Am Anfang war es seltsam. Als ich noch trank, versanken meine Nächte in einem Nebel des Vergessens. Jetzt bin ich vom Aufstehen bis zum Schlafengehen wach und geistesgegenwärtig. Was für ein Geschenk! Ich treffe eine bewusste Entscheidung, wann ich ins Bett gehe. Diese basiert darauf, wie müde ich mich fühle, und nicht darauf, wie viel ich getrunken habe. Meine Erinnerungen sind nicht mehr getrübt und ich bereue nichts. Es ist unglaublich, ein Leben zu führen, in dem man nichts verbergen muss und in dem man ehrlich zu sich selbst sein kann.

Es braucht sehr viel Mut, anders zu sein als die anderen und sich gegen die Mehrheit zu stellen. Mut, den ich nicht hätte, würde ich immer noch trinken und mich selbst dafür hassen. Ich werde nicht länger von etwas kontrolliert, das ich hasse. Es ist ein unglaublich tiefes Gefühl der Freude, diese ganze Scham und dieses ganze Elend hinter sich zu lassen. Ich genieße die Herausforderungen, die vor mir liegen – das Stigma der Abstinenz zu beseitigen und all denen dabei zu helfen, ihre Scham zu überwinden, die sich dazu entschlossen haben, sich vom Gruppendenken über Alkohol zu befreien und einen anderen Weg einzuschlagen.

22.
DAS GEHEIMNIS, EINFACH WENIGER ZU TRINKEN UND DAMIT GLÜCKLICH ZU SEIN

„Der erste Schritt in Richtung Veränderung ist Erkenntnis.
Der zweite Schritt ist Akzeptanz.“
—Nathaniel Branden

Besonderer Hinweis: Dieses Kapitel vor dem Rest des Buches zu lesen, bringt Sie nicht weiter. Ich weiß, es ist verlockend, und ich freue mich, dass Sie meine Zielstrebigkeit teilen. Die Antworten auf Ihre Fragen finden Sie jedoch auf Ihrem Weg und nicht an seinem Ziel. Wenn Sie den Rest dieses Buches nicht gelesen und verstanden haben, wird Ihr Unterbewusstsein, das sich nur langsam verändern lässt, noch nicht auf gleicher Höhe mit Ihrem Bewusstsein sein. Sie werden unbewusst immer noch glauben, dass Alkohol Ihr Freund ist. Wenn Sie diesen Ansatz verfolgen, während Sie innerlich noch zerrissen sind, weil Sie gleichzeitig den Wunsch haben, zu trinken und es nicht zu tun, wird dies alles noch schlimmer machen.

Wir haben bereits einiges zusammen erreicht. Sie sind nun bereit dazu, Ihr neu gewonnenes Verständnis freudig anzunehmen und sich zu verändern. Herzlichen Glückwunsch! Sie haben erkannt, dass ich glaube, dass Sie am glücklichsten sind, wenn Sie überhaupt nicht trinken. Wenn ich „weniger trinken" sage, meine ich sehr viel weniger – eigentlich meine ich nichts. Dieser Gedanke mag sich beklemmend anfühlen. Wenn Sie immer noch etwas Angst davor haben, ist das in Ordnung. Sie müssen wahrscheinlich erst erfahren, wie viel Freude ein Leben ohne Alkohol Ihnen bereiten wird, um zu erkennen, dass das, was Sie gelesen haben, wahr ist. Kein Problem. Das ist Neuland und Sie wissen nicht, was Sie erwartet. Sie wollen sich nicht auf etwas festlegen, von dem Sie sich nicht sicher sind, dass Sie es auch einhalten können.

Am wichtigsten ist jetzt, dass Sie aus all den Gründen, die wir bereits diskutiert sind, dem Prinzip der Mäßigung mit größter Vorsicht begegnen. Wenn Sie abhängig sind, gibt es keinen Mittelweg. Ihr Gehirn verändert sich physikalisch und chemisch. Das macht eine Mäßigung nahezu unmöglich. Wenn Ihr Gehirn noch keine chemischen Änderungen durchgemacht hat, können diese weiterhin zu jeder Zeit eintreten. Unabhängig davon, wie wenig Sie jedes Mal trinken: Die Ansammlung von Alkohol in Ihrem Körper legt in Ihrem Gehirn das Fundament für die Abhängigkeit. Alkohol ist deshalb so problematisch, weil Ihr Gehirn ihn nicht einfach vergisst. Dopamin ist das Lernmolekül und Ihr Gehirn hat gelernt, ein Verlangen nach Alkohol zu entwickeln. Sie können abstinent bleiben und das Verlangen wird verschwinden. Doch sobald Sie wieder trinken, erinnert sich Ihr Gehirn schlagartig. Eine konditionierte Reaktion bleibt in der Regel bestehen.[250]

Aus diesem Grund kann ein einziges alkoholisches Getränk Sie wieder in den schmerzhaften Teufelskreis der Abhängigkeit zurückwerfen. Sie rutschen vom Genuss des einen Drinks direkt wieder zum tiefsten Punkt Ihres Elends hinunter. Das Geheimnis besteht darin, sich immer wieder daran zu erinnern, dass Sie stark sind. Um stark genug dafür zu sein, die Freiheit zu wählen, müssen Sie sich jeden Fehler verzeihen. Selbstvergebung und ein behutsamer Umgang mit sich selbst sind äußerst wichtig, wenn Sie Ihre Freiheit wiedererlangen möchten – ganz egal, wie lang Ihr persönlicher Weg zu diesem Ziel auch dauern mag.

Das Schöne am Treffen einer Entscheidung ist, dass Sie Alkohol danach als heimtückischen Verräter und nicht mehr als verlockende Verführung ansehen werden. Eine allumfassende Wahl befreit Sie von all den kleinen Entscheidungen, die Alkoholabhängige ihr ganzes Leben lang treffen müssen. Statt sich dazu zu entscheiden, bis zum Ende Ihres Lebens auf jedes Bier zu verzichten, das Ihren Weg kreuzt, entscheiden Sie sich einmal und für immer, die Wahrheit über Alkohol anzuerkennen. Diese einzelne Entscheidung bedeutet Freiheit und geht wesentlich sanfter mit Ihrer Psyche um als viele tägliche Entscheidungen. Eine einzige Entscheidung, die sich bewusst und mit viel Hintergrundwissen treffen lässt, wohingegen tägliche kleinere Entscheidungen von einer Willensstärke abhängen, die unerschöpflich sein müsste.

Der wirkliche Unterschied besteht darin, dass das Treffen dieser einen Entscheidung nicht darüber bestimmt, ob Sie den einen Drink, der vor Ihnen steht, nun trinken oder nicht, sondern darüber entscheidet, wie viel Platz Sie Alkohol in Ihrem Leben geben. Eine einzelne Entscheidung ist wie eine Trennung oder besser noch, wie eine Heirat mit einem neuen, gesünderen Leben. Wenn Sie verheiratet sind, müssen Sie sich nicht jeden Tag aufs Neue entscheiden, ob Sie mit dem gutaussehenden Mann im Flugzeug flirten. Die Entscheidung ist bereits getroffen. Sie sind verheiratet. Anfangs, wenn jemand mit Ihnen flirtet, mag es noch etwas Übung brauchen, bis Sie sich bewusst an Ihren Mann oder Ihre Frau erinnern und daran denken, wie viel Glück Sie eigentlich mit diesem Menschen in Ihrem Leben haben. Genauso viel Übung braucht es, sich daran zu erinnern, dass in den Flaschen in dieser wunderschönen Bar der bernsteinfarbene Tod lauert. Sie werden sich ganz bewusst anstrengen müssen, um Ihr Unterbewusstsein zu schützen.

Sobald Sie einen festen Vorsatz gefasst haben, müssen Sie keine weiteren Entscheidungen mehr fällen. Wenn der gutaussehende Mann

Sie anlächelt, braucht es keine Willenskraft, um treu zu bleiben. Sie erinnern sich einfach daran, dass Sie verheiratet sind, im Guten wie im Schlechten. Genauso wird es an der Bar keinen Moment geben, an dem Sie darüber nachdenken, ob jetzt vielleicht der perfekte Moment für einen Drink ist – schließlich ist die Präsentation des Alkohols in diesem Ambiente so verführerisch. Sie erinnern sich einfach an Ihre Entscheidung und rufen sich die Wahrheiten ins Gedächtnis, die Sie nun kennen. Eine einfache, definitive Entscheidung, die Sie mit der vollen Unterstützung Ihres gesamten Gehirns treffen, befreit Sie von der Willkür Ihrer Willensstärke. Sie befreit Sie von den Hunderten Entscheidungen, die Sie weiterhin treffen müssten, wenn Sie sich dazu entschlössen, sich immer wieder nur einen Drink zu gönnen.

Vergessen Sie nicht: Wenn Sie nachgeben und sich diesen einen Drink erlauben, kann Ihr Feind, die Abhängigkeit, sofort wieder das Ruder übernehmen. Sie setzt sich in Ihrem Gehirn fest und fängt genau an dem Punkt wieder an, wo sie aufgehört hat. Die eingetretenen Pfade der Abhängigkeit sind nach wie vor vorhanden. Sind sie ausgehungert und schwach, werden Sie sie nicht bemerken. Doch sobald Sie sie füttern, werden sie wieder stark. Warum? Weil sich Ihr Gehirn erinnert. Dieser Feind ist eine körperliche Abhängigkeit. Ein irrationales Verlangen. Eine unerklärliche Verhaltensweise. Wenn Sie ihn wieder hereinlassen und füttern, wird Ihr Durst nach Alkohol stärker sein als alles, womit Sie sich verteidigen könnten. Das Verlangen wird Sie schnell überwältigen. Denken Sie daran, dass Verlangen nicht dasselbe ist wie Genuss.

Dieser Feind, die Abhängigkeit, greift nicht nur eine bestimmte Schwachstelle unserer Bevölkerung an, die wir als Alkoholiker bezeichnen. Ja, er mag von Fall zu Fall mit einer anderen Geschwindigkeit vorgehen, je nachdem, wie das Gehirn seines Opfers beschaffen ist. Und sicherlich gibt es bei jedem von uns unterschiedliche physikalische Reaktionen, die das künstliche Hoch, das Alkohol verursacht, mehr oder weniger stark auf unser Gehirn wirken lassen. Doch der Punkt ist, dass Sie überhaupt nicht alkoholabhängig werden können, wenn Sie keinen Alkohol trinken.[251] Und es spielt gar keine Rolle, wer Sie sind: Wenn Sie genug Alkohol trinken, werden Sie davon abhängig. Niemand ist davor gefeit und alle von uns sollten Alkohol mit Vorsicht begegnen.

Auch wenn Sie gemäßigt trinken, ist es äußerst wichtig, dass Sie sich gewahr werden, dass Ihr Alkoholkonsum mit der Zeit eher zu- und nicht abnimmt. Doch auch hierbei gibt es Ausnahmen – zum Beispiel meinen Freund Todd. Er ist äußerst vorsichtig, wenn es um Alkohol geht. Aus diesem Grund erlaubt er sich freitags und samstags jeweils nur ein einziges Bier. Er trinkt nie mehr als nur ein Bier und zu keiner anderen Gelegenheit sonst. Er hält diese Regel sehr strikt ein, um sicherzustellen, dass er nicht abhängig wird. Solange er diese entschiedene Selbstbeherrschung beibehält, wird er wahrscheinlich sein ganzes Leben lang keine körperliche Abhängigkeit von Alkohol entwickeln. Doch auch Todds Körper baut mit jedem einzelnen Bier eine höhere Toleranz auf, während es die tatsächliche Wirkung des Biers, die er zu spüren vermeint, wahrscheinlich gar nicht gibt.

Es ist fantastisch, so viel Selbstbeherrschung zu haben. Aber die meisten von uns sind nicht wie Todd. Seine Entschlossenheit in dieser Frage hat mit seiner Religion und seinem festen Glauben zu tun. Doch auch in solch einer Situation frage ich mich, warum er dann überhaupt trinkt. Wenn das Bier mit der Zeit überhaupt keine Wirkung mehr zeigt, warum trinkt er es dann noch? Für mich ist das fast so, als würde jemand zwei Zigaretten pro Woche rauchen. Vielleicht ist es ein Placeboeffekt oder das Bedürfnis, sich zu verwöhnen. Trotzdem kann ich es nicht verstehen. Und wenn Todd sich wirklich nach dem Bier sehnt, will er bestimmt mehr als nur eines. Bestimmt fühlt er sich freitag- und samstagabends etwas bedrückt, wenn er sein einziges Bier ausgetrunken hat. „Ok, das war's also für heute. Ich werde nächste Woche wieder eines genießen können."

Es ist wichtig, dass wir erkennen, dass wir sogar bei Todd und seinem Sonderfall nicht einfach davon ausgehen können, dass er sein gesetztes Limit von zwei Bier pro Woche für immer einhalten wird. Allein die Tatsache, dass er jede Woche diese zwei Flaschen Bier trinkt, zeigt, dass er es gern tut und genießt. Wenn nun etwas Unvorhergesehenes sein Leben veränderte, wer könnte dann ausschließen, dass er sein begehrtes Getränk zur Selbstmedikation einsetzen würde? Und auch wenn er sich für immer an diese zwei Bier hält, wer könnte sagen, ob dies nicht zu einer Besessenheit würde, bei der er die Woche damit verbrächte, sich auf sein Wochenendbier zu freuen? Niemand kann vorhersagen, wann wir vom Trinken ohne eine körperliche Abhängigkeit ins Trinken mit einer körperlichen Abhängigkeit rutschen. Bei einigen Alkoholabhängigen tritt dies schon nach den ersten Drinks ein. Andere mögen ihr ganzes Leben lang nicht davon betroffen sein. Es gibt Millionen Gründe dafür, warum dies so ist. Es ist unmöglich, so etwas vorauszusagen.

Wichtig ist, dass Sie bemerken, wann genau dies bei Ihnen der Fall war, oder dass Sie in dem Fall, dass Sie noch nicht den Punkt der körperlichen Abhängigkeit erreicht haben, akzeptieren, dass auch Sie nicht genau wissen, welcher Drink Sie in die Abhängigkeit katapultieren wird. Mit jedem Glas kommen Sie einer körperlichen Alkoholabhängigkeit einen Schritt näher.

> *„Wenn du aufhören kannst, willst du es nicht, und wenn du*
> *aufhören willst, kannst du es nicht …"*
> —Luke Davies

Ihr Feind wird stärker, wenn er Nahrung bekommt, und er wird über Sie bestimmen. Sie mögen ihn aus Ihrem Haus verbannt haben, doch draußen lauert er auf Sie und schmiedet neue Ränke. Stellen Sie sich vor, Sie würden versuchen, moderat Kokain oder Heroin zu konsumieren. Wenn Sie Ihren Geist befreien und die völlige Kontrolle über sich selbst zurückerlangen wollen, dann denken Sie daran, dass Mäßigung weder Freiheit noch Kontrolle bedeutet. Wenn Sie nicht von einem süchtig machenden Gift ruiniert werden wollen, dass Ihnen nichts einbringt, außer Sie irgendwann zu töten, müssen Sie sich fest dazu entschließen, von der Kannenpflanze wegzufliegen, Ihren Todfeind auszuhungern und Ihre Freiheit vollends zu genießen. Was also ist das Geheimnis? Es ist ganz einfach und es besteht aus zwei Teilen: Gewahrsein und Akzeptanz.

Erstens: Werden Sie sich gewahr, dass Sie emotional und/oder körperlich von Alkohol abhängig sind. Sie können kein Problem lösen, dessen Existenz Ihnen nicht bewusst ist. Sie befinden sich in den Klauen Ihres Feindes, des Alkohols. Sie denken vielleicht weiterhin, dass das Aufhören schwer sein wird, dass Sie es nicht schaffen, dem gesellschaftlichen Druck standzuhalten und dass Sie ständig das Gefühl haben werden, auf etwas Wichtiges zu verzichten.

Ich werde Sie nicht anlügen: Je nachdem, wie viel Alkohol Sie über welchen Zeitraum hinweg konsumiert haben, ist es möglich, dass Sie mit körperlichen Entzugserscheinungen rechnen müssen. Doch wenn Sie sich fest zum Aufhören entschlossen haben, werden sich die körperlichen Symptome weniger stark bemerkbar machen, weil Sie wissen, warum sie auftreten, und auch, dass sie letztendlich verschwinden werden. Es mag alles andere als angenehm sein, doch erinnern Sie sich daran, dass die Ursache dieser körperlichen Beschwerden Alkohol ist. Wenn Sie aufgrund Ihres Abhängigkeitsgrads Angst vor diesen Entzugserscheinungen haben, suchen Sie sich bitte ärztliche Unterstützung bei diesem Prozess. Sehen Sie es aus folgender Perspektive: Sie kämpfen eine Schlacht und die Symptome bedeuten, dass Sie dabei sind zu gewinnen. Sie besiegen Ihren Todfeind. Bei diesem Kampf müssen auch Sie einiges einstecken, doch wenn Ihr Feind besiegt ist, sind Sie frei. Sie können anfangen, ein glücklicheres und gesünderes Leben zu führen, als Sie sie jemals hätten träumen lassen.

Sie sind stark und dank Ihres Entschlusses haben Sie bereits gewonnen. Diese Schlacht wird kein Spaß werden, aber sie wird auch nicht ewig dauern – hoffentlich nicht länger als ein paar Wochen, wobei der schlimmste Teil schon nach der ersten Woche überstanden sein sollte. Sie schaffen das und es wird mit jedem Tag, der vergeht, leichter. Sie kämpfen um Ihr Leben und der Sieg wird Ihrer sein. Ich weiß, dass Sie es schaffen können und tief in Ihrem Innersten wissen Sie das auch.

Es mag sogar einfacher werden, als Sie glauben. Für mich war es das. Warum? Weil es das geistige Verlangen ist, das das Aufhören so schwer macht. Während des Vietnamkriegs begannen viele US-amerikanische Soldaten, mit alarmierender Regelmäßigkeit Heroin zu nehmen. Die US-Regierung war sich sicher, sich nach dem Krieg mit einer ganzen Generation Heroinabhängiger herumschlagen zu müssen, und verfolgte aufmerksam die Spuren dieser Soldaten nach deren Rückkehr in die USA. Als diese Soldaten jedoch zurück in ihrer Heimat und wieder mit ihren Familien vereint waren, hörten sie auf, Heroin zu nehmen, und zwar ganz leicht, fast ohne Entzugserscheinungen oder Rückfälle. Dies zeigt, wie stark eine Abhängigkeit von unserem Geist beeinflusst wird, und wie uns der Weg zur Freiheit durch einen klaren Entschluss offensteht. Diese Soldaten wollten zuhause kein Heroin nehmen, also beschlossen sie, es nicht zu tun.[252] Es ist gut möglich, dass Sie keine Entzugserscheinungen verspüren werden, oder dass diese, wenn sie doch auftreten, nur minimal sind. Wer wäre denn bei dem Versuch, eine unheilbare Krankheit zu kurieren, nicht für ein paar Wochen außer Gefecht gesetzt? Vergessen Sie nicht, dass jedes einzelne Symptom, unter dem Sie leiden, erst durch Alkohol verursacht wurde. Sie müssen so etwas nie wieder durchmachen.

Was ist zu erwarten? Das hängt davon ab, wie lange und wie stark Sie bisher getrunken haben. Ich selbst litt unter Angstgefühlen und einer Konzentrationsschwäche. Nachts schwitzte ich stark; ich glaube, dass mein Körper sich dadurch von dem Gift befreite, das ich mir so lange zugeführt hatte. Einige beschreiben ihre Entzugserscheinungen wie eine leichte Grippe. Mir machten die Symptome nicht so viel aus, weil ich sie als ein Zeichen meines Sieges wahrnahm. Ich wusste, dass ein Drink das Ganze nur schlimmer und nicht besser machen würde. Ich war von einem Gefühl der Freude und Euphorie überwältigt, weil ich wusste, dass sich mein

Leben für immer verändern würde. Das linderte meine Beschwerden erheblich. Ich hatte das Gefühl, als wäre das Verlangen nach Alkohol wie bei einer Operation chirurgisch aus meinem Gehirn entfernt worden, und ich fühlte mich schwindlig vor Aufregung. Das machte alle körperlichen Beschwerden mehr als wett.

„Sie sind in Übergängen und wünschten nichts so sehr, als sich
zu verwandeln. Wenn etwas von Ihren Vorgängen krankhaft ist,
so bedenken Sie doch, daß die Krankheit das Mittel ist, mit dem
ein Organismus sich vom Fremden befreit; da muss man ihm
helfen, krank zu sein, seine ganze Krankheit zu haben und
auszubrechen, denn das ist sein Fortschritt."
—Rainer Maria Rilke

Nach dem Aufhören geschieht noch etwas anderes. Sie schauen in anderer Weise auf Ihre Zeit mit Alkohol zurück – mit Selbstakzeptanz und Ehrlichkeit. Es ist nicht leicht, sich all die Dinge in Erinnerung zu rufen, die Sie getan und gesagt haben, und womöglich auch all die Menschen, die Sie verletzt haben. Es kann sehr schwer sein, sich selbst zu vergeben. Doch Sie müssen diese Dinge gehen lassen, sich bei den Menschen entschuldigen, bei denen Sie das Bedürfnis dazu haben, und, am allerwichtigsten, sich selbst vergeben. Akzeptieren Sie, dass Ihr Todfeind Sie im Gefängnis der Abhängigkeit gefangen hielt. Es gibt keinen Grund, Ihre strahlende und aufregende Zukunft damit zu verschwenden, über den Fehlern der Vergangenheit zu brüten, auch wenn Sie dann und wann noch zurückblicken und sich an die grauenhafte Zeit der Abhängigkeit erinnern mögen. Die Abhängigkeit greift sich rücksichtsvolle, ehrliche Menschen und zerstört sie Stück für Stück, bis sie die entsetzlichsten Dinge tun. Denken Sie auch daran, dass es nicht Ihre Schuld war. Der Alkohol veränderte die Funktionsweise Ihres Gehirns auf physikalische Weise. Sie wurden verführt. Jetzt sind Sie auf dem Weg der Heilung, und Sie müssen nie wieder so krank sein.

Wenn ein früherer Alkoholiker noch nach Monaten oder Jahren des Trockenseins Verlangen nach Alkohol hat, liegt das nicht an den süchtig machenden Eigenschaften der Droge. Das körperliche Verlangen kann relativ schnell überwunden werden, sobald der Alkohol unseren Körper vollständig verlassen hat. Es wird verschwinden, sobald unser System sich von den letzten Spuren befreit hat. Wenn Sie aber chronisch alkoholabhängig sind und auch dann weitertrinken, wenn es Ihnen bereits sehr schlecht geht, ist es möglich, dass Ihr Gehirn sich bereits so stark verändert hat, dass Sie während eines Entzugs keinen Alkohol in Ihrer Nähe haben können. Sie brauchen dafür möglicherweise Hilfe durch ein Rehabilitationszentrum und ich möchte Sie dazu ermuntern, sich diese Form der Hilfe zu suchen. Die meisten anderen Menschen werden das rein körperliche Verlangen nach Alkohol leicht überwinden, weil sie das Heilmittel kennen. Sie wissen, dass Sie auf dem besten Weg dazu sind, sich wieder vollständig zu fühlen und glücklich zu sein. Das psychische Verlangen, das in der Regel stärker ist als das körperliche, macht sich nur dann bemerkbar, wenn Sie glauben, dass Sie ein Opfer bringen und etwas von Ihnen Begehrtes aufgeben. Doch wenn Sie verinnerlicht haben, dass Alkohol nicht begehrenswert ist, wird Ihr psychisches Verlangen danach verschwinden. Dann wird Ihnen Alkohol genauso verlockend vorkommen wie das Trinken von Motoröl.

Das Wunderbare an *Einfach nüchtern!* ist, dass Sie, wenn Sie die wissenschaftlichen Hintergründe für Ihr unerklärliches Verhalten verstanden und erkannt haben, was Alkohol Ihrem Körper und Ihrem Geist antut, wahrscheinlich nie wieder in die Abhängigkeit rutschen. Auch wenn Sie vielleicht einige Rückfälle überstehen müssen, bis Sie die Wahrheit vollständig erfasst haben, sind Sie ab jetzt wachsamer, aufgeklärter und sachkundiger. Das ist äußerst wichtig für Ihre dauerhafte Freiheit. Sie werden nicht länger an Ihrer inneren Zerrissenheit verzweifeln, weil ein Teil Ihres Gehirns trinken will, während der andere meint, Sie sollten Ihren Alkoholkonsum unbedingt einschränken. Beide Seiten dieses Konflikts werden von

Angst angetrieben – einerseits der Angst, dass Sie ohne Alkohol unglücklich sein werden, und andererseits der Angst, dass Sie sich mit Ihrem Trinken großen Schaden zufügen. Sie stehen kurz davor, diesen Konflikt zu beenden. Vor Ihrem allerersten Drink litten Sie nicht darunter und nach Ihrem letzten Drink werden Sie auch nicht mehr darunter leiden.

> *„Je abhängiger Sie von Alkohol sind, umso überzeugter sind Sie, dass Sie es ohne ihn nicht schaffen können und sich nicht mehr amüsieren werden, und umso schneller sterben Sie innerlich. Dadurch wird Ihr Leben weniger erfüllend und wenn dies geschieht, wird Ihre Abhängigkeit noch stärker, weil Sie diese Leere mit Alkohol zu füllen versuchen. Aus diesem Grund hatte ich so viel Angst vor dem Aufhören."*
> —Jason Vale

Zweitens müssen Sie die Wahrheit über Alkohol akzeptieren. Entschließen Sie sich dazu, Ihre Alkoholabhängigkeit zu überwinden, indem Sie akzeptieren, dass er Ihnen nicht guttut. Wenn Sie mit dem Trinken aufhören, töten Sie Ihren Todfeind. Er hat Ihnen schon mehr gestohlen, als Sie sich jemals vorstellen können, oder er wird es noch tun. Allein in den USA stiehlt er jedes Jahr über 2,4 Millionen Lebensstunden.[253]

Sie wissen jetzt, dass Sie alles gewinnen und nichts verlieren werden. Sie bringen Ihren Feind um, statt Ihren Freund zu verlieren. Sie können ganz leicht wieder frei sein, wenn Sie die Wahrheit über Alkohol akzeptieren. Oder Sie machen es sich selbst schwer, indem Sie einen Teil Ihrer unbewussten Konditionierung weiterexistieren lassen und Alkohol als etwas Begehrenswertes ansehen. Wenn Sie weiterhin ein Verlangen danach haben zu trinken, müssen Sie jedes Mal, wenn Sie sich entscheiden, nicht zu trinken, einen Verzicht aushalten – für den Rest Ihres zukünftigen Lebens. Warum machen Sie es sich nicht leicht? Warum erlauben Sie sich nicht die Freiheit, die Sie verdienen?

Für all das Leid, das Sie durchgemacht haben, und all das Leid, das Sie verursacht haben, ist der Alkohol verantwortlich. Vielleicht sind Sie gerade nervös oder beunruhigt oder Sie haben das Gefühl, noch nicht gut genug vorbereitet zu sein. Das ist in Ordnung. Es ist völlig natürlich, ein bisschen Angst zu haben. Sie wagen eine Reise ins Unbekannte und so etwas kann Bedenken und Ängste hervorrufen. Verzagen Sie nicht. Manchmal müssen Sie einfach losrennen und springen. Die Lebensfreude, die Sie von nun an ohne Alkohol empfinden werden, wird Ihnen zeigen, wie viel schöner Ihr Leben jetzt ist. Beginnen Sie diese Reise mit Freude – Sie stehen kurz davor, etwas wirklich Überwältigendes zu erreichen.

Fangen Sie jetzt an!

Die Entscheidung, frei sein zu wollen, ist das erste Geheimnis auf dem Weg dahin, einfach weniger zu trinken und dabei glücklich zu sein. Gehen Sie in sich, sprechen Sie mit sich selbst, den Menschen, die Ihnen nahestehen, und den Menschen, die Sie bei Ihrer Entscheidung beim Wort nehmen und darauf achten, dass Sie sie einhalten. Es gibt keinen besseren Zeitpunkt als jetzt.

Wenn Sie noch einige Zweifel haben oder immer noch glauben, dass Alkohol Ihnen Genuss oder Entspannung verschafft, lesen Sie sich noch einmal die Schwellenpunkte durch oder werden Sie Mitglied bei thisnakedmind-community.com, um dort eine Gemeinschaft und Unterstützung zu finden. Der Glaube, dass ein Drink Ihnen einen wahren Genuss verschafft, ist etwas anderes, als dann und wann Verlangen danach zu spüren. Das Verlangen ist normal und lässt sich relativ leicht bekämpfen. Sie ändern Ihr gesamtes Leben und es kann etwas dauern, bis Sie sich daran gewöhnen. Sie mögen an einigen der nächsten Tage, in den nächsten Monaten oder sogar Jahren noch ab und zu Lust auf einen Drink haben, doch wird diese Art des Verlangens nicht sehr stark und Ihnen völlig bewusst sein. Die Einsichten, die Sie durch das Lesen dieses Buches gewonnen haben, erlauben es Ihnen, diesem Verlangen rational zu begegnen und eine auf Fakten basierende Entscheidung zu treffen. Erinnern Sie sich an die Prinzipien dieses Buches und das Verlangen wird verschwinden. Da Sie kein unbewusstes und unerklärliches Bedürfnis nach Alkohol haben, können Sie jede Art von auftauchendem Verlangen schnell besiegen, indem Sie sich an die Wahrheit über Alkohol erinnern und erneut erkennen, dass nichts daran begehrenswert ist.

Vielleicht finden Sie heraus, dass Ihr Gehirn darauf konditioniert ist, sich bei jeder Sportveranstaltung nach einem Bier zu sehnen. Das müssen Sie ändern. Sie trinken schon sehr lange und dies ist eine große Veränderung. Es wird etwas dauern, bis Sie sich daran gewöhnen. Wenn Sie das Verlangen nach Alkohol weiterhin zulassen oder sich fragen, ob das Trinken nicht doch Spaß und Freude macht, konditionieren Sie Ihr Unterbewusstsein wieder darauf, auf die alten Lügen hereinzufallen. Tun Sie das nicht, das ist nicht nötig. Schätzen Sie dieses Gefühl ehrlich ein, finden Sie heraus, woher es kommt (wahrscheinlich daher, dass alle anderen um Sie herum trinken und Sie sich fehl am Platz fühlen), und werden Sie sich dessen bewusst, wie dumm es ist, ein übelschmeckendes Gift zu trinken, nur um dazuzugehören. Seien Sie mutig und seien Sie anders.

Entscheiden Sie sich bewusst dazu, Ihr Verlangen nach Alkohol aufzugeben. Sehen Sie Alkohol so, wie er wirklich ist. Unsere Gesellschaft stellt ihn als etwas Wunderbares dar, doch blicken Sie hinter all diese verführerischen, gesellschaftlichen Botschaften, die seine Gefahr verschleiern. Unsere Konditionierung sorgt dafür, dass wir uns von Alkohol angezogen fühlen wie die Motten vom Licht oder die Biene von der Kannenpflanze. Doch diese Schönheit ist nur eine Illusion. Sie können jetzt tief unter die Oberfläche blicken: Dort verbirgt sich nichts anderes als der Tod.

„Jedes Mal, wenn Sie nach dem Trinken aufwachen, geht es Ihnen körperlich, geistig, emotional, sozial und finanziell schlechter als wenn Sie diese Droge niemals genommen hätten."
—*Jason Vale*

Sobald Ihnen klar wird, dass Sie frei sein wollen, gibt es nur noch eine Sache zu tun. Versetzen Sie Ihrem Feind den tödlichen Schlag. Hungern Sie ihn aus:

Mit dem Trinken aufhören

Erlauben Sie sich selbst, die wahre Natur von Alkohol zu erkennen, Ihr Verlangen nach ihm sterben zu lassen und sich selbst völlig aus dem Elend der Abhängigkeit zu befreien.

Manchmal ist ein allerletzter Drink eine gute Idee. Dies markiert einen End- und Anfangspunkt und lässt Sie wissen, dass Sie ab nun wirklich frei sind. Wählen Sie dafür aber nicht Ihr Lieblingsgetränk, sondern etwas wirklich Hochprozentiges. Sie können ein Ritual daraus machen, ein verpflichtendes Versprechen an Ihr neues Leben. Konzentrieren Sie sich darauf, wie schlecht der Alkohol wirklich schmeckt, und fragen Sie sich, wie Sie es zulassen konnten, dass diese giftige Flüssigkeit Sie kontrolliert – und warum Sie für dieses „Privileg" auch noch bezahlt haben (Schwer Alkoholabhängige können im Laufe ihres Lebens über 350.000 Euro für Alkohol ausgeben. Damit wird Ihr letzter Drink fast zu einem Lotteriegewinn!).[254]

Ob Sie sich für oder gegen einen letzten Drink entscheiden, spielt jedoch keine Rolle. Wichtig ist, dass Sie *ohne jeden Zweifel* wissen, dass Sie frei sind. Frei, um dieses wunderbare Leben zu genießen. Die unten folgenden Gedächtnisstützen werden Ihnen dabei helfen, sich besser in Ihrem neuen und erfüllenden Leben zurechtzufinden.

Gedächtnisstützen für Ihren Weg

„Wenn Sie wirklich eine dunkle Wolke aus Ihrem Leben vertreiben wollen, machen Sie darum kein großes Gewese, sondern entspannen Sie sich einfach und verbannen Sie sie aus Ihrem Denken."
—*Richard Bach*

Einfach nüchtern! wendet sich an Ihr Bewusstsein und an Ihr Unterbewusstsein und macht die Konditionierung rückgängig, die

Sie durch die Medien, Ihre Freunde, Ihre Familie und die Gesellschaft erfahren haben. Sie dürfen nicht vergessen, dass Sie weiterhin von diesen Botschaften umgeben sind, und jeden Tag aufs Neue mit ihnen bombardiert werden. Es ist schwer, sich davon nicht beeinflussen zu lassen. Jede einzelne dieser Botschaften zielt darauf ab, Sie zu dem Glauben zu verführen, dass Sie durch Ihre Abstinenz etwas verpassen. Mir selbst hilft das Wiederholen der Prinzipien dieses Programms dabei, jede Art der unbewussten Konditionierung schnell wieder rückgängig zu machen. Sie können dies tun, indem Sie zum Beispiel Mitglied unserer Gemeinschaft bei thisnakedmind-community.com werden. Das Führen eines Tagebuchs, das Bloggen und die Unterstützung einer gleichgesinnten Gemeinschaft sind bei diesem Prozess sehr hilfreich. Auf der Webseite von thisnakedmindcommunity.com können Sie Ihren eigenen Blog einrichten, auf dem Sie Unterstützung und Ermutigung anbieten und empfangen können. Wenn Sie wollen, können Sie dies auch anonym unter einem Pseudonym tun. Es kann sehr hilfreich sein zu erfahren, wie es anderen Menschen auf ihrem Weg ergeht, oder verschiedene Ideen auszutauschen.

Sie können sich dieses Buch nochmals ganz oder in Teilen durchlesen. Eine meiner ersten Leserinnen las es sich in ihren ersten sechzehn Tagen auf ihrem Weg zu einem alkoholfreien Leben viermal durch. Sie ist immer noch frei und glücklich dabei, doch die Konditionierung in ihrem Leben war so stark, dass sie sichergehen musste, dass sie die Informationen aus diesem Buch auch wirklich verinnerlichte. Das ist in Ordnung. Tun Sie, was Sie tun müssen, um sicherzustellen, dass Sie die Wahrheit heute und auch in Zukunft voll und ganz verstehen.

Hier finden Sie einige Tipps, die mir geholfen haben:

Schieben Sie den Tag, an dem Sie mit dem Trinken aufhören, nicht immer weiter hinaus. Warum probieren Sie es nicht gleich heute? Genügend Ausreden wird es immer geben. Steht nicht bald eine Hochzeit auf dem Programm? Oder ein Fußballspiel? Eventuell haben Sie in Ihrem Leben gerade viel Stress, den Sie bewältigen müssen. Lassen Sie sich nicht davon verleiten. Das haben Sie schon Ihr gesamtes Leben über getan und es hat nicht funktioniert. Mit jedem Drink gießen Sie nur noch mehr Stress in Ihr Leben. Es gibt keinen Grund, länger zu warten, und auch keinen Grund, Angst zu haben. In dem Moment, in dem Sie sich entschließen, frei zu sein, werden Sie auch frei sein. Sie müssen weder Ihre Freunde noch gesellschaftliche Anlässe meiden. Sie werden sie stattdessen noch mehr genießen.

Heute kann der erste Tag Ihres restlichen Lebens werden. Feiern Sie das in gebührender Weise – Sie haben etwas Unglaubliches getan! Feiern Sie so, wie Sie es möchten, aber tun Sie etwas Besonderes, woran Sie sich erinnern werden. Erklären Sie sich Ihre Freiheit. Ihr Leben fängt noch einmal von vorn an. Kosten Sie den Moment aus. Sich einen klaren Geist zurückzuerobern ist keine Kleinigkeit. Sie sind bereits frei. Zeigen Sie es. Geben Sie sich selbst ein Versprechen und wenn Sie wollen, erklären Sie Ihre Freiheit vor Ihrer Familie und Ihren Freunden. In dem Moment, in dem ich wusste, dass ich frei war, verschickte ich eine völlig begeisterte Gruppen-E-Mail. Kitschig, ich weiß, aber ich fühlte mich großartig dabei. Auch Sie haben es verdient, sich großartig zu fühlen. Bravo und herzlichen Glückwunsch!

Vielleicht haben Sie ja schon diese unglaubliche Erfahrung gemacht: Sie haben erkannt, dass Sie frei sind, und dass sich Ihr ganzes Leben geändert hat. Ich kann mich selbst noch lebhaft daran erinnern. Ich war völlig überwältigt. Es war einer der glücklichsten Momente meines Lebens. Wenn Ihnen dies noch nicht passiert ist, ist das in Ordnung. Bei manchen tritt dieser Moment ein, wenn sie zum Ende dieses Buches vorgedrungen sind, bei anderen einige Wochen oder Monate, nachdem sie mit dem Trinken aufgehört haben und sich bewusst werden, dass es wirklich wahr ist – dass das Leben ohne Alkohol fantastisch ist. Am wichtigsten ist, dass Sie nichts erzwingen. Es wird sich von allein einstellen. Womöglich passiert es nach einem

Anlass, von dem Sie nie geglaubt hätten, dass Sie ihn ohne Alkohol genießen können, wie beispielsweise einer Party, einem Grillfest oder dem Besuch eines Nachtclubs. Plötzlich wird Ihnen klar, dass Sie sich wunderbar amüsiert und dabei nicht ein einziges Mal an Alkohol gedacht haben. Lassen Sie diesen Moment einfach auf sich zukommen. Leben Sie Ihr Leben und erfreuen Sie sich an der Überraschung, wenn Ihnen plötzlich klar wird, dass Sie frei sind.

In den ersten Tagen, vielleicht auch der ersten Woche, wird Ihr Körper eine Entgiftung durchmachen. Bis der Alkohol völlig aus Ihrem System verschwunden ist, kann es zehn oder mehr Tage dauern. Da Sie dadurch Ihren Dopaminwert verändert haben, ist es möglich, dass Sie immer wieder ein Verlangen nach Alkohol verspüren. Das ist ein Fakt. Sie müssen dieses Verlangen aushungern und absterben lassen. Es wird verschwinden. Wenn das psychologische Bedürfnis nach Alkohol verschwunden ist, lassen sich die körperlichen Symptome aushalten. Da Ihr Geist nun frei ist, kann das Eliminieren dieses Verlangens sogar eine erfreuliche Erfahrung sein. Sie hungern Ihren Todfeind aus. Ihr Verlangen wird sich mit dem Verschwinden vermutlich etwas Zeit lassen. Das ist normal. Stellen Sie es sich einfach als Ihr Dopaminmonster vor, ein Monster, dass Sie immer kleiner werden lassen, bis es für immer Ruhe gibt und verschwindet. Und das wird es. Jetzt haben Sie die Kontrolle, nicht Ihr Verlangen. Vergessen Sie das nicht. Und geben Sie gut auf sich acht. Tun Sie Dinge, die Ihnen guttun. Sie verdienen es.

Denken Sie ruhig darüber nach, dass Sie nicht mehr trinken, aber im Sinne von „Ich muss nicht trinken." statt „Ich darf nicht trinken." Es ist wahr. Sie sind frei. Sie müssen nie wieder einen schlimmen Kater, das Schamgefühl oder die Kopfschmerzen durchmachen, die auf das Trinken folgen. Doch am allerbesten ist, dass Sie sich nicht mehr dem geistigen Stress aussetzen müssen, darüber nachzudenken, wie viel zu viel ist, oder den dunklen Schatten aushalten müssen, der sich über Ihr Leben legt, wenn Sie wissen, dass Sie mehr trinken als Sie sollten. Sie müssen nie wieder trinken. Niemand wird Sie dazu zwingen. Sie haben wieder die Kontrolle über Ihr eigenes Schicksal. Das sind großartige Neuigkeiten.

Vergessen Sie nicht, dass dieses neue Leben eine Umstellung sein wird. Früher haben Sie sich jahre-, wenn nicht jahrzehntelang aus jedem erdenklichen Grund einen Drink genehmigt. Es ist verständlich, dass manche Gewohnheiten sich nicht einfach von heute auf morgen in Luft auflösen. Doch wenn Sie analysieren, warum Sie diesen Drink eigentlich wollen, werden Sie schnell herausfinden, dass Ihr Verlangen danach wieder verschwinden kann. Sie werden bemerken, dass dieser Grund nur eine Ausrede ist, und dass Sie eigentlich gar nicht trinken wollen. Es ist nur Ihr Geist, der Ihnen einen Streich spielt. Sollte Ihr Verlangen trotzdem anhalten, lesen Sie sich erneut einige Abschnitte dieses Buches durch oder besuchen Sie thisnakedmindcommunity.com, wo Sie zusätzliche Hilfsmittel finden werden, die Sie bei dieser großartigen Umstellung, die Sie gerade bewerkstelligen, unterstützen werden.

Schon ein Drink kann den Teufelskreis wieder von vorn beginnen lassen. Doch wenn Sie vielleicht sehr stur sind, müssen Sie dies eventuell erst selbst herausfinden. Wenn Sie eines Tages an diesen Punkt geraten, kasteien Sie sich deshalb nicht selbst. Lernen Sie daraus. Und lieben Sie sich selbst. Denken Sie daran, dass Sie nur ein Mensch sind. Aber bleiben Sie wachsam. Die Gesellschaft wird Ihnen weiterhin einflüstern, wie wunderbar Alkohol ist, und irgendwann wird sich eventuell eine kleine Stimme in Ihnen melden, die Ihnen erzählt, Sie würden etwas verpassen. Doch das sind alles Lügen. Je weiter ich mich von meiner durch Alkohol geprägten Vergangenheit entferne, umso besser wird mein Leben.

Das „Nur dieser eine!"-Spiel vernebelt Ihr Urteilsvermögen und erzeugt nur unnötiges Leid. Nichts hat sich verändert: Alkohol macht immer noch süchtig und die Gefahr ist weiterhin präsent. Ihnen ist klar geworden, dass Alkohol Ihnen keinen wahren Genuss verschafft. Sie verstehen, dass Sie nicht trinken müssen; Sie dachten nur, dass es so wäre. Wenn Sie anfangen, das „Nur ein paar!"-Spiel zu spielen, lassen Sie sich wieder in die Falle locken. Sie lassen sich in die Irre führen und wieder zu dem Glauben verleiten, dass Trinken Genuss und Freude bedeutet. Dabei haben Sie diesen inneren Kampf lange genug ausgefochten. Erinnern Sie sich an die wahre Natur von Alkohol. Erinnern Sie sich daran, dass er nichts weiter tut, als Ihre Sinne bis zum Punkt der völligen Selbstvergessenheit zu betäuben … oh, und dass er als Treibstoff für Ihr Auto dient. Erinnern Sie sich daran, dass das Leben mit Alkohol monoton wird, und dass Sie mit jedem einzelnen Drink nicht nur Lebensjahre verlieren, sondern auch kostbare Erinnerungen an Ihr Leben.

Manchmal, wenn die Gesellschaft um mich herum Alkohol als „Lebenselixier" preist, fällt es auch mir schwer, die Gefahr in einem einzigen Drink zu erkennen. Doch sobald ich diese Idee von „nur einem Drink" zulasse, wird mir schnell sehr unwohl. Es ist auch klar, warum. Unentschlossenheit führt zu einer geistigen Zerrissenheit, was wiederum Leid verursacht. Sobald ich bemerke, was gerade mit mir passiert, halte ich mir vor Augen, dass Alkohol niemals mein Freund, sondern ein gut getarnter Feind war. Ich erinnere mich noch gut an die Schmerzen meiner Abhängigkeit und bin dankbar dafür, dass ich jetzt frei bin. Außerdem ist mir auch klar, dass mich das Trinken nicht wirklich froh und glücklich, sondern nur müde und übellaunig macht. Die Schmerzen lösen sich in Luft auf. Denken Sie immer daran: Sie sind stärker als jedes Verlangen. Sie haben die volle Kontrolle. Und versuchen Sie, sich nicht zu viele Sorgen zu machen. Es ist in Ordnung. Es wird vorbeigehen. Ihr Gehirn kann ein Verlangen nach allem Möglichen haben. Und wenn es anfängt, Sie anzubrüllen, dass es einen Drink will, dann erinnern Sie sich einfach daran, wer hier der Boss ist – nämlich Sie!

Ihre Lebensumstellung wird für die anderen Leute in Ihrem Leben, die trinken, nicht einfach sein. Sie werden es vielleicht bedauern. Es ist auch leicht nachvollziehbar, warum. Wenn Sie in einem Raum voller Menschen sind, in dem alle dieselbe Droge nehmen, ist es einfacher, nicht darüber nachzudenken. Sie führen sich unwissentlich selbst in die Irre, erzählen Lügen und glauben sie auch.

Wenn Sie einmal vergessen, dass Sie nicht mehr trinken, ist das in Ordnung. Ich trank einmal ein Tonic Water mit Limette und als die Kellnerin mich fragte, ob ich noch eines wollte, antwortete ich: „Ja, einen Gin Tonic bitte." Es fiel mir sofort auf und ich berichtigte mich. Es war ziemlich peinlich. Ich bin sicher, sie glaubte, dass ich eigentlich nach Gin lechzte. Doch in Wirklichkeit dachte ich gar nicht darüber nach, Alkohol zu trinken, und diese Worte kamen nur aus Gewohnheit über meine Lippen. Wenn Sie jemals versucht haben sollten, mit dem Fluchen aufzuhören (eines meiner schlimmen Laster), dann wissen Sie, wie schnell einem manche Worte einfach so entfleuchen können. Das sind eigentlich richtig gute Nachrichten, denn sie bedeuten, dass Sie nicht länger über Alkohol nachdenken. Wenn Sie sich bewusst dazu zwingen, nicht zu trinken und dabei viel Willensstärke aufwenden, passiert Ihnen dieser Fehler nicht. In jener Situation dachte ich überhaupt nicht über Alkohol nach, sodass ich mich gar nicht daran erinnerte, dass ich nicht trank. So fühlt sich Freiheit an.

So ist das Leben, das echte Leben. Sie werden gute Tage, großartige Tage, schlechte Tage und grauenvolle Tage haben. Das ist in Ordnung. Denken Sie daran: Wenn das Trinken Sie wirklich glücklich gemacht hätte, wären Sie zu Ihren Trinkzeiten niemals unglücklich gewesen. Alkohol macht uns nicht glücklich, aber wir wissen, dass er uns sehr unglücklich machen kann. Es ist in Ordnung, das Leben so zu leben, wie es ist, in all seiner rohen und nackten Schönheit. Es ist in Ordnung, zu weinen, zu schreien, frustriert zu sein und Gefühle zu haben. Das ist Ihr Leben und es ist das einzige, das Sie haben. Akzeptieren Sie es und akzeptieren Sie sich selbst. Sie sind ein unglaublicher Mensch und Sie können so viel geben. Wenn Sie einen großartigen Tag haben, dann kosten Sie ihn bis auf die letzte Sekunde aus. Wenn Sie einen grauenhaften Tag haben, denken Sie daran, dass er vorbeigehen wird. Und falls irgendetwas aus irgendeinem Grund nicht vorbeigeht und das Beenden Ihrer Selbstmedikation mit Alkohol aufdeckt, dass Sie tatsächlich an Depressionen oder Angstzuständen leiden, holen

Sie sich bitte Hilfe. Denken Sie daran, dass Alkohol Ihnen niemals geholfen hat. Er verschleierte nur die wirklichen Probleme, die gelöst werden mussten. Es ist sehr wichtig, dass Sie sich richtig behandeln lassen. Depression ist keine Schwäche; sie ist eine Krankheit. Sie können Hilfe finden, die Ihr Leben tatsächlich verbessern wird, statt es Ihnen wie im Fall von Alkohol zu stehlen. Bitte tun Sie es also und suchen Sie sich Hilfe.

Sie können auch einige andere Dinge tun, die der landläufigen Meinung völlig widersprechen. Erstens ist es mit dem Ansatz von *Einfach nüchtern!* völlig in Ordnung, wenn Sie über die Tatsache nachdenken, dass Sie nicht mehr trinken. Es gibt keinen Grund dafür, dies nicht zu tun. Sie sind bis zu diesem Punkt gelangt, weil Sie alles in Frage gestellt, überprüft und es sich erlaubt haben, die Dinge aus einer anderen Perspektive zu betrachten. Hören Sie jetzt nicht einfach mit dem kritischen Denken auf. Es ist eine wunderbare Sache, in allen Bereichen des Lebens die eigene Wahrheit herauszufinden.

Viele Menschen berichten, dass sie auch nach dem Aufhören noch vom Trinken träumen. Das ist in Ordnung und ganz natürlich. Es ist auch mir sehr häufig passiert. Mir wurde klar, dass ich schon ein halbes Bier intus hatte (in meinem Traum), also verfiel ich in Panik (in meinem Traum), weil ich Angst hatte, wieder im Teufelskreis der Abhängigkeit gefangen zu sein. Das Aufwachen nach einem solchen Traum erinnert mich immer wieder daran, wie dankbar ich dafür bin, frei zu sein. Wenn Sie im Traum trinken und es genießen, ist das auch in Ordnung. Sie haben jahrelang Alkohol getrunken. Es ist verständlich, dass Ihr Traum-Selbst ein bisschen Zeit braucht, um auf den neuesten Stand zu kommen. Das bedeutet nicht, dass Sie bald einen Rückfall erleiden oder ein starkes Verlangen danach haben, wieder zu trinken. Sie müssen sich darüber keine Sorgen machen. Sehr wahrscheinlich geht es Ihnen wie mir und Sie wachen mit großer Erleichterung auf, weil Sie feststellen, dass Sie frei sind und das Trinken für immer ein Teil Ihrer Vergangenheit ist.

Zweitens müssen Sie weder den Kontakt zu Ihren weiterhin Alkohol trinkenden Freunden abbrechen noch die Orte meiden, an denen Sie früher getrunken haben. Sie sind frei und können tun, was Sie wollen. Doch achten Sie gut auf sich und gehen Sie nur dann mit, wenn Sie die jeweilige Aktivität oder die Gesellschaft auch wirklich genießen. Es bringt Ihnen nichts, Ihr wunderbares Leben damit zu verschwenden, Dinge zu tun, die Ihnen nicht wirklich Spaß machen, oder Zeit mit Menschen zu verbringen, mit denen Sie sich nicht wirklich wohl fühlen. Sie sind frei. Genießen Sie es. Je häufiger Sie sich die Tatsache in Erinnerung rufen, dass Alkohol keine Macht mehr über Sie hat, umso glücklicher werden Sie sein.

Als ich mit dem Trinken aufhörte, war ich nicht darauf vorbereitet, wie heftig die Reaktionen der anderen ausfallen würden. Andere Trinker sind sehr neugierig, wenn jemand plötzlich mit dem Trinken aufhört. Es wird angenommen, dass derjenige die Kontrolle verloren hat und Alkoholiker ist. Ironischerweise sind Sie die Person, die nicht länger trinkt, und doch wird angenommen, dass Sie genau deshalb ein Problem haben. Die anderen trinken munter weiter und fragen gleichzeitig, ob ich ein Alkoholproblem habe.

Manche Menschen fordern mich in teilweise recht aggressiver Weise dazu auf, ihnen meine Gründe darzulegen. Sobald ich mit meiner Erklärung fertig bin, fangen alle anderen damit an, mir all die Gründe dafür aufzuzählen, warum sie trinken. Unaufgefordert beginnen sie, mir zu erklären, warum sie kein Problem mit Alkohol haben. Lustig, oder? Als ich den Leuten früher erzählte, dass ich keine Eier mehr aß, begann niemand, mir alle Gründe dafür aufzulisten, warum er weiterhin Eier aß, und es bestand auch niemand darauf, mir zu versichern, dass er kein Eierkonsum-Problem hatte.

Machen Sie sich also auf gemischte Reaktionen gefasst. Das ist in Ordnung. Sie haben das nicht für die anderen getan; Sie haben es für sich getan. Vielleicht sind die anderen jetzt neidisch auf Sie. Sie fragen sich, wie Sie weiterhin Spaß am Leben haben können, und wieso Sie immer noch glücklich und entspannt sind. Sie werden sich auch fragen, wie in aller Welt Sie das angestellt haben, und über Ihre Stärke verblüfft sein.

Denken Sie daran: Unwissenheit ist kein Segen. Auch wenn jemand überhaupt nicht bemerkt, dass er gefangen ist, empfindet er keine Glückseligkeit. Alkohol verändert seine Wirkung nicht: Er schadet weiterhin der Gesundheit derjenigen, die ihn trinken, er stiehlt ihr Geld, beraubt sie ihrer Energie und greift ihre Nerven an. Trinker entwickeln eine höhere Alkoholtoleranz und es besteht kein Zweifel daran, dass sie in einem Jahr oder in fünf Jahren mehr Alkohol konsumieren werden als heute. Bei Alkohol ist Unwissenheit ganz und gar kein Segen.

Sie haben so viel vor sich, auf das Sie sich freuen können. Ich selbst war voller Freude, als ich bemerkte, dass es die Gesellschaft der anderen war, die ich so sehr mochte, und nicht der Alkohol. Genießen Sie es, alle möglichen Dinge zum allerersten Mal zu tun. Fangen Sie gleich heute damit an. Und bestaunen Sie mit jeder neuen Erfahrung die Tatsache, dass es das Leben selbst und nicht der Alkohol ist, was die Dinge so lohnenswert macht. Vor dem Lesen von *Einfach nüchtern!* dachten Sie, dass das Aufhören eine elende Erfahrung werden würde und Ihr Leben danach schrecklich langweilig wäre. Das Gegenteil ist der Fall – es ist herrlich! Sie können sich wunderbar amüsieren, ohne sich zu betrinken und zu vergiften. Das sind großartige Neuigkeiten.

Jetzt, da Sie frei sind, passen Sie gut auf Ihre Freiheit auf, indem Sie auf Ihren Geist aufpassen. Alle Entscheidungen, die Sie treffen, sind Ihre eigenen Entscheidungen. Doch wenn Sie sie treffen, denken Sie bitte daran, dass Alkohol sich nicht verändert; er wird Sie täuschen und in die Irre führen. Er wird ein Bedürfnis nach sich selbst erzeugen und wenn Sie körperlich von ihm abhängig sind (was schon nach einer durchzechten Nacht oder sogar einigen wenigen Drinks passieren kann), wird Ihr Geist Ihnen nicht mehr ganz gehören. Sie werden anfangen, auf die Tricks hereinzufallen, die er Ihnen spielt. Diese Tricks bringen Sie dazu, Ihre körperliche Alkoholabhängigkeit beizubehalten und das Bedürfnis von Alkohol nach sich selbst zu füttern. Sie werden sich wieder innerlich zerrissen fühlen und Sie werden Dinge tun, um diese innere Zerrissenheit zu beenden. Sie werden Ihr Verhalten vielleicht rechtfertigen oder sich gegenüber der Wahrheit verschließen, die Sie jetzt kennen. Es ist ein gefährlicher, trügerischer Pfad und Alkohol wird sich dabei nicht in etwas anderes verwandeln. Alkohol macht süchtig und wenn Sie es mit Mäßigung probieren, werden Sie enorm viel Zeit und Mühe dafür aufbringen – nicht für Ihr Leben, sondern dafür, sich selbst zu mäßigen und zu entscheiden, wann Sie trinken dürfen und wann nicht. Es gibt einen einfachen Ausweg aus dieser Misere, aber Sie müssen sich wirklich bewusst dafür entscheiden. Heute haben Ihr Unterbewusstsein und Ihr gesamter Geist kein so starkes Verlangen nach Alkohol mehr wie früher. Nutzen Sie diese Gelegenheit, um sich selbst zu befreien.

Einige Trinker glauben, dass der Abschied vom Alkohol sich so anfühlt, als würde man seinen besten Freund verlieren. Sie aber kennen die Wahrheit: Dieser Freund ist in Wirklichkeit ein hinterhältiger Feind, der Sie langsam töten will, indem er Ihren Körper und Ihren Geist zerstört. Dieser Freund ist Ihr Todfeind, der Sie, wenn er die Möglichkeit dazu hat, in eine schreckliche und verwirrende Schlacht verwickelt, die bis zum Ende Ihres Lebens andauern kann. Lassen Sie nicht zu, dass er Sie tötet. Freuen Sie sich über seinen Tod, tanzen Sie auf seinem Grab und denken Sie daran, dass es absolut nichts zu betrauern gibt.

Lesen Sie sich die Fakten in diesem Buch noch einmal gut durch und besuchen Sie das Forum auf thisnakedmindcommunity.com, um dort Berichte von anderen und Unterstützung zu finden. Es ist schwer, in einer Welt zu leben, in der wir jeden Tag aufs Neue permanent mit unzähligen Botschaften bombardiert werden, die uns zum Trinken von Alkohol animieren wollen. Sie müssen wachsam bleiben, sonst fallen Sie Ihrem Todfeind erneut zum Opfer, und er wird Ihnen auf langsame und arglistige Weise Ihre Leben stehlen.

Zu guter Letzt: Freuen Sie sich. Sie sehen jetzt, dass das Aufhören nicht tragisch sein muss. Wenn Sie die Wahrheit erkennen, werden Sie automatisch sehr zufrieden mit Ihrer neu gewonnenen Freiheit sein. Es gibt nichts zu bedauern. Sie haben Ihren Todfeind besiegt und keinen Freund verloren. Sie haben Ihrem Leben gerade wertvolle Stunden hinzugefügt und eine beträchtliche Menge Geld gespart. Verwenden Sie Ihre Zeit und Ihr Geld dafür, die Dinge zu tun, die Sie wirklich glücklich machen. Es macht viel Spaß, eine Liste mit den Dingen niederzuschreiben, die Sie gern tun und auf die Sie sich freuen. Also tun Sie sie! Und genießen Sie Ihr wunderbares *Einfach nüchternes Leben*!

23.
DER WEG: „RÜCKFALL"

„Am besten gar nicht erst nachgeben. Sich wieder zusammenzuflicken
dauert zehnmal so lang wie zu zerbrechen."
—*Die Tribute von Panem: Flammender Zorn*

In *Einfach nüchtern!* geht es um Wachsamkeit und darum, das Falsche
Stück für Stück aufzudecken und die Wahrheit herauszufinden. Ihr
Leben wird um so vieles besser sein, wenn Alkohol darin nur noch
eine kleine und irrelevante Rolle spielt. Um endlich Frieden und die
Beziehung zu Alkohol zu finden, die Sie sich wünschen, glaube ich,
dass Ihre beste Strategie darin besteht, ihn auszuhungern und ver-
rotten zu lassen.

Ich mag das Wort „Rückfall" nicht. Es drückt uns, wie ich finde,
unausgesprochene Regeln und Vorverurteilungen auf und es riecht
penetrant nach einem Stigma. Wir können es aber nicht ignorieren.
Auf Ihrem Weg zum endgültigen Sieg kann Ihr Alkoholmonster
wieder erwachen, womöglich sogar öfter als nur einmal. Sie sollten
daher wissen, dass es trotz Ihrer besten Absichten und Ihrer festen
Entschlossenheit eines Tages passieren kann, dass Sie den Alkohol

wieder in Ihr Leben lassen. Wir müssen dieser Realität ins Auge sehen. Wir können uns nicht davor verstecken. Unsere Intelligenz ermöglicht es uns, uns selbst zu schützen und unterschiedlichen Fallen aus dem Weg zu gehen, weil wir wissen, wie sie funktionieren. Das Bewusstsein, dass ein Risiko vorhanden ist, verringert dieses Risiko.

Es mag keine große Sache sein, wieder zu trinken. Weitaus wahrscheinlicher aber ist, dass es eine unglaublich schmerzhafte Erfahrung wird. Das Alkoholmonster wird erwachen und dabei stärker sein als je zuvor. Vielleicht stellen Sie fest, dass Sie noch tiefer in der Falle stecken als jemals zuvor. Ihre Lieben waren Zeugen Ihrer Heilung. Auch wenn Sie ihnen womöglich niemals direkt irgendein Versprechen gaben, zeigten Sie ihnen dies trotzdem mit Ihren Taten. Wieder zu trinken heißt, dieses Versprechen zu brechen – nicht nur denjenigen gegenüber, die Sie lieben, sondern schlimmer noch, sich selbst gegenüber. Eventuell verlieren Sie das Vertrauen in Ihr eigenes Urteilsvermögen, Ihre Entschlossenheit und Ihre Stärke. Doch das ist kein Grund dafür, nie ein Versprechen zu geben. Ihre definitive Entscheidung ist unverzichtbar, wenn Sie Ihren Durst nach Alkohol für immer löschen wollen. Doch wenn Sie dennoch erneut in die Falle tappen, kann es sein, dass Sie sich selbst in einem tiefen Loch wiederfinden, das von Selbsthass, Abhängigkeit und Verzweiflung bestimmt wird; einem so tiefen Loch, dass Ihnen die Freiheit unerreichbar scheint.

Eine Abhängigkeit ist ein Krieg mit dem höchsten vorstellbaren Einsatz. Für mich ist das Schrecklichste an einem Rückfall, dass wir dabei so schnell anfangen zu glauben, wir hätten den Krieg für immer verloren. Unsere Gesellschaft trichtert uns ein, dass wir schwach sind, wenn wir nicht bei unseren Entscheidungen bleiben. Wenn wir ein Versprechen brechen, kann man uns nicht mehr vertrauen. Es ist daher recht leicht, daraus zu schließen, dass das Begehen von Fehlern uns nutzlos und unwürdig macht. Also denken wir uns: Wenn wir schon wieder zur Flasche greifen, können wir es auch „gleich richtig tun", weil „es jetzt sowieso zu spät ist". Wir haben das Gefühl, völlig unbrauchbar und keine weiteren Mühen mehr wert zu sein. Wir häufen innerlich immer mehr Schuldgefühle an und sind davon überzeugt, dass wir nur noch den Hass der Menschen verdienen, die uns lieben. Also bestrafen wir uns selbst – und zwar oft, indem wir noch mehr trinken; so viel, bis es uns richtig schlecht geht. Wir trinken, um zu vergessen, und füllen uns immer weiter ab, um unser schreckliches Versagen nicht mehr wahrnehmen zu müssen. Dabei hassen wir uns jedes Mal mehr, fallen tiefer und fühlen uns noch elender als jemals zuvor.

Es ist falsch anzunehmen, dass das Verlieren einer Schlacht auch das Verlieren des gesamten Krieges bedeutet. In Wirklichkeit gehen wir, solange wir an einer besseren Zukunft festhalten, aus jeder Schlacht stärker hervor. Wir müssen diesen Krieg mit Mitgefühl und Vergeben führen. Wir müssen zulassen, dass eine verlorene Schlacht eine Erinnerung an all die Gründe ist, warum wir mit dem Trinken aufhören wollen, und kein unverzeihlicher Fehler. Wir müssen uns stets an Folgendes erinnern: Eine Schlacht zu verlieren heißt nicht, dass wir den Krieg verloren haben.

Ein erneutes Trinken wird Sie daran erinnern, warum Sie damit aufgehört haben. Sie werden sich wieder daran erinnern, wie viel Energie es Sie gekostet hat, sich zu mäßigen und wie unerträglich der Morgen danach ist. Sie werden sich an die inneren Kämpfe erinnern, die ständigen, eigenen Schuldzuweisungen und die Selbsttäuschung. Es kann nach dem allerersten Drink passieren oder aber erst viel später, nach einer Zeit der erfolgreichen Mäßigung, wenn Ihre Willensstärke nachlässt. Lassen Sie Ihre Fehler zu einer machtvollen Erinnerung an Ihre Freiheit werden. Lassen Sie sie zu Meilensteinen werden, die Ihnen zeigen, wie weit Sie schon gekommen sind. Verwenden Sie sie als Sprungbrett auf dem Weg zu Ihrem Ziel.

Finden Sie heraus, warum Sie getrunken haben. Vielleicht halten Sie die Gründe für einen Verzicht auf Alkohol für weniger wichtig, weil Ihre Heilung so gut vonstattengeht. Der Schmerz lässt immer weiter nach und Sie fragen sich: „Ist Alkohol wirklich so schlimm, wie ich es mir eingebildet habe? Kann es sein, dass ich etwas verpasse? Kann ich mich jetzt, mit genügend Distanz, vielleicht besser beherrschen?"

Möglicherweise fühlen Sie sich gesellschaftlich isoliert und haben das Bedürfnis nach Anschluss. Sie fragen sich, ob Sie nicht viel besser dazugehören und mehr Freunde haben würden, wenn Sie ab und an tränken. Wenn Ihnen die Einsamkeit zusetzt, müssen Sie sich Gesellschaft suchen. Doch Alkohol wird Ihre Einsamkeit nicht vertreiben oder Ihnen neue Freundschaften einbringen.

Wenn Sie unter Depressionen oder Angstzuständen leiden, fragen Sie sich eventuell, ob ein Drink Ihnen etwas Entspannung und Erleichterung verschafft. Doch denken Sie daran: Alkohol zu trinken ist so, als würden Sie nachts die Motorprüfleuchte ausschalten. Es mag Ihre Symptome eine Zeitlang betäuben, aber es wird Sie niemals heilen.

Es kann sein, dass Sie trinken, um eine Leere in Ihrem Leben zu füllen. Und Ihre gesellschaftliche Konditionierung überzeugt Sie davon, dass Alkohol genau das Richtige zum Füllen dieser Leere ist. Doch genau dies wird nie passieren: Alkohol kann Sie nur weiter entzweireißen.

Noch einmal: Wenn Sie unter einer starken körperlichen Abhängigkeit leiden, wird der Weg zur Freiheit nicht einfach oder vielleicht gar nicht möglich sein, wenn Sie nicht auf andere zählen können, die diesen Weg mit Ihnen gehen und Sie dabei unterstützen. Gegebenenfalls brauchen Sie ein Rehabilitationszentrum oder eine dauerhaft bestehende Selbsthilfegruppe. Sie müssen sich Unterstützung holen. Holen Sie sie sich jetzt. Sprechen Sie mit den Menschen, die Ihnen nahestehen, über diese Möglichkeit. Stellen Sie sicher, dass diese bereit dazu sind, Ihren Kampf mit Ihnen zu kämpfen, wenn die Zeit dafür gekommen ist. Nehmen Sie jede Form von Hilfe in Anspruch, die Sie brauchen. Um Hilfe zu bitten macht Sie nicht schwach; es macht Sie stark.

Sie werden es schaffen. Lassen Sie zu, dass jede Versuchung und jede einzelne Schlacht Sie Ihrem Sieg näherbringt. Lernen Sie aus jeder einzelnen Schlacht und finden Sie Ihre eigene Wahrheit über Alkohol und dessen Rolle in Ihrem Leben heraus. Alkohol definiert Sie nicht. Er bestimmt nicht Ihren Wert und auch nicht, wer Sie sind. Er löst weder Ihre Probleme, noch vertreibt er Ihre Einsamkeit und er liefert Ihnen keine Antworten auf die Fragen, die Sie umtreiben.

Dies ist ein Weg, kein Ziel. Und diesen Weg können nur Sie allein gehen. Diese Entscheidungen können nur Sie allein treffen. Doch Sie sollten wissen, dass Sie den Krieg bereits durch Ihre Selbstverpflichtung zu einer besseren Zukunft gewonnen haben – egal wie viele Schlachten noch vor Ihnen liegen mögen.

24.
GUTES WEITERGEBEN

„Vergeude deine kostbare Zeit nicht damit, dir den Kopf zu zerbrechen, warum die Welt so unvollkommen ist. Frage dich lieber: Was kann ich tun, um sie zu vervollkommnen? Darauf gibt es immer eine Antwort."
—Leo F. Buscaglia

Das Leben ist eine unglaubliche Reise. Manchmal fällt es uns schwer zu verstehen, warum es uns gibt und was das alles bedeutet. Ich bin überzeugt davon, dass wir als Menschen die Verantwortung dafür haben, uns gegenseitig und unseren Planeten zu respektieren, und für ihn, unsere Heimat, und füreinander Sorge zu tragen. Um dies tun zu können, müssen wir zuerst uns selbst respektieren und auch für uns selbst Sorge tragen. Sie gehören zu den Mutigen. Sie leisten Pionierarbeit bei dieser Veränderung und helfen dabei, unsere Kinder, unsere Gesellschaft und unsere Zukunft zu retten.

Wir müssen zuerst uns selbst lieben, gut auf uns achtgeben und unsere Gewohnheiten ändern – und dann können wir der Welt helfen. Wie sollen wir es schaffen, Krieg und Hunger zu besiegen oder unsere wunderschöne Mutter Erde heilen, wenn wir uns nicht selbst lieben? Wie können wir aufgeklärt und aufgeschlossen genug sein, um anderen Menschen mit Liebe und Respekt zu begegnen, wenn wir nicht einmal unsere eigenen Entscheidungen respektieren?

Wenn ich Ihnen erzählen will, wie viel Sie erreichen können, wenn Sie geistig und körperlich gesund sind, weiß ich gar nicht, wo ich anfangen soll. Wenn Sie neben Ihrer Gesundheit eine wahrhaftige Form der Selbstakzeptanz, des Selbstrespekts und der Selbstliebe haben, gibt es nichts, was Sie nicht erreichen können. Auf diese Weise können wir unsere Welt verändern. Es ist ein Klischee, aber es beginnt tatsächlich mit und in uns selbst. Indem wir unsere eigenen Probleme mit Alkohol lösen, bekommen wir die geistige Fähigkeit, die innere Liebe und auch die Entschlossenheit, um die Probleme der Welt anzugehen. Es heißt, dass Frieden zu Hause beginnt, und Ihr wirkliches Zuhause finden Sie in sich selbst.

Lassen Sie sich Zeit, gewöhnen Sie sich an Ihr neues Leben. Genießen Sie es, mit allen landläufigen Vorstellungen aufzuräumen. Für mich ist es ein Spiel: Ich tue etwas, das ich mir früher ohne einen Drink nie hätte vorstellen können, und genieße es mehr als jemals zuvor. Das stärkt meine Entschlossenheit und erfüllt mich mit Dankbarkeit.

> *„Das Leben ist eine Reihe von natürlichen und spontanen*
> *Veränderungen. Widerstehe ihnen nicht; das schafft nur Kummer.*
> *Lass die Realität Wirklichkeit werden. Lass die Dinge auf natürliche*
> *Weise vorwärts fließen, wie sie wollen.“*
> —Lao Tse

Ihr Körper und Ihr Geist werden sich bald vom Trauma des Trinkens und Ihrem dadurch verursachten Selbsthass erholen. Ihr Körper hat unglaubliche Kräfte; er wird sich schnell selbst von dem Gift reinigen. Ihr Geist braucht vielleicht etwas länger dafür. Es ist möglich, dass Sie Zweifel haben, ein anhaltendes Verlangen spüren oder Momente der Skepsis durchmachen. Das alles ist in Ordnung, machen Sie sich keine

Sorgen. Und versuchen Sie nicht, nicht darüber nachzudenken. Eine Harvard-Studie aus dem Jahr 1987 bestätigt, dass das Unterdrücken bestimmter Gedanken nur dazu führt, dass wir noch mehr über sie nachgrübeln.[255] Es ist angemessen, darüber nachzudenken, was uns spontan in den Sinn kommt. Denken aber sollten Sie – das ist der wichtige Teil hierbei.

Geben Sie gut auf sich acht; Sie verdienen es. Eines Tages, in sehr naher Zukunft, werden Sie einen tiefen inneren Frieden empfinden. Dann wird Sie vielleicht ein Gefühl der Dankbarkeit überfluten. Es liegt eine unglaubliche Macht darin, jemand anderem dieses Geschenk zu machen, das Ihnen gemacht wurde, sprich ihn dabei zu unterstützen, wieder frei zu sein. Es fühlt sich wunderbar und bestätigend an, einem anderen Menschen zu helfen. Ob ganz für sich oder zusammen mit mir bei dieser Bewegung: Lassen Sie uns dafür sorgen, dass wir selbst und unsere Kinder bei Alkohol genügend Vorsicht walten lassen. Es gibt noch so viel zu tun – von der Unterstützung einer einzigen Person bis hin zum gemeinsamen Einsatz dafür, unsere ganze Gesellschaft aufzuklären.

Anderen Menschen zu helfen ist einer der wichtigsten Schlüssel zum Glücklichsein. Dabei ist Mitgefühl eigentlich etwas recht Egoistisches. Der Dalai Lama sagte einst bei einem Interview auf ABC News: „Das Praktizieren von Mitgefühl dient letztendlich Ihnen selbst. Also sage ich immer: Wir sind egoistisch, aber seien wir lieber auf kluge Weise egoistisch (indem wir anderen helfen) als auf törichte Weise (indem wir nur uns selbst helfen)."[256] Mitgefühl zu zeigen und anderen Menschen zu helfen ist tatsächlich ein sehr befriedigendes Gefühl. Gehirnscans zeigen, dass gute Taten in den Belohnungszentren unseres Gehirns ähnlich wahrgenommen werden wie das Essen von Schokolade. Wenn wir einer wohltätigen Organisation eine Spende zukommen lassen, leuchten dieselben Hirnregionen auf wie dann, wenn wir selbst ein Geschenk bekommen.[257] Anderen zu helfen, hilft schlussendlich uns selbst. Wir verspüren dabei ein unglaubliches und völlig natürliches Hochgefühl. Es wurde wiederholt bestätigt, dass dem Helfen anderer Menschen ein großer Teil des von uns Menschen empfundenen Glücks zu verdanken ist.

Tun Sie es. Geben Sie Gutes weiter. Seien Sie behutsam und denken Sie daran, nie vorschnelle Urteile zu fällen. Die Veränderung beginnt hier, die Veränderung beginnt jetzt und Sie sind der wichtigste Teil dieser Veränderung. Die Welt braucht Sie in Bestform! Die Welt braucht Ihre Mithilfe bei ihrer Rettung. Sie braucht die Unterstützung jedes Einzelnen von uns. Schlussendlich geht es in *Einfach nüchtern!* um einen Geist, der lernt, sich selbst zu respektieren und für sich selbst Sorge zu tragen, so wie er ist, so wie er in diese Welt kam – völlig nackt. Befreien wir uns von den Giftstoffen, mit denen wir kämpfen. Wenn wir dies tun, retten wir uns selbst und bereiten diesen fantastischen Planeten und all seine unglaublichen Bewohner auf die nächste Generation, unsere Kinder, vor.

Jetzt sind Sie an der Reihe: Geben Sie Gutes weiter!

Liebe Leserin, lieber Leser,

Wenn Sie sich dazu inspiriert fühlen, Gutes weiterzugeben, gibt es eine einfache und wirkungsvolle Möglichkeit, wie Sie dies sofort tun können. Teilen Sie Ihre persönliche Geschichte. Vielleicht glauben Sie, dass Ihre Geschichte nicht relevant ist oder dass sich niemand damit identifizieren kann. Doch eine Alkoholabhängigkeit diskriminiert nicht; sie kann alle möglichen Menschen in jedem möglichen Lebensstadium betreffen. Was auch immer Ihre eigene Geschichte sein mag, irgendjemand wird davon berührt und inspiriert sein, was Sie zu sagen haben. Ihre Geschichte wird Hoffnung stiften und möglicherweise sogar das Leben eines anderen Menschen verändern.

Eventuell denken Sie jetzt: „Moment, ich bin noch nicht bereit dazu, mich darauf festzulegen, nie wieder zu trinken." Das ist nicht wichtig. In *Einfach nüchtern!* geht es nicht um Regeln. Es geht um Wissen und Achtsamkeit. Es geht darum, den inneren Kampf zu beenden und Frieden mit sich selbst zu schließen – was auch immer das für Sie persönlich bedeuten mag.

Andere Menschen werden davon inspiriert sein, wie sich Ihre Perspektive verändert hat. Wenn Sie beschlossen haben, kleine Schritte zu unternehmen, wie zum Beispiel bei einer bestimmten Gelegenheit nicht zu trinken, und Sie dabei bemerkt haben, dass Sie sich amüsiert haben, ist das großartig! Es ist es wert, geteilt zu werden. Zusammen können wir der gesellschaftlichen Konditionierung ein Ende bereiten, die uns ständig weismacht, Alkohol sei ein wichtiger Teil unseres Lebens.

Ihre Stimme ist wichtig. Es kann bereits von großer Bedeutung sein, jemand anderem die Hoffnung zu geben, dass sich ein Essen auswärts auch ohne Wein genießen lässt, statt zu verkünden, dass Sie dem Alkohol für immer abgeschworen haben. Erzählen Sie *Ihre* Geschichte, so ungeschönt und real und wahr, wie sie wirklich ist. Wenn es Hoffnung gibt, dann schreiben sie darüber. Frieden? Schreiben Sie darüber! Angst? Schreiben Sie darüber! Schwierigkeiten? Schreiben Sie darüber! Erzählen Sie alles ehrlich und aus dem Bauch heraus.

Alkoholabhängigkeit ist bis heute ein verstecktes und stigmatisiertes Problem, das mit Verleugnung und Angst einhergeht. Es gibt Millionen Menschen, die für sich allein leiden und Angst davor haben, sich die Frage zu stellen: „Trinke ich zu viel?" Wir befürchten, dass andere denken werden, dass wir ein Problem haben, oder dass wir zugeben müssen, an einer unheilbaren Krankheit zu leiden. Also reden wir uns selbst und allen anderen um uns herum ein, dass es uns gut geht, während wir unsere Sorgen für uns behalten und sie nur mitternachts bei Google-Recherchen mit einem auf privat gestellten Browser hervorkriechen lassen. Und genau an dieser Stelle wird Ihre Geschichte, ob Sie sie nun anonym veröffentlichen oder unter Ihrem richtigen Namen, dazu führen, dass sich andere darin wiedererkennen. Deswegen bewirkt Ihre Geschichte etwas und lässt bei einem anderen Menschen Hoffnung keimen. Wir müssen mutig und verletzbar sein und diejenigen, die immer noch leiden, wissen lassen, dass sie diesen Kampf nicht allein ausfechten. Wir müssen diese Fragen und Antworten ans Licht bringen. Wir müssen die Leute wissen lassen, dass es Hoffnung gibt, und dass das Leben wirklich viel schöner ist, wenn Alkohol darin nur eine kleine und unbedeutende Rolle spielt.

Wenn Sie darüber nachdenken, Ihre Geschichte mit anderen zu teilen, aber nicht wissen, was Sie schreiben sollen, empfehle ich Ihnen, ganz von vorn zu beginnen. Wann haben Sie angefangen zu trinken und wie fühlten Sie sich dabei? Schreiben Sie über Ihr Leben mit Alkohol und darüber, wie es sich entwickelte. Teilen Sie einige der schmerzhaftesten Erfahrungen auf diesem Weg. Beschreiben Sie, wann Ihnen klar wurde, dass Sie sich ändern mussten, und warum. Wie hat sich Ihr Weg gestaltet? Enden Sie damit, wie Sie sich heute fühlen, in diesem Moment. Spüren Sie das erste Mal seit langer Zeit wieder einen Funken Hoffnung? Teilen Sie dieses Gefühl. Planen Sie, mit dem Trinken aufzuhören? Teilen Sie dieses Vorhaben. Noch einmal: Die einzige Bedingung ist, dass Sie ehrlich und authentisch schreiben. Und Sie werden überrascht sein – das Aufschreiben Ihrer eigenen Geschichte kann sich als wirkungsvoller Schritt auf Ihrem eigenen Weg entpuppen. Es ist gut möglich, dass Sie das Schreiben als befreiend und heilend empfinden werden.

Es gibt viele Möglichkeiten, wie Sie Ihre Geschichte teilen können. Es wäre mir eine Ehre, wenn Sie sie auf meinem Blog (thisnakedmind.com/blog/) veröffentlichen würden. Sie können Sie mir per E-Mail an hello@thisnakedmind.com senden. Alternativ können Sie auch Ihren eigenen, unabhängigen Blog erstellen oder die von mir zur Verfügung gestellte Blogseite auf thisnakedmindcommunity.com nutzen, wo bereits viele Menschen über ihren jeweiligen Weg bloggen und anderen helfen, die Unterstützung und Inspiration suchen.

Ich danke Ihnen dafür, dass Sie darüber nachdenken, Ihre Geschichte zu teilen. Wofür Sie sich auch entscheiden mögen – ich wünsche Ihnen das Beste auf Ihrem persönlichen Weg.

Sie sind großartig – vergessen Sie das nie.

„Du bist sehr mächtig, vorausgesetzt du weißt, wie mächtig du bist."
—Yogi Bhajan

Alles Liebe,
Annie Grace

P. S. Wenn Sie auf Ihrem Weg auf der Suche nach mehr Unterstützung sind, besuchen Sie thisnakedmind.com, wo Sie zusätzliche Ressourcen und weitere Schritte finden, oder abonnieren Sie meinen wöchentlichen Newsletter in englischer Sprache unter thisnakedmind.com/reader.

Vielleicht brauchen Sie einen handfesteren Ansatz, um mit Ihrem Vorhaben anzufangen. Warum versuchen Sie es nicht einfach mit 30 alkoholfreien Tagen? Begleiten Sie mich auf meiner 30-Tage-Challenge „The Alcohol Experiment" auf alcoholexperiment.com.

ENDNOTEN

1 Bergland, Christopher, "New Clues on the Inner Workings of the Unconscious Mind," *Psychology Today*, March 20, 2014, psychologytoday.com/blog/the-athletes-way/201403/new-clues-the-inner-workings-the-unconscious-mind.

2 Carey, Benedict, "Who's Minding the Mind?," *The New York Times*, July 31, 2007, nytimes.com/2007/07/31/health/psychology/31subl.html?pagewanted=all&_r=0.

3 Bergland.

4 Ibid.

5 Polk, Thad A., *The Addictive Brain*, The Great Courses, 2015.

6 "The Conscious, Subconscious, and Unconscious Mind–How Does It All Work?," The Mind Unleashed, March 13, 2014, themindunleashed.org/2014/03/conscious-subconscious-unconscious-mind-work.html.

7 Siedle, Edward, "America's Best Doctor and His Miracle Cures: Dr. John E. Sarno," *Forbes*, September 26, 2012, forbes.com/sites/edwardsiedle/2012/09/26/americans-best-doctor-and-his-miracle-cures-dr-john-e-sarno/.

8 Sarno, John, "The Manifestations of TMS," in *Healing Back Pain: The Mind-Body Connection*, New York: Warner Books (1991), 16.

9 Hoyt, Terence, "Carl Jung on the Shadow," Practical Philosophy, practicalphilosophy.net/?page_id=952.

10 Ozanich, Steven Ray, "The Mind's Eyewitnesses," in *The Great Pain Deception; Faulty Medical Advice Is Making Us Worse*, Warren, OH: Silver Cord Records (2011): 145–151.

11 Anando, "It's now a proven fact—Your unconscious mind is running your life!," *Lifetrainings*, lifetrainings.com/Your-unconscious-mind-is-running-you-life.html.

12 Ibid.

13 Gray, Dave, "Liminal thinking The pyramid of belief," YouTube, youtube.com/watch?v= 2G_h4mnAMJg.

14 Gray, Dave, *Liminal Thinking: Create the Change You Want by Changing the Way You Think*, Two Waves Books, 2016.

15 Gray "Liminal thinking."

16 Ibid.

17 "The Conscious, Subconscious, and Unconscious Mind."

18 Weller, Lawrence, "How to Easily Harness the Power of Your Subconscious Mind," Binaural Beats Freak, binauralbeatsfreak.com/spirituality/how-to-easily-harness-the-power-of-your-subconscious-mind.

19 Gray, "Liminal thinking."

20 Ibid.

21 Harris, Dan, *10 % Happier: How I Tamed the Voice in My Head, Reduced Stress Without Losing My Edge, and Found Self-Help That Actually Works: A True Story*, It Books, 2014.

22 Weller.

23 "Alcohol Facts and Statistics," niaaa.nih.gov/alcohol-health/overview-alcohol-consumption/alcohol-facts-and-statistics.

24 Cook, Philip J. *Paying the Tab: The Costs and Benefits of Alcohol Control*, Princeton University Press, 2007.

25 Vale, Jason, *Kick the Drink … Easily!*, Bancyfelin: Crown House, 1999 (77).

26 "Prosthetic Limbs, Controlled by Thought," *The New York Times*, May 20, 2015.

27 Fox, Maggie, "Surgeon Promising Head Transplant Now Asks America for Help," *NBC News*, June 12, 2015.

28 Genetic Science Learning Center, "Genes and Addiction," *Learn. Genetics*, June 22, 2014, learn.genetics.utah.edu/content/addiction/genes.

29 Polk.

30 Vale.

31 Polk.

32 Genetic Science Learning Center.

33 A. A. General Service Office, "Estimates of A.A. Groups and Members as of January 1, 2015," aa.org/assets/en_US/smf-53_en.pdf

34 Anonyme Alkoholiker Interessengemeinschaft e.V. [Hrsg.]: *Anonyme Alkoholiker. Ein Bericht über die Genesung alkoholkranker Männer und Frauen.* Neuausgabe 2009, 1. rev. Auflage 2016.

35 Ibid.

36 Ibid.

37 Ibid.

38 Ibid.

39 Ibid.

40 National Institute on Alcohol Abuse and Alcoholism, "Alcohol Facts and Statistics," March 1, 2015, niaaa.nih.gov/alcohol-health/overview-alcohol-consumption/alcohol-facts-and-statistics.

41 Anonymous, "Alcoholism: An Illness," in *This is A.A.: An Introduction to the A.A. Recovery Program*, New York: A.A. Publications, 1984.

42 Carr, Allen, *The Easy Way to Stop Drinking*, Sterling Publishing Co. Inc, 2003 (167).

43 Carr.

44 Polk.

45 Kraft, Sy, "WHO Study: Alcohol Is International Number One Killer, AIDS Second," *Medical News Today*, February 11, 2011, medicalnewstoday.com articles/216328.php.

46 Task Force on the National Advisory Council on Alcohol Abuse and Alcoholism, "High-Risk Drinking in College: What We Know and What We Need to Learn," September 23, 2005,

files.eric.ed.gov/fulltext/ED469651.pdf.

47 Castillo, Stephanie, "How Habits Are Formed, and Why They're So Hard to Change," *Medical Daily*, August 17, 2014, medicaldaily.com/how-habits-are-formed-and-why-theyre-so-hard-change-298372

48 Ibid.

49 Vale.

50 National Foreign Assessment Center and Central Intelligence Agency, *The World Factbook*, n.d.

51 Berger, Jonah, *Contagious: Why Things Catch On*, New York: Simon & Schuster, 2013 (150, 151).

52 Carr.

53 Kraft.

54 Vale.

55 Goldstein, Robin, et al., "Do More Expensive Wines Taste Better? Evidence From a Large Sample of Blind Tastings," *Journal of Wine Economics*, 3(1), Spring 2008: 1–9, wine-economics.org/aawe/wp-content/uploads/2012/10/Vol.3-No.1-2008-Evidence-from-a-Large-Sample-of-Blind-Tastings.pdf.

56 Bohannon, John, et al., "Can People Distinguish Pâté From Dog Food?," *Chance*, June 2010, wine-economics.org/workingpapers/AAWE_WP36.pdf.

57 Kempton, Matthew, et al., "Dehydration Affects Brain Structure and Function in Healthy Adolescents," *Human Brain Mapping* 32(1), January 2011: 71–79, ncbi.nlm.nih.gov/pubmed/20336685.

58 Carr.

59 Berger.

60 Nutt, David J., et al., "Drug Harms in the UK: A Multicriteria Decision Analysis," *The Lancet* 376(9752), November 2010: 1558–1565.

61 Kraft.

62 Centers for Disease Control and Prevention, "One in 10 Deaths Among Working-Age Adults Due to Excessive Drinking," cdc.gov/media/releases/2014/p0626-excessive-drinking.html.

63 Stahre, Mandy, et al., "Contribution of Excessive Alcohol Consumption to Deaths and Years of Potential Life Lost in the United States," *Preventing Chronic Disease*, June 26, 2014.

64 Centers for Disease Control, "2013 Mortality Multiple Cause Micro-data Files," December 2014.

65 De Oliveira, E. Silva, E.R., et al., "Alcohol Consumption Raises HDL Cholesterol Levels by Increasing the Transport Rate of Apolipoproteins A-I and A-II," *Clinical Investigation and Reports* 102, 2347–2352, doi:10.1161/01.CIR.102.19.2347.

66 Holahan, Charles J., et al., "Late-Life Alcohol Consumption and 20-Year Mortality," *Alcoholism: Clinical and Experimental Research* 34(11), November 2010: 1961–1971.

67 Höfer, Thomas, et al., "New Evidence for the Theory of the Stork," *Paediatric and Perinatal Epidemiology* 18, 2004: 88–92.

68 Carr, 144.

69 "Beyond Hangovers: Understanding Alcohol's Impact on Your Health," 2010, Bethesda, MD: U.S. Dept. of Health and Human Services, National Institutes of Health, National Institute on Alcohol Abuse and Alcoholism.

70 "Neuroscience: Pathways to Alcohol Dependence." *Alcohol Alert* 77, 2009.

71 "Beyond Hangovers."

72 Polk.

73 DiSalvo, David, "What Alcohol Really Does to Your Brain," *Forbes*, October 16, 2012, forbes.com/sites/daviddisalvo/2012/10/16/what-alcohol-really-does-to-your-brain/.

74 "Beyond Hangovers."

75 Ibid.

76 Ibid.

77 Ibid.

78 Ibid.

79 Ibid.

80 Ibid.

81 "Hypertensive Heart Disease, Medline Plus, May 13, 2014, nlm.nih.gov/medlineplus/ency/article/000163.htm

82 "Health Consequences of Excess Drinking," AlcoholScreening.org, alcoholscreening.org/learn-more.aspx?topicID=8&articleID=26.

83 "Beyond Hangovers."

84 Ibid.

85 Ibid.

86 Ibid.

87 Ibid.

88 Ibid.

89 Ibid.

90 Ibid.

91 Rehm, Jürgen, et al., "Alcohol Consumption," in *World Cancer Report 2014* (Stewart & Wild, eds), Lyon, France: International Agency for Research on Cancer, 2014: 96–104.

92 Bagnardi, Vincenzo, et al., "Light Alcohol Drinking and Cancer: A Meta-Analysis," *Annals of Oncology* 24, 2013: 301–308.

93 Allen, N.E., et al., "Moderate Alcohol Intake and Cancer Incidence in Women," *Journal of the National Cancer Institute* 101(5), 2009: 296–305.

94 "How Alcohol Causes Cancer," Cancer Research UK, cancerresearchuk.org/about-cancer/causes-of-cancer/alcohol-and-cancer/how-alcohol-causes-cancer.

95 "Drinking Alcohol," BreastCancer.org, breastcancer.org/risk/factors/alcohol.

96 "How Alcohol Causes Cancer."

97 Ibid.

98 Ibid.

99 "Alcohol and Breast Cancer Risk," Susan G. Komen, ww5.komen.org/breastcancer/table3alcoholconsumptionandbreastcancerrisk.html

100 "U.S. Breast Cancer Statistics," BreastCancer.org, breastcancer.org/symptoms/understand_bc/statistics.

101 "Alcohol drinking," *IARC Monographs on the Evaluation of Carcinogenic Risks to Humans* 44, 1988: 1–378.

102 Lachenmeier, Dirk W., et al., "Comparative Risk Assessment of Carcinogens in Alcoholic Beverages Using the Margin of Exposure Approach," *International Journal of Cancer* 131, 2012: E995–E1003.

103 "How Alcohol Causes Cancer."

104 Stokowski, Laura, "No Amount of Alcohol Is Safe," Medscape, April 30, 2014, medscape.com/viewarticle/824237.

105 "Alcohol Use Disorder," *The New York Times*, nytimes.com/health/guides/disease/alcoholism/possible-complications.html.

106 Ibid.

107 Stokowski.

108 Carr.

109 Lynsen, A., "Alcohol."

110 "Parenting to Prevent Childhood Alcohol Use," National Institute on Alcohol Abuse and Alcoholism, pubs.niaaa.nih.gov/publications/adolescentflyer/adolflyer.htm.

111 "One in 10 Deaths Among Working-Age Adults Due to Excessive Drinking."

112 Carr.

113 Turner, Sarah and Rocca, Lucy, *The Sober Revolution: Women Calling Time on Wine o'Clock*, Accent Press Ltd., 2013.

114 Carey, "Who's Minding the Mind?"

115 Koch, Christof, "Probing the Unconscious Mind," *Scientific American*, November 1, 2011, scientificamerican.com/article/probing-the-unconscious-mind/.

116 Ibid.

117 Harris.

118 "Yalom's Ultimate Concerns," Changingminds.org, changingminds.org/explanations/needs/ultimate_concerns.htm

119 Harris.

120 Kraft.

121 Carr.

122 "Ethyl Alcohol," *Encyclopedia Britannica*, britannica.com/science/ethyl-alcohol.

123 Janet Hall, "Cancer figures prompt calls for health warnings on alcohol products," *Northumberland Gazette*, July 16, 2015, northumberlandgazette.co.uk/news/local-news/cancer-figures-prompt-calls-for-health-warnings-on-alcohol-products-1-7361758.

124 Weiss, Marisa, "Alcohol and Cancer: You Can't Drink to Your Health," BreastCancer.org, November 9, 2011, community.breastcancer.org/livegreen/alcohol-and-cancer-you-cant-drink-to-your-health/.

125 Dubner, Stephen J., "What's More Dangerous: Marijuana or Alcohol? A New Freakonomics Radio Podcast," Freakonomics, freakonomics.com/podcast/whats-more-dangerous-marijuana-or-alcohol-a-new-freakonomics-radio-podcast/.

126 Iliades, Chris, "Why Boozing Can Be Bad for Your Sex Life," Everyday Health, everyday health.com/erectile-dysfunction/why-boozing-can-be-bad-for-your-sex-life.aspx.

127 Arackal, Bijil Simon and Benegal, Vivek, "Prevalence of Sexual Dysfunction in Male Subjects with Alcohol Dependence," *Indian Journal of Psychiatry* 49(2), April–June 2007: 109–112.

128 Fillmore, Mark, "Acute Alcohol-Induced Impairment of Cognitive Functions: Past and Present Findings,:" *International Journal on Disability and Human Development* 6(2), April 2007.

129 Anderson, P., "Is It Time to Ban Alcohol Advertising?," *Clinical Medicine* 9(2), April 2009: 121–124.

130 Smith, Lesley A. and David R. Foxcroft, "The Effect of Alcohol Advertising, Marketing, and Portrayal on Drinking Behaviour in Young People: Systematic Review of Prospective Cohort

Studies," BioMed Central, February 6, 2009, biomedcentral.com/1471-2458/9/51.

131 Bergland.

132 Ibid.

133 Goldstein.

134 Beck.

135 Ibid.

136 Hill, Kashmir, "How Target Figured Out a Teen Girl Was Pregnant Before Her Father Did," *Forbes*, February 16, 2012, forbes.com/sites/kashmirhill/2012/02/16/how-target-figured-out-a-teen-girl-was-pregnant-before-her-father-did/.

137 Beck.

138 "Alcoholism Isn't What It Used To Be," NIAAA Spectrum, spectrum.niaaa.nih.gov/archives/v1i1Sept2009/features/Alcoholism.html.

139 "Alcohol Deaths," Centers for Disease Control and Prevention, June 30, 2014 cdc.gov/features/alcohol-deaths/.

140 "Overdose Death Rates," National Institute on Drug Abuse, drugabuse.gov/related-topics/trends-statistics/overdose-death-rates.

141 Ibid.

142 "The Impact of Alcohol Abuse on American Society," Alcoholics Victorious, alcoholics victorious.org/faq/impact.

143 Ibid.

144 Ibid.

145 Polk.

146 Mohr, Morgan, "The Role of Alcohol Use in Sexual Assault," Kinsey Confidential, April 28, 2015, kinseyconfidential.org/role-alcohol-sexual-assault/.

147 Ibid.

148 Carey, Kate B., et al., "Incapacitated and Forcible Rape of College Women: Prevalence Across the First Year," *Journal of Adolescent Health* 56(6), June 2015: 678–680.

149 Abbey, A., "Alcohol-Related Sexual Assault: A Common Problem Among College Students," *Journal of Studies on Alcohol Supplement* 14, March 2002: 118–128.

150 Ibid.

151 Iliades.

152 Cain, Susan, *Quiet: The Power of Introverts in a World That Can't Stop Talking*, New York: Crown, 2012.

153 "The Impact of Alcohol Abuse on American Society."

154 "Impaired Driving: Get the Facts," Centers for Disease Control and Prevention, cdc.gov/motorvehiclesafety/impaired_driving/impaired-drv_factsheet.html.

155 Arackal and Benegal.

156 Duhigg.

157 Powell, Russell, et al., *Introduction to Learning and Behavior*, Wadsworth Publishing, 2012: 441.

158 Holmes, Andrew, et al., "Chronic Alcohol Remodels Prefrontal Neurons and Disrupts NMDAR-Mediated Fear Extinction Encoding," *Nature Neuroscience* 15, September 2, 2012: 1359–1361.

159 Polk.

160 Danbolt, Niels, "Glutamate as a Neurotransmitter—An Overview," *Progressive Neurobiology* 65, 2001: 1–105.

161 DiSalvo.

162 Ibid.

163 Ibid.

164 "Neuroscience: Pathways to Alcohol Dependence."

165 DiSalvo.

166 Watson, Stephanie, "How Alcoholism Works," How Stuff Works, June 8, 2005, science.
     howstuffworks.com/life/inside-the-mind/human-brain/alcoholism4.htm.

167 One in 10 Deaths Among Working-Age Adults Due to Excessive Drinking."

168 "Neuroscience: Pathways to Alcohol Dependence."

169 DiSalvo.

170 Vale.

171 Ibid.

172 Hitti, Miranda, "1/3 Fully Recover from Alcoholism," WebMD, January 19, 2005, webmd.com/
     mental-health/addiction/news/20050119/13-fully-recover-from-alcoholism.

173 Flanagin, Jake, "The Surprising Failures of 12 Steps," *The Atlantic*, March 25, 2014, theatlantic.
     com/health/archive/2014/03/the-surprising-failures-of-12-steps/284616/.

174 "Alcoholism Isn't What It Used To Be."

175 Polk.

176 Duhigg.

177 "Alcohol, Drugs, and Crime," National Council on Alcoholism and Drug Dependence, ncadd.
     org/learn-about-alcohol/alcohol-and-crime.

178 Ibid.

179 "Alcohol Use Disorder."

180 "The Impact of Alcohol Abuse on American Society."

181 Ibid.

182 "Alcohol Awareness," National Clearinghouse for Alcohol and Drug Information, 1993.

183 Vale.

184 Ibid.

185 Polk.

186 Ibid.

187 Ibid.

188 Ibid.

189 Vale.

190 Ibid.

191 Carr, 154.

192 Ibid, 60.

193 Brière, Frédéric, et al., "Comorbidity Between Major Depression and Alcohol Use Disorder from
     Adolescence to Adulthood," *Comprehensive Psychiatry* 55(3), April 2004: 526–533.

194 Turner and Rocca.

195 Ibid.

196 Carr, 144.

197 Polk.

198 Ibid.

199 Vale.

200 Ibid.

201 Hepola, Sarah, *Blackout: Remembering the Things I Drank to Forget*, New York: Grand Central, 2015: 17.

202 Melina, Remy, "Why Do Medical Researchers Use Mice?," Live Science, November 16, 2010, livescience.com/32860-why-do-medical-researchers-use-mice.html.

203 Hari, Johann, "The Likely Cause of Addiction Has Been Discovered, and It Is Not What You Think," *Huffington Post*, January 20, 2015, huffingtonpost.com/johann-hari/the-real-cause-of-addicti_b_6506936.html.

204 Turner and Rocca.

205 Ibid.

206 "The Impact of Alcohol Abuse on American Society."

207 "What Happens During an Alcohol Detox and How Long Does It Last?," Hologik.biz, December 19, 2016, holologik.biz/how_long_to_detox_from_alcohol/1886-1/.

208 Polk.

209 Ibid.

210 Ibid.

211 Ibid.

212 Ibid.

213 Ibid.

214 Ibid.

215 Ibid.

216 Littlefield, Andrew, and Sher, Kenneth, "The Multiple, Distinct Ways That Personality Contributes to Alcohol Use Disorders," *Social and Personality Psychology Compass* 4(9), September 2010: 767–782.

217 Ibid.

218 Ibid.

219 Turner and Rocca.

220 Pompili, Maurizio, et al., "Suicidal Behavior and Alcohol Abuse," *International Journal of Environmental Research and Public Health* 7(4), April 2010: 1392–1431, ncbi.nlm.nih.gov/pmc/articles/PMC2872355/.

221 Pedersen, Traci, "One-Third of Suicides Involve Heavy Alcohol Consumption," Psych Central, June 21, 2014, psychcentral.com/news/2014/06/ 21/one-third-of-suicides-involve-heavy-alcohol-consumption/71515.html.

222 Carey, "Who's Minding the Mind?".

223 Horsley, Victor and Sturge, Mary, *Alcohol and the Human Body: An Introduction to the Study of the Subject*, London: Macmillan and Co, 1909.

224 Carr, 262.

225 Polk.

226 Ibid.

227 Ibid.

228 Schultz, Wolfram, et al., "A Neural Substrate of Prediction and Reward," *Science* 275(5306), March 14, 1997: 1593–1599.

229 Robinson, Terry, and Berridge, Kent C., "The Neural Basis of Drug Craving: An Incentive - Sensitization Theory of Addiction," *Brain Research Reviews* 18(3), September–December 1993: 247–291.

230 Ibid.

231 Ibid.

232 Turner and Rocca.

233 Gupta, Sanjay, and Cohen, Elizabeth, "Brain Chemical May Explain Alcoholism Gender Differences," CNN, October 19, 2010, thechart.blogs.cnn.com/2010/10/19/brain-chemical-may-explain-alcoholism-gender-differences/.

234 "One in 10 Deaths Among Working-Age Adults Due to Excessive Drinking."

235 Levitin, Daniel J., "Why the modern world is bad for your brain," *The Guardian*, January 18, 2015, theguardian.com/science/2015/jan/18/modern-world-bad-for-brain-daniel-j-levitin-organized-mind-information-overload.

236 Polk.

237 Ibid.

238 Lachenmeier, Dirk, and Rehm, Jürgen, "Comparative Risk Assessment of Alcohol, Tobacco, Cannabis and Other Illicit Drugs Using the Margin of Exposure Approach," *Scientific Reports* 5, 2015: 8126.

239 Jackson, Christine, et al., "Letting Children Sip: Understanding Why Parents Allow Alcohol Use by Elementary School–Aged Children," *Archives of Pediatrics & Adolescent Medicine* 166(11), November 2012: 1053–1057.

240 "Overdose Death Rates."

241 Kraft.

242 Lachenmeier and Rehm.

243 Ibid.

244 Carr.

245 Carey, "Who's Minding the Mind?"

246 "The Conscious, Subconscious, and Unconscious Mind."

247 Ibid.

248 Duhigg.

249 Polk.

250 "Is There a Cure for Alcoholism?," DrugAbuse.com, drugabuse.com/is-there-a-cure-for-alcoholism/.

251 Polk.

252 Hari, Johann, *Chasing the Scream: The First and Last Days of the War on Drugs*, New York: Bloomsbury, 2015.

253 Stahre, et al.

254 Carr, 262.

255 Najmi, Sadia, and Wegner, Daniel M., "Hidden Complications of Thought Suppression," *International Journal of Cognitive Therapy*, 2009 (210–223).

256 Harris.

257 Ibid.

ANERKENNUNG

„An all diejenigen, die die Dinge anders sehen. Die keine Regeln mögen.
Und die keinen Respekt vor dem Status Quo haben. Ihr könnt sie zitieren,
ihnen widersprechen, sie glorifizieren oder dämonisieren. Nur ignorieren
könnt ihr sie nicht. Weil sie Dinge verändern. Sie bringen die menschliche
Spezies voran. Und während manche sie für verrückt erklären mögen,
halten wir sie für Genies. Denn nur Menschen, die verrückt genug sind,
zu glauben, sie könnten die Welt verändern, tun es auch."
—Apple Inc.

Zuallererst möchte ich Dr. John Sarno und Allen Carr (1934–2006)
würdigen. Dr. Sarno ist der Vater des Muskelverspannungssyndroms
(englisch *Tension Myositis Syndrome*, kurz TMS). Er öffnete mir
Augen und Geist und ließ mich die Kraft des Unbewussten erkennen. In diesem Buch habe ich seine Methoden an die Erkrankung
des Gehirns im Fall einer Abhängigkeit angepasst. Ohne Dr. Sarnos
bahnbrechende Arbeit wäre dieses Buch nicht möglich gewesen.

Allen Carr ist Autor der Easyway™-Buchreihe. Er veröffentlichte unter anderem die Titel *Für immer Nichtraucher*, *Endlich ohne
Alkohol*, *Endlich Wunschgewicht* und *Endlich ohne Zucker*. Allen Carr
war für mich besonders beim Thema Drogensucht eine unglaubliche

Inspirations- und Einflussquelle. Ich und zahlreiche weitere einfluss-reiche Autoren lernten sehr viel von seinen revolutionären Ideen, Entdeckungen und seinem Verständnis von Abhängigkeit.

Dr. Sarno und Herr Carr können sich für immer meiner tiefsten Bewunderung und Dankbarkeit sicher sein.

Ich möchte außerdem auch den folgenden brillanten Menschen danken, deren Ideen maßgeblich zu meiner Arbeit beigetragen haben:

- Thad A. Polk, Professor für Psychologie und Elektro- und Informationstechnik und Entwickler des Programms *The Addictive Brain* für sein neurologisches Fachwissen über das Belohnungssystem des Gehirns und den Suchtkreislauf;
- Dave Gray, Autor von *Liminal Thinking*, für seinen einzigartigen und methodischen Ansatz bei der Veränderung von Überzeu-gungen, die auf einer verfälschten Realität beruhen können;
- Steve Ozanich, Autor und Experte auf dem Gebiet Mind-Body-Medizin, der Dr. Sarnos Werk fortgesetzt und mich auf den ersten Schritten dieser Reise begleitet hat;
- Dan Harris, Autor von *Wie ich die entscheidenden 10 % glück-licher wurde*, weil er dieser Reise in unsere Psyche praktische Anwendbarkeit und Humor beigesteuert hat;
- Malcolm Gladwell, Bestseller-Autor, Redner und Journalist, weil er uns dazu ermutigt, unsere eigenen Denkweisen in Frage zu stellen;
- Charles Duhigg, fester Mitarbeiter der *New York Times* und Autor von *Die Macht der Gewohnheit*, für seine bahnbrechende Arbeit zu Gewohnheiten und Willenskraft;
- Johann Hari, Bestseller-Autor von *Drogen: Die Geschichte eines langen Krieges*, für sein Verständnis von Sucht und Abhängigkeit und seinen leidenschaftlichen Kampf für die Veränderung der Weise, wie die Gesellschaft Abhängige sieht und behandelt;
- Carl Jung, dem Begründer der analytischen Psychologie, für seinen Einblick in „den Schatten" und seinen Anteil an Bill Willsons Erfolg bei seinem Weg zu einem nüchternen Leben;

- Bill Wilson, Gründer der Anonymen Alkoholiker. Kein Arzt oder Psychologe, sondern ein Mann, der sich selbst mit damals scheinbar unkonventionellen Methoden von seiner Sucht befreite. Er veränderte das Leben von Millionen Menschen, weil er dieselben alten Dinge aus einer neuen Perspektive betrachtete.

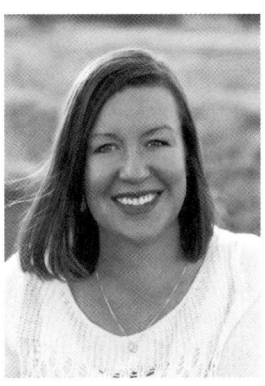

ÜBER DIE AUTORIN

Annie Grace wuchs in einer Blockhütte mit nur einem Raum und ohne Strom und fließendes Wasser außerhalb von Aspen im US-Bundesstaat Colorado auf. Später entdeckte sie ihre Leidenschaft für Marketing und stürzte sich gleich nach dem Abschluss ihres Studiums mit einem Master of Science in Marketing in die Geschäftswelt. Mit 26 Jahren war Annie die jüngste Vizepräsidentin eines multinationalen Unternehmens und ihre Trinkkarriere nahm richtig Fahrt auf. Mit 35 Jahren, als C-Level-Marketingführungskraft, war sie für das Marketing in 28 verschiedenen Ländern verantwortlich und trank jede Nacht fast zwei Flaschen Wein. Sie wusste, dass sie etwas ändern musste, wollte aber kein von ständigem Verzicht und Stigmatisierung geprägtes Leben führen. Annie machte sich auf die Suche nach einem schmerzlosen Weg, um die Kontrolle über ihr Leben zurückzugewinnen. Sie trinkt nicht mehr und war nie glücklicher. Sie gab ihre Leitungsposition auf, um dieses Buch zu schreiben und *Einfach nüchtern!* mit der Welt zu teilen. In ihrer Freizeit fährt Annie gern Ski und liebt es zu reisen (26 Länder, Anzahl steigend) und Zeit mit ihrer wunderbaren Familie zu verbringen. Annie lebt mit ihrem Ehemann und ihren drei Kindern in den Bergen Colorados.

STIMMEN ZUM BUCH

„Das selbstloseste und beeindruckendste Buch, das ich je gelesen habe. Danke Annie Grace – für Ihre Weisheit, Ihre Klugheit, Ihren Sinn für Humor und Ihre Liebe. Ich bin überzeugt davon, dass Sie mein Leben gerettet haben. Heute hat meine jüngste Tochter ihr Abschlusszeugnis erhalten und nun beginnt die nächste wichtige Phase ihres Lebens. Sie wird dabei nicht allein sein. Danke, Annie Grace, für dieses Geschenk.“

—*Bernie M., Dublin, Irland*

„Was für ein großartiges Buch! *Einfach nüchtern!* hat mir die Augen geöffnet. Ich dachte, ich könnte mich einfach bewusst gegen Alkohol entscheiden. Jetzt weiß ich, dass zuerst mein Unterbewusstsein über die Gefahren von Alkohol Bescheid wissen muss und dass das Verlagen danach dann einfach verschwindet! Dr. John Sarnos Arbeiten hatte ich bereits gelesen und seine Empfehlungen umgesetzt. Daher war mir die Kraft unseres Unterbewusstseins nicht unbekannt. Trotzdem kann ich kaum glauben, wie sehr mir dieses Buch und diese wirkungsvolle Methode geholfen haben. Vielen Dank!“

—*Theresa G., Chapel Hill, North Carolina*

„Ich liebe die behutsame, bodenständige Herangehensweise, mit der Alkoholprobleme beschrieben werden, und die klare, strukturierte Art, mit der unsere Sichtweise und unser Verhalten in puncto Alkohol auf den Prüfstand gestellt werden. Dieses Buch hat mir dabei geholfen, mich von meiner Scham und meinen Schuldgefühlen zu befreien und selbst aktiv zu werden, um mein Leben zum Besseren zu wenden."

—Elizabeth R., Australien

„Ohne übertreiben zu wollen: Dieses Buch hat mich und meine Einstellung zum Trinken völlig verändert – und zwar dauerhaft, wie ich finde. Dank Annies Weisheit konnte ich einige Dinge ohne Alkohol meistern, die ich früher nie für möglich gehalten hätte. Ich kann gar nicht genug Gutes über dieses Buch sagen und all denen, die beim Thema Trinken oder Nicht-Trinken zwiespältige Gefühle haben, nur wärmstens ans Herz legen, es zu lesen. Nochmals vielen Dank, Annie Grace. Du hast mir mein Leben zurückgegeben. Ganz im Ernst."

—Katy F., Albuquerque, New Mexico

„Ich bin ein großer Fan von Jason Vale und wollte deshalb auch unbedingt *Einfach nüchtern!* lesen. Es war äußerst interessant, mehr über die wissenschaftlichen Hintergründe dieser Sucht und das Unterbewusstsein zu erfahren. Es hat meine Grundhaltung, warum ich ein abstinentes und glückliches Leben führen will, noch erheblich verstärkt. Ich empfehle allen ausdrücklich, dieses Buch mit seiner Vielzahl an praktischen Tipps und Vorschlägen zu lesen – egal ob es darum geht, den eigenen Alkoholkonsum einzuschränken oder ganz auf Alkohol zu verzichten. Ich fand es großartig!"

—Sarah L., London

„Eine wirklich optimistisch stimmende und realistische Philosophie und Herangehensweise. Danke, Annie Grace."

—Louise P., Des Moines, Iowa

„*Einfach nüchtern!* hat mir einiges an Klarheit und Fokus bezüglich meines Trinkverhaltens und meines zehnjährigen Kampfes um ein nüchternes Leben verschafft und mir Einblick in Dinge gegeben, die ich vorher nie genauer erforscht habe. Annie nimmt ihre Leser Schritt für Schritt mit auf eine Entdeckungsreise. Ich hatte immer das Gefühl, als redete sie mit mir persönlich und wüsste ganz genau, an welchem Punkt ich mich psychisch und körperlich gerade befinde. Ich lese mir immer noch ab und zu einige Abschnitte als Rückhalt durch. Ich empfehle dieses Buch unbedingt allen, die eine neue Herangehensweise an das Thema Alkohol suchen und es mit offenen Augen und bei vollem Lichte betrachten wollen."

—Sam G., Sydney, Australien

„Einfach nüchtern! erforscht die Psychologie und Physiologie hinter der Sucht und behandelt diese Thematik außerordentlich gelungen in klug strukturierten Kapiteln und denkwürdigen Analogien. Sie werden schnell erkennen, dass Alkohol und die Mythen, die wir uns zurechtlegen, um unser Trinken zu rechtfertigen, keinen Platz in Ihrem Leben haben sollten. Ich kann dieses kleine Buch wirklich nicht eindringlich genug empfehlen."

—Cheryl W., Melbourne, Australien

„Einfach nüchtern! zu lesen kommt einem Wunder gleich. Es hat mir dabei geholfen, Alkohol als das zu sehen, was er ist, und einen 25-jährigen Teufelskreis aus heftigem Trinken und dem ‚Versuch', damit aufzuhören oder moderat zu trinken, zu durchbrechen. Seit der Lektüre dieses Buches habe ich nicht ein einziges Mal Lust auf Alkohol gehabt – und das klingt überhaupt nicht nach mir. Auch in Situationen, in denen andere trinken, fühle ich mich wohl und habe nicht das Gefühl, stark gegen eine Versuchung ankämpfen zu müssen – denn es gibt keine mehr! Ich bin glücklicher, gewinne meine Selbstsicherheit zurück und werde jeden Tag gesünder. Dieses Buch ist ein Muss für jeden, der sein Trinkverhalten unter Kontrolle bringen will, ohne sein Leben lang einen mühsamen Kampf auszufechten."

—Kay W., The Lake District, Großbritannien

„Annies Buch eröffnet seinen Lesern eine einzigartige und erfrischende Sicht auf die Beziehung unserer Gesellschaft zu Alkohol und darauf, wie sich diese Beziehung ändern lässt. Es widerlegt die falsche Annahme, dass Alkohol ein unverzichtbarer Teil eines interessanten und glücklichen Lebens sein muss. Besonders wertvoll an Annies Buch ist die Herangehensweise, dass eine Veränderung unserer Beziehung zu Alkohol nicht automatisch ein endloses Ringen, Leiden und Verzicht bedeutet, sondern tatsächlich einfach und befreiend sein kann. Dieses Buch zwingt uns dazu, den Umgang unserer Gesellschaft mit Alkohol neu zu bewerten. Es wird viele Leben verändern."

—Tony S., Sydney, Australien

„Mir war nie bewusst, wie machtlos ich mich gegenüber Alkohol fühlte, bis ich meine eigene Macht zurückbekam. In meinen Zwanzigern trank ich moderat bis heftig, hatte aber mit zunehmendem Alter den Wunsch, meinen Alkoholkonsum einzuschränken. Ich war selbst überrascht, dass dieser Wunsch nicht ausreichte, und hatte sehr damit zu kämpfen, mein Verlangen nach Alkohol zu kontrollieren. Nachdem ich *Einfach nüchtern!* gelesen hatte, hatte ich das erste Mal in meinem Leben ein unglaubliches Gefühl von Freiheit und Glück, was meine Beziehung zu Alkohol anging. Ich bin Annie Grace für dieses wunderbare Geschenk ewig dankbar."

—Mary P., Brooklyn, New York

„Das ist ein sehr ehrliches Buch. Es ist aufrichtig und in einer schlüssigen und einprägsamen Weise geschrieben. Es hat mir geholfen und ich werde es sehr wahrscheinlich irgendwann wieder lesen. Danke, Annie Grace."

—Steve G., Toronto, Ontario

„Es war für mich fast undenkbar, meinen Alkoholkonsum einzuschränken, der in den letzten 28 Jahren zu einer täglichen Gewohnheit geworden war. Undenkbar, bis ich Annies Buch las. In einer Woche schaffte ich es vom hartnäckigen regelmäßigen Trinken bis zu dem Punkt, glücklich alkoholfrei zu leben, und übersprang dabei komplett die Phase des moderaten Trinkens. Ich bin Annie Grace so dankbar für ihr aufrichtiges, überzeugendes und wissenschaftlich fundiertes Exposé über die heimtückischen Eigenschaften von Alkohol. Wenn Sie die Macht brechen wollen, die Alkohol über Sie hat, ist dieses Buch ein inspirierendes und bahnbrechendes Muss. Es hat mich nicht nur inspiriert, sondern für immer verändert."

—Kate S., Los Angeles, Kalifornien

„In Ihren Worten steckt nichts als die Wahrheit. *Einfach nüchtern!* ist ein großartiges Buch, das meinem Leben viel Hoffnung für die Zukunft gegeben hat."

—*Jacob K., Springvale, Minnesota*

„Fantastisches Buch. Ich hatte mich damit abgefunden, doch es ist Zeit, diesen selbstzerstörerischen Kreislauf zu durchbrechen. Dieses Wochenende hat es mich zu Hause ereilt – sprichwörtlich. Während ich noch über ihr hervorragendes Buch nachdachte, kündigte mein einziges Kind seinen Besuch an. Diese ganze Alkoholgeschichte raubte mir fast die Sinne, als ich bei dem Gedanken, nun meine Trinkgewohnheiten unterbrechen zu müssen, sofort Panik in mir aufsteigen spürte. Dieses Buch hat mir die Augen geöffnet und mich, mein Herz und meine Seele aus den Klauen des Monsters befreit, als ich zwischen der Möglichkeit abwägte, zu trinken oder einen der seltenen Besuche meines Sohnes zu genießen, der der Hauptgrund dafür ist, dass ich lebe. Danke, Annie. Sehr einfache Worte, aber ich kann es nicht anders ausdrücken. Ihre Worte sind eine machtvolle Waffe und genau das Heilmittel, das ich brauchte. Ihr ergebener Victor."

—*Victor L., Austin, Texas*

„Ihre Stimme in diesem Buch ist hell wie eine Glocke und vermittelt eine überwältigende Klarheit über das Trinken, die Sucht und die Situation von Alkoholabhängigen sowie über den unheilvollen Teufelskreis, den diese Substanz verursacht, indem sie erst die Probleme auslöst, von denen wir glauben, dass sie durch sie gelöst werden. Ich, die ewige Skeptikerin, finde, dass Ihr kleines Buch ein großes Universum der Hoffnung bereithält."

—*Heidi M., Plymouth, Massachusetts*

„*Einfach nüchtern!* hat mich mein Trinkverhalten aus einer ganz neuen Perspektive sehen lassen. Jetzt kenne ich die wissenschaftlichen Fakten hinter meiner Suchttendenz. Nüchtern zu bleiben ist nun kein quälendes Ringen mehr, sondern eher ein Fest, da ich endlich frei bin, mein Leben nach meinen Vorstellungen zu leben und nicht mehr vom Alkohol kontrolliert werde. Die Botschaft, die in *Einfach nüchtern!* steckt, ist wahrhaftig befreiend."

—*Marcus J., London, Großbritannien*

„Als Ehefrau, Elternteil und Beraterin versank ich wegen meiner Gewohnheit, täglich zu trinken, und wegen meiner zunehmenden Alkoholabhängigkeit in einer immer tieferen Verzweiflung. *Einfach nüchtern!* vermittelte mir wichtige Einsichten in meine eigene Psyche, die ich brauchte, um meine Probleme zu überwinden. Jetzt habe ich meine Energie, meine Vitalität und meine Gesundheit wieder. Ich empfehle *Einfach nüchtern!* jedem, der sich wegen seines Trinkverhaltens Sorgen macht."

—*Rhiana N., Sydney, Australien*

„Ich stolperte über *Einfach nüchtern!*, nachdem ich einen weiteren schlimmen Rückfall in das Elend des Alkoholismus erlitt und mich vier Wochen lang ununterbrochen so vollaufen ließ, dass ich mich damit fast umbrachte. Seit ich 18 Jahre alt bin, habe ich immer sehr viel getrunken. Die letzten zehn Jahre habe ich als schwerer Alkoholiker verbracht. Mit dem letzten bisschen meines Selbst, das noch übrig war, riskierte ich ein Delirium tremens: Statt zu einer weiteren Entgiftungsklinik zu gehen (was bei mir nie funktionierte) oder an einem weiteren ‚Höhere-Macht-Treffen' der Anonymen Alkoholiker teilzunehmen (was auch nichts brachte), stieß ich auf diesen neuen, bahnbrechenden Ansatz namens *Einfach nüchtern!*. Ich hatte drei qualvolle Entzugstage hinter mir, als ich die Kopfhörer aufsetzte und mir Annies Buch als Hörbuchversion anhörte. Ich spürte sofort eine Verbindung zu den Worten und den Erfahrungen, die Annie durchgemacht hatte. Die folgenden drei Tage hörte ich mir ihr Programm und ihre Worte, die von Fakten untermauert waren, wie besessen an. Dabei kam ich zu der Erkenntnis, dass Alkohol Gift ist, und dass alles, was ich wirklich brauchte, jemand war, der mir genau das mit Hilfe von Fakten und einem verständnisvollen und mitfühlenden Herz erklärte. Ich habe seitdem bis heute nichts mehr getrunken und kann dieses Buch allen, die ein ernstes Problem mit Alkohol haben, nur wärmstens empfehlen. Es funktioniert einfach."

—*Wilder D., Melbourne, Australien*

„Bevor ich *Einfach nüchtern!* las, trank ich nur ab und zu etwas und glaubte, eine sehr gesunde Beziehung zu Alkohol zu haben. Ich ging davon aus, dass sich das Buch wahrscheinlich nicht an mich richtete, wollte es aber trotzdem lesen. Wie falsch ich doch lag! Durch das Lesen dieses Buches wurde mir klar, dass es so etwas wie eine gesunde Beziehung zu Alkohol nicht gibt. Die Beispiele, Analogien und persönlichen Erfahrungen der Autorin empfand ich als unglaublich ergreifend. Meine Sicht der Dinge änderte sich komplett. Ich begann mich zu fragen, warum ich überhaupt Alkohol trank, und wurde mir bewusst, dass ich daraus kaum, wenn nicht sogar überhaupt keinen, Nutzen zog. Sofort nach der Lektüre dieses Buches verlor ich meine Lust auf meine abendlichen Drinks und fand die Kraft, mich mit Freunden zum Abendessen zu treffen, ohne dabei ein paar Bier trinken zu müssen. Verstehen Sie mich nicht falsch: Ich lebe nicht vollständig abstinent. Ab und zu gönne ich mir noch einen oder zwei Drinks. Dies ist jedoch wesentlich seltener geworden und wenn ich es tue, dann weil ich es will und nicht wegen einer Gewohnheit oder sozialen Drucks. Wenn dieses Buch eine so starke Wirkung auf jemanden hat, der überhaupt nichts ändern wollte, kann ich mir nur vorstellen, wie wirkungsstark es bei den Menschen sein muss, die ihr Leben wirklich verändern wollen."

—*John D., New Jersey*

„Alkoholmengen, die wir früher als ein Warnsignal für Alkoholismus angesehen haben, sind heute die Norm. Gourmet-Weine und Craft Beer werden uns beinahe als unverzichtbarer täglicher Luxus angepriesen. Wenn Sie genau wie ich finden, dass Alkohol eher zu einer Belastung statt zu einem Genuss geworden ist, kann Annie Graces Buch Ihr Schlüssel dafür sein, Ihre Kontrolle zurückzuerlangen. Es ist eine ehrliche und eloquente Sicht auf die gefährliche Realität unserer Trinkkultur und gibt Ihnen die Werkzeuge an die Hand, die Sie brauchen, um die Kontrolle über sich selbst zurückzuerobern und die Tür zu einem neuen, glücklicheren Leben aufzuschließen."

—*Victory W., Perth, Australien*

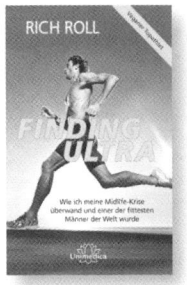

Rich Roll

FINDING ULTRA

Wie ich meine Midlife-Krise überwand und
einer der fittesten Männer der Welt wurde

384 Seiten, geb., € 16,80

Finding Ultra ist Rich Rolls unglaublicher Bericht, wie er mit 40 Jahren
von einem unsportlichen, übergewichtigen Durchschnittsamerikaner
zu einem der weltweit besten Ausdauerathleten wurde.

Zuvor bestand Rich Rolls Alltag aus Arbeit, Stress, Junk Food und TV-Abenden auf dem Sofa. Fast 25 Kilo Übergewicht und seine schlechte Kondition führten dazu, dass er kaum Treppen steigen konnte. An seinem 40. Geburtstag beschloss er, sein Leben komplett zu ändern. Er wechselte zu einer veganen Lebensweise und fing an, ein äußerst intensives Trainingsprogramm zu absolvieren. Wenige Monate später wurde er von Men's Fitness zu einem der 25 fittesten Männer der Welt gewählt. Durch seine radikale Lebensumstellung konnte er unmöglich scheinende Leistungen erbringen, wie die Teilnahme am Ultraman World Championship, bei dem sich die fittesten Menschen der Welt bei einem 515-Kilometer-Martyrium in den Disziplinen Schwimmen, Radfahren und Laufen miteinander messen. Und im Anschluss an diese Bewährungsprobe meisterte er eine noch größere: den Epic5 – fünf Triathlonwettkämpfe hintereinander.

Doch *Finding Ultra* ist viel mehr als ein packender Blick auf atemberaubende, athletische Leistungen. Rich Rolls erstaunliche körperliche und geistige Verwandlung beweist, dass in jedem das Potential steckt, ultra-fit zu werden.

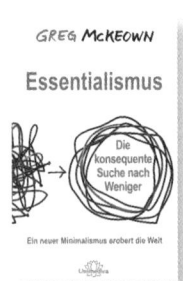

Greg McKeown

ESSENTIALISMUS

Die konsequente Suche nach Weniger.
Ein neuer Minimalismus erobert die Welt

304 Seiten, kart., € 19,80

Sich nicht zu verzetteln und mit ganzem Herzen das zu verfolgen, was wirklich wichtig ist: Das ist der Weg des Essentialisten. Der Google-Coach und Bestseller-Autor Greg McKeown teilt in diesem Buch seine Erfahrungen im Umgang mit den Top-Managern der erfolgreichsten Unternehmer dieser Welt, um zu zeigen, wie man mit Weniger sehr viel mehr erreichen kann.

Die Strategie von McKeown, der Weg des Essentialisten, hat schon Viele aus dem Griff der Belanglosigkeiten und konstanten Überforderung befreit. Die Geheimformel: Weniger, aber besser!

In vier praktischen Schritten zeigt McKeown, der nach der Promotion in Stanford eine Firma für Strategie und Leadership im Silicon Valley gegründet hat, auszusortieren und die richtigen Fragen zu stellen, die Energie auf das zu lenken, was wirklich zählt. Dabei ist sein Buch keine neue Zeitmanagementstrategie oder Produktivitätstechnik. Es geht vielmehr darum, das Wesentliche vom Unwesentlichen zu unterscheiden und mit Disziplin das zu verfolgen, was die eigene größte Stärke ist.

Der schöne Nebeneffekt: endlich wieder glücklich zu sein, mehr Freude am Arbeitsplatz zu haben und auch privat erfüllter zu leben. Statt tausend Belanglosigkeiten eine wesentliche Sache bewegen. Und Entscheidungen zu treffen, die neue Maßstäbe setzen – entspannt, statt ausgebrannt. Eine Schatzkiste zurück zu einem selbstbestimmten, erfüllten Leben!

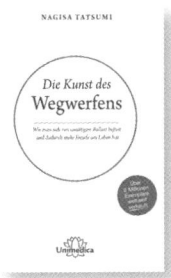

Nagisa Tatsumi

DIE KUNST DES WEGWERFENS

Wie man sich von unnötigem Ballast befreit und dadurch mehr Freude am Leben hat.
Über 2 Millionen Exemplare weltweit verkauft.

160 Seiten, kart., € 16,80

Der Bestseller von Nagisa Tatsumi ist zum Auslöser einer weltweiten und extrem erfolgreichen Aufräum- und Ordnungsbewegung geworden. Erfahren Sie, weshalb wir zwanghaft Berge nutzloser Gegenstände anhäufen, warum es uns schwer fällt, überflüssige Dinge wegzuwerfen und wie wir lernen, konsequent auszusortieren und unser Leben zu entschlacken.

Nagisa Tatsumi zeigt, dass man sich mit ein paar Tricks vom Ballast überflüssiger Sachen nachhaltig befreien kann. Zehn einfache Grundregeln führen in die Kunst des Entrümpelns ohne Reue ein. Praktische Tipps erleichtern das Aussortieren und ressourcenschonende Entsorgen.

Ein unverzichtbarer Ratgeber für alle, die sich innerlich wie äußerlich mehr Leichtigkeit und Ordnung in ihrem Leben wünschen. Die Kunst des Wegwerfens wurzelt tief im japanischen Minimalismus und schärft den Blick für die Dinge, die wirklich glücklich machen.

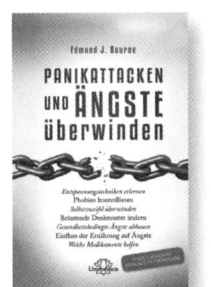

Edmund J. Bourne

PANIKATTACKEN UND ÄNGSTE ÜBERWINDEN

Entspannungstechniken erlernen, Phobien kontrollieren, Selbstzweifel überwinden, belastende Denkmuster ändern, gesundheitsbedingte Ängste abbauen, Einfluss der Ernährung auf Ängste, welche Medikamente helfen

552 Seiten, geb., € 34,–

Jeder Mensch empfindet ab und zu Angst. Wird sie zur vorherrschenden Emotion, liegt meist eine psychische Störung vor. Bestsellerautor Edmund J. Bourne weiß, die Zunahme der Angststörungen ist die Antwort auf unsere nachlassende Fähigkeit, mit Stress in einer komplexer werdenden Welt umzugehen.

Dieses Arbeitsbuch will Betroffenen helfen, ihre Panik, Angst und Phobien besser zu verstehen. Bournes Schritt-für-Schritt-Programm befähigt sie, Angststörung dauerhaft zu besiegen. Das Buch mit zahlreichen Übungen, Checklisten und Anleitungen und mit einer Million verkauften Exemplaren ist ein Klassiker in amerikanischen Fachkreisen.

Für die überarbeitete und erweiterte Ausgabe wurden die Störungsbilder in Übereinstimmung mit internationalen diagnostischen Kriterienkatalogen gebracht (DSM-5, ICD-10 Codes). Bourne hat zudem Forschungsergebnisse aus der Neurobiologie und neueste medikamentöse Behandlungsmethoden berücksichtigt. Ein Kapitel über „Lebenssinn" befasst sich mit der verbreiteten Akzeptanz- und Commitmenttherapie (ACT). Themen wie Entspannung, körperliche Bewegung, Umgang mit Panikanfällen, kontrollierte Konfrontation, Gefühlsausdruck, Durchsetzung, Selbstachtung, Ernährung, medikamentöse Behandlung und Meditation sind auch für den Laien gut nachvollziehbar. Bournes Ansatz sollte im Methodenrepertoire keiner therapeutischen Praxis fehlen.

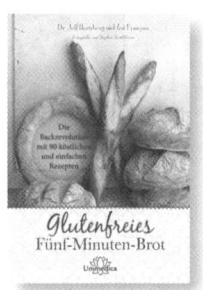

Dr. Jeff Hertzberg & Zoë François

GLUTENFREIES FÜNF-MINUTEN-BROT

Die Backrevolution mit 90 köstlichen und einfachen Rezepten

316 Seiten, geb., € 29,80

Glutenfreies Backen ist anders als das Backen mit Weizenmehl. Aber es ist kein Hexenwerk! Dr. Jeff Hertzberg und Zoë François haben ihre revolutionäre Fünf-Minuten-Backmethode auf Brote und andere Teigwaren angepasst, die ohne Weizen und belastende Getreidesorten auskommen, und 90 fantastische, glutenfreie Backrezepte mit einfach erhältlichen Zutaten entwickelt.

Ziel war es, nicht nur die Lust auf Brot von Menschen zu stillen, die an Zöliakie oder Glutensensitivität leiden. Auch wer Weizen gut verträgt und gern mag, wird mit diesen Broten zufrieden sein. Jedes hier enthaltene Rezept hat den Geschmackstest von Menschen bestanden, die auch traditionelle Brote lieben.

Deftiges Bauernbrot, Vollkornbrot, französische Baguettes, Brot aus dem Tontopf, Challah und sogar feines Dessertgebäck wie Brioches, Donuts oder Pekan-Karamell-Schnecken – alles glutenfrei und selbst gemacht! Frisches, ofenwarmes, glutenfreies Brot in weniger als fünf Minuten Vorbereitungszeit pro Tag. Ein Traum, der dank dieses Buches wahr wird und vielen Menschen mit Glutenunverträglichkeit das Leben auf köstliche Weise bereichern wird!

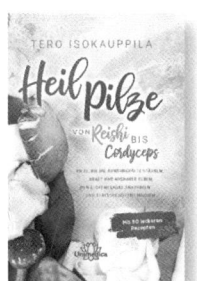

Tero Isokauppila

HEILPILZE

Von Reishi bis Cordyceps – Pilze, die die Abwehrkräfte stärken, Kraft und Ausdauer geben, den Stoffwechsel ankurbeln und stressresistent machen. Mit 50 leckeren Rezepten.

264 Seiten, geb., € 24,80

Adaptogene Pilze gehören mit ihrem riesigen Potenzial – zum Beispiel als natürliche Stresskiller – zum Superfood. Die antiviralen und entzündungshemmenden Eigenschaften von Reishi, Shiitake oder Maitake können Menschen im Kampf gegen Diabetes, hormonelle Störungen, Autoimmunkrankheiten oder Krebs nachweisbar unterstützen.

Tero Isokauppila, ein ausgewiesener Pilzexperte und Spezialist für Superfood, legt mit *Heilpilze* ein Grundlagenbuch vor, das Basiswissen vermittelt und ein umfassender Ratgeber für praktische Fragen rund um die Pilze in Gesundheit und Ernährung ist. Ein besonderes Extra des Buches bilden 50 einfache und schmackhafte Pilzrezepte für den täglichen Speiseplan, die die Abwehrkräfte stärken, die Verdauung anregen, das Energieniveau erhöhen und die Gesundheit allgemein fördern. Das „Kochbuch im Buch" überrascht mit tollen Zubereitungsideen vom Frühstück bis zum Abendessen. Es sind sogar Desserts dabei! Hinweise auf Bezugsquellen von exotischen Pilzen fehlen ebenfalls nicht.

Der Autor dieses Allrounders zum Thema Pilze, Tero Isokauppila, ist gebürtiger Finne und gehört laut der Academy of Culinary Nutrition zu den 50 besten Ernährungs-Aktivisten der Welt.

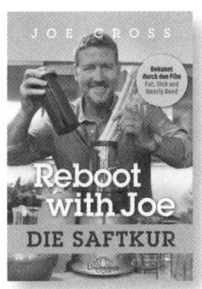

Joe Cross

REBOOT WITH JOE

Die Saftkur

390 Seiten, geb., € 24,–

Joe Cross war stark übergewichtig, litt an einer Autoimmunkrankheit und war abhängig von Medikamenten. Eines Tages änderte er schlagartig seine Lebensweise, verzichtete auf Junkfood und begann mit einer 60 Tage langen Saftkur. Dadurch nahm er nicht nur ab, sondern konnte auch seine Medikamente absetzen und von Grund auf neu starten. Durch den Dokumentarfilm „Fat, Sick & Nearly Dead" (Fett, Krank & fast tot) wurde sein Reboot international bekannt und inspirierte Hunderttausende weltweit, es ihm gleichzutun.

In seinem New York Times Bestseller erklärt Joe Cross, wie man sein Leben einer Generalüberholung (Reboot) unterzieht. Es ist so einfach wie logisch: Saft ist ein flüssiges Nahrungsmittel, das den Körper mit einer Vielzahl an Vitaminen, Mineral- und Nährstoffen durchflutet. Reboot with Joe ist der beste Weg, überflüssige Pfunde zu verlieren und mehr Energie und geistige Klarheit zu erlangen.

Das Werk enthält inspirierende Rezepte für Säfte, Smoothies und Gemüse sowie den Aufbau einer gesunden Diät nach der Reboot-Saft-Phase. Verschiedene Diätpläne mit einer Dauer von 3, 5, 10, 15 oder 30 Tagen sowie Einkaufslisten und Rezepte erlauben eine individuelle Anpassung.

Erfolgsberichte begeisterter Menschen, die mit dem Reboot zu neuer Lebensqualität gefunden haben, motivieren, es selbst in die Tat umzusetzen.

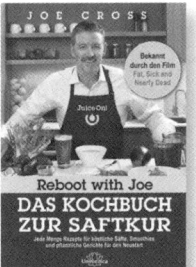

Joe Cross

REBOOT WITH JOE – DAS KOCHBUCH ZUR SAFTKUR

Jede Menge Rezepte für köstliche Säfte, Smoothies und pflanzliche Gerichte für den Neustart

229 Seiten, geb., € 26,–

Einmal den Körper rebooten – wie den Computer. Alten Mist rausschmeißen, neu aufsetzen und dafür sorgen, dass das System wieder läuft: Das machte Joe Cross mit *Reboot with Joe – die Saftkur*. Das Buch wurde ein Bestseller. Nun legt er nach und erweitert das Programm um *Reboot with Joe – das Kochbuch zur Saftkur*.

Es enthält eine Anleitung, wie man Säfte herstellt und lagert. Es gibt praktische Einkaufstipps und führt jede Menge leckere, neue Saftkreationen auf sowie Rezepte für Salate, Smoothies, Suppen, Snacks und leichte Hauptgerichte, die es nach dem Reboot erleichtern, an der gesunden Ernährung dranzubleiben. Denn: Rebooten ist das eine, die neue Fitness zu halten, das andere.

Mit dem Kochbuch zur Saftkur erweitert Cross die Kur zum durchgängig gesunden Lebensstil. Nach Lust und Laune lassen sich die Säfte in Cross' Reboot-Plänen austauschen und neue, einfache Gerichte integrieren. Die Säfte und Gerichte machen optisch und geschmacklich Freude und sind außerdem den Jahreszeiten zugeordnet. Und vor jedem Rezept steht dabei, bei welchen Erkrankungen es besonders hilft. Reboot with Joe ist der Neustart in ein glücklicheres, gesünderes, leichteres Leben. Machen Sie mit!

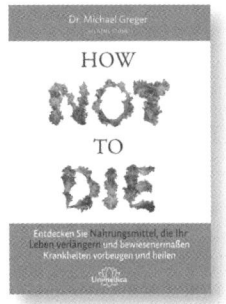

Dr. Michael Greger & Gene Stone

HOW NOT TO DIE

Entdecken Sie Nahrungsmittel, die Ihr Leben verlängern - und bewiesenermaßen Krankheiten vorbeugen und heilen

512 Seiten, geb., € 24,80

Die meisten aller frühzeitigen Todesfälle lassen sich verhindern – und zwar, so überraschend es klingen mag, durch einfache Änderungen der eigenen Lebens- und Ernährungsweise.

Dr. Michael Greger, international renommierter Arzt, Ernährungswissenschaftler und Gründer des Online-Informationsportals Nutritionfacts. org, lüftet in seinem weltweit außergewöhnlich erfolgreichen Bestseller das am besten gehütete Geheimnis der Medizin: Wenn die Grundbedingungen stimmen, kann sich der menschliche Körper selbst heilen.

In *How Not To Die* analysiert Greger die häufigsten 15 Todesursachen der westlichen Welt, zu denen z. B. Herzerkrankungen, Krebs, Diabetes, Bluthochdruck und Parkinson zählen, und erläutert auf Basis der neuesten wissenschaftlichen Forschungsergebnisse, wie diese verhindert, in ihrer Entstehung aufgehalten oder sogar rückgängig gemacht werden können.

Darüber hinaus erklärt er auf verständliche und enorm fesselnde, aber stets wissenschaftlich fundierte Weise, welche Lebensmittel besonders wertvoll und gesund für die verschiedenen Organe und Funktionen des menschlichen Körpers sind, und wie diese am besten kombiniert und verzehrt werden können. Sein „Tägliches Dutzend" fasst in einer so übersichtlichen wie praktischen Checkliste alle die Lebensmittel zusammen, die eine optimale Gesundheit unterstützen.

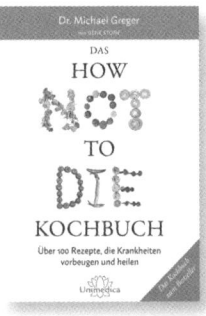

Dr. Michael Greger & Gene Stone

DAS HOW NOT TO DIE KOCHBUCH

Über 100 Rezepte, die Krankheiten vorbeugen und heilen

272 Seiten, geb., € 29,–

Der Ernährungsguru, Arzt und begeisterte Wissenschaftsfreak Dr. Michael Greger hat dem Drängen Tausender Fans nachgegeben und ein Begleitkochbuch zu seinem internationalen Bestseller *How Not To Die* verfasst. Dieses ungeduldig erwartete Kochbuch enthält über 100 Rezepte für köstliche pflanzenbasierte Gerichte, die so gesund sind, dass sie Leben retten.

Einführend erläutert Dr. Greger die Gründe für seine ernährungswissenschaftliche Mission, geht auf die 15 häufigsten Todesursachen der westlichen Welt ein und verrät die beste Strategie, um diesen zu entkommen: eine vollwertige, pflanzenbasierte Ernährung.

In diesem Buch finden Sie Rezepte für sämtliche Tageszeiten und Anlässe, von leckeren Ideen für Frühstück, Mittag- und Abendessen über Snacks für zwischendurch, Salate, Suppen und Beilagen bis hin zu Desserts oder Getränken. Verführerische Fotos werden Ihnen das Wasser im Mund zusammenlaufen lassen und Lust aufs Nachkochen machen.

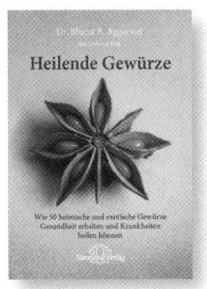

Dr. Bharat B. Aggarwal

HEILENDE GEWÜRZE

Wie 50 heimische und exotische Gewürze Gesundheit erhalten und Krankheiten heilen können

512 Seiten, geb., € 29,–

Gewürze sind wertvolle Küchenfreunde und sorgen für den guten Geschmack. Gewürze können jedoch noch viel mehr – sie verfügen über eine enorme Heilkraft.

Dr. Aggarwal erforscht seit Jahren am renommierten M.D. Anderson-Krebszentrum der Universität Texas die Heilwirkung von Gewürzen. Viele Gewürze sind echte Kraftpakete bei der Verteidigung des Körpers gegen Mikroben – Bakterien, Viren und Pilze. Sie wirken entzündungshemmend und können sogar den Alterungsprozess aufhalten.

In seiner Gewürzbibel beschreibt der erfahrene Forscher ausführlich und äußerst lebendig die wichtigsten 50 Gewürze, deren Anwendungsgebiete sowie wissenschaftliche Belege für deren Wirkung und nicht zuletzt leckere Rezepte. So reguliert Zimt den Blutzucker, Kurkuma schützt vor Krebs, Oregano hilft bei Infektionen, Mandeln bei Bluthochdruck und Curryblätter bei Alzheimer.

Ein Buch zum Nachschlagen und Anwenden – vom Kauf der Gewürze bis zur Aufbewahrung und Verwendung in Gerichten, in außergewöhnlichen Gewürzmischungen oder direkt als präzise gewähltes Heilmittel.

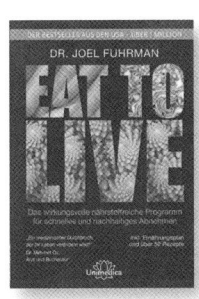

Dr. Joel Fuhrman

EAT TO LIVE

Das wirkungsvolle, nährstoffreiche Programm für schnelles und nachhaltiges Abnehmen

432 Seiten, geb., € 24,80

EAT TO LIVE ist das Grundlagenwerk für gesunde Ernährung. Der amerikanische Erfolgsautor und Arzt Dr. Fuhrman stellt damit ein mächtiges Werkzeug zur Verfügung, um dauerhaft Gewicht zu verlieren und die Gesundheit wiederzuerlangen. In den USA ist es ein Dauerbrenner, über 1 Million verkaufte Bücher sprechen für sich.

Joel Fuhrman zeigt, wie allein mit der richtigen Ernährung Bluthochdruck, Diabetes, Autoimmunkrankheiten, Migräne, Asthma und Allergien dauerhaft geheilt werden können.

Mit seinem 6-Wochenplan kann man Heißhungerattacken und Verlangen nach Junkfood hinter sich lassen. Das Geheimnis liegt in der Nährstoffdichte, das bedeutet die Einnahme von viel nährstoffreicher Nahrung. Übergewichtige sind trotz Überernährung meistens damit unterversorgt. Das Buch revolutioniert unser Denken und unsere Essgewohnheiten.

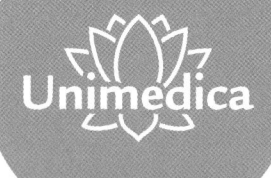

GERMANISTISCHE BIBLIOTHEK

Herausgegeben von

ROLF BERGMANN
und
CLAUDINE MOULIN

Band 79

NIKLAS REINKEN

Die Grammatik
der Handschriften

Universitätsverlag
WINTER
Heidelberg

Bibliografische Information der Deutschen Nationalbibliothek
Die Deutsche Nationalbibliothek verzeichnet diese Publikation
in der Deutschen Nationalbibliografie;
detaillierte bibliografische Daten sind im Internet
über *http://dnb.d-nb.de* abrufbar.

Zugl.: Dissertation, Universität Oldenburg, 2022

Veröffentlicht mit Unterstützung
des Publikationsfonds für Monografien der Leibniz-Gemeinschaft.

UMSCHLAGBILD
Zusammenstellung: Niklas Reinken

Universitätsverlag Winter GmbH
Dossenheimer Landstraße 13
D-69121 Heidelberg
www.winter-verlag.de

TEXT: © 2023 Niklas Reinken

GESAMTHERSTELLUNG: Universitätsverlag Winter GmbH, Heidelberg, 2023

ISBN (Hardback):   978-3-8253-9531-5
ISBN (PDF):   978-3-8253-8630-6

Im Open Access online unter
DOI: https://doi.org/10.33675/2023-82538630

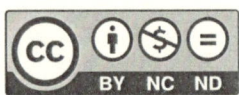

Handwriting is just your hands' accent.
(unbekannt)

Yet, one might wonder why, in a world beset with horrendous problems, there is any concern at all with a subject such as mundane as handwriting. There are those who say it is, after all, nothing more than a highly personalized means for expression, that a typewriter or a printing machine can do the job much better and faster. Perhaps, but in a frighteningly impersonal world a highly personal means for communication may have much to recommend it.
(Askov et al. 1970: 109)

Inhalt

Die für die Auswertung erstellten R-Skripte sind unter
github.com/nreinken/grammatik_der_handschriften zu finden.

Vorwort

2016 besuchte ich ein Seminar zum graphematischen Sprachwandel, in dem wir den Text Fuhrhop & Schmidt (2014) diskutierten – es entwickelte sich schnell eine Hausarbeit daraus, in der ich erstmals Handschriften (genauer gesagt, Unterschriften) auf graphematische Strukturen untersucht habe. Daraus ist eine tiefe Faszination geworden, die bis heute anhält. Je mehr ich über Handschriften lerne, desto mehr Fragen tauchen auf. Einigen dieser Fragen konnte ich in dieser Dissertation nachgehen.

Für die Betreuung, die mir genau das richtige Maß an Selbstständigkeit ermöglichte, danke ich von Herzen Nanna Fuhrhop; auch dafür, dass sie das Wagnis eingegangen ist, ein solches Nischenthema in der Graphematik zu begleiten. Was sie mir in den Jahren meiner Promotion alles ermöglicht hat, ist kaum zu fassen. Ihr gilt auch mein Dank für eine Menge guter Ratschläge, beste Arbeitsbedingungen und lange Gespräche zwischen Tür und Angel über Handschriften, Sprache und die Welt. Ich möchte meine Promotionszeit genau deshalb nicht missen!

Jörg Peters und Renata Szczepaniak danke ich für das Zweit- und Drittgutachten zu meiner Dissertation. Beide haben aus ihren je eigenen Perspektiven wertvolle Hinweise beigesteuert, von denen ich sehr profitiert habe und für die ich sehr dankbar bin. Dankenswerterweise durfte ich mich am *GraphVar*-Korpus von Kristian Berg bedienen, der auch in methodischen und inhaltlichen Fragen immer zur Hilfe bereit war.

Der Graphematische Lesekreis in Oldenburg hat viele dieser Ideen zuerst gehört und war an ihrer Weiterentwicklung maßgeblich beteiligt. Insbesondere Nanna Fuhrhop, Kristian Berg, Niklas Schreiber, Franziska Buchmann, Karsten Schmidt, Laura Scholübbers, Hanna Lüschow, Gerrit Helm und Jonas Romstadt haben sich meine Gedanken wiederholt angehört. Es ist sehr wertvoll, sich gemeinsam an einer Idee abzureiben und ihre Stichhaltigkeit prüfen zu können.

Dem Institut für Germanistik der Universität Oldenburg und den Kolleg:innen, die es mit Leben füllen, bin ich dankbar für die nahezu perfekten Rahmenbedingungen, die mir die Arbeit an dieser Dissertation sehr erleichtert haben.

Jonas Romstadt, Burçin Amet, Sina Pancratz, Nadine Steenken, Annalena Christ, Fenja Rüthemann und Christian Cishmack haben verschiedene Fassungen dieses Textes probeweise gelesen, korrigiert und äußerst reichhaltig kommentiert. Verbliebene Fehler gehen selbstverständlich zulasten des Autors.

Das gesamte Team des Universitätsverlags Winter war stets zuvorkommend, freundlich, professionell und sehr engagiert dabei, mir bei der Veröffentlichung dieser Dissertation zu helfen. Ihre Kompromissbereitschaft ging weit über das zu erwartende Maß hinaus und dafür danke ich sehr! Ebenso danke ich dem Leibniz-Publikationsfonds für Open-Access-Monografien, ohne dessen Förderung diese Open-Access-Publikation nicht möglich gewesen wäre.

Ein besonderer Dank gilt auch meinen Freund:innen: Sei es für spontane Druckerpapier-Lieferungen am späten Sonntagabend oder für viele nicht gesetzte, aber gefundene Punkte. Sei es für spontane Internetnutzung, wenn das hauseigene WLAN nicht funktionierte. Sei es für die Momente beim gemeinsamen Mittagessen oder Kaffeetrinken, bei denen ich gezwungen war, meine Gedanken für ein fachfremdes Publikum zu formulieren. Sei es für gemütliche Abende in und außerhalb unserer Stammkneipe, die für die richtige Ablenkung zum richtigen Zeitpunkt gesorgt haben. Diese Arbeit ist auch Euer Werk!

Der last-but-not-least-Dank geht an meine Eltern Rita Höffmann-Reinken und Manfred Reinken und meinen Bruder Lukas Reinken, die mich (oft, ohne es zu merken) ermutigt und bestärkt haben und die meine sehr monothematischen Monate ertragen mussten. Ich konnte Euch in den letzten Jahren nicht so viel Aufmerksamkeit und Zeit schenken, wie ihr es verdient hättet.

1   Einleitung: Handschrift als visuelle Sprache

1983 fasst Jean Alston eine Forschungslücke folgendermaßen zusammen:

> One wonders how often handwriting has been discarded as a variable in research, simply because it has been considered not amenable to quantitative measurement or recording. Other basic school skills, such as reading, spelling or mathematics are, in contrast, often employed for monitoring progress or as educational research variables. (Alston 1983: 237)

Seitdem ist einiges geschehen, und zwar nicht nur in der pädagogisch-psychologischen Handschriftenforschung. Die neurokognitiven Hintergründe des Handschreibens können als fast vollständig aufgeklärt gelten (vgl. z. B. Fayol 2019). Die digitale Handschriftenproduktion und -rezeption ist gelöst (vgl. z. B. Chang & Shin 2012; Edelman et al. 1990). Auch die Forensik kann die Urheberschaft von Handschriften nahezu sicher belegen (vgl. z. B. Found & Bird 2016). Jüngere klinische Studien zeigen, dass die Handschrift auch als früher Indikator für eine Alzheimer- oder Parkinsonerkrankung genutzt werden kann (vgl. Impedovo & Pirlo 2019). Handschriftenerkennung ist eine zentrale Methode für die Editionswissenschaft (vgl. Bensefia et al. 2002: 274). Dabei geht es nicht nur einfach darum, Handschriften zu entziffern, sondern die graphetischen Eigenheiten können auch Informationen über die Schreibsituation, den Anlass und sogar über Sprachwandelphänomene liefern:

> Wenn sich Alter, Müdigkeit oder Krankheit in der Handschrift niederschlagen, kann man solche Befunde mit sprachlichen Wandelphänomenen oder Auffälligkeiten korrelieren. Eine müde Hand mag mitunter z. B. für eine weniger komplexe Syntax oder für die Abnahme der Wortschatzdiversität verantwortlich sein. Deshalb ist die graphische Inszenierung eines Textes eine wichtige zusätzliche Informationsquelle, auf die auch die moderne Korpuslinguistik nicht verzichten kann. (Voeste 2016: 432)

Insgesamt sind Handschriften in vielen wissenschaftlichen Disziplinen ein ernst zu nehmender und ernst genommener Gegenstand. Eklatant fällt dagegen auf, dass ausgerechnet die Linguistik Handschriften in ihrer Materialität wenig Platz einräumt. Dabei ist Handschrift ein wesentlicher Kommunikationskanal mit ganz spezifischen sozialen und soziolinguistischen Konnotationen. Wer Handschrift zur Kommunikation nutzt, zeigt „Authentizität", „Analogizität" und „Spontaneität" (Spitzmüller 2013: 403):

> Handschrift gilt deswegen als besonders ›individuell‹ und ›authentisch‹, weil sie schwer ›kopierbar‹ ist. Ihre spezifische visuelle und materielle Erscheinungsform wird als Index des bei der Textproduktion präsenten Schreibers, mit dessen Person diese Form fest verbunden wird, angesehen. Handschriftliche Texte verweisen somit auch auf einen festen Produktionsort und -kontext, und der handschriftliche Text ist konzeptionell ein singulärer Text. (Spitzmüller 2013: 402)

Als eine solche „soziale Positionierungspraktik" (Spitzmüller 2013: 403) tritt die Handschrift als abstraktes Kulturgut wiederholt in das öffentliche Bewusstsein. Rufe, dass die Handschrift bedroht und ein schützenswertes Gut sei, suchen regelmäßig die Tages- und Wochenzeitungen heim (vgl. Gredig 2021: 124 ff.). In vielen Domänen bleibt sie aber stabil, zum Beispiel bei Kondolenzkarten, Glückwunschkarten, Urlaubskarten, Skizzen, Notizen, Testamenten und Unterschriften (vgl. Böhm & Gätje 2014: 9; Gredig 2021: 157 ff.), aber auch als Graffiti-Kunst (Bellingradt 2020: 109). Einer der größten Bereiche der Handschriftlichkeit ist die Schule (vgl. auch Hecker 2011: 117). Die Handschrift kann als situative Variante, als Sprachregister betrachtet werden, wenn es um adressaten- oder situationsgerechtes Schreiben geht (vgl. Gadow 2005: 13). Hand- und Druckschriften sind keine unauflösbaren Gegensätze, die sich verdrängen; sie existieren vielmehr nebeneinander und ergänzen sich in unterschiedlichen Kontexten (beispielsweise als Eingabemodus bei einem Tablet, Unterschrift unter einem gedruckten Brief, ‚Druck'schrift in Formularen; vgl. Spitzmüller 2013: 401).

In der soziolinguistischen Forschung ist die (Hand-)Schrift nach den Arbeiten Spitzmüllers damit Teil einer kommunikativen Variation. In der Grammatikforschung kommt Handschrift dagegen – wenn überhaupt – nur am Rande vor. Das liegt vielleicht daran, dass die Betrachtung von Schrift als autonomer Teil der Sprache noch keine lange Forschungsgeschichte hat; sie wurde lange als Stiefkind betrachtet. Die Handschrift ist – um im Bild zu bleiben – dann das Stiefkind des Stiefkindes; sie wurde von der Graphematik lange ebenso vernachlässigt wie die Graphematik von der übrigen linguistischen Forschung. Fuhrhop & Peters (2013) thematisieren als eines von wenigen graphematischen Werken Handschriftlichkeit explizit; der Schwerpunkt liegt aber eindeutig auf den Druckschriften, weil Handschriften „noch nicht in dem Maße wie Druckschriften graphetisch erforscht sind" (Fuhrhop & Peters 2013: 184) und zu viel Varianz zeigen. Meletis (2020a) stellt graphetische und graphematische Beschreibungskategorien vor, die z. T. auch explizit auf handschriftliche Phänomene angewendet werden.

Gredig (2021: 6, Herv. im Orig.) schreibt in der Einleitung zu seiner Dissertation, die sich mit Handschriften beschäftigt: „Die allermeisten genuin *linguistischen* Fragen, die sich bei der Betrachtung des Phänomens Schrift stellen, sind nicht spezifisch an *Hand*schriftlichkeit gebunden." Das stimmt – allerdings geht Gredig so weit zu sagen, dass eine grammatische Betrachtung von Handschriften nicht sinnvoll sei:

> Die […] Irrelevanz des Schreibprozesses für die kontextabstrakte Bedeutung von Geschriebenem und für dessen Relation zur (gesprochenen) Sprache lässt sich nicht leugnen: Handschrift bietet sich für sprach*systematische* Betrachtungen deswegen tatsächlich nicht als Gegenstand an. (Gredig 2021: 6 f., Herv. im Orig.)

Das ist zwar durchaus etwas provokant gemeint, denn Gredig geht es vor allem um die kulturelle Dimension der Handschrift (vgl. Gredig 2021: 12) und nicht um grammatische Phänomene. Aber: Die Aussage, dass der Schreibprozess mit all seinen Eigenheiten für den grammatischen Inhalt des Geschriebenen irrelevant sei, ist eine These, die erst einmal geprüft werden müsste.

Eine wichtige Prämisse dieser Untersuchung ist: *Schreiben* (in unserem Schriftsystem) *ist Glottographie, nicht Semasiographie* (vgl. Gelb 1952: 191; Schmitt 1980: 10; Günther 1988: 41 ff.; Dürscheid 2016: 99 f.; Meletis 2020a: 20 f.). Es werden also keine

Bedeutungen geschrieben, sondern die sprachlichen Repräsentationen von Bedeutung.[1] Ein Beispiel für ein semasiographisches Zeichen liefert Dürscheid (2016: 100, Herv. im Orig.): „Die Bedeutung des Zeichens 🖫 ist dem Computernutzer bekannt, eine festgelegte lautsprachliche Repräsentation hat dieses Piktogramm aber nicht. Es kann als *speichern*, je nach Kontext aber auch als *abspeichern, auf Festplatte speichern, auf Diskette speichern* etc. realisiert werden." Das Zeichen *„Speichern"* (als Wort) dagegen wäre glottographisch, es repräsentiert sowohl eine sprachliche Einheit (z. B. eine Lautkette) als auch eine Bedeutung. Schmitt (1980) spricht von einer „Schallzeichenschrift".

Wenn man dem Dogma der Glottographie folgt, dann liegt der Gedanke nicht fern, dass noch weitere Einheiten wie etwa Silben, Füße oder Morpheme jenseits der puren Abfolge von Phonemen in der Schrift repräsentiert werden. Hier kommt das Konzept der *Visible Language* ins Spiel. Das besagt die eigentlich triviale Feststellung, dass sprachliche Einheiten in der Schrift nicht nur repräsentiert werden, sondern auch eine visuelle oder materielle Dimension haben: „Fully developed writing became a device for expressing linguistic elements by means of visible marks" (Gelb 1952: 13). Man kann mit Schmidt (2018: 39) auch von der anderen Seite aus argumentieren: Eine Form muss auch einen Inhalt haben. Eine Einheit kann nicht nur eine physische Struktur sein, sondern sie repräsentiert immer auch eine sprachliche Information, die visuelle Ebene kann ohne die informative Ebene nicht zielführend betrachtet werden:

> Wie für das Gesprochene gilt, dass die Sprecher einer Sprache nicht nur Folgen von Lautwerten oder Tonhöhenunterschieden hören, sondern auch Wörter und Sätze, so gilt für das Geschriebene, dass Leser nicht nur graphische Figuren wahrnehmen, sondern Einheiten ihrer Sprache. Jede sprachliche Form ist damit je schon durch die Wahrnehmung geformte Materie (phonisch oder graphisch), ist etwa immer auch morphologisch oder syntaktisch ‚durchdrungen'. (Schmidt 2018: 39)

Intuitiv ist das bei der Einheit *Wort*. Ein Wort hat eine lexikalische Bedeutung und eine bestimmte visuelle Form. Man kann für eine Reihe von linguistischen Einheiten sogar behaupten, dass sie überhaupt erst aufgrund ihrer visuellen Form als Einheit angenommen werden können. Was ein Wort oder ein Buchstabe ist, wissen wir nur aufgrund ihrer visuellen Repräsentation. Die Segmentierung einer sprachlichen Äußerung in Wörter oder Laute ist außerhalb der Schrift nur sekundär. Lüdtke (1969) argumentiert sogar, dass auch unsere Vorstellung von einzelnen Lauten stark durch das Alphabet bedingt ist (vgl. auch Aronoff 1992; Bugarski 1993; Davidson 2019). Bugarski (1993: 8) sieht darin ein grundlegendes Problem der Sprachwissenschaft:

> [I]ntuitions on linguistic units are further shaped and channeled in a crucial way by the acquisition of literacy. A concrete example of this relationship is the question: 'Which came first, the phoneme or the alphabet?'

---

[1] Die Repräsentation von Sprache ist nur *eine* Funktion von Schrift; auch die pragmatischen und sozialsemiotischen Dimensionen von Schrift sind zu beachten (vgl. Spitzmüller 2013; Gredig 2021), sind aber nicht der Fokus dieser Untersuchung.

Der Gedanke, dass visuelle und sprachliche Einheiten aufeinander bezogen sind, ist also nicht neu. Im Gegenteil, das kann als geradezu typisch für alphabetische Schriftsprache gelten. Crystal (1979) macht einen Vorschlag, welche Einheiten miteinander korrespondieren (Abb. 1):

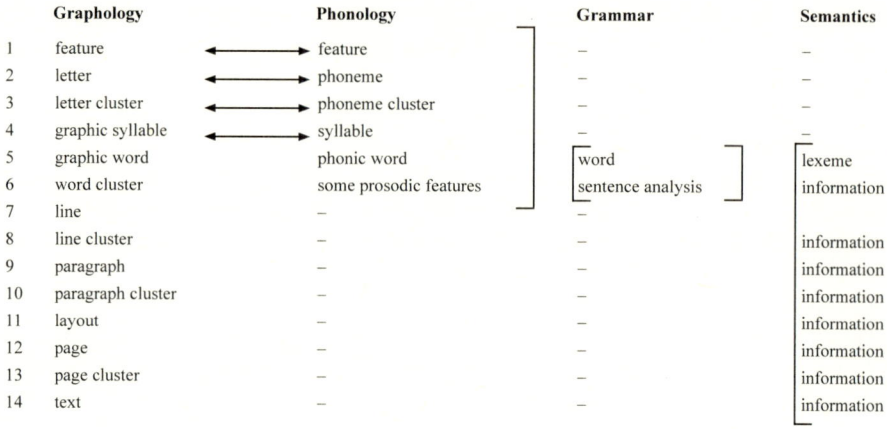

	Graphology	Phonology	Grammar	Semantics
1	feature	feature	–	–
2	letter	phoneme	–	–
3	letter cluster	phoneme cluster	–	–
4	graphic syllable	syllable	–	–
5	graphic word	phonic word	word	lexeme
6	word cluster	some prosodic features	sentence analysis	information
7	line	–	–	
8	line cluster	–	–	information
9	paragraph	–	–	information
10	paragraph cluster	–	–	information
11	layout	–	–	information
12	page	–	–	information
13	page cluster	–	–	information
14	text	–	–	information

Abb. 1: Visuelle Einheiten und ihre Korrespondenz zu anderen sprachlichen Einheiten (Crystal 1979: 32).

Bestimmte Buchstabenmerkmale können bestimmte phonetische Merkmale anzeigen; so stehen Buchstaben mit einem langen vertikalen Element wie der senkrechte Strich bei |t| oder |p| fast immer für Obstruenten (Primus 2004, 2006). Die visuelle Repräsentation eines Lauts geschieht in einer ersten Annäherung durch einen Buchstaben (ohne hier schon in die Feinheiten dieser Beschreibung einsteigen zu wollen), z. B. wird das ‹f› fast immer als /f/ gesprochen. Auch größere linguistische Einheiten sind visuell sichtbar: Die Ränder graphematischer Silben sind durch lange Buchstaben markiert (Fuhrhop & Buchmann 2009, 2016). Graphematische Silben lassen sich auf phonologische Silben beziehen, auch wenn die genaue Syllabifizierung abweichen kann. Die Anzahl der graphematischen und der phonologischen Silben in einem Wort ist aber im Deutschen oft gleich. Das graphematische Wort, das durch Spatien markiert wird (Fuhrhop 2008; Schmidt 2018), deckt sich in vielen Fällen mit phonologischen und morphologischen Wörtern. So steht das graphematische Wort ‹Haus› für das phonologische Wort /haʊs/ und die morphologische Einheit mit ihrem spezifischen Flexionsverhalten – und eben auch einem bestimmten Lexem mit der Bedeutung ‚Gebäude'. Auch andere morphologische Informationen können graphe(ma)tisch kodiert werden (vgl. Noack 2010, 2011; Fuhrhop et al. 2017; Schmidt 2018), z. B. steht in manchen morphologisch komplexen Wörtern wie ‹abends›, ‹nachts› das ‹s› nach einem Buchstaben mit Länge, also nach dem bevorzugten graphematischen Silbenrand. Es verstößt damit gegen ein graphematisches Silbenbaugesetz, wonach Buchstaben mit Länge an den Silbenrändern stehen, und markiert so die morphologische Komplexität. Größere visuelle Einheiten wie der Absatz oder der Text stehen mit jeweils größeren Informationseinheiten in Verbindung.

Wie die visuellen Markierungen in der Druckschrift funktionieren, zeige ich in der vorliegenden Arbeit an verschiedenen Stellen noch genauer auf. Die Druckschriften haben allerdings ein Problem: Sie lassen nicht genügend formale Variation zu, um die vielfältigen linguistischen Einheiten adäquat markieren zu können. Es fehlt zum Beispiel eine gute visuelle Markierung des Fußes, wie ich in Kap. 2.1 zeigen werde. Die Druckschriften müssen mit einem begrenzten Zeicheninventar für verschiedene Informationen auskommen, einige ihrer Zeichen sind polyfunktional. Das möchte ich am Beispiel des ‹e› ausführen: Eine häufige Graphem-Phonem-Korrespondenz von ‹e› ist die mit Schwa; viele Vorkommen von ‹e› sind auf die im Deutschen besonders zahlreichen Vorkommen von Schwa zurückzuführen. Das ‹e› übernimmt allerdings noch zahlreiche andere Aufgaben im Schriftsystem (vgl. Fuhrhop & Buchmann 2009: 148 f.): Es ist die Verschriftung für einen gespannten und einen ungespannten Vokal, auch beim Tiefschwa /ɐ/ ist es Teil der Verschriftung, es ist Längenzeichen beim ‹ie› und ‹ee›, es ist häufiger Bestandteil von Schreibdiphthongen (sogar wenn es phonographisch angemessenere Varianten gäbe) und es kann in bestimmten Kontexten Umlautschreibung sein (‹ae›, ‹oe›, ‹ue›). Alle diese Vorkommen tragen dazu bei, dass das ‹e› der häufigste Buchstabe und gleichzeitig wohl auch der unmarkierteste ist. Wäre es also nicht schön, ein separates Zeichen für eine der Funktionen zu haben, etwa für Schwa?

Tatsächlich kam diese Idee schon früher auf.[2] Der Typograph Jan Tschichold hat 1929 eine Schrift (ein sogenanntes phonetisches Minuskelalphabet) entworfen (Abb. 2). Diese Schrift unterscheidet zwischen gespanntem /e/ auf der einen Seite und ungespanntem /ɛ/ sowie /ə/ auf der anderen Seite. Auch das Anlaut-‹h› und das ‹h› für /ç/ sowie die Verschriftung des velaren Nasals und des /n/ sind unterschiedlich. Bei den Varianten von ‹u› und ‹i› macht Tschichold ebenfalls einen graphischen Unterschied.

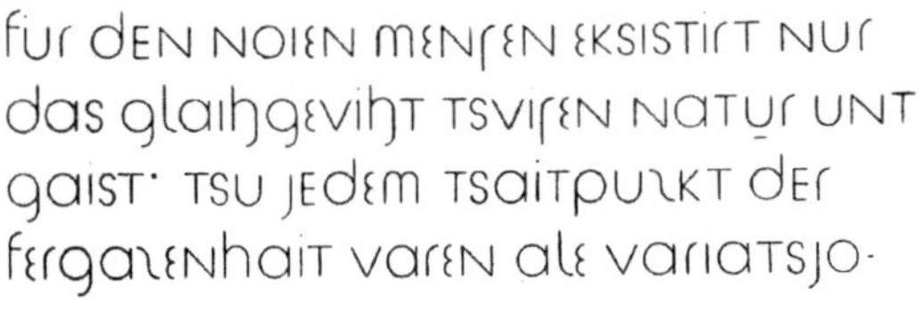

fur ɗEN NOIEN mEN∫EN EKSISTIГT NUГ
das glaiŋgEviŋT TSVI∫EN NaTUГ UNT
gaIST· TSU JEdEm TSaITPUлKT dEГ
fЕГgaлENhaIT VaГEN alE VaГIaTSJO·

Abb. 2: Phonetisches Minuskelalphabet nach Tschichold (1929), zit. nach Bollwage (2010: 192).

Herkömmliche Druckschriften bieten eine solche visuelle Differenzierung von linguistischen Funktionen im Allgemeinen nicht. Aber Handschriften mit ihrer ungleich größeren Variationsfreiheit böten durchaus einige Möglichkeiten dazu. Es ist das Ziel dieser Arbeit, einige der potenziellen Markierungen linguistischer Funktionen[3] in Handschriften zu identifizieren. Wie ist handschriftliche graphetische Variation auf grammatische Einheiten bezogen?

---

2 Im Kontext der vorliegenden Untersuchung stammt sie von Nanna Fuhrhop.

3 Wenn ich davon spreche, dass ein Phänomen eine bestimmte Funktion ‚hat', dann ist das streng genommen nicht ganz richtig. Ein Phänomen an sich hat keine Funktion, es wird in einer bestimmten Funktion eingesetzt: „Wenn also in der Linguistik von ›Funktionen kommunikativer Mittel‹ die Rede ist, ist immer der *funktionale Gebrauch* gemeint, den die Akteure von diesen Mitteln machen" (Spitzmüller 2013: 220, Herv. im Orig.).

Um solche visuellen Markierungen zu finden, muss man aber die physische Form eines Zeichens ernst nehmen. Eine zu starke Abstraktion eines handschriftlichen Buchstaben führt dazu, dass er auf abstrakter Ebene deckungsgleich mit einem Druckbuchstaben wird – der Gewinn, den Handschriften für die *Visible Language* bieten können, ginge verloren. Die angemessene Kategorisierung graphetischer handschriftlicher Variation ist eine zentrale methodische Frage dieser Arbeit.

1.1   Graphematik, Graphetik, Graphologie, Graphometrik

Damit nähere ich mich einer für diese Arbeit wichtigen Unterscheidung, der zwischen geschriebenem Text und Schrift. Mit dem Begriff *Text* meine ich ein Abstraktum, eine Ansammlung von Informationen. Die konkrete Realisierung eines geschriebenen Textes erfolgt mit einer Schrift.[4] Crystal (1979) beschreibt diesen Unterschied prozesshaft: Die visuellen Signale der Schrift sind der Input des Lesens, die abstrakte Repräsentation eines Textes im Bewusstsein ist dann der Output, das Ergebnis des Lesevorgangs. Das könnte man für das Schreiben umdrehen: Ein Text ist die mentale Quelle, die geschrieben werden soll; eine Schrift wäre das Ergebnis. Diese Schrift kann rezipiert werden, als Ergebnis der Rezeption ergibt sich dann wieder ein mentaler Text.

Schrift ist visuell. Diese Eigenschaft ist die zentrale Untersuchungsebene der Graphetik (vgl. Meletis 2015). Schrift ist aber auch strukturell-systematisch, das ist die Untersuchungsebene der Graphematik. Dass ein Wort ‹Gurkensalat› aus bestimmten Formen besteht, die sich klar beschreiben lassen, ist eine graphetische Beobachtung. Dass es mit einem Großbuchstaben beginnt und dass die Abfolge der Zeichen nicht zufällig ist, ist eine graphematische Beobachtung. Graphetische Einheiten werden metasprachlich mit senkrechten Strichen markiert, graphematische Einheiten mit spitzen Klammern (Fuhrhop & Buchmann 2009; vgl. auch Meletis 2015). Das Interesse der Graphematik liegt einerseits darin, genuin graphematische Einheiten zu identifizieren, andererseits auch in deren Beziehung zu anderen Einheiten des Sprachsystems (vgl. Berg 2019: 6 f.). „Objekt der Graphetik als einer Teildisziplin der Linguistik sind die Bedingungen und materiellen Elemente, die visuelle Sprachkommunikation konstituieren" (Althaus 1980: 138). In dieser Hinsicht entspricht die Graphetik als Beschreibung der physikalisch-visuellen Eigenschaften von Sprache der Phonetik als Beschreibung der physikalisch-akustischen Eigenschaften (vgl. Althaus 1980: 138; Fuhrhop & Peters 2013: 182 ff.; Meletis 2020a: 31 f.). Die Graphetik untersucht die konkreten etischen Einheiten, die Graphematik abstrahierte emische Einheiten (vgl. Meletis 2015: 12 f.). Der Unterschied zwischen der Graphematik und der Graphetik wird auch an den unterschiedlichen Arbeitsschritten deutlich, die beim Veröffentlichen eines Textes anfallen. Auch da sind die abstrakte und die konkrete Textproduktion oft voneinander getrennt:

> Even though many people nowadays work with word processing programs and not only write but also format/design their own written products, these tasks are in many contexts

---

[4]   Unter den Begriff ‚Text' fallen in der Textlinguistik je nach Definition auch mündliche Äußerungen (z. B. Marx & Schwarz-Friesel 2018; zur Diskussion Adamzik 2016: 40 ff.); in dieser Untersuchung stehen jedoch die schriftlichen Äußerungen im Fokus.

still separated. Authors who hand in manuscripts of their books to publishers, for example, often do not participate in the formatting process (at least not the final, professional formatting process). These different tasks and the associated professions also reflect the underlying distinction between graphetics and graphematics. (Meletis 2020a: 51)

Durch diese Arbeitsschritte wird eine graphetische Variation erzeugt. Das meint, dass bestimmte visuelle Elemente von einer Invarianz, einem Standard, abweichen. Eine der wesentlichen Funktionen graphetischer Variation ist die soziolinguistische: Das Beispiel *Gehen Sie wählen!* 𝔄𝔫𝔡𝔢𝔯𝔢 𝔱𝔲𝔫 𝔢𝔰 𝔞𝔲𝔠𝔥. (vgl. Spitzmüller 2013: 312) zeigt eine der außerlinguistischen Funktionen der graphetischen Variation. Sie ist immer abhängig von Konnotationen (vgl. Gredig 2021: 4) – in diesem Fall von der heutigen Konnotation der Fraktur. Diese Funktion der Variation wird in der vorliegenden Untersuchung nicht betrachtet. Für die soziolinguistische Perspektive sei auf Spitzmüller (2013), für die diskurslinguistische auf Gredig (2021) verwiesen. Aber: Graphische Variation hat immer mehrere Funktionen, nie nur eine (vgl. Spitzmüller 2013: 221). Und hier soll es um grammatisch relevante Funktionen gehen. Die Funktion graphetischer Variation lässt sich jedoch außerhalb des situativen Kontextes nicht beschreiben, wie Spitzmüller (2013: 126 f.) argumentiert:

> Vielleicht ist das der Grund dafür, dass die schriftlinguistische Beschreibung materieller Phänomene über Ansätze bislang nicht hinausgekommen ist: dass die Disziplin so stark von kontextabstrakten Beschreibungsverfahren und Konzepten geprägt ist, dass sie solche kontext- und performanzgebundenen Phänomene wie die Textgestalt entweder schlicht nicht als ›relevant genug‹ angesehen hat oder aber mit ihren Mitteln nicht zu fassen bekam. Die Berücksichtigung disziplinenfremder Beschreibungsverfahren und Konzepte in neueren schriftlinguistischen Arbeiten mag dies ändern.

Das ist richtig, wenn man nur die soziolinguistische Dimension von graphetischer Variation erfasst. Will man die grammatische graphetische Variation erfassen, dann kann das ähnlich funktionieren, wie auch die Graphematik losgelöst von einer konkreten Schreibsituation Schlüsse über die Struktur von Schrift zieht. Dazu nutzt sie strukturalistische und distributionelle Methoden, aber auch Experimente oder Korpusanalysen. Die graphetische Variation in Handschriften ist ungleich größer als in Druckschriften, das ist eine triviale Beobachtung: Handschriften sind inter- und intraindividuell höchst variabel (vgl. Mai et al. 1997: 223 f.; Meletis 2020b: 253 f.; Reinken 2022: 55 f.). Die Frage ist, ob handschriftliche Variation in bestimmten Funktionen gebraucht werden kann oder ob sie nur situativ oder motorisch bedingt ist.

Eindeutig abzugrenzen ist die vorliegende Arbeit von allen Versuchen, in denen durch Handschriftenanalyse Rückschlüsse auf Charaktereigenschaften gezogen werden. Diese Forschungsdisziplin nennt sich Graphologie. Regelmäßig werden Studien veröffentlicht, die beweisen wollen, dass handschriftliche Merkmale mit Persönlichkeitsmerkmalen zusammenhängen. Solche Studien zeigen jedoch oft erhebliche methodische Mängel. Ein Beispiel dafür ist Malik & Balaji (2021). Diese Analyse extrahiert einzelne Merkmale aus Handschriften, z. B. Grundlinienhöhe, Abstand nach oben, Buchstabengröße, Wortabstand usw. Mit diesen Daten werden eine Reihe von Algorithmen trainiert, die auf der Basis von nicht näher bestimmten „graphological rules" Zuordnungen der Handschrift zu einem der Big-Five-Persönlichkeitsmerkmale treffen. Anschließend werden die Algorithmen mit Testdaten validiert – es wird aber nicht genau angegeben, woher diese Testdaten stammen:

> We have collected graphology information from the nearest graphology department to ensure correctness of the novelty. We have conducted questionnaire [sic] and interviews to collect as much as [sic] information possible regarding the handwriting characteristics or patterns produced by various individuals. (Malik & Balaji 2021: 234)

Letztendlich werden also nicht die „graphological rules" an sich geprüft, sondern diese werden unreflektiert auf zwei Datensätze angewandt, die dann – erstaunlicherweise – das gleiche Ergebnis zeigen: Die postulierten Regeln ‚funktionieren' in beiden Datensätzen.[5] Das ist, als behauptete man, dass ein roter Apfel besonders süß schmecke. Man testet jedoch nicht den Geschmack dieses Apfels, sondern behauptet auch von einem zweiten roten Apfel, dass er süß schmecke, und sieht dann seine These als bestätigt an. Das ist leider ein häufiges Muster in der graphologischen Forschung – eine valide Überprüfung der Ergebnisse findet nicht statt oder wird zumindest nicht hinreichend berichtet.[6] Dazu kommt, dass die Übereinstimmung zwischen verschiedenen Grapholog:innen bei der gleichen Schriftprobe sehr gering ausfällt und sich auch nicht mit den Ergebnissen eines etablierten differentialpsychologischen Tests, dem Big-Five-Test, deckt (vgl. Dazzi & Pedrabissi 2009). Paul-Mengelberg (1996: 1055) hält fest, dass die Graphologie sehr von ihren Methoden abhängig sei. Verändert man die Methode leicht, verändert sich das Ergebnis einer Analyse. Schon 1964 notiert Fischer ernüchtert:

> Mit anderen Merkmalen, welche diagnostisch relevant für die Bestimmung der Version [gemeint sind die Charaktereigenschaften Extraversion und Intraversion, N. R.] sein sollen, […] treten zwar geringfügige Zusammenhänge auf, doch ist die Richtung der Beziehung (Vorzeichen der Korrelationen) umgekehrt. Diese Befunde können unterschiedlich gedeutet werden, ohne daß die objektiven Daten eine der Deutungsmöglichkeiten auszeichnen: Man kann darin eine Übereinstimmung mit der Graphologie sehen, in dem Sinne, daß sich dieselben Merkmale als ‚kritisch' für die Version erwiesen haben; die Verschiedenheit der Richtung des Zusammenhangs könnte als Ausdruck einer Überkompensation angesehen werden. Oder aber man schließt auf ein völliges Versagen der Graphologie, da nicht einmal die Richtung der Korrelation stimmt. (Fischer 1964: 275)

Nicht zu verwechseln mit der Graphologie ist jedoch die Graphometrik. Das ist eine forensische Methode, die anhand des Vergleichs von metrischen Schriftmerkmalen den Urheber einer Schrift identifiziert (vgl. Ansell 1979: 239 f.; Bensefia et al. 2002: 275; Found & Bird 2016; Agius et al. 2018). Dafür beschreiben die Forensiker:innen u. a. Strichbeschaffenheit, Druckgebung, Bewegungsfluss, Bewegungsführung, Formgebung, Bewegungsrichtung, vertikale und horizontale Ausdehnung sowie vertikale und horizontale Flächengliederung (vgl. Michel 1996: 1039). In einem zweiten Schritt beachtet die Forensik auch die Häufigkeit der Schriftmerkmale sowie deren Variabilität (vgl. Bulacu & Schomaker 2005). Diese

---

[5] Man muss den Autor:innen dieser beispielhaft ausgewählten Studie jedoch zugutehalten, dass es ihnen vor allem um die technische Methode ging, aus Bildern von Handschriften Schrifteigenschaften zu extrahieren.

[6] Das wird auch von Vertreter:innen der Graphologie bemängelt (vgl. Chernov & Caspers 2020).

Merkmale eignen sich aber nur, um zwei vorliegende Schriftproben zu vergleichen, denn sie sind fast nur relational sinnvoll zu interpretieren. Für den gleichen Zweck der Autoridentifikation kommt jedoch meistens keine eigentliche Handschriftenanalyse zum Zug, sondern eher eine Analyse des Schreibmaterials (vgl. Ansell 1979: 239).

1.2   Handschrift und Druckschrift

Es mag trivial erscheinen, was eine Hand- und was eine Druckschrift ist – bis man genauer hinschaut (vgl. dazu Heilmann 2014: 169). Zunächst könnte man naiv annehmen, dass die Produktionsart entscheidend sei. Dann ist die Unterscheidung recht einfach: Mit der Hand produzierte Schriftstücke sind Handgeschriebenes, mit dem Drucker produzierte Schriftstücke sind Gedrucktes. Aber auch Gedrucktes wird ja mit der Hand getippt und produziert (vgl. z. B. Heilmann 2014: 196f.; Gredig 2021: 2).[7] Und es wird längst nicht jede Druckschrift auch gedruckt – zahllose Dokumente in Druckschrift existieren nur rein digital, ohne jemals auf Papier gedruckt zu werden (vgl. Spitzmüller 2013: 12). Handschriften können mit einem Grafiktablet und automatischer Buchstabenerkennung auch direkt in Druckschriften umgewandelt werden, ein Schreibmodus, den Weingarten (2014: 144) „chirographisch-computerisiertes Schreiben" nennt. Darüber hinaus gibt es „emulierte Handschriften" (vgl. Spitzmüller 2013: 401 ff.), also künstlich und digital nachgeahmte Handschriftlichkeit, z. B. für ‚personalisierte' Werbeflyer. Das Unterscheidungskriterium *Produktionsart* kann also nicht alleiniges Merkmal sein.

Der Verbundenheitsgrad könnte ein weiteres Kriterium sein. Druckschriften bestehen aus diskreten Elementen, Schreibschriften haben keine diskreten Elemente (vgl. z. B. Bredel et al. 2017: 83). Als Schreibschriften verstehen Bredel et al. (2017) verbundene Schriften, wie sie als Ausgangsschrift gelehrt werden. Das ist die Begriffsdifferenzierung zwischen Druck- und Schreibschriften, die sowohl alltagssprachlich als auch im wissenschaftlichen Diskurs meistens gemacht wird: Schreibschriften sind verbunden, Druckschriften nicht.[8] Der Begriff der Handschriften passt allerdings nicht in diese Einordnung, denn die meisten Handschriften sind nicht komplett verbunden oder unverbunden – teilverbundene Schriften überwiegen bei weitem (vgl. Mahrhofer-Bernt 2011: 34 ff.; van Drempt et al. 2011: 326; Reinken 2018a). Noch etwas anders sieht

---

[7]   Dürscheid (2016: 55) geht bei diesem Problem noch einen Schritt weiter und stellt den handgeschrieben und gedruckten Texten eine dritte Modalität gegenüber:

„[…] das ›Compu-Skript‹. Darunter fallen alle mit dem Computer geschriebenen Texte. Ein Compu-Skript wird über die Tastatur erstellt und ist in diesem Sinne typographisch, doch ist der so erstellte Text zunächst nur auf dem Monitor sichtbar. Die Schriftzeichen sind entmaterialisiert, sie bestehen aus elektronischen Bildpunkten, nicht aus Farbpigmenten wie auf dem Papier. Dies wiederum hat zur Folge, dass das Geschriebene ohne großen Aufwand veränderbar ist, dass Textblöcke beliebig verschiebbar sind, dass der Text als Ganzes immer wieder eine neue Gestalt annehmen kann."

Diese Überlegungen halte ich für sinnvoll, der Einfachheit halber gehe ich hier aber weiterhin nur von den zwei Schreibmodi Druck- und Handschriften aus.

[8]   Den Begriff ‚Schreibschrift' benutze ich nicht. Er impliziert, dass nur diese Schriften (flüssig) geschrieben werden, andere Schriften dagegen nicht. Druckschriften wären dann getippte Schriften, un- oder teilverbundene Handschriften wären kein ‚Schreiben', sondern ‚Schreibdrucken'.

es Menzel (2011: 137): „Es gibt eigentlich keine ‚verbundenen' und ‚unverbundenen' Schriften, sondern nur Schriften mit oder ohne auf dem Papier realisierte Schreibspuren". Eine verbundene Schrift wird häufig, vor allem im englischen Sprachraum und in der Schrifthistorik, auch als kursive Schrift bezeichnet:

> Kursives Schreiben ist zusammenhängendes, fortlaufendes, fließendes Schreiben. Anstatt die Feder zur Bildung eines einzelnen Buchstaben immer wieder neu anzusetzen, bleibt sie möglichst am Beschreibstoff […]. (Schneider 2014: 56)

Kursivität ist damit ein relationaler Begriff (vgl. Meletis 2020a: 283): Eine Schrift ist kursiver als eine andere Schrift, wenn sie mehr Schreiberleichterungen bietet, wenn also beispielweise Verbindungen zwischen Buchstaben auftreten können. Kursivierung ist dann ein ökonomischer Prozess, in dem sich auch neue Grundformen herausbilden; ein Symptom dieses Prozesses wären Ligaturen. Für die Unterscheidung zwischen Hand- und Druckschrift ist das Kriterium der Kursivität allerdings nicht nutzbringend, denn was könnte leichter zu schreiben sein als eine getippte Schrift, bei der jedes Zeichen mit einer annähernd gleichen Bewegung produziert wird? In diesem Sinne wären getippte Druckschriften ‚kursiver' als Handschriften. Kursivität (als Schreiberleichterung) ist also ein Merkmal, das sinnvoll nur auf Handschriften angewendet werden kann.

Heilmann (2014: 170) weist darauf hin, dass Handschrift auch eine kulturelle Dimension hat:

> Wer ‚Handschrift' sagt, meint in aller Regel nicht irgendeine Weise des Schreibens mit der Hand und nicht beliebige handgeschriebene Arten von Schrift. Gemeint ist eine bestimmte Kulturtechnik, die sich zunächst in einer spezifischen Geste des Schreibens ‚von Hand' äußert. Diese Geste gibt, was der Druckschrift fehlt und als Besonderheit der Handschrift im engeren, ‚eigentlichen' Sinne angesehen wird: die Unverwechselbarkeit und Einmaligkeit des Geschriebenen. In der Bewegung der Hand bildet sich eine singuläre Form der Schriftzeichen. (Heilmann 2014: 170)

Und mit dieser „singulären Form" nähern wir uns einer besser geeigneten Definition. Gredig (2021: 46) sieht den Unterschied zwischen Hand- und Druckschriften darin, dass Handschriften mit einem dynamischen Graphinventar realisiert werden. Druckschriften dagegen haben ein statisches Inventar, sie lassen nur geringe Formvariationen zu. Ich bezeichne das an anderer Stelle als ‚Prinzip der Varianzvermeidung' (Reinken 2022: 59). Die Varianzvermeidung hängt eng damit zusammen, dass die Graphen beim Drucken und Tippen schon vor dem konkreten Produktionsmoment existent sein müssen, entweder als Zeichen in einem digitalen Font oder als geschnitzte oder gegossene Typen (vgl. Gredig 2021: 62). Selbstverständlich gibt es auch Druckschriften, die bestimmte Kontextvarianten beinhalten – Ligaturen sind ein typisches Beispiel. Sie bestehen jedoch trotzdem aus einem statischen Inventar. Echte Handschriften dagegen können ihre Inventare nach Belieben erweitern (vgl. Gredig 2021: 47). Ähnlich fasst es auch Heilmann (2014: 175 f.):

> […] so lässt sich als Handschrift alles Schreiben verstehen, das eine Personalisierung des Schriftbildes durch individuelle und variable Formung der Schriftzeichen bewirkt, während Druckschrift für jedes Schreiben stehen kann, das auf die Idealisierung des Schriftbilds durch grafische Normierung und Homogenisierung der Schriftzeichen zielt.

Dieses Kriterium des ‚dynamischen Forminventars' trifft die alltagssprachliche Unterscheidung zwischen Hand- und Druckschriften am besten. Wenn im vorliegenden Text von Hand- und oder Druckschriften die Rede ist, dann liegt dieses Kriterium der Unterscheidung zugrunde.[9]

1.3   Gang und Grenzen der Untersuchung

Dieser Untersuchung liegt ein Korpus von 100 handschriftlichen Texten zugrunde (siehe Kap. 3.1). Insgesamt besteht das Korpus aus 144.667 handschriftlichen Buchstaben. Die Neuartigkeit des Ansatzes sowie das umfangreiche Datenmaterial erfordern ein exploratives Vorgehen. Das heißt jedoch nicht, dass naiv und bar jeder theoretischen Modellierung geschaut wird, was in Handschriften vorkommt, sondern es werden theoriegeleitet jene Bereiche identifiziert, die besonders vielsprechend sind. Das sehen auch Vertreter:innen der modernen Korpuslinguistik als guten Weg an:

> Vielversprechend erscheinen vielmehr gemischte Verfahren, in denen ein umfangreicher Datenbereich *top down* festgelegt und eventuell auch differenziert annotiert wird, um danach möglichst induktiv (datengeleitet) mit dem Ziel innovativer Theoriebildung exploriert zu werden. (Konopka 2018: 180, Herv. im Orig.)

Es gibt zwar einige Korpora aus handschriftlichen Texten, meistens dienen sie aber nicht primär linguistischen Zwecken, sondern sind Zeugnisse historischer Quellen. Alle haben sie gemeinsam, dass sie nicht auf Buchstabenebene tokenisiert sind, das heißt, es lassen sich dort nur Informationen für größere Einheiten wie Wörter, Sätze oder ganze Texte annotieren. Für eine graphetisch-graphematische Untersuchung der Buchstabenformen ist es aber notwendig, ein auf Buchstabenebene tokenisiertes Korpus zu nutzen, um Informationen zu erfassen, die nur für einen bestimmten Buchstaben spezifisch sind (wie etwa die Form oder die Position innerhalb des Wortes). Ein solches Korpus wird für diese Arbeit eigens zusammengestellt.

Aus einem Korpus können nur positive Befunde gewonnen werden, keine negativen (vgl. Perkuhn et al. 2012: 70). Diese Studie kann also nur belegen, dass ein Phänomen vorkommt, aber nicht, dass es nicht vorkommt – sonst müssten ja alle jetzt und zukünftig existierenden Handschriften untersucht werden.

Ich untersuche globale, inter-individuelle Schriftmerkmale. Es soll nicht um einzelne Schreiberprofile oder Fallstudien (wie etwa in Reinken & Romstadt 2023) gehen. Das kann durchaus auch interessant sein – zum Beispiel könnte es sein, dass eine einzelne Schreiberin im Korpus jedes ⟨l⟩ als Strich statt als Bogen realisiert, außer die ⟨l⟩ im Silbengelenk. Das wäre eine interpretationswürdige Beobachtung, ist allerdings nicht der Fokus dieser Untersuchung. Hier soll es, wie bereits erwähnt, um globale

---

[9]   Alternativ wäre es auch möglich, die Produktionsart als hinreichendes Kriterium für eine Handschrift zu nehmen, wenn man die Produktionsarten in dem Sinne versteht, dass nur die Produktion mit einem Stift, Füller o. Ä. ein dynamisches Forminventar ermöglicht. Allerdings soll in dieser Studie nicht der Produktionsprozess zentral stehen, sondern das Produkt. Deshalb erscheint eine Handschriftendefinition anhand der Schreibprodukte angemessener.

Tendenzen gehen, die von einzelnen Texten abstrahiert sind. Zum Beispiel könnte das geschehen, indem man die Formen aller ‹l› unabhängig vom Text im Hinblick auf die Position in der Silbe vergleicht. Die Frage ist nicht, was ein einzelner Schreiber, eine einzelne Schreiberin macht, sondern was viele Schreiber:innen machen. Für eine solche Herangehensweise sind statistische Verfahren unerlässlich.

Anders als in den vielen psycholinguistischen Untersuchungen zu Handschriften steht hier das Schreib*produkt* statt des Schreib*prozesses* im Vordergrund. Das ist vor dem Hintergrund der Zeitlosigkeit von Schrift ein naheliegender Ansatz, wie auch Bredel (2008: 25) festhält:

> Der Werkzeuggebrauch der Schrift dagegen macht das Produkt tendenziell unabhängig von seiner Produktion. Ob ein graphisches Segment eingeritzt, eingestanzt oder aufgetragen wird, beeinflusst zwar die konkrete Erscheinungsform, die motorische Bewegung ist aber nicht konstitutiv für den Wert des Segments […]. Eine graphetische Merkmalanalyse setzt daher nicht an graphomotorischen, sondern an den optischen Eigenschaften geschriebener Segmente an.

Auch beim vorliegenden Datenmaterial, Abituraufsätzen von 100 Schüler:innen, ist die Schreibsituation nicht in allen Einzelheiten bekannt. Paul-Mengelberg (1996: 1051) unterscheidet zwischen exogenen und endogenen Faktoren bei der Schreibsituation. Bei den exogenen Umständen können manche, wie das Schreibgerät oder das Schreibmaterial, auch im Nachhinein festgestellt werden. Andere exogene Faktoren betreffen etwa die Körperhaltung oder die Möglichkeit der visuellen Kontrolle. Das Datenmaterial enthält keine Aufzeichnungen darüber, man kann aber annehmen, dass die Schreiber:innen in ihrer gewohnten Schreibhaltung gearbeitet haben. Die endogenen Faktoren betreffen zum Beispiel Erkrankungen, psychische Zustände oder Stress. Der Einfluss der Schreibsituation auf die Form einer Handschrift ist hoch. Der Druck auf den Stift, die Haftung des Stiftes und die Schreibgeschwindigkeit verändern das Handschreiben, aber die Ausmaße sind noch unklar (vgl. van Drempt et al. 2011). Die genaue Schreibsituation lässt sich aus den vorliegenden Daten allerdings nicht rekonstruieren. Die endogenen Faktoren sind auch mit einer genauen Beobachtung von außen kaum feststellbar. Einer der endogenen Faktoren allerdings kann indirekt kontrolliert werden: Die Ermüdung dürfte einen Einfluss auf die Form (und auch auf die Dynamik) von Schriftzeichen haben (vgl. Parush et al. 1998; bei ungeübten Handschreiber:innen ist dieser Effekt größer als bei geübten). Und je weiter hinten im Text ein Buchstabe steht, desto eher dürfte ein Ermüdungseffekt eingesetzt haben (wenn man annimmt, dass die Texte linear geschrieben wurden). Abgesehen davon kann die Schreibsituation im Folgenden nicht betrachtet werden.

Abituraufsätze bieten jedoch den Vorteil, dass die externe Schreibsituation zumindest vergleichbarer ist als bei nahezu allen anderen Sammlungen von natürlichen handschriftlichen Texten, die nicht unter Laborbedingungen produziert wurden. Es gibt aber noch weitere Gründe, warum sich Abiturklausuren gut für das geplante Vorhaben eignen. Zu kaum einer anderen Gelegenheit wird handschriftliches Material systematisch und unter annähernd kontrollierten Bedingungen in nennenswerter Menge produziert. Im Gegensatz etwa zu Grußkarten bieten Abituraufsätze eine größere Textmenge, im Gegensatz zu Notizen und Einkaufslisten sind sie zusammenhängende Texte. Abiturklausuren werden von Schüler:innen geschrieben, die zwölf bzw. dreizehn Jahre regelmäßig auch längere Texte handschriftlich verfasst haben. Sie können als routinierte Schreiber:innen gelten, deren Schrifterwerb zwar wohl nicht abgeschlossen ist, aber weit fortgeschritten. Zumindest der institutionelle Schreibunterricht schließt spätestens mit dem Abitur ab. Außerdem ist anzunehmen, dass die Schreiber:innen sich um Lesbarkeit bemühen, aber gleichzeitig auch unter zeitlichem Druck stehen. Ein höherer zeitlicher Druck bedeutet zwar, dass die Variabilität der Buchstabenformen zunimmt (vgl. Di Brina et al. 2008: 254). Allerdings ist das keine schlechte Ausgangslage für eine Studie, die die Variabilität von Buchstabenformen untersucht.

Diese Arbeit beschränkt sich auf Wörter und deren Bestandteile. Gemeint sind graphematische Wörter: „Das graphematische Wort steht zwischen zwei Leerzeichen und enthält intern keine Leerzeichen"[10] (Fuhrhop 2008: 193). Das Wort ist eine direkt zugängliche, natürliche Einheit der deutschen Schriftsprache, es ist auch in verbundenen Handschriften visuell zu erkennen. Für die Worterkennung spielt zumindest lesepsychologisch der Kontext der Wörter eher eine geringe Rolle (vgl. Rayner et al. 2012: 87). Er kann bei der schnellen Verarbeitung helfen, ist aber keine Voraussetzung für das Erkennen von Wörtern. Auch in Isolation lassen sich Wörter meistens problemlos identifizieren. Die bisherige psychomotorische Forschung zu Handschriften konzentriert sich deshalb vor allem auf das Wort und dessen Bestandteile (vgl. Fayol 2019: 202 f.).

Die größte hier untersuchte Einheit ist zwar das Wort; syntaktische Bezüge stehen nicht im Fokus. Das soll aber nicht heißen, dass nicht auch syntaktische Bezüge graphetisch gekennzeichnet werden könnten, etwa durch geringere Wortabstände zwischen den Konstituenten in einer Nominalgruppe. Sogar bei noch größeren Einheiten findet man eine graphetische Auszeichnung: Listen, Aufzählungen, Absätze sind im weitesten Sinne graphetisch markiert (vgl. Hagemann 2007). Reißig (2015) beschreibt Listen als graphetisch markierte Koordinationsstrukturen mit einer speziellen ‚Listengrammatik'.

Ich beschränke mich hier auf Buchstaben im Bredelschen Sinne (2008: 23), also auf die Schriftzeichen, die

— darstellbar sind (im Gegensatz zu Leerzeichen),
— verbalisierbar sind (im Gegensatz zu Leer- und Interpunktionszeichen),
— kombinierbar sind (im Gegensatz zu Leer-, Interpunktions- und Sonderzeichen) und die
— zweielementig sind (im Gegensatz zu den bisher genannten und Ziffern).

Zweielementigkeit meint, dass die Zeichen in zweielementigen Paradigmen auftreten, also zwischen zwei Formen positionsabhängig unterschieden werden kann (gemeint sind Groß- und Kleinbuchstaben)[11] (Bredel 2008: 22). Ich beschränke mich für diese Analyse allerdings auf Minuskeln. Das hat distributionelle Gründe: Minuskeln sind die wesentlich häufigere Variante, Majuskeln kommen nur an markierten Stellen vor. Auch gelten bei Majuskeln wohl andere formale und kompositionelle Regularitäten

---

[10] Diese Definition stößt bei Handschriften manchmal an ihre Grenzen, weil nicht immer eindeutig ist, ob eine Lücke zwischen zwei Buchstaben ein Leerzeichen ist oder nicht (s. Kap. 3).

[11] Auch beim ‹ß› gibt es eine Majuskel, die seit 2018 auch von den Amtlichen Regeln lizensiert ist (AR 2018: § 25 E3; vgl. Walder 2020).

(vgl. Fuhrhop s. a.; Primus 2004: 267 f.). Außerdem ist die handschriftliche Variation bei Majuskeln deutlich stärker.[12]

Selbstverständlich ist auch die Form von Wort- und Interpunktionszeichen, Sonderzeichen sowie Ziffern von Interesse – aber als Ausgangspunkt einer linguistischen Analyse sind sie eher nicht geeignet, auch wenn es zumindest zu den Interpunktionszeichen schon Versuche gibt, die Formen mit einer sprachstrukturellen Funktion in Verbindung zu bringen (vgl. Reinken & Romstadt 2023). Es zeigt sich aber auch, dass alphabetische Zeichen mehr Inter- und Intraindividualität aufweisen als beispielsweise Ziffern (Zhang et al. 2003).

Eine weitere Beschränkung dieser Arbeit ist, dass keine Diakritika betrachtet werden, die nach Bredel (2008: 23) nicht verbalisierbar, nicht kombinierbar (jedenfalls nicht mit anderen Elementen ihrer Klasse) und nicht zweielementig sind, stattdessen aber additiv: Sie ergänzen Zeichen einer anderen Klasse, in diesem Fall Buchstaben. Auch das Trema lässt sich als Diakritikum ansehen. Fuhrhop (i. E.: 4 f.) nennt drei Argumente dafür:

1) Es ist ein einziges Zeichen, das im Deutschen mit drei unterschiedlichen Buchstaben kombinieren kann.
2) Es hat im Deutschen bei allen Kombinationen die gleiche Funktion (Umlautung).
3) Das Trema kommt in anderen Sprachen ebenfalls vor (z. B. als Hiatkennzeichnung im Niederländischen) und kombiniert dort auch mit anderen Buchstaben.

Das Trema ist also ein einelementiges Zeichen mit einer bestimmten Funktion, das zu Zeichen einer anderen Klasse additiv hinzutreten kann – eben ein Diakritikum. Mit Primus lassen sich alle Punkte und Striche, die sich über oder unter einem Buchstaben befinden, als Diakritika auffassen (Primus 2006: 9) – also auch der Punkt über dem ⟨i⟩ und dem ⟨j⟩. Er ist für die Buchstabenform redundant; beide Buchstaben sind auch ohne den Punkt distinkt (vgl. Primus 2004). Ich betrachte also auch den ⟨i⟩- und ⟨j⟩-Punkt nicht weiter.

Diakritika sind nicht Teil dieser Untersuchung,[13] denn hier soll es vorrangig um die Form von *Buchstaben* gehen – das Trema ist eine Ergänzung zu einem Buchstaben, es ändert nicht den Buchstaben selbst. Die Zeichen *ä, ö, ü* sind also im Sinne dieser Untersuchung keine eigenen Buchstaben, sondern sie sind ⟨a⟩, ⟨o⟩, ⟨u⟩ mit einer zusätzlichen formalen Information, die hier aber nicht erfasst wird. Sicherlich ist es aber spannend, das Trema einer genaueren Untersuchung zu unterziehen. Es wird im handschriftlichen

---

[12] In der forensischen Tradition der Handschriftenanalyse werden deshalb vor allem Majuskeln zur Identifikation einer Schriftprobe eingesetzt. So entwickeln Ansell und Pritchard (zit. nach Ansell 1979) einen Merkmalskatalog, der ausschließlich auf der Beobachtung von Majuskeln basiert. Auch die linguistische Analyse von Hübner et al. (2018) basiert auf Majuskeln; sie hat allerdings das Ziel, Ambiguitäten in historischen Handschriften auflösen zu können.

[13] Anders geht beispielsweise Primus (2003: 40, 2006: 8 f.) vor, sie sieht Buchstaben mit Trema als komplexe Grapheme an, deren Bestandteile in der linearen Buchstabenabfolge eine einzige Position einnehmen. Das ist bei der gewählten Grundstruktur des Handschriftenkorpus allerdings nicht umsetzbar, da eine solche ‚hierarchische' Form nicht annotiert werden könnte.

Schreibprozess vereinzelt nicht realisiert, was motorische Gründe haben dürfte. In diesen Fällen wird es zumeist als (Recht-)Schreibfehler angesehen.

Noch eine weitere Einschränkung dieser Arbeit betrifft die Abkürzungen. Abkürzungen sind Wörter, die mit einem Punkt enden oder intern einen Punkt beinhalten (beispielsweise *z. B., u. a., Proteinbiosynth., usw.*) (vgl. Buchmann 2015). Damit sind sie markierte graphematische Wörter, denn unmarkierte graphematische Wörter enthalten im Deutschen keine Wortzeichen (vgl. Buchmann 2015: 330 ff.). Sie sind deshalb auch nicht Gegenstand dieser Untersuchung. Anders verhält es sich mit Kurzwörtern, die keinen Punkt enthalten (z. B. *Uni, Abi, Gym*; vgl. Buchmann 2015: 110f.) und damit im Allgemeinen auch nicht graphematisch markiert sind.

Die wichtigste und größte Einschränkung dieser Untersuchung ist, dass sie nur das deutsche Schriftsystem zum Forschungsgegenstand hat (auch wenn es vereinzelt Blicke in die europäischen Nachbarsprachen gibt). Begründet werden kann das folgendermaßen:

— Das genutzte handschriftliche Datenmaterial ist in deutscher Sprache verfasst; eine Untersuchung anderer Sprachen ist mit diesem Material nicht machbar.
— Diese Untersuchung stellt ein Novum dar. Die Form handschriftlicher Sprache wurde noch nie in diesem Ausmaß auf linguistische Funktionen bezogen. Ich verstehe diese Arbeit eher als Ausgangspunkt denn als Endpunkt einer handschriftlich-graphetischen Forschung. Für einen ersten Anfang beschränke ich mich auf das lateinische Alphabet, wie es für die Verschriftung des Deutschen genutzt wird. Aber es spricht nichts dagegen, auch andere Sprachen bzw. Alphabete auf diese Weise zu untersuchen. Möglicherweise kommen so interessante Unterschiede – oder auch Gemeinsamkeiten – zutage.

Auch Fremdwörter werden in die Untersuchung aufgenommen, sie sind Wörter des Deutschen (vgl. Eisenberg 2018: 2). Sie verhalten sich jedoch in einigen Punkten systematisch anders als deutsche Kernwörter (Eisenberg 2018) und es liegt nahe, dass sie auch anderen graphetischen Prinzipien unterliegen. Allerdings lassen sich Fremdwörter kaum operationalisierbar von nativen Wörtern unterscheiden. Deshalb wird jedes Wort in die Untersuchung aufgenommen, das zumindest ansatzweise in das System des Deutschen integriert ist. Das kann auch schon die Übernahme der satzinternen Großschreibung sein. Vollständig fremdes Material wie *sapere aude* oder *ecological* wird allerdings ausgeschlossen. Das spiegelt auch den (schul-)alltäglichen Gebrauch der Schüler:innen wider – im Unterricht dürften ,Fremd'wörter wie *Mythologisierung, Hypothese, prädestiniert, aktiv, poetischer Realismus* ständig vorkommen. Diese Wörter auszuschließen, nur weil sie teilweise aus anderen Sprachen entlehnt sind, erscheint nicht zielführend. Manche Fremdwörter sind insbesondere in Abituraufsätzen häufiger als native Wörter. Man vergleiche das Vorkommen von *Ion* (44-mal im Korpus) und *Erdenwallen* (einmal im Korpus). Immerhin haben die Schreiber:innen diese Wörter in ihrem aktiven Wortschatz genutzt, die Fremdheit der Wörter war offenbar kein Hinderungsgrund für die Verwendung. Der Einbezug von Fremdwörtern ist deshalb nützlich, weil dadurch auch eigentlich sehr seltene Buchstaben wie ‹x› oder ‹y› eine gewisse Frequenz erhalten.

Ein kurzer Exkurs zu den Fremdwörtern: Es gibt eine jahrhundertealte Tradition, Fremdwörter graphetisch auszuzeichnen. In der Druckschrift wurden Fremdwörter in deutschen Texten in Antiqua gesetzt und der Rest des Textes in Fraktur (vgl. von Polenz

2000: 61). Das konnte sogar so weit gehen, dass innerhalb eines Wortes ein Wechsel der beiden Schriften passierte, wenn nur einzelne Wortteile als fremd gekennzeichnet wurden. Auch in Handschriften gab es eine solche Zweischriftlichkeit; im 19. Jahrhundert zeichneten sogar manche nicht-professionellen Schreiber:innen fremdsprachliches Material durch einen Wechsel von der Kurrentschrift zur Antiqua aus (Schiegg & Sowada 2019). Schaut man in das hier genutzte Handschriftenkorpus, könnten ähnliche Tendenzen zu finden sein (Abb. 3) – ob es hier um eine traditionsbewusste Schreibung geht oder darum, dass für die Schreibung von Fremdwörtern intensiver nachgedacht werden muss und sich dieser Prozess in der Schrift zeigt, bleibt offen. Die spannende Frage, ob es Unterschiede zwischen fremdem und nativem Material gibt, ist allerdings keine Forschungsfrage in dieser Untersuchung.

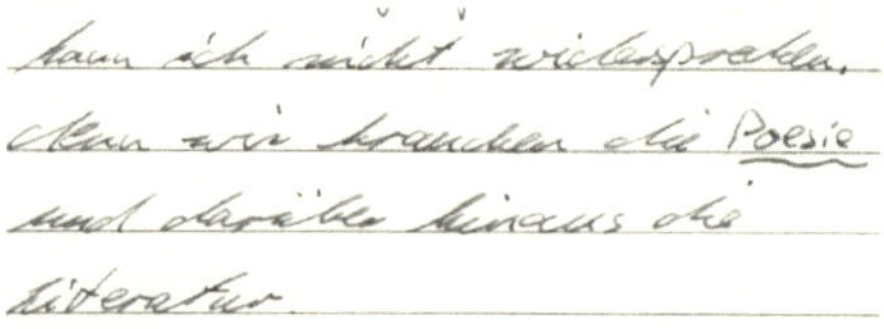

Abb. 3: Das Fremdwort ‹Poesie› unterscheidet sich graphetisch von nativen Wörtern (1170_186–199).[14]

Handschriften lassen sich, wie in der Einleitung erwähnt, aus ganz unterschiedlichen Perspektiven betrachten. Ich gehe in den folgenden Kapiteln auf vier dieser Perspektiven näher ein. Die systematische Perspektive stellt dar, welche schriftgrammatischen Phänomene in Handschriften wirken könnten. Die psycholinguistische Perspektive eröffnet einen Blick auf kognitive und motorische Prozesse, die bei der handschriftlichen Sprachproduktion eine Rolle spielen. Die historische Perspektive zeichnet die Entwicklung von Handschriften aus geschichtlicher Sicht nach; die pädagogische Perspektive stellt ontogenetische Erwerbsprozesse dar, sowohl institutionell gesteuert als auch individuell. Aus diesen Blickwinkeln auf Handschrift ergeben sich grammatische Bereiche, in denen die handschriftliche Form sichtbar sein könnte. Das dritte Kapitel führt in die methodischen Herausforderungen ein, die sich bei der Arbeit mit einem Handschriftenkorpus ergeben. Es stellt das Korpus vor und beschreibt eine Methode, wie handschriftliche Grundformen systematisch kategorisiert werden können. Kapitel 4 setzt die gefundenen Grundformen sowie die Unterbrechungen in den Handschriften in Bezug zu grammatischen Einheiten. Als Analysekapitel ist es das Herzstück dieser Untersuchung. Daran schließt sich eine Zusammenfassung an (Kapitel 5), die die gefundenen visuellen Markierungen in einen größeren Zusammenhang stellt. An vielen Stellen wird deutlich werden, dass die graphetische Forschung an Handschriften in dieser Arbeit alles andere als abschließend behandelt werden kann.

---

[14] Die Ziffernfolge gibt den Fundort im Korpus an: Die ersten vier Ziffern bezeichnen den Text, die Ziffern nach dem Unterstrich den Index der Wörter im Text. Folgt danach noch ein weiterer Unterstrich mit Ziffern, wird damit der Buchstabenindex im Wort referenziert. Die Ziffernfolge 1170_186_1 zum Beispiel meint also den ersten Buchstaben im Wort 186 des Textes 1170. Ein Wort- bzw. Buchstabenbereich wird mit einem Bindestrich angegeben.

2 Theorie: Perspektiven auf Handschrift

2.1 Systematische Perspektive

Die weitaus meisten Erkenntnisse über das Schriftsystem des Deutschen entstammen der Beschäftigung mit Druckschrift – bis zu einem gewissen Grad ist dieser Umstand für die vorliegende Untersuchung völlig unproblematisch, denn auf abstrakter, linguistischer Ebene verhalten sich Druck- und Handschrift völlig gleich. Es sind Ausprägungen, Zeicheninventare des gleichen Schriftsystems. Erst, wenn es um die konkrete, visuelle, physische Form von Schriftzeichen geht, also um die Graphetik, werden Unterschiede auftreten. Dennoch könnte es sein, dass bestimmte graphematische Phänomene in Handschriften sogar noch stärker offenbar werden, weil Handschriften ein größeres, dynamischeres Zeicheninventar haben. Der Grundgedanke der folgenden Ausführungen ist, dass alle druckschriftlichen graphematischen Prinzipien unverändert auch für Handschriften gelten, dort aber noch weitere Prinzipien hinzukommen können.

Dieses Kapitel steht noch unter einer weiteren Prämisse: Gesprochene und geschriebene Sprache können parallel zueinander modelliert werden; sie basieren auf parallelen Einheiten und gehorchen parallelen Regularitäten.[15] Das ist eine der großen Erkenntnisse der letzten fünfzehn Jahre in der graphematischen Forschung; sie geht zurück auf eine Idee von Primus (2003), die die Silbe als eine modalitätenunabhängige Einheit modelliert. Eine Silbe ist demnach eine Alternationsstruktur aus Segmenten mit regelmäßig wechselnden Prominenzmerkmalen (vgl. Primus 2003: 3). Je nach Modalität ist die Repräsentation dieser Prominenzmerkmale unterschiedlich. Davon ausgehend lassen sich auch die anderen Einheiten der Sprache modalitätenunabhängig beschreiben (z. B. Evertz & Primus 2013; für eine Problematisierung Schmidt 2018).

Lautliche und schriftliche Strukturen müssen einander zwar nicht immer eins zu eins entsprechen. Eine graphematische Silbe ist eine andere Einheit als eine phonologische Silbe. Sie sind aber strukturell gleichartig; sie bestehen aus vergleichbaren Strukturpositionen, die von kleineren Einheiten besetzt werden können. Primus (2010: 13) stellt das folgende Modell einer hierarchischen graphematischen Wortstruktur dar, für diese Arbeit wird phonologisch ein analoges Modell angenommen:[16]

---

[15] Gleiches gilt auch für Gebärdensprachen, die als dritte Modalität neben gesprochener und geschriebener Sprache gelten können (vgl. Domahs & Primus 2015).

[16] Die nicht-lineare Modellierung von sprachlichen Strukturen stammt ursprünglich aus der Phonologie. Die von Primus vorgeschlagene Modellierung geht insbesondere auf Wiese (2006) zurück und hat sich bereits für die graphematische Forschung als ertragreich erwiesen (z. B. Evertz & Primus 2013; Evertz 2016; Schmidt 2018). Andere hierarchische Modelle der Silbenstruktur wie etwa bei Becker (2002, 2012) sind deshalb für das vorliegende Vorhaben

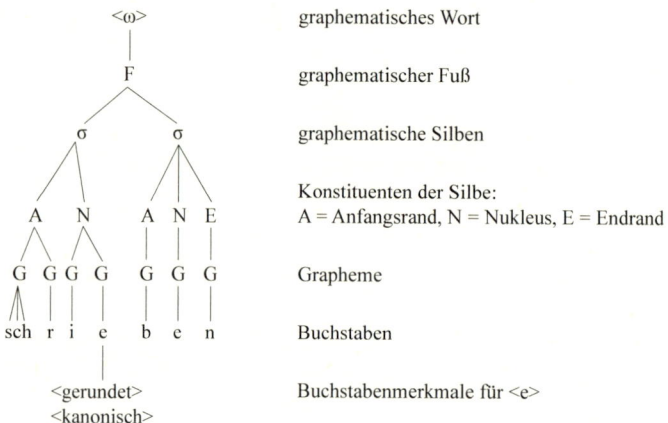

	graphematisches Wort
<ω>	
F	graphematischer Fuß
σ σ	graphematische Silben
	Konstituenten der Silbe:
A N A N E	A = Anfangsrand, N = Nukleus, E = Endrand
G G G G G G G	Grapheme
sch r i e b e n	Buchstaben
<gerundet> <kanonisch>	Buchstabenmerkmale für <e>

Abb. 4: Hierarchische graphematische Wortstruktur nach Primus (2010: 13).

Ein Wort besteht aus einem oder mehreren Füßen. Füße setzen sich aus Silben zusammen, die aus bestimmten Konstituenten bestehen (Nucleus, Anfangsrand, Endrand). Diese Konstituenten bieten Platz für Grapheme oder Phoneme, die durch ein oder mehrere Buchstaben oder Laute realisiert werden. Grapheme können aus mehreren Buchstaben bestehen. Sowohl Buchstaben als auch Laute können durch Merkmale beschrieben werden. Buchstabenformen lassen sich in Elemente zerlegen (in Abb. 4 nicht dargestellt), die wiederum durch Merkmale beschrieben werden können. Solange es keinen gegenteiligen Beweis gibt, werden phonologische Strukturen auch entsprechend für die Graphematik angenommen (vgl. Evertz & Primus 2013: 5; Fuhrhop & Peters 2013: 228). Die Wahrnehmbarkeit der Ebenen ist in den unterschiedlichen Sprachmodalitäten komplementär verteilt. Graphematisch sind Buchstabe und Wort klarer erkennbar.[17] Phonologisch sind die Silbe und der Fuß die salienteren Einheiten (vgl. Fuhrhop & Berg 2021: 6 f.).

Warum wird geschriebene und gesprochene Sprache nicht als lineare Kette von Segmenten angesehen? Wäre geschriebenes Deutsch nur eine rein lineare Abfolge von Schriftzeichen, gäbe es enorm viele Ambiguitäten. So haben beispielsweise fast alle Vokalbuchstaben eine doppelte Korrespondenz mit den entsprechenden gespannten und ungespannten Vokalen. Auch einige Konsonanten sind ambig, z. B. kann /t/ als ‹tt› oder ‹t› oder sogar ‹d› realisiert werden (vgl. Schmidt 2018: 27). Einen weiteren Vorteil gegenüber einem linearen Modell bietet das hierarchische Modell hinsichtlich seiner Erklärungskraft. So lässt sich z. B. mit dem hierarchischen Modell erklären, welches Vorkommen von ‹e› mit Schwa korrespondiert, welches mit /ɛ/ und welches mit /e/ (vgl. Schmidt 2018: 33). Auch das Vorkommen von Doppelkonsonanten lässt sich nur über den Rückgriff auf eine hierarchiehöhere Einheit, die Silbe oder sogar den Fuß,

problematisch, weil sie unterschiedliche Silbenstrukturen für offene bzw. geschlossene Silben annehmen und die Annotation deshalb unnötig erschweren.

[17] Bei verbundenen Handschriften stimmt diese Beobachtung für die Buchstaben nicht mehr ganz uneingeschränkt, siehe Kap. 3.

schlüssig erklären (vgl. Evertz 2016: 386). Die nicht-lineare Herangehensweise lässt sich für die vorliegende Untersuchung besonders gut nutzen, weil Schrift und Lautung komplexer aufeinander bezogen werden können und so auch Betonungseigenschaften und Fußstrukturen erfasst werden können (vgl. Schmidt 2018: 30). Es handelt sich bei Schrift und Lautung zwar um unabhängige Modalitäten, die jede für sich eigenständig modelliert werden können. Aber:

> Zwischen der gesprochenen und geschriebenen Sprache besteht eine bidirektionale Mapping-Beziehung. Das bedeutet, dass phonologische Strukturen auf graphematische Strukturen abbilden und umgekehrt. Ein Beispiel für eine Art von Mapping-Beziehung sind Graphem-Phonem-Korrespondenzen wie z. B. /d/ ↔ ⟨d⟩ (vgl. u. a. Venezky 1970). Obwohl graphematische und phonologische Einheiten aufeinander abbilden und dementsprechend ähnliche oder identische Strukturen besitzen, sind sie eigenständig motiviert und voneinander unabhängig (vgl. Domahs & Primus 2015). Genau dies ist eine Voraussetzung für Mapping-Beziehungen. (Evertz 2016: 381)

2.1.1 Buchstabe, Graph, Grundform

Oben wurde geschrieben, dass Buchstaben eine basale Einheit der graphematischen hierarchischen Struktur seien; auch Primus (2010: 13) spricht von Buchstaben. Das ist eine bewusste Abgrenzung zum Begriff Graphem. Grapheme sind Buchstaben mit einer linguistischen Funktion. Sie stehen im hierarchischen Modell eine Ebene über den Buchstaben. Das ist dem Umstand geschuldet, dass sich bestimmte Buchstabenkombinationen innerhalb einer Silbe so verhalten wie ein einzelnes Graphem. Diese sogenannten komplexen Grapheme bestehen aus mindestens zwei Buchstaben und nehmen eine gemeinsame Position innerhalb der Silbe ein (siehe Kap. 2.1.3 und 2.1.4).

Ein Buchstabe ist der Bestandteil eines Wortes, der von Leerstellen umgeben sein kann, die im Wortinneren kleiner als ein Spatium sind (vgl. das Leerstellenkriterium von Meletis 2015: 115). Das ist die graphetische Seite der Definition – damit wären aber zum Beispiel auch klitische Satzzeichen und Wortzeichen Buchstaben. Die Buchstabendefinition braucht also auch einen graphematischen bzw. paradigmatischen Teil: Nur die Schriftzeichen, die zweielementig sind, kommen als Buchstaben in Frage (vgl. Bredel 2008: 22). Diese Zweielementigkeit lässt sich aber nicht nur graphetisch nachweisen – zwischen der Minuskel |g| und der Majuskel |G| ergeben sich fast keine graphetischen Ähnlichkeiten. Ohne zu wissen, dass sie auf das gleiche Graphem referieren, lassen sich die beiden Elemente nicht zu einem Paradigma zusammenfassen. Die Einheit Buchstabe kann nicht rein graphetisch definiert werden.

Der Begriff *Buchstabe* birgt eine Gefahr, denn er ist funktional ein höchst variabler Begriff – aber diese Erkenntnis ist alles andere als neu. Schon die Römer fassten den Buchstaben (lat. *litera*) unter drei Dimensionen: *nomen* (Name), *figura* (Aussehen) und *potestas* (Lautwert) (vgl. Bugarski 1993: 8). Etwas, das man gemeinhin als Buchstabe versteht, ist einerseits ein Zeichen für eine andere linguistische Einheit (oft ein ‚Laut'). Andererseits kann es aber auch die Buchstabenform an sich bezeichnen (z. B. im motorischen Schrifterwerb) – oder eben eine graphematische Einheit, die sich durch ein spezielles Verhalten in der Silbenstruktur auszeichnet. Ein Buchstabe im umgangssprachlichen Sinn ist also eine sehr konkrete, visuelle Einheit; aber auch eine abstrakte, linguistische Funktion. Rezec (2009) diskutiert für den Begriff *Graphem* ein ähnliches Dilemma. Dieses Dilemma gilt es im Folgenden zu lösen. Die Phonologie hat das Problem umgangen; dort bezeichnet *Phon* die konkrete, physische Einheit und *Phonem* die abstrakten Einheiten. In der Graphematik und Graphetik haben sich analog die Einheiten Graph und Graphem durchgesetzt, allerdings müssen noch einige Details beachtet werden.

Ein Graph ist eine Einheit, durch die ein Graphem (oder eher ein Buchstabe) seine „physische Ausprägung" (Rezec 2009: 12) erfährt. Diese physische Dimension stellt auch Meletis (2020b: 252) heraus: „Graphs […] are concrete realizations; each graph is a unique physical event." Wenn jeder Graph ein singuläres Ereignis ist, dann ergibt sich, dass jeder Graph von anderen Graphen variiert (vgl. auch Ludwig 2007: 382). Und tatsächlich: Handgeschriebene Graphen sehen nie völlig gleich aus, auch wenn sie auf das gleiche Graphem referieren (vgl. Reinken 2022: 59). Diese große Varianz ist erst einmal eine Beobachtung an sich; aber keine, aus der sich weitere Schlüsse ziehen lassen. Dazu ist der Bezug auf eine gemeinsame Invarianz nötig:

> Variation beruht ja gerade auf dem Spannungsverhältnis des Gleichen-und-doch-nicht-Gleichen, also darauf, dass zwei Phänomene *(Varianten)* in bestimmter Hinsicht gleich *(konstant)* sind, in anderer jedoch verschieden *(variabel)*. Wenn sie in jeder Hinsicht verschieden wären, wären die betreffenden Phänomene keine Varianten, sondern (kategorial) *verschiedene Dinge,* und wenn sie in jeder Hinsicht gleich wären, wären es *Replikate.* (Spitzmüller 2013: 210, Herv. im Orig.)

Diese Invarianz findet sich in der Grundform. Eine Grundform bildet die zentralen Merkmale eines Buchstabens ab (vgl. Rezec 2009: 68; Meletis 2020a: 41). Zentrale graphische Merkmale sind distinktiv zwischen verschiedenen Buchstaben. Periphere Merkmale sind das nicht; darunter fallen Verschnörkelungen, Serifen, aber auch An- oder Abstriche (vgl. Althaus 1980: 140). Ähnlich beschreibt es auch Meletis (2020a: 47; vgl. auch 2016):

> [A]s long as the abstract visual features of a basic shape – most importantly the number of segments, the arrangement of segments in space, and the topological configuration of segments with respect to each other – are kept relatively constant, everything else can vary.

Eine Grundform besteht damit vor allem aus topologischen Informationen, nicht aus geometrischen. Damit ist gemeint, dass die Form der Buchstabenbestandteile und deren Lage zueinander die Grundform konstituieren. Dagegen sind die Größe, Neigung oder Strichdicke keine Information auf der Ebene der Grundform, sondern auf der Ebene des Graphen (s. auch Kap. 3.2). Es macht also bei Grundformen z. B. einen Unterschied, ob ein ‹z› mit oder ohne Querstrich in der Mitte realisiert wird, aber nicht, wie dick dieser Querstrich ist. Durch unterschiedliche Strichdicken entstehen keine unterschiedlichen Grundformen. Dazu Rezec (2009: 66 f.): „Vielmehr ist diese [= die Grundform, N. R.] zu denken als konstruiert aus Linien unendlich geringer Dicke." Ein oft zitiertes Beispiel (z. B. Fuhrhop & Buchmann 2009: 143; Rezec 2009: 44) für verschiedene Grundformen sind die beiden Varianten des ‹a›: |a| und |ɑ|. Sie sind visuell verschieden und lassen sich durch topologische Beschreibungen voneinander gut abgrenzen, referieren aber auf das gleiche Graphem.

Die Grundform spielt auch in der Buchstabenrezeption eine Rolle: Es wäre ressourcen-intensiv, jeden Graphen als eigene Repräsentation im Gedächtnis zu hinterlegen. Es wird deshalb angenommen, dass Buchstaben als *abstract letter units* gespeichert werden (vgl. Rastle 2018: 49; Rapp & Purcell 2019: 440). Anders wäre es auch nicht möglich, ver-schiedene Graphen und sogar verschiedene Grundformen einem Buchstaben zuzuordnen. Das geschieht oft sogar völlig unbewusst: Wong et al. (2018) präsentierten Testpersonen ein doppelstöckiges |g|. Anschließend sollten diese die Buchstabenform aufschreiben. Die meisten produzierten ein einstöckiges |g|. Die Form wird mental offenbar vom ‚Inhalt' des Zeichens abstrahiert. Auch explizit wussten die wenigsten Testpersonen, dass das ‹g› zwei Grundformvarianten hat (beim ‹a› sind es etwas mehr Personen). Es können also nicht die konkreten Formen gespeichert sein, sondern abstrakte Einheiten.

Eine Grundform ist also sowohl die visuelle Repräsentation eines Graphems als auch eine abstrakte Einheit, deren konkrete Realisation der Graph ist (vgl. Meletis 2020b: 252). Die Grundformen eines Graphems stehen zueinander in einer Beziehung, in dem Sinne, dass sie auf das gleiche Graphem referieren (wie etwa |a| und |ɑ| auf das ‹a›). Die Grundformen eines Graphems sind zueinander Allographen (vgl. Meletis 2020a: 118 f.). Genauso stehen auch die Graphen einer Grundform zueinander in einem Allographieverhältnis (wie |a| und |a|; vgl. Rezec 2009: 12 f.), weil sie auf die gleiche Grundform bezogen werden können. Den ersten Fall nennt Meletis (2020b) graphema-tische Allographie, den zweiten graphetische Allographie (Abb. 5). Allograph ist also ein relationaler Begriff, Grundform ein kategorialer.

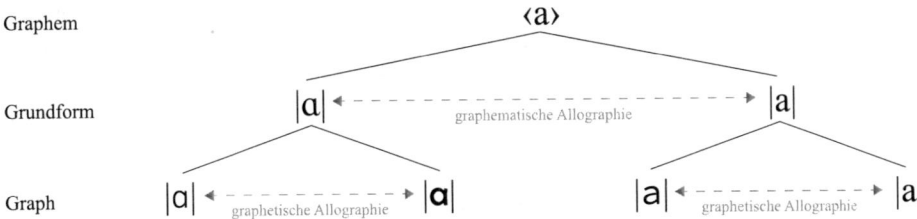

Abb. 5: Allographische Beziehungen zwischen Graphem, Grundform und Graph.

Allographie kann intra-individuell und inter-individuell sein. Intra-individuelle Allo-graphie meint, dass die allographischen Zeichen aus dem gleichen Inventar stammen, also etwa aus der Handschrift einer Person (vgl. Meletis 2020a: 108 ff.). Beispielsweise stammen die beiden linken ‹a› in Abb. 6 von derselben Person, sie sind intra-indivi-duelle graphetische Allographen. Das rechte ‹a› ist von einer anderen Person und ein inter-individueller Allograph zu den anderen.

Abb. 6: Intra- und inter-individuelle graphetische Allographie; 1254_32_5, 1254_193_7 und 1195_47_8.

Graphetische Allographie erfasst also das Type-Token-Verhältnis, in dem die Graphen einer Grundform zueinander stehen. In dieser Untersuchung werden jedoch nicht die Graphen betrachtet, sondern die Grundformen. Relevanter ist hier also die graphematische Allographie (Gehören zwei Grundformen zum gleichen Graphem?). Diese Allographie ist graphematisch, weil nur graphematisch entschieden werden kann, ob zwei Grundformen zu einer Gruppe, einem Graphem, zusammengefasst werden können, nicht aber visuell:

> Crucially, thus, basic shapes cannot be grouped together based on visual criteria. Nothing makes |ɑ| visually more similar to |a| than to |o| [...]. [W]hat is decisive to identify two basic shapes as allographs is that they are assigned to the same grapheme, i. e., that they are functionally equivalent. (Meletis 2020b: 257 f.)

Doch wie funktional äquivalent, wie austauschbar sind die beiden Grundformen wirklich? Lässt sich z. B. jedes |a| durch die kursive Variante |*a*| ersetzen? Es ist zumindest *auffällig*, wenn *innerhalb* eines druckschriftlichen Textes die V*arianten* wechseln. Hier scheint es also eine Beschränkung zu geben – eine graphematische Allographie kann frei oder positionsabhängig sein (Meletis 2020b: 257 ff.). Bei einer positionsabhängigen Allographie lässt sich am Kontext voraussagen, welche Grundform gewählt wird. Ein Beispiel für eine positionsabhängige intra-individuelle graphematische Allographie ist die Groß- und Kleinschreibung (wenn man Majuskel und Minuskel als unterschiedliche Grundformen des gleichen Buchstabens annimmt). Ein anderes Beispiel gibt Meletis (2020b: 259): Im griechischen Alphabet gibt es für das Graphem *Sigma* zwei verschiedene Grundformen, die je nach Position im Wort ausgewählt werden: |σ| steht wortintern, |ς| nur wortfinal. In der arabischen Schrift ist das sogar bei allen Buchstaben so. Sie haben eine Initial-, eine Medial- und eine Finalform (vgl. Meletis 2020b: 259; Taha et al. 2013). Eine freie Allographie dagegen wäre die Nutzung der verschiedenen Formen der Ziffer 4: |4| und |4|. Freie Allographie wird oft durch soziokulturelle Faktoren bestimmt (vgl. Meletis 2020a: 114).

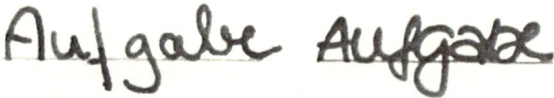

Abb. 7: ‹a›-Formen in unterschiedlichen Texten (1163_1 und 1402_1).

Auch in Handschriften treten inter-individuell verschiedene graphematische Allographen auf. Unterschiedliche Schreiber:innen können unterschiedliche Grundformen nutzen, wie in Abb. 7 dargestellt. Das ist eine inter-individuelle Allographie. Sie wirkt zwischen verschiedenen Inventaren. Zur intra-individuellen graphematischen Allographie behauptet Meletis (2020b: 258): „For handwriting, it seems plausible that people who use |a| stick to it, at least within one text". Eine solche Formkonstanz ist in Druckschriften offensichtlich, auch in den meisten Ausgangsschriften des Schreibunterrichts ist die Formkonstanz ein wichtiges Prinzip (siehe Kap. 2.4). Allerdings zeigt schon ein beispielhafter Blick in einen der Texte, dass auch von einer einzelnen Schreiberin bzw. einem einzelnen Schreiber unterschiedliche Grundformen gewählt werden – sogar manchmal innerhalb eines Wortes (Abb. 8).

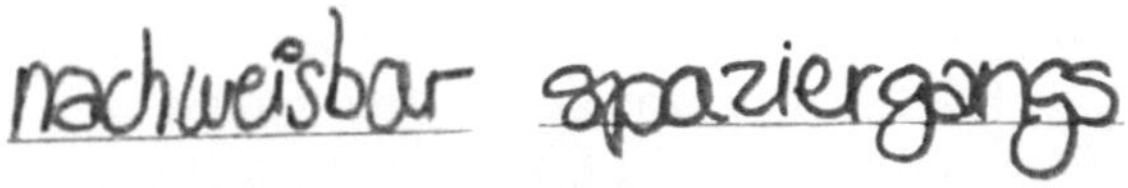

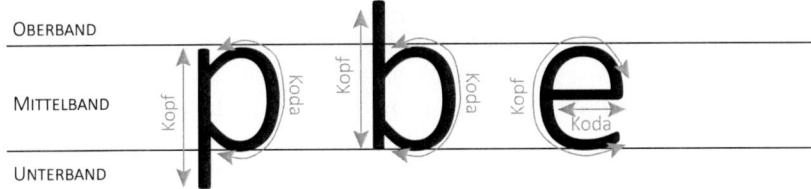

Abb. 8: Intra-individuelle graphematische Allographie (1369_2659 und 1402_37).

Wenn es mehrere Grundformen pro Buchstabe pro Handschrift gibt, dann stellt sich die Frage, ob diese Allographie zufällig bzw. frei ist – oder ob es möglicherweise sprachliche Gründe für die Auswahl einer Variante gibt. Dann läge eine positionsabhängige intra-individuelle graphematische Allographie vor. Diese Positionsabhängigkeit kann unterschiedliche Gründe haben (siehe Kap. 4.1), einer der Gründe könnte die linguistische Struktur sein, innerhalb der sich der Buchstabe befindet bzw. mit der er korrespondiert. Die folgenden Kapitel geben einen Überblick über die verschiedenen Korrespondenzen im hierarchischen Modell der Schrift.

2.1.2   Formelemente

Primus (z. B. 2006: 10) sieht Buchstaben als syntagmatische Gebilde. Als solche haben sie immer einen prominenten, obligatorischen Bestandteil: den Kopf. Dessen Prominenz sieht Primus in der Vertikalität; der Kopf ist bei ihr also immer ein vertikales Element. Ein nicht-vertikales Element ist eine Koda. Kodas sind nie lang (Primus 2004: 248 f.), damit ist gemeint, dass sie nie in das Ober- oder Unterband ragen (Abb. 9). Wenn es kein langes Element gibt (wie beim |e|), dann ist der Bestandteil der Kopf, der das Mittelband auf dem kürzesten Weg ausfüllt (vgl. Fuhrhop & Peters 2013: 193).

OBERBAND

MITTELBAND   p   b   e

UNTERBAND

Abb. 9: Beispiele für eine Buchstabenzerlegung im Ober-, Mittel- und Unterbandschema (Reinken 2022: 63).

Einige Buchstaben verletzen diese Beschränkung jedoch (z. B. das ‹c›, s. u.). Sie sind damit markierte Buchstaben. In vielen Fällen korrespondieren sie dann auch mit linguistisch markierten Einheiten (konstruktioneller Ikonismus, vgl. Primus 2003: 239 f.).

Fuhrhop & Buchmann (2009: 134) fassen Länge nicht mehr als ein rein binäres Merkmal auf, sondern skalar. So sind schräge Köpfe weniger lang als lange Köpfe, aber länger als kurze gerade Köpfe, die wiederum länger sind als gebogene Köpfe (siehe Abb. 10). Nimmt man die Unterscheidung hinzu, ob die Koda nur oben anschließt oder auch an anderen Stellen, lassen sich die kompakten Buchstaben abgrenzen. Kompakte Buchstaben haben einen kurzen Kopf mit Kodaanschluss nicht oder nicht nur oben, es sind ‹i›, ‹u›, ‹a›, ‹e›, ‹o›. Diese Buchstaben sind die Grapheme, die mit phonologischen Vokalen korrespondieren und den Silbenkern konstituieren können (s. u.). Ordnet man die Grundformen nach der Länge ihrer Köpfe, erhält man die Längenhierarchie:

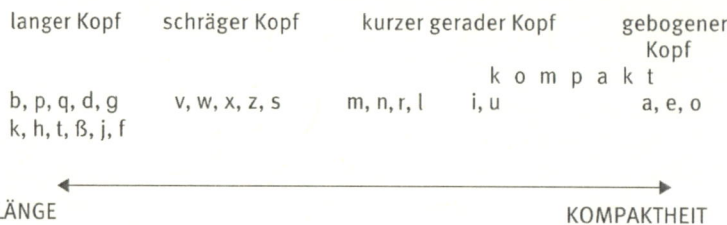

Abb. 10: Längenhierarchie (nach Fuhrhop & Buchmann 2016: 361)

An dieser Stelle mache ich einen kleinen Vorgriff auf eine Einheit, die erst in Kürze vorgestellt wird, die graphematische Silbe. An den Rändern einer graphematischen Silbe stehen eher lange Buchstaben, im Kern eher kurze. Mehrsilbige Wörter, deren Silben durch Längen gegliedert sind, können sicherer und schneller erkannt werden (Fuhrhop et al. 2016). Fuhrhop & Buchmann (2016: 361; vgl. auch 2009) formulieren das Allgemeine Graphematische Silbenbaugesetz (AGS): „Die Köpfe der Buchstaben innerhalb einer Silbe werden zum Silbenkern hin kontinuierlich kompakter. Im Silbenkern steht ein kompakter Buchstabe."

Verstöße gegen das AGS lassen sich morphologisch begründen (vgl. Fuhrhop & Buchmann 2009, 2016). Beispielsweise ist der lange Buchstabe |h| in ‹du nähst› eigentlich zu nah am Kern und verstößt damit gegen das AGS. Durch diesen Verstoß wird aber gezeigt, dass zu ‹nähst› ein morphologisch verwandter graphematischer Zweisilber existiert (‹nähen›) und hier markiert das ‹h› durch seine Länge eine Silbengrenze. Das ‹h› in ‹nähst› zeigt somit auch die morphologische Komplexität des Einsilbers an.

Die Definition der graphematischen Silbe von Fuhrhop & Buchmann (2009) erfolgt also über visuelle, über graphische Merkmale. Ich schlage deshalb vor, eine so hergeleitete Silbe ‚graphetische Silbe' zu nennen. Die graphematische Silbe dagegen ist eine Einheit, die strukturalistisch-distributionell hergeleitet ist und in Kap. 2.1.4 vorgestellt wird. Sie hat einen Anfangsrand, einen Kern und einen Endrand, deren Besetzung jeweils durch distributionelle Untersuchungen beschrieben werden kann (vgl. Berg 2019; auch Schmidt 2018). Sie wird im Allgemeinen deckungsgleich mit der graphetischen Silbe sein, aber der Weg der Herleitung ist ein anderer.

Nebenbei bemerkt: Es mag seltsam anmuten, eine linguistische Einheit ‚nur' über graphische Eigenschaften herzuleiten. Dem Allgemeinen Graphematischen Silbenbaugesetz liegen jedoch, wie auch dem Allgemeinen Phonologischen Silbenbaugesetz, strukturalistische Überlegungen zugrunde (vgl. Fuhrhop 2018: 591). Aber auch eine rein graphetische Herleitung wäre kein besonderes Novum in der Sprachwissenschaft, denn tatsächlich basieren viele linguistische Einheiten auf einer optischen Segmentierung, wie Bugarski (1993: 8) argumentiert: „[A] unit of a language is the element that the prevailing graphic practice recognizes as such." Unsere Vorstellung von Wörtern und sogar von Lauten ist stark von graphischen Segmenten beeinflusst (vgl. z. B. auch Lüdtke 1969; Aronoff 1992 sowie Kap. 3).

Zurück zu den Grundformelementen: Für Primus ist der Kopf immer obligatorisch (Primus 2006: 10). Das gilt für alle Buchstaben – allerdings mit einer Ausnahme: |c|. Es besteht visuell erstmal nur aus einem Element (vgl. Fuhrhop & Buchmann 2009: 141). Das |c| ist ein nach rechts offener Halbkreis, ein Element, das wir als Koda beim |d| und |q| kennen. Es kann im nativen Deutschen nicht allein stehen, sondern nur in den Verbindungen ‹ch› und ‹ck›. Es ist also nicht nur visuell ein defektiver Buchstabe, sondern auch distributionell. Damit ist es ein Beispiel für einen konstruktionellen Ikonismus. Mit anderen Worten: Das kopflose |c| sucht sich seine Länge (vgl. Fuhrhop et al. 2011: 283 ff.; Fuhrhop 2018: 593) – und es ist nicht so überraschend, dass es diese Länge im Deutschen vor allem im |h| findet, denn das ‹h› ist ohnehin schon ein überaus polyfunktionaler Buchstabe.[18, 19] Die Länge beim ‹h› ist also aus systematischer Perspektive wichtig. In der Fraktur hatte das ‹h› neben der Oberlänge sogar noch eine Unterlänge (vgl. Fuhrhop & Schmidt 2014: 551): |ɦ|. Tatsächlich gibt es im Korpus eine Handschrift, die genau diese Unterlänge beim ‹h› ebenfalls einsetzt (Abb. 11).

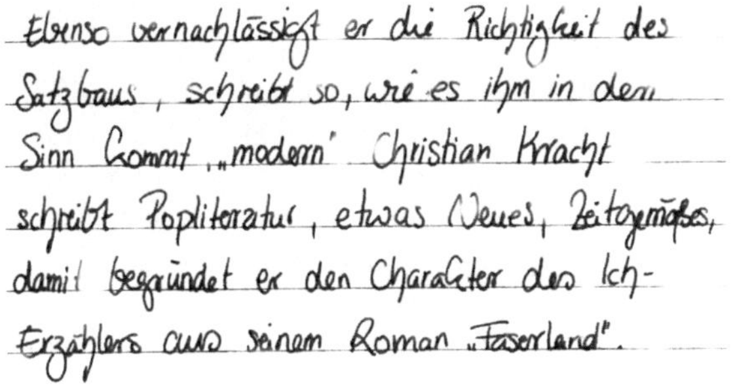

Abb. 11: Unterlängen beim ‹h› (1424_291–326).

In der Fraktur gibt es außerdem Ligaturen, die an bestimmten Stellen voneinander getrennt werden können, z. B. im Sperrsatz. Auch ‹ch› und ‹ck› sind dort Ligaturen, die aber nie getrennt werden, sogenannte Zwangsligaturen. Das |c| kommt in der Fraktur niemals einzeln vor (Fuhrhop & Schmidt 2014: 558).

Wie das |c| scheint auch das |l| visuell auffällig zu sein.[20] Für das |l| nehmen Fuhrhop & Buchmann (2016, 2009) ein Prinzip ‚Kopf wie Koda' an, das zum Beispiel auch beim |o|

---

[18] Es sei „[…] zu vermuten, dass das Schriftsystem die Zahl an stummen Buchstaben möglichst gering hält und |h| schlicht als Gewinner hervorgegangen ist", so Fuhrhop & Schmidt (2014: 554). Das |h| hat den Spazierstock der Nasalbuchstaben und kann deshalb kernnah stehen (Fuhrhop & Schmidt 2014: 550), ist aber aufgrund der Länge nicht so leicht mit ihnen zu verwechseln.

[19] Im Englischen steht das ‹c› distributionell komplementär zum ‹k› – das ‹k› kann formal als Länge + |c| interpretiert werden. Im Englischen findet das |c| seine Länge also vielleicht im ‹k› (vgl. Fuhrhop et al. 2011: 283 f.).

[20] Beide Buchstaben werden in anderen Sprachen oft zusätzlich mit Diakritika ausgezeichnet, um zusätzliche Länge bzw. Breite zu erhalten (|ç|,|č|,|ł|, vgl. Fuhrhop 2018: 594).

zum Tragen kommt. Das |l| besteht damit aus zwei übereinanderstehenden kurzen vertikalen Strichen. Das ist aus graphematisch-systematischer Sicht überzeugend, denn das ‹l› verhält sich innerhalb der graphematischen Silbe wie andere Buchstaben mit einem kurzen Kopf und einem Kodaanschluss nur oben (|r|, |m|, |n|). Aus graphetischer Sicht lässt sich das aber eher nicht halten: Nehmen wir die Form ernst, dann haben wir nur einen langen vertikalen Strich, einen Buchstaben mit Länge – das Gegenstück zum |c|, dem die Länge fehlt. Man könnte sagen, dass das |l| graphematisch ein zweiteiliges Zeichen ist, graphetisch nicht. Es unterscheidet sich von den anderen langen Buchstaben dennoch dadurch, dass es nur eine Länge hat, aber keine Breite (Fuhrhop 2018: 594).

Je nach Lage der Koda bzw. Form des Kopfes ist ein Buchstabe links- oder rechtsgerichtet: „Rechtsgerichtet ist ein Buchstabe, wenn sich seine gerundete Kopflinie nach rechts öffnet oder wenn die Koda auf der rechten Seite des Kopfes liegt" (Berg et al. 2016: 339 f.). Für linksgerichtete Buchstaben gilt analog das Gleiche. Eine Grundform, die nach rechts gerichtet und / oder geschlossen ist, bezeichnen Berg et al. (2016: 340) als kanonisch. Diese Kanonizität zeigt sich auch im Erwerb der Buchstaben. Jüngere Kinder vertauschen bisweilen die Richtung der Buchstaben, besonders bei Buchstaben, die ein spiegelverkehrtes Pendant besitzen wie |b| und |d|. Dabei wird eher das |d| gespiegelt geschrieben als das |b| – es findet also eine Anpassung an die kanonische Schreibrichtung statt (vgl. Treiman & Kessler 2011). Die Kanonizität hat noch eine andere, strukturelle Seite. Grapheme mit kanonischen Grundformen korrespondieren besonders oft mit kanonischen Phonemen (Berg et al. 2016: 344). Dieser Zusammenhang ist überzufällig häufig und betrifft nicht nur das lateinische Alphabet (vgl. Berg et al. 2016). Primus (2004, 2006) zeigt, dass sich die Korrespondenz von Buchstabenform und Lautklasse auch konkret auf einzelne Formmerkmale beziehen kann. Buchstaben mit Länge stehen zum Beispiel oft für Obstruenten; Sonorantbuchstaben dagegen haben keine Länge. Das Merkmal *runde oder schräge Linie* korrespondiert bei den Vokalen mit nicht-hohen Vokalen, bei den Konsonanten tendenziell mit Frikativen. Die Ausnahmen sind |c|, |g| (beide können manchmal auch Frikative verschriften) und |x| (Affrikate) (Primus 2004: 255 ff.).

2.1.3   Segmente: Grapheme und Phoneme

Ich fasse zusammen: Die graphetische Basiseinheit des hierarchischen Modells ist der Buchstabe. Ein Buchstabe kann als Graph realisiert werden. Ein Graph hat eine bestimmte Grundform. Grundformen bestehen aus bestimmten Elementen; sie lassen sich durch Merkmale beschreiben. Buchstaben besetzen im hierarchischen Modell Graphempositionen.

Auf der phonologischen Seite ist es etwas einfacher: Die Basiseinheit ist ein Laut, der als Phon realisiert wird. Laute nehmen Phonempositionen innerhalb einer Silbe ein. Man könnte nun zwar Phone voneinander unterscheiden, also wie auf der Schriftseite auf der etischen Ebene agieren. Das ist für diese Arbeit aber weder sinnvoll noch notwendig, denn es ist ohnehin schon außerordentlich gewagt, eine phonologische Annotation vorzunehmen, wenn nur schriftliche Daten vorliegen. Ob eine Schreiberin [hɛʁpst] oder [heɐpst] artikuliert, lässt sich nicht aus den graphischen Daten vorhersagen. Es könnte aber dennoch gewinnbringend sein, zumindest grob zu untersuchen, ob bestimmte Lautmerkmale mit bestimmten Schriftmerkmalen übereinstimmen (wie es Primus 2004, 2006; Fuhrhop & Buchmann 2009, 2016; Berg et al. 2016 auch tun). Zwar lässt sich keine phonetische Beschreibung der Daten vornehmen, aber zumindest eine phonematische Beschreibung einer angenommenen Explizitlautung scheint vertretbar zu sein.[21] Die phonematische Annotation der Explizitlautung erfolgt später über das phonematische System des Deutschen, wie es Eisenberg (2020: 93 ff.) beschreibt. Als Explizitlautung versteht er eine konstruierte und schriftinduzierte Lautung, „bei der jeder Einzellaut erkennbar ist" (Eisenberg 2020: 12). Und hier geht es ja um die Zusammenhänge zwischen gesprochener und geschriebener Sprache.

Sowohl bei den Phonemen als auch bei den Graphemen lassen sich zwei Klassen unterscheiden: Vokale und Konsonanten. In der Phonologie sind Vokale die Laute, „bei denen der Luftstrom weitgehend ungehindert durch den Vokaltrakt strömt" (Fuhrhop & Peters 2013: 21; vgl. auch Noack 2016: 13). Bei der Artikulation eines Konsonanten wird der Luftstrom durch eine Enge oder einen Verschluss manipuliert. In der Graphematik finden sich mehrere Unterscheidungsmöglichkeiten. Eine Möglichkeit ist die graphetische, die schon vorgestellt wurde: Die Form von bestimmten Buchstaben ist ‚kompakter' als die von anderen; diese kompakten Buchstaben sind die Vokale (vgl. Fuhrhop & Buchmann 2009). Auch durch Distribution und Kombinatorik lassen sich die Klassen unterscheiden. Schaut man die Häufigkeit verschiedener Buchstabenkombinationen an, ergeben sich zwei Gruppen von Buchstaben. Innerhalb der Gruppen kombinieren Buchstaben seltener miteinander, aber mit Mitgliedern der jeweils anderen Gruppe häufiger (Berg 2019: 38). Die eine Gruppe (Vokale) besteht aus den Buchstaben *a, e, i, o, u, y, ä, ö, ü;* die andere (Konsonanten) aus *b, c, d, f, g, h, j, k, l, m, n, p, q, r, s, t, v, w, x, z, ß.* Ein anderer Ansatz (graphematisch und phonologisch) ist die Herleitung über silbenstrukturelle Positionen: Vokale stehen im Kern einer Silbe, Konsonanten an den Rändern (s. Kap. 2.1.4).

Welche dieser Buchstaben sind nun Grapheme, also funktionelle Einheiten der Schriftsprache? Dazu gibt es wieder mehrere Möglichkeiten der Inventarisierung, je nach zugrunde liegender Graphemdefinition. Ein innergraphematischer Ansatz wäre es, die Funktion und die Position eines Buchstabens innerhalb der Silbenstruktur als Kriterium anzusehen.[22] So demonstriert es zum Beispiel Berg (2019). Er definiert:

> Grapheme sind die kleinsten distinktiven, silbenstrukturell autonomen Einheiten der geschriebenen Sprache. Das bedeutet: Konstitutiv für den Graphembegriff [...] ist die Eigenschaft, autonom die silbenstrukturellen Positionen Anfangsrand und Endrand (für Konsonanten) bzw. Kern (für Vokale) besetzen zu können. (Berg 2019: 29).

Berg (2019: 31) stellt nach diesen Kriterien folgendes Grapheminventar für das native Deutsche auf:

1 ‹a, b, d, e, f, g, h, i, j, k, l, m, n, o, p, r, s, t, u, v, w, x, z, ß, ä, ö, ü, ch, ck, qu›

---

[21] Auf suprasegmentaler Ebene ist dieses Dilemma einigermaßen neutralisiert, weil die Gliederung in Silben und die Pedifizierung eines Wortes weitgehend unabhängig von einzelnen Sprecher:innen zu sein scheint.

[22] Die Struktur einer graphematischen Silbe stelle ich in Kap. 2.1.4 vor.

Ein Graphem muss silbenstrukturell autonom sein, das heißt, es muss selbstständig eine der Silbenpositionen Anfangsrand, Endrand oder Kern besetzen können. Das trifft z. B. für das |c| oder das |q| nicht zu. Beide können nicht allein im Anfangs- bzw. Endrand stehen. Stattdessen sind ‹ch›, ‹ck› und ‹qu› Grapheme, die auch Distinktivität zeigen (*Leiche / Leine, Stock / stoß, Qualle / Halle;* Berg 2019: 31). Grapheme müssen außerdem minimal sein, deshalb ist z. B. ‹sch› nach dieser Definition kein Graphem: Die Bestandteile ‹s› und ‹ch› sind bereits Grapheme. Ein weiteres Argument, ‹sch› nicht als ein Graphem anzusehen, geben klassische Minimalpaaranalysen: Sowohl ‹s› als auch ‹ch› können ersetzt werden: ‹Masche› – ‹manche› – ‹Maske› (vgl. Fuhrhop & Peters 2013: 205).

Ein Graphem kann in der nicht-linearen Modellierung eine Segmentposition innerhalb der Silbe einnehmen. Manchmal werden Segmentpositionen auch von mehr als einem Buchstaben besetzt (wie bei ‹ch›, ‹ck› oder ‹qu›) – dann bilden mehrere Buchstaben ein Graphem, es ist dann ein komplexes Graphem. Komplexe Grapheme sind in dieser Hinsicht analog zu Affrikaten wie /pf/, /ts/, /tʃ/ oder /dʒ/ zu verstehen, die auf phonologischer Seite ebenfalls eine gemeinsame Segmentposition einnehmen, deshalb verstoßen Wörter wie *Strumpf* nicht gegen die silbenstrukturellen Beschränkungen (vgl. Wiese 2006: 41 f.; Hall 2011: 32, 62). Komplexe Grapheme können unterschiedlich definiert werden und je nach angewandten Kriterien werden unterschiedliche Inventare von komplexen Graphemen aufgestellt (Tab. 1, vgl. Berg 2019: 189 f.). Bei ‹ch›, ‹ck› und ‹qu› ist nicht jeder Bestandteil ein selbstständiges Graphem (minimale Definition). ‹ch›, ‹ck›, ‹sch›, ‹rh›, ‹ph› und ‹th› korrespondieren jeweils mit einem einzelnen Phonem, ‹pf› mit einer Affrikate. ‹sch› und ‹rh› kombinieren im Anfangs- und im Endrand wie ein Graphem statt wie zwei Grapheme, für ‹ph› und ‹th› gilt das nur im Endrand (die Graphotaktik von ‹ch›, ‹ck›, ‹qu› wurde von Berg nicht überprüft). Das Kriterium der Symmetrie besagt, dass komplexe Grapheme in Anfangs- und Endrand nicht die spiegelbildliche Abfolge der Buchstaben aufweisen, sondern dieselbe. ‹ck› tritt nicht im Anfangsrand auf, ‹qu› nicht im Endrand; deshalb kann die Symmetrie bei diesen Verbindungen nicht geprüft werden. Bei den Minimalpaaren wird überprüft, ob beide Bestandteile der Verbindung ersetzt werden können. Das ist bei ‹ck›, ‹th› und ‹pf› nur eingeschränkt der Fall, ‹sch› ist unklar.

Verbindung	ch	ck	qu	sch	rh	ph	th	st	pf
minimale Definition	+	+	+	–	–	–	–	–	–
Phonographie	+	+	–	+	+	+	+	–	?
Graphotaktik AR				+	+	–	–	–	
Graphotaktik ER				+	+	+	+	–	
Symmetrie	+	n. a.	n. a.	+	+	+	+	+	+
Minimalpaare	+	(+)	+	O	+	+	(+)	–	(+)

Tab. 1: Komplexe Grapheme nach unterschiedlichen Kriterien (Berg 2019: 189).

Dies sind die Kandidaten für komplexe Grapheme. Es könnte sein, dass sich gerade diese Kandidaten auch graphetisch wie komplexe Grapheme verhalten, vielleicht weil zwischen ihnen seltener Unterbrechungen sind oder sie durch besondere Buchstabenformen markiert werden.

2.1.4 Silben

Eine Silbe besteht strukturell aus einem Anfangsrand (Onset), ihrem Kern (Nucleus) und ihrem Endrand (Coda[23]). Jede Silbe hat genau einen Silbenkern, der vom Vokal mit der höchsten Sonorität (phonologisch) bzw. der höchsten Kompaktheit (graphematisch) besetzt wird. Die Konsonanten vor dem Kern gehören zum Onset, die Konsonanten nach dem Kern zur Coda. Ein enger Zusammenhang zwischen Coda und Nucleus veranlasst oft dazu, beide Positionen zum Reim zusammenzufassen (z. B. Hall 2011: 247; Evertz & Primus 2013). Anders als der Anfangsrand unterliegen sie gemeinsamen quantitativen Beschränkungen: Kommen mehr Segmente in der Coda, können weniger im Nucleus stehen und umgekehrt (vgl. auch Berg 2019: 127). In prominenten Vollsilben (dazu später mehr) ist der Nucleus verzweigt, muss also von zwei Segmenten besetzt werden (vgl. Primus 2010; Evertz 2016: 378). Bei einem gespannten Vokal in einer phonologischen Silbe besetzt die Länge des Vokals die zweite Nucleusposition. Bei ungespannten Vokalen besetzt ein nachfolgender Konsonant diese Position. Mit diesen Annahmen lässt sich berücksichtigen, dass es in morphologisch einfachen Silben eine Wechselwirkung zwischen der Anzahl der Konsonanten nach dem Vokal gibt – bei gespannten Vokalen kann maximal ein Konsonant folgen (/bet/), nach ungespannten Vokalen können zwei (oder noch mehr) Konsonanten folgen (/bɛst/) (vgl. Wiese 2006: 47 ff.; Eisenberg 2020: 127). Aus diesem Grund ist es z. B. sinnvoll, den Erstbestandteil von Diphthongen als kurz / ungespannt anzunehmen, denn er verhält sich so wie ein kurzer / ungespannter Vokal im Silbenkern – es folgt der Zweitbestandteil des Diphthongs, der die zweite Nucleusposition einnimmt (vgl. Hall 2011: 263). Die Alternative ist, eine Länge, einen zweiten Diphthongbestandteil oder den ersten nachfolgenden Konsonanten als erstes Element der Coda aufzufassen (vgl. Hall 2011: 264; Eisenberg 2020: 128). Je nach Ansatz gibt es also entweder Vokale in einer Codaposition oder Konsonanten in einer Nucleusposition (vgl. Hall 2011: 257).

In jedem Fall ist aber diese zweite Nucleusposition bzw. erste Codaposition für den Silbenaufbau besonders interessant, denn sie steht sowohl mit dem Nucleus als auch mit der Coda in Wechselwirkung. Ich schlage *Key* als Begriff für diese Position vor, die Schlüsselposition. Diese Key-Position zeigt für das Deutsche sowohl phonologisch als auch graphematisch spezifische Besonderheiten (vgl. Primus 2003: 46). Schmidt (2018: 131) deutet sie graphematisch als „Präferenzposition für die Wortbeschwerung". Auf dieser Position finden sich z. B. Zweitbestandteile von Diphthongen sowie das postvokalische ‹h›.

Es gibt in der Druckschrift eine graphetisch-graphematische Beschränkung, die genau in dieser Position wirkt: Vokalbuchstaben, die einen runden Kopf haben, sind in der Key-Position nicht phonographisch zu interpretieren (Primus 2004: 257). Das betrifft die Buchstaben ‹e› (*tief, Meer*), ‹a› (*Staat*), ‹o› (*Boot*).[24] Insgesamt scheinen die phonographischen Korrespondenzen in der Key-Position nicht durchgängig zu gel-

---

[23] Achtung, hier besteht Verwechslungspotential mit dem Buchstabenelement Koda. Ich schreibe zur Differenzierung das Buchstabenelement mit ‹K› und die Silbenposition mit ‹C›.

[24] Fuhrhop & Berg (2021: 33) beobachten, dass gerade diese besonders kompakten Buchstaben eigentlich vor allem die (erste) Nucleusposition kennzeichnen.

ten – so werden Dehnungsbuchstaben wie das ⟨h⟩ hier lautlich nicht realisiert und auch bei Doppelkonsonanten (die phonologisch nicht doppelt artikuliert werden) steht einer der beiden Konsonanten in der Key-Position (vgl. Primus 2003: 43 f.). Möglicherweise ist nun diese für die Schreibung und die Lautung spannende Position in der Handschrift graphisch besonders ausgezeichnet, z. B. durch gemeinsame Buchstabenmerkmale. Dann könnte sie als eigenständige Position bestimmt werden. Oder es zeigt sich, dass sich die Bestandteile in dieser Position graphetisch eher wie Coda- oder wie Nucleus-grapheme verhalten. Eine andere Möglichkeit wäre es, dass die Buchstaben in der Key-Position besonders distinkt sind – denn hier wäre eine Verwechslung auch besonders hinderlich. Wie auch immer: Die Key-Position lohnt einen genaueren Blick.

Es kann vorkommen, dass mehr als zwei Segmente nach dem Silbenkern auftreten. In diesem Fall werden extrasilbische Elemente im Sinne von Wiese (2006: 47 f.) angenommen.[25] Das ist z. B. der Fall beim /s/ in *nachts*[26] oder auch das /t/ in *greift*. Eisenberg (2020: 129) stellt heraus, dass für diese Position für das Deutsche nur koronale Obstruenten vorkommen, die aufgrund der Auslautverhärtung stimmlos sind. Ein kurzer, vorzeitiger Blick in das Korpus kann das im Großen und Ganzen bestätigen: Von den 1.163 extrasilbischen Elementen korrespondieren 761 mit ⟨t⟩ (65 %) und 360 mit ⟨s⟩ (31 %).[27] Im Allgemeinen folgt aber nach Key nur noch ein Element in der Coda – weil eben entweder die Länge oder ein Konsonant in die Key-Position rückt.

Abb. 12 fasst die vorgestellten phonologischen und graphematischen Strukturen bei einigen Ein- und Zweisilbern zusammen.

---

[25] Andere Konzepte von Extrasilbizität gehen zumeist von Verstößen gegen das Allgemeine Silbenbaugesetz aus, z. B. Hall (2011).

[26] Man könnte auch argumentieren, dass /ts/ hier eine Affrikate ist, s. u. Dann wäre die Codaposition nur einmal besetzt, weil Affrikaten nur eine Skelettposition einnehmen. Allerdings nimmt man Affrikaten normalerweise nicht über Morphemgrenzen hinweg an (vgl. Hall 2011: 17 f.).

[27] Die restlichen Vorkommen entfallen auf ⟨d⟩ (⟨Freund⟩, ⟨Feind⟩, ⟨energieliefernd⟩) und ⟨sch⟩ (⟨deutsch⟩, ⟨Nimptsch⟩).

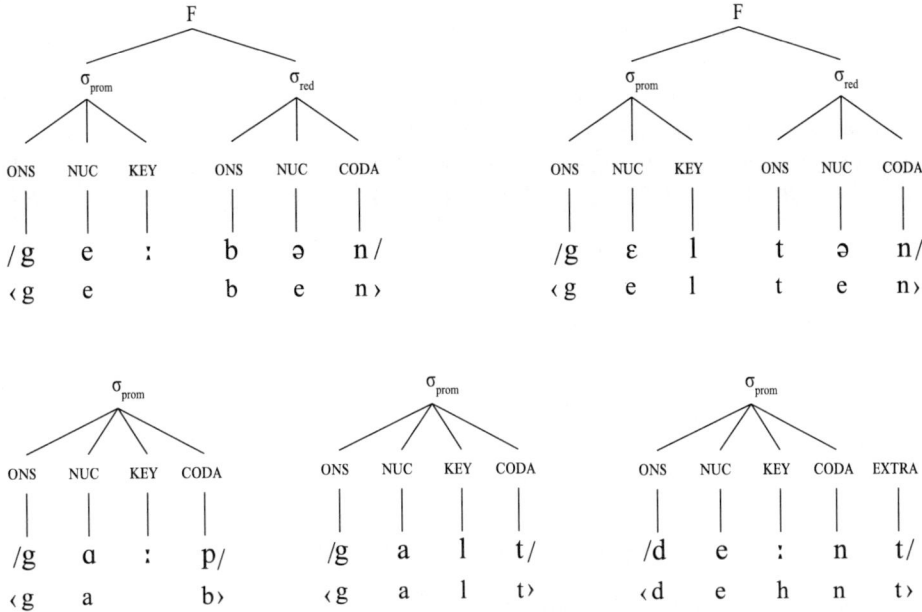

Abb. 12: Beispielhafte Silbenstrukturen im hierarchischen Modell bei Zwei- und Einsilbern (dargestellt sind phonographische Silbengrenzen).

Auf der graphematischen Seite ist nun die Frage, wo die Unterschiede zwischen der Coda- und der Key-Position liegen. Woher weiß man z. B. bei ‹geben›, ob ‹b› in diesem Fall Key, Coda oder sogar Onset der nächsten Silbe ist? Rein aus dem Silbenaufbau der prominenten Silbe ergibt sich hier keine Präferenz, denn, wie oben beschrieben, kann der kompakte Buchstabe auch die Key-Position mitbesetzen. Letztlich hängt die Antwort davon ab, wo die Silbengrenze liegt. Um das zu klären, muss etwas ausgeholt werden.

Die Position von Silbengrenzen ist phonologisch wie graphematisch umstritten (vgl. Primus 2003; Wiese 2006: 35). Oft wird das Prinzip der Onsetmaximierung zu Hilfe genommen (vgl. Hall 2011: 224, 271f.; Eisenberg 2020: 143). Es besagt, dass möglichst viele Segmente zwischen zwei Silbenkernen im Onset der zweiten Silbe stehen, solange sich ein wohlgeformter Onset (entsprechend des Allgemeinen Phonologischen bzw. Graphematischen Silbenbaus) ergibt. Deshalb ist eine Silbifizierung wie */sɪ.lbə/ nicht möglich, weil im Anfangsrand der zweiten Silbe ein Sonorant vor den Obstruenten steht. Mit dem Prinzip der Onsetmaximierung ergibt sich /sɪl.bə/ als bevorzugte Silbifizierung. Die Onsetmaximierung zeigt die phonologische Silbengrenze. Überträgt man sie in die Schrift, dann zeigt sich eine phonographische Silbengrenze (vgl. Schmidt 2018: 156 f.). Neben der Onsetmaximierung kann es auf graphematischer Seite auch eine Codamaximierung geben – mit dieser Perspektive stehen möglichst viele Konsonanten zwischen zwei Silbenkernen im Endrand der ersten Silbe (‹Silb.e›). Eine Silbengrenze, die mit der Codamaximierung identifiziert wurde, ist eine graphematische Silbe. Diese für die Graphematik zweifache Art der Silbifizierung nennt Schmidt (2018: 151 ff.) die relationale Silbengrenze.

Genau diese graphematischen Silbengrenzen können oft – aber nicht immer – morphologisch interpretiert werden. So ein Fall findet sich auch in ‹geben›. Liegt die graphematische Silbengrenze vor dem ‹b› (‹ge.ben›), zeigt sie die phonologische Syllabifizierung, sie ist dann eine phonographische Silbengrenze. Steht die Silbengrenze nach dem ‹b›, also ‹geb.en›, zeigt sich die morphologische Struktur. Das Flexionsaffix +*en* wird vom Stamm *geb* getrennt – diese Syllabifizierung ergibt eine morphographische Silbengrenze. Die morphographische Silbengrenze ist damit ein Spezialfall der graphematischen Silbengrenze.

Bei einer morphographischen Strukturierung von ‹geben› besetzt das ‹b› also die Codaposition der prominenten Silbe, die Key-Position wird vom kompakten Buchstaben ‹e› mitbesetzt (Abb. 13 links oben).

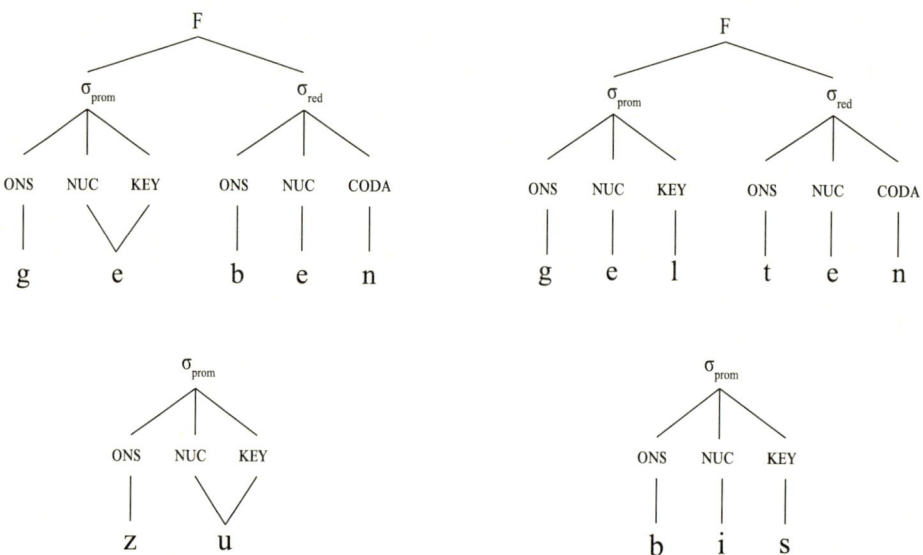

Abb. 13: Graphematische Silbenstrukturen im hierarchischen Modell bei Zwei- und Einsilbern.

Ist die Coda nicht besetzt, dann deutet das darauf hin, dass es sich um ein Wort handelt, zu dem keine morphologisch verwandten Zweisilber existieren (vgl. Schmidt 2018: 179 ff.), wie z. B. bei ‹zu›, ‹da› oder ‹bis› – das ‹s› besetzt die Key-Position, weil ‹bis› als Einsilber eine prominente Silbe ist. Andersherum bedeutet das, dass die Einsilber, zu denen ein morphologisch verwandter Zweisilber existiert, eine Codaposition besetzen können, z. B. besetzt das ‹b› in ‹gab› die Codaposition, weil danach im Zweisilber ‹geben› die morphographische Silbengrenze folgt (vgl. Schmidt 2018: 182). M. a. W.: Die Codaposition wird morphologisch besetzt. Wenn in einem morphologisch verwandten Zweisilber ein Graphem in der morphologischen Interpretation der relationalen Silbengrenze die Coda besetzt (‹geben›), dann muss es auch in dem verwandten Einsilber die Coda besetzen (vgl. ‹gab›) und kann nicht die Key-Position besetzen. Das ist ein Ausdruck von Morphemkonstanz.

Ein anderes Problem bei der Syllabifizierung sind ambisilbische Konsonanten. Ambisilbische Konsonanten sind phonologische Phänomene und liegen immer dann vor, wenn der Vokal der ersten Silbe ungespannt ist oder zumindest sein kann (*immer, fürchterlicher*), nur ein intersyllabischer Konsonant auftritt und der Vokal der zweiten Silbe unbetont ist (vgl. Wiese 2006: 35 ff.; Eisenberg 2020: 139 f.). Prototypisch ist die zweite Silbe eine Reduktionssilbe, das muss aber nicht so sein. Im hierarchischen Modell wird davon ausgegangen, dass ambisilbische Konsonanten phonologisch einerseits die Key-Position besetzen, andererseits aber auch den Onset der nachfolgenden Silbe (vgl. Evertz 2016: 378; aber Hall 2011: 269). In der Graphematik werden diese Konsonanten verdoppelt, sie besetzen die Key- und die Codaposition (vgl. Evertz 2016: 378). Graphematisch sind solche Silben unauffällig. Dennoch könnte graphetisch durchaus ein Unterschied gemacht werden, ob ein ‹l› mit einer regulären Onsetbesetzung wie bei ‹Kalium› korrespondiert oder ob es ein verdoppeltes ‹l› ist, das mit einem ambisilbischen Konsonanten korrespondiert.

Silbengrenzen sind in der Druckschrift nicht so gut markiert wie Buchstaben- oder Wortgrenzen. Die Handschrift hat allerdings eine gute Chance, sie durch eine ‚Leerstelle‘ (vgl. Meletis 2015: 115) zu markieren. In Kap. 2.2.1 wird deutlich, dass an diesen Stellen eine temporale Unterbrechung des Schreibprozesses auftritt. Es ist nicht abwegig, dass auch eine spatiale Unterbrechung an diesen Stellen vermehrt auftreten könnte.

2.1.5 Füße

Sowohl graphematische als auch phonologische Wörter zeichnen sich durch Prominenzunterschiede aus, die regelmäßig alternieren. Silben gruppieren sich anhand ihrer Prominenzeigenschaften zu Füßen: Jeder Fuß hat genau eine prominente Silbe, die im Deutschen immer links steht (vgl. Wiese 2006: 56 f.; Hall 2011: 283; Evertz & Primus 2013: 4; Evertz 2016: 378). Sie ist der Kopf des Fußes, alle anderen Silben innerhalb eines Fußes sind nicht-prominent. Ein Spezialfall der nicht-prominenten Silbe ist die Reduktionssilbe. Eine phonologische Reduktionssilbe liegt vor, wenn die Silbe mit einem Schwa-Vokal (/ə/ oder /ɐ/) realisiert wird. Phonologisch prominente Silben sind betont, phonologische Reduktionssilben sind kategorial unbetonbar. Bei einigen Silben hängt es von der Pedifizierung ab, ob sie prominent oder nicht prominent sind, ihre Prominenz ist also nicht kategorial (vgl. Wiese 2006: 56 ff.; Hall 2011: 282). Das ist z. B. bei einigen Derivationssuffixen der Fall, wie etwa *-lich* in ge$_{dak}$[**sell**schaftlich] – ge$_{tro}$[**sell**schaft]$_{tro}$[**lich**en].[28] Die Pedifizierung kann auch über morphologische Grenzen hinweg gehen wie in [**abge**][**druck**ten] (vgl. Eisenberg 2020: 144).

Eine prominente und eine darauffolgende nicht-prominente Silbe bilden einen Trochäus (2a, b), der im Deutschen der Default-Fuß ist (vgl. Hall 2011: 283; Evertz & Primus 2013: 5). Innerhalb eines Wortes können mehrere Trochäen aufeinander folgen (2c). Diejenigen Trochäen, die aus einer prominenten und einer reduzierten Silbe bestehen, sind kanonische Trochäen (2a) (Wiese 2006; Primus 2010: 23f.; Evertz & Primus 2013: 4; Evertz 2016).

---

[28] Fettgedruckte Silben stellen hier phonologisch prominente Silben dar, die eckigen Klammern geben an, welche Silben zu einem Fuß zusammengefasst werden und der Index vor den Klammern sagt aus, welcher Fuß vorliegt.

2 a. [aber], [alle], [Fehler], [könnte], [schreiben] …
   b. [Autor], [Heirat], [Steinkreuz], [Stuttgart] …
   c. [Klassen][schranke], [wider][legen] …

Wenn in einem Wort eine weitere nicht-prominente Silbe auftritt, die nicht zu einem Fuß gezählt werden kann (3), dann handelt es sich um ein extrametrisches Element (vgl. Wiese 2006: 276; Hall 2011: 291; Fuhrhop & Peters 2013: 107). Diese nicht-verfußten Elemente liegen vor dem Kopf eines Fußes; sie sind Auftaktsilben (vgl. Noack 2016: 68f.).

3 be[zogen], ge[sichert], Ka[näle], Lu[ise] …

Die graphematische Strukturierung in Füße stellt gewisse Herausforderungen dar: Prominente graphematische Silben lassen sich anders als in der Phonologie nicht immer leicht erkennen, denn eine graphematische Akzentmarkierung zeigt das deutsche Schriftsystem nicht durchgehend. Dennoch liegt es nahe, im Deutschen den kanonischen Trochäus auch als Default-Struktur im Geschriebenen anzusehen (vgl. u. a. Fuhrhop & Peters 2013; Evertz & Primus 2013; Evertz 2016; Schmidt 2018). Der graphematische Trochäus besteht wie sein phonologisches Pendant aus einer prominenten und einer nicht-prominenten Silbe (vgl. Evertz & Primus 2013: 2; Evertz 2016; Schmidt 2018: 21f.). Was eine prominente und was eine nicht-prominente Silbe ist, wird also relational festgelegt, weil wir bis zum Beweis des Gegenteils davon ausgehen, dass eine Struktur ein Trochäus ist. Die Unterscheidung zwischen kanonischen und nicht-kanonischen Trochäen liegt wieder darin, ob die nicht-prominente Silbe reduziert ist oder nicht. Als graphisch reduzierte Silbe werden die Silben angesetzt, die als Silbenkern den unmarkierten Fall ‹e› haben (vgl. Fuhrhop 2008: 198; Evertz & Primus 2013: 6), und hier zeigt sich auch, warum die Reduktionssilbe in der Graphematik nicht kategorial sein kann: Der Graph |e| in einer prominenten Silbe unterscheidet sich nicht von dem |e| in einer Reduktionssilbe – zumindest nicht in Druckschriften. Für Handschriften wäre eben das zu klären. Ein |e| in einer Reduktionssilbe könnte sich formal von einem |e| in Vollsilben unterscheiden.

Für eine Unmarkiertheit des ‹e› als Silbenkernbuchstaben spricht neben der reinen Häufigkeit auch, dass das ‹e› die Tendenz zeigt, auch Silbenkerne zu besetzen, die sich nicht phonographisch herleiten lassen (vgl. Fuhrhop & Buchmann 2009: 148f.):

— Es korrespondiert mit bis zu vier Vokalphonemen (/e/, /ɛ/, /ə/, /ɐ/).
— Es ist häufiger Erstbestandteil von Diphthongen, auch wenn es phonographisch angemessenere Varianten gäbe (‹ei› vs. ‹ai›, ‹eu› vs. ‹oi›).
— Es ist Längenzeichen beim ‹ie› und beim ‹ee› – letzterer Fall ist bei den Doppelvokalen der häufigste.
— Es ist Bestandteil von alternativen Umlautverschriftungen (‹ae›, ‹oe›, ‹ue›).

Auch formal interpretieren Fuhrhop & Buchmann (2009: 148f.) das ‹e› als den prototypischsten Silbenkern (vgl. auch Reinken 2018b: 347), weil es einen gebogenen Kopf hat und „die schlichteste Koda überhaupt" (Fuhrhop & Buchmann 2009: 148) ist.

Vielleicht gibt es aber doch eine Möglichkeit, die Prominenz von graphematischen Silben kategorial festzulegen. Denn man kann die Silben, bei denen die Key-Position besetzt ist (wie beispielsweise bei ‹dreht.en› oder bei ‹bau.en›), als kategorial prominent bezeichnen – sie haben ja i. S. v. Primus (2010) einen verzweigten Nucleus, was für nicht-prominente Silben ausgeschlossen wäre (vgl. Hall 2011: 250). Schmidt (2012: 14) bezeichnet diese Silben als ‚schwer' und nennt u. a. die Merkmale, dass im Silbenkern Diphthongschreibungen (vgl. auch Evertz & Primus 2013: 12), Verdopplungen oder ‹ie› stehen oder dass dem ersten Vokalgraphem ein ‹h› folge.[29, 30]

Dieser Umstand ist der Grund, warum bestimmte Strukturen eben nicht als Trochäus interpretiert werden können. Ein Beispiel ist ‹ausübt› – in beiden Silben ist die Key-Position besetzt, ein Trochäus kommt also nicht in Frage. Es kann nämlich vorkommen, dass nach einer betonten Silbe keine unbetonten Silben mehr kommen können – der Fuß kann nicht vervollständigt werden (4a–d). Dass er aber meist prinzipiell ergänzt werden könnte, zeigen morphologische Operationen, die den unvollständigen Fuß verlängern (4e). Man spricht hier von degenerierten Füßen (vgl. Hall 2011: 288; Noack 2016: 68 f.). ‹ausübt› besteht also aus zwei degenerierten Füßen, die jeweils aus einer kategorial prominenten Silbe bestehen. Einsilber sind auf Wortebene nicht verfußt (vgl. Eisenberg 2020: 143) und werden hier ebenfalls als degenerierte Füße aufgefasst.

4 a. be**darf**, ge**nannt**, **Ro**man, he**raus** …
   b. [**Abi**]tur, [iso]**liert**, [**Konfe**]renz, [**über**]**zeugt** …
   c. [**Abhängig**]keit, [**Biolo**]gie, [**Experi**]ment …
   d. $_{dak}$[**Photo**syn]$_{tro}$[**these**]$_{tro}$[**pro**duk]$_{tro}$[**tivi**]$_{deg}$**tät** …
   e. ge[**nann**te], [**Konfe**][**ren**zen], [**Experi**][**men**te] …

Ein Fuß aus einer prominenten und zwei nicht-prominenten Silben ist ein Daktylus (vgl. Hall 2011: 283); bei kanonischen Daktylen wären beide nicht-prominenten Silben auch Reduktionssilben (5a). (5b) zeigt nicht-kanonische Daktylen, (5c) zeigt komplexe Daktylusstrukturen.

5 a. [**äu**ßere], [**lie**genden], [**span**nenden], [**un**serer] …
   b. [**in**aktiv], [**In**haltes], …
   c. [**span**nungsge][**steu**erten], [**kon**tinu][**ier**liche] …

Sowohl phonologisch als auch graphematisch ist der Daktylus umstritten (vgl. Hall 2011: 291). Wiese (2006: 276), Noack (2016) oder Evertz (2016) interpretieren die zweite nicht-prominente Silbe in einem Daktylus als extrametrisch bzw. degeneriert (s. u.) und nehmen für das Deutsche deshalb nur den Trochäus als Fuß an. Fuhrhop & Peters (2013: 234)

---

[29] Schmidt nennt auch die Umlautgrapheme als Merkmale kategorial prominenter Silben, dies lässt sich aber nur im hierarchischen Modell begründen, wenn das Trema als eigenständiger Buchstabe gedeutet wird, der dann die Key-Position besetzt. In der vorliegenden Untersuchung wird das Trema nicht betrachtet, s. Kap. 1.3.

[30] Später relativiert Schmidt die Bedeutung der kategorial schweren Silben, da die Prominenz einer Silbe grundsätzlich relational festgelegt werde und die Annahme kategorial schwerer Silben für das native Deutsche keinen Mehrwert biete (Schmidt 2018: 127 f.). Für die Annotation im Rahmen dieser Untersuchung ist die kategorial schwere Silbe allerdings eine Arbeitserleichterung.

beschreiben einen graphematischen Daktylus, bei dem eine prominente Silbe von zwei Silben mit ⟨e⟩ in der Kernposition gefolgt wird, wie z. B. bei „Wanderer, höhere, muntere, segeltest, gebende" (Fuhrhop & Peters 2013: 234). In meiner Terminologie wäre das ein kanonischer Daktylus, einen nicht-kanonischen Daktylus nehmen Fuhrhop & Peters (2013) nicht an. Dadurch entsteht jedoch ein Dilemma bei dreisilbigen Wörtern, die in der zweiten Silbe kein ⟨e⟩ haben, wie z. B. bei *mögliches*. Die erste Silbe ist klar prominent, und zwar sowohl relational wie in diesem Fall auch kategorial. Die letzte Silbe ist sowohl relational wie auch kategorial nicht-prominent. Die Frage ist nun, wie die zweite Silbe zu bewerten ist. Ist sie der Kopf eines kanonischen Trochäus und relational prominent ($_{extra}$[mög]$_{tro}$[liches])? Oder bildet sie mit ⟨mög⟩ einen nicht-kanonischen Trochäus ($_{tro}$[möglich]$_{extra}$[es])? Bei Fuhrhop & Peters (2013) kann diese Frage offen bleiben, hier müsste eine Entscheidung getroffen werden, damit die Annotation des Korpus später keine Lücken hat. Problematisch am graphematischen Daktylus ist, dass zwischen prominenten und nicht-prominenten Silben kein so vergleichbarer Prominenzunterschied wie in der Phonologie sichtbar ist. Phonologisch ist meist recht deutlich zu erkennen, welche Silbe prominent ist und welche nicht (Fuhrhop & Peters 2013: 100). Druckschriften haben nur begrenzte Möglichkeiten, die Prominenz einer Silbe zu kennzeichnen. Dort hätten wir also keine Möglichkeit, einen nicht-kanonischen Daktylus nachzuweisen. Aber: Das könnte in Handschriften anders sein; hier sind z. B. Größenunterschiede, graphische Reduktion oder die Nutzung bestimmter Graphen in prominenten bzw. nicht-prominenten Silben möglich. Um diese Chance zu nutzen, nehmen wir hier also auch nicht-kanonische Daktylen an, mit dem Ziel, ebendiese zu bestätigen oder zu verwerfen.

Die Frage, wo ein Fuß endet und ein nächster beginnt, ist leichter zu beantworten als die Frage nach den Silbengrenzen: „Füße bestehen immer aus einer betonten Silbe und den unbetonten Silben bis zum nächsten Fuß" (vgl. Hall 2011: 283). Fußgrenzen müssen also immer auch Silbengrenzen sein. Wie auch die Silbengrenzen werden Fußgrenzen in der Druckschrift nicht eigens markiert. Das könnte in Handschriften anders sein.

2.1.6 Wörter

Wie schon in Kap. 1.3 angemerkt, beschränkt sich diese Arbeit auf die Wörter als maximale Einheiten. Einheiten jenseits des Wortes wie Satz, Absatz usw. werden nicht berücksichtigt, gleichwohl sie für die Schreibung durchaus eine Rolle spielen können (z. B. in der Großschreibung oder in der Getrennt- und Zusammenschreibung). Der Grund dafür liegt darin, dass das Wort für die Graphematik eine genuin basale Einheit ist (vgl. Schmidt 2018), die sich einerseits durch die (meistens) klare Segmentierung zeigt und andererseits auch als theoretische Grundeinheit der Graphematik angenommen werden kann.

Die Ermittlung phonologischer Wörter geschieht zumeist durch morphologische Überlegungen (vgl. Wiese 2006: 65 ff.; Fuhrhop & Peters 2013: 117 f.). Ein lexikalischer Stamm bildet grundsätzlich ein phonologisches Wort, ebenso wie Suffixe mit Vollvokal und besetztem Onset und Präfixe mit Vollvokal (vgl. Fuhrhop & Peters 2013: 118). Somit ist sichergestellt, dass jedes phonologische Wort zumindest eine potenziell prominente Silbe besitzt, s. o. Alle Suffixe, auf die diese Bedingungen nicht zutreffen, werden dem vorherigen phonologischen Wort zugeschlagen, alle Präfixe dem nachfolgenden. Ein Wort wie *versinken* wird also folgendermaßen gegliedert: Der Stamm *sink* bildet ein phonologisches Wort. Das Flexionssuffix *+en* hat weder einen konsonantischen Anfangsrand noch einen Vollvokal, es zählt also zum vorherigen Wort. Das Präfix *ver+* hat ebenfalls keinen Vollvokal und wird zum nachfolgenden Wort addiert. *versinken* bildet also ein einziges phonologisches Wort. Ein anderes Beispiel: Im Kompositum *Hauptsatzstellung* sind drei phonologische Wörter: *Haupt, satz, stellung*. Das Suffix *+ung* hat zwar einen Vollvokal, aber keinen konsonantischen Anfangsrand. Kompositionsgrenzen fallen also mit phonologischen Wortgrenzen zusammen – aber eben gerade nicht mit graphematischen Wortgrenzen. Das phonologische Wort dürfte im Allgemeinen kürzer sein als ein graphematisches Wort.

Fuhrhop (2008: 193) definiert das graphematische Wort so: „Das graphematische Wort steht zwischen zwei Leerzeichen und enthält intern keine Leerzeichen". Das prototypische graphematische Wort besteht aus mindestens einer graphematischen Silbe, ist eine ununterbrochene Abfolge von Graphemen und enthält maximal eine Majuskel am Wortanfang (Fuhrhop 2008: 194). Es handelt sich also um eine morphologieunabhängige Definition. Sie geht davon aus, dass sich zwischen zwei Wörtern ein Abstand befindet, der größer ist als der Abstand zwischen zwei Buchstaben (vgl. Meletis 2015: 117). Diese einfache und einleuchtende Definition funktioniert für Druckschriften prinzipiell gut. In Druckschriften sind die Abstände zwischen Wörtern immer größer als zwischen Buchstaben. Das gilt cum grano salis in Handschriften auch. Allerdings kann hier die Größe der Abstände variieren, was dazu führen kann, dass einzelne Wortabstände (Abb. 14, dunkelgrau) kleiner sind als Buchstabenabstände (hellgrau).

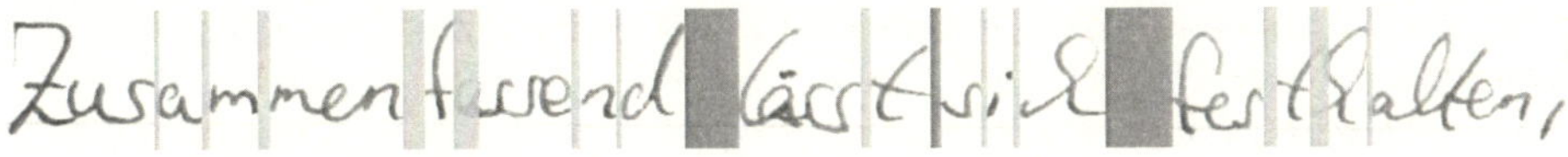

Abb. 14: Variierende Abstände zwischen Buchstaben und Wörtern (1391_126–129).
Der Abstand zwischen ‹s› und ‹a› bei ‹Zusammenfassend› und zwischen ‹t› und ‹h› bei ‹festhalten› ist negativ; hier liegt der äußerste Punkt des zweiten Buchstabens noch vor dem äußersten Punkt des vorherigen Buchstabens.

In Abb. 14 ist z. B. der Wortabstand zwischen ‹lässt› und ‹sich› kleiner als manche Buchstabenabstände. Die besonders große Lücke zwischen ‹Zusammen› und ‹fassend› könnte darauf hindeuten, dass hier eine Unsicherheit in der Getrennt- und Zusammenschreibung kaschiert werden soll.[31] Abgesehen von solchen mehr oder weniger bewussten Ambiguitäten sind die Wortabstände bei Handschriften immer obligatorisch, die Buchstabenabstände jedoch nicht – sie können verbunden werden. Und das könnte für die Anpassung der Definition des graphematischen Wortes in Bezug auf Handschriften genutzt werden: Ein handschriftliches graphematisches Wort steht zwischen zwei obligatorischen Abständen und enthält intern nur fakultative Abstände.

[31] Eine andere Möglichkeit wäre, dass größere Abstände innerhalb eines graphematischen Wortes mit phonologischen Wortgrenzen zusammenfallen könnten, zumindest an dieser Stelle in diesem Beispiel ist das eine mögliche Deutung. Die größere Unterbrechung würde damit zugleich eine morphologische Grenze markieren.

2.2 Psycholinguistische Perspektive

2.2.1 Produktion: Psychomotorik

Die menschliche Hand besteht aus 27 Knochen, 19 Gelenken und über 50 Bändern (vgl. Wurzinger 2020: 480 ff.) Die meisten sogenannten Handmuskeln sind eigentlich keine Handmuskeln: Sie beginnen im Unterarm und wirken von dort mit ihren Sehnen auf die Gelenke in der Hand (vgl. Wurzinger 2020: 492 ff.). Je nach Zählweise gibt es mindestens 38 Muskeln, die die Finger und die Hand bewegen. Sie stehen sehr komplex miteinander in Wechselwirkung (Cuadra et al. 2018). Vor dem Hintergrund dieser anatomischen und physiologischen Komplexität ist es nicht erstaunlich, dass auch die kognitiven Anforderungen komplex sind, um einerseits diese Muskeln steuern und andererseits gleichzeitig kohärente und orthographisch korrekte Sprache produzieren zu können (vgl. Cornhill & Case-Smith 1996: 738; Ritchey et al. 2016: 29; Gosse et al. 2018: 1182): „For writing to be a useful means of expression, the writer must have learned both the structure of written language and the mechanics of forming the appropriate marks on the paper" (Alston & Taylor 1987b: 98). Das betrifft nicht nur die graphematischen und orthographischen Anforderungen an einen Text, sondern auch die Flexion, Syntax, Kohärenz, Kohäsion, Passung an das Sprachregister, Abruf relevanten Inhalts und die Zielführung des zu produzierenden Textes (vgl. Torrance & Galbraith 2006: 67). Alle diese Prozesse müssen bei der Schreibproduktion annähernd gleichzeitig ablaufen. Es grenzt an ein Wunder, dass überhaupt jemand schreiben kann. Damit alle diese kognitiven Prozesse reibungslos parallel ablaufen können, gehört zum Handschreiben ein enormes Maß an Automatisierung (vgl. Galbraith 2009: 7).

Handgeschriebenes entsteht durch hochgradig spezialisierte Bewegungen (vgl. Wing 1979). Das sind vor allem schnelle Finger- und Handbewegungen und langsamere, konstantere Armbewegungen (vgl. Maarse & Thomassen 1983). Das Handgelenk realisiert die vertikalen Striche der Handschrift, die Finger produzieren kleine horizontale Striche und der Oberarm sorgt für die gleitende Bewegung des Stiftes über die Zeile (vgl. Wing 1979: 290; Meulenbroek & Thomassen 1991: 257 ff.; Thomassen 1996: 1029 f.). Die Frequenz dieser Bewegungen liegt meist zwischen 1 Hz und 6 Hz, allerdings ist der Rhythmus dabei extrem variabel. Die vertikalen Bewegungen sind im allgemeinen schneller als die horizontalen (Teulings & Thomassen 1979: 223), die horizontalen aber präziser (Thomassen 1996: 1029). Insgesamt ist Handschrift allerdings eine der langsamsten Formen, um Sprache zu produzieren. Meist können zwei bis vier handgeschriebene Buchstaben pro Sekunde zu Papier gebracht werden (vgl. Wing 1979: 290; Thomassen 1996: 1030).

Die Dynamik einer Schreibbewegung wird mithilfe von Grafiktablets oder Digitizern sichtbar gemacht (zum Vorgehen detailliert Maamari & Plamondon 1986; Thomassen & Meulenbroek 1990). Damit ist eine form- und zeittreue Aufnahme des Schreibvorgangs möglich und jedem Zeitpunkt kann eine Schreibgeschwindigkeit zugeordnet werden. Abb. 15 zeigt das am Beispiel des ‹f›. Oben rechts ist die Form des Graphens zu sehen, wie er von der Testperson produziert wurde. Die Kreise markieren Punkte mit geringer Geschwindigkeit (siehe Abb. 15, untere Hälfte). Links oben ist die Rundung gegen die Produktionszeit aufgetragen. Bei dieser Form ‹f› werden zu Beginn und gegen Ende Rundungen verschriftet (die beiden Schlaufen). Bei den Rundungen liegen Geschwindigkeitsminima. Das Ergebnis einer Schreibbewegung ist ein Strich, der von langsamer ausgeführten Richtungswechseln und Rundungen begrenzt ist (vgl. Thomassen & Meulenbroek 1990: 24).

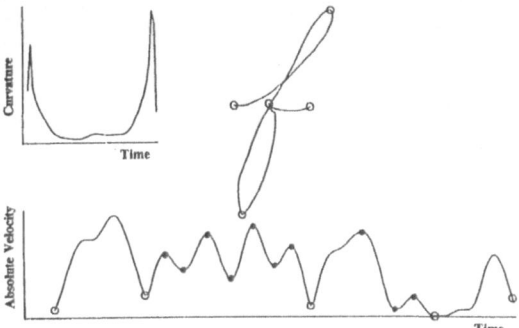

Abb. 15: Form- und Geschwindigkeitsprofil beim ‹f› (Meulenbroek & van Galen 1990: 101).

Man unterscheidet zwischen automatisierten und kontrollierten Bewegungen (vgl. Mai et al. 1997: 224f.; Nottbusch 2008: 72f.). Automatisierte Bewegungen sind ballistisch, haben also eine gleichförmige Geschwindigkeits- und Beschleunigungskurve mit einem klaren Maximum (vgl. Denier van der Gon & Thuring 1965). Sie haben eine typische Dauer von etwa 100 ms (vgl. Thomassen & Meulenbroek 1990: 24) und sind durch Rundungen oder Richtungswechsel mit geringerer Geschwindigkeit begrenzt. Kontrollierte (oder geführte) Bewegungen sind dagegen gekennzeichnet durch unregelmäßiges Abbremsen und Beschleunigen. Insgesamt sind automatisierte Bewegungen „durch glatte und eingipflige Geschwindigkeitsprofile, glatte Beschleunigungsprofile und eine hohe Wiederholgenauigkeit gekennzeichnet" (Marquardt et al. 2006: 343), während kontrollierte Bewegungen variabler sind (vgl. Nottbusch 2008: 72 f.). Sie haben abweichende Geschwindigkeits- und Beschleunigungsprofile mit unregelmäßigen Richtungswechseln (vgl. Mai et al. 1997: 224 f.).[32] Schreiber:innen, die als routiniert gelten können, führen besonders viele automatisierte Bewegungen durch, ihre Strichausführungen sind eher ballistisch, ihre Bewegungen meistens gleichförmig (vgl. Mai et al. 1997: 224; Weingarten 2014: 136). Abb. 16 zeigt einen Vergleich der Geschwindigkeitsprofile von routinierten, automatisierten Bewegungen und kontrollierten Bewegungen.

[32] Automatisierte und kontrollierte Bewegungen unterscheiden sich auch noch hinsichtlich des dafür nötigen visuellen und propriorezeptiven Feedbacks. Kontrollierte Bewegungen sind stark auf die Sicht angewiesen, automatische Bewegungen benötigen weniger Feedback vom visuellen System (Birch & Lefford 1967). Das visuelle Feedback steuert allerdings vor allem Neigung und Schriftgröße (Marquardt et al. 1996). Für die kognitive Vorplanung einer automatisierten Schreibung sind sowohl das visuelle als auch das propriorezeptive Feedback vermutlich zu langsam (vgl. Denier van der Gon & Thuring 1965: 145 ff.; Wing 1979: 291 f.). Feedbackstrukturen werden deshalb im Folgenden vernachlässigt (vgl. auch van Galen 1991: 185). Sie spielen jedoch eine größere Rolle im Schrifterwerb; mit zunehmender Automatisierung wird aber nur bei Störungen auf das visuelle Feedback zurückgegriffen (vgl. Mahrhofer 2004: 71 ff.).

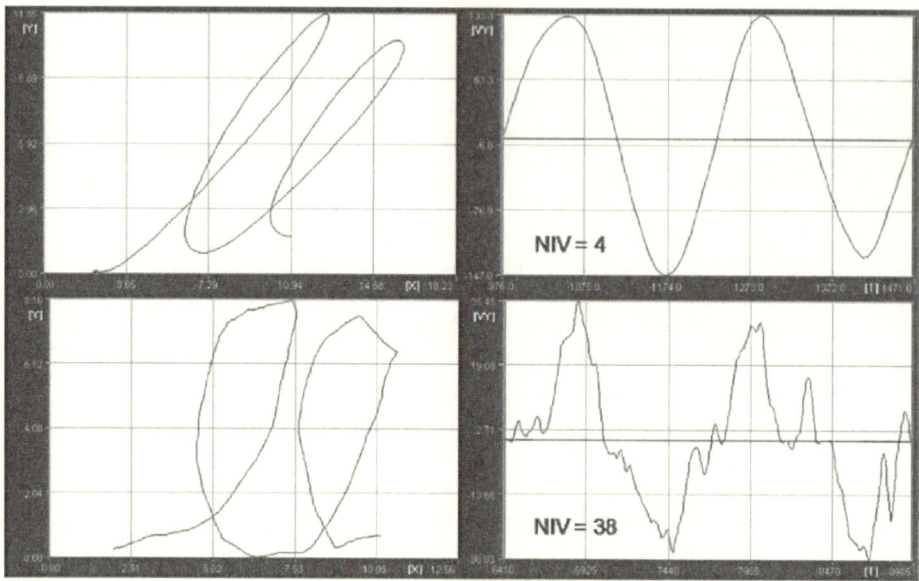

Abb. 16: Geschwindigkeitsprofile bei handgeschriebenen ‹ll› (Tucha et al. 2008: 148).
Oben: automatisierte, ballistische Bewegungen mit gleichmäßigen Geschwindigkeitsprofilen; unten: kontrollierte, nicht automatisierte Bewegungen mit vielen Inversionen der Geschwindigkeit (NIV = number of inversions). Es handelt sich um denselben Schreiber, der einmal mit links und einmal mit rechts schreibt.

Die automatisierte Ausführung eines Striches kann durch einen parallel laufenden kognitiven Prozess gestört werden, der die kognitive Kapazität ausreizt (*cognitive overload*, vgl. Nottbusch 2008: 73; Galbraith 2009: 11). Bei gestörten Schreibbewegungen sind also andere, ressourcenintensivere Prozesse in Gang. Diese Störungen geben Hinweise darauf, welche Prozesse zu welchem Zeitpunkt aktiv sind (vgl. Teulings 1996: 573): „It [= handwriting, N. R.] is a physical manifestation of complex cognitive processes" (Edelman & Flash 1987: 25).

Wie entstehen nun Striche, die eine Handschrift bilden und welche kognitiven Prozesse spielen dabei eine Rolle? Gangadhar et al. (2007: 69) geben einen groben Überblick:

> The writer starts with the intention to write a message (semantic level), which is transformed into words (lexical and syntactical level). When the individual letters (graphemes) are known, the writer selects specific letter shape variants (allographs). [...] Below this level, the allographs are transformed into movement patterns.

Die Prozesse bis zur Auswahl der Grundformen nennt man zentrale oder hierarchiehohe Prozesse, die anderen sind periphere oder hierarchieniedrige Prozesse. Zentrale Prozesse sind kognitive Mechanismen, die graphematische Information aus dem Langzeitgedächtnis abrufen. Diese linguistischen Prozesse sind entscheidend für die zeitliche Struktur des Schreibvorgangs (vgl. Weingarten et al. 2004: 532). Periphere Prozesse übersetzen die abstrakten Sprachrepräsentationen in konkrete Motorinformationen, die direkt vom neuromuskulären System umgesetzt werden können. Die motorische Ausführung scheint von diesen Verarbeitungsprozessen weitgehend unabhängig zu sein (vgl. van Galen 1991; Thomassen 1996: 1028) und andersherum sind auch die hierarchiehöheren Prozesse von der Form der späteren motorischen Realisierung unabhängig (vgl. Ellis & Young 1996b; Rapp & Purcell 2019: 427). Diesen Umstand nennt man Zielinvarianz. Ohne die Annahme einer Zielinvarianz wäre es nicht zu erklären, wie bei der Ausführung von z. B. Tafelanschrieben oder beim Tippen andere Muskeln genutzt werden als bei der gewohnten handschriftlichen Produktion, obwohl die gleiche Information mit einem ähnlichen Geschwindigkeitsprofil produziert wird (vgl. Wing 1979: 295; Afonso & Álvarez 2019b: 151).

Ein noch zu lösendes Problem stellt die Kovariation dar. Denn mehrere aufeinanderfolgende Striche korrelieren und kovariieren miteinander, sie weisen also gemeinsame Merkmale in der Größe und Neigung auf. Das ist nicht nur innerhalb eines Graphen so, sondern jeder Graph ist direkt von seinem Vorgänger und seinem Nachfolger beeinflusst (Thomassen & Schomaker 1986: 254 f.).

2.2.1.1 Periphere Prozesse

Zunächst stelle ich die peripheren Prozesse dar. In den 80er und 90er Jahren entstand in einer Reihe von Studien ein besonders intensiv rezipiertes Modell, das die peripheren Prozesse beim Handschreiben beschreibt. Das Modell ist durch eine Reihe experimenteller Befunde gut abgesichert.

Die Grundeinheit der motorischen Verarbeitung im van-Galen-Modell ist die Grundform bzw. deren mentale Repräsentation[33] und nicht der Strich. Das lässt sich daraus schließen, dass die Verbindungsstriche anders verarbeitet werden als die Striche eines Buchstabens selbst (van Galen 1980: 570). Außerdem wird die Planungszeit für das Schreiben von zwei Buchstaben nicht beeinflusst, wenn ein Buchstabenpaar aus mehr Strichen besteht. Die Planungszeit bei ‹nn› ist gleich groß wie bei ‹mm›. Sie wird aber unterschiedlich groß, wenn das Buchstabenpaar aus unterschiedlichen Buchstaben besteht, obwohl die Strichzahl konstant bleibt (etwa bei ‹nn› und ‹nu›, Teulings et al. 1983.) Es werden also nicht einzelne Striche vorgeplant, sondern ganze Buchstabenformen. Darauf deutet auch hin, dass es selbst nach einer Übungsphase länger dauert, den Kopf des ‹h› zu schreiben, wenn er erst nach der Koda geschrieben werden soll (van Galen & Teulings 1983: 20). Wäre die Grundeinheit ein Strich und nicht die Grundform, sollte die Reihenfolge keine Rolle spielen. Die Repräsentation der Grundform besteht aus einer topologischen Konstitution, d. h. es ist dort die räumliche Anordnung der Elemente zueinander gespeichert. Das zeigt sich daran, dass die topologischen Merkmale weniger anfällig für Variationen sind als Merkmale wie Größe, Neigung, Rundung und Geschwindigkeit (Teulings & Schomaker 1993).

Die Schreibung der Grundformen wird über Motorprogramme organisiert, die die kognitiven Prozesse entlasten, weil die Aufmerksamkeit nicht auf der Bewegungsausführung liegen muss (vgl. Thomassen & Teulings 1983). Ein Motorprogramm ist muskelunabhängig, abstrakt und repräsentiert eine Bewegung (vgl. Stelmach & Teulings 1983;

---

[33] Die Autor:innen von psychomotorischer Literatur sprechen meist von Allographen, meinen aber die Einheit, die ich als Grundform bezeichne (siehe Kap. 2.1).

Graham & Weintraub 1996: 11). Es enthält Informationen über die Abfolge der Striche sowie deren relative Größe zueinander, aber nicht die absolute Größe (vgl. Teulings & Schomaker 1993; Teulings 1996: 586). Dieser Parameter wird erst ganz zum Schluss der Verarbeitung festgelegt – noch später wird nur die Neigung des zu produzierenden Buchstabens fixiert (Teulings 1996: 570). Die Neigung ist stark abhängig von der aktuellen Muskelposition, deshalb wird sie sogar erst nach Initiierung des Motorprogramms determiniert. Sie ist also direkt abhängig vom vorherigen Buchstaben. Spätestens an dieser Stelle ist eine Kovariation nicht mehr von der Hand zu weisen. Wären Parameter wie Größe und Neigung schon a priori in jedem Motorprogramm festgelegt, bräuchte man sehr viele verschiedene Motorprogramme, um für jede Schreibsituation (Armhaltung, Schreibgerät, Zielgröße …) das richtige Programm auswählen zu können (vgl. van Galen 1980: 571). Der nachfolgende Buchstabe hat allerdings einen größeren Effekt als der vorherige Buchstabe – sowohl auf die Form als auch auf die zeitliche Strukturierung (Thomassen & Schomaker 1986: 266). Es erfolgt eine antizipatorische Anpassung.

2.2.1.2 Zentrale Prozesse

Die antizipatorische Anpassung ist ein Phänomen, das in der Auswahl der unterschiedlichen Grundformen sichtbar werden kann. Die zu schreibende Zeichenkette muss in eine Abfolge von Grundformen umgewandelt werden (*allographic conversion,* Rapp & Purcell 2019: 427). Dabei stehen gerade bei Handschriften für viele Buchstaben unterschiedliche Grundformen zur Verfügung. Diese Grundformauswahl kann gestört sein (Goodman & Caramazza 1986): Manche Patient:innen mit neurologischen Störungen buchstabieren ein Wort mündlich vollständig richtig, schreiben aber falsche Buchstaben, z. B. *starze* statt *starve, toint* statt *point* oder *bumd* statt *bump.* Diese falsch ausgewählten Buchstaben sehen an sich völlig richtig aus, was motorische Fehlproduktionen eher ausschließt. Es wurde offenbar eine falsche Grundform gewählt. Bisher ist jedoch weitgehend unklar, nach welchen Kriterien die Grundformauswahl geschieht. Vermutlich spielen motorische Kriterien eine Rolle (vgl. Hasert 1998: 177 f.), aber auch linguistische Prozesse können die Auswahl beeinflussen. Offensichtlich ist das bei der Groß- und Kleinschreibung. Hier werden verschiedene Grundformen eines Graphems je nach linguistischem Hintergrund ausgewählt.

Doch woher bekommt die *allographic conversion* ihren Input? Wie wird festgelegt, welche Zeichenkette verschriftet werden soll? Das van-Galen-Modell ist insgesamt ein lineares Modell, es geht von einer linearen Repräsentation der zu schreibenden Graphemkette aus. Die Grapheme entsprechen dabei Phonemen. Caramazza & Miceli (1990) stellen allerdings fest, dass die graphematische Repräsentation nicht linear sein kann, sondern mehrdimensional sein muss, denn: Testpersonen mit einer Dysgraphie lassen Buchstaben fast nie weg, wenn ein Konsonant zwischen zwei Vokalen steht oder ein Vokal zwischen zwei Konsonanten. Häufiger dagegen werden Buchstaben in Konsonanten- oder Vokalclustern weggelassen; die Testpersonen tendieren zur Vereinfachung der Silbenstruktur. Das lässt sich nicht mit einem Modell vereinbaren, in dem lediglich die lineare Abfolge von Graphemen der Input der peripheren Prozesse ist, denn trotz ihrer Dysgraphie haben die Versuchspersonen eine Bewusstheit über die silbische Konstruktion einer Schreibung. Die kognitive Repräsentation einer Zeichenkette hat bei Caramazza & Miceli (1990) also vier Ebenen: a) die Abfolge der Grapheme, b) Informationen über den Vokal- oder Konsonantenstatus, c) die graphosyllabische Struktur der Graphemkette und d) Informationen über Verdopplungen.

Hier setzt ein Modell an, das maßgeblich von einer Forschungsgruppe um Sonia Kandel in einer Reihe von Artikeln seit 2006 entwickelt wurde. Die Grundannahme dieses Modell ist linguistisch unbefriedigend; denn wie van Galen et al. gehen die Forscher:innen davon aus, dass Schreiben eine direkte Transformation phonemischer Repräsentationen sei (analog dazu entspricht die Graphemdefinition in diesem Modell der eines Phonemabbilds; vgl. Kandel & Spinelli 2010: 726). Aber: Das Modell nimmt neben dieser grundlegenden Graphemrepräsentation, in der die Reihenfolge und die Identität der Buchstaben verarbeitet werden, auch Repräsentationen von Silbenstruktur und häufigen Bigrammen an. Es ist also kein lineares Schreibmodell, sondern ein multidimensionales (vgl. Kandel et al. 2011). In diesem Modell werden bei der Schreibproduktion zwei Module aktiviert; das Silbenmodul, das die graphosyllabischen Grenzen positioniert, und das Buchstabenmodul, das Informationen über Kookkurrenzen verwaltet und Buchstaben zu Phonemen zuordnet. Der Vorteil des Kandel-Modells ist, dass dort auch die *Interaktion* von zentralen Prozessen (‚schreiben‘ im linguistischen Sinne, also Auswahl und Kombination von Buchstaben) und peripheren Prozessen (‚schreiben‘ im motorischen Sinne, also konkrete Produktion des graphischen Materials) betrachtet wird (vgl. Roux et al. 2013; Kandel & Perret 2015b). Während die peripheren Prozesse einen Buchstaben produzieren, laufen schon die zentralen Prozesse für den folgenden Buchstaben ab, einen Umstand, den Kandel & Perret (2015a: 114) ‚motor anticipation‘ nennen: „This is the ability to write a letter while processing information on how to produce following letters." Werden komplexe Strukturen in hierarchiehohen Prozessen verarbeitet, schlägt sich das in der hierarchieniedrigen Produktionsdynamik des vorhergehenden Buchstabens nieder. Die genaue Beziehung zwischen zentralen und peripheren Prozessen ist aber noch immer weitgehend ungeklärt (vgl. Fayol 2019: 200 f.).

Die zentralen Prozesse arbeiten in diesem Modell nach dem Vorbild des *Dual-Route*-Modells (Ellis & Young 1996a, 1996b): Die Repräsentationen von Schreibungen sind entweder im Langzeitgedächtnis gespeichert und können von dort direkt abgerufen werden (lexikalische Route). Oder sie können aufgrund von Regularitäten generiert werden (orthographische Route). Meist werden dafür vor allem phonographische Regularitäten angenommen (vgl. Rapp & Purcell 2019: 426; Perret & Olive 2019: 2 f.).[34] Unbekannte Wörter müssen die orthographische Route passieren. Dieses Modell basiert auf der Beobachtung, dass manche Agraphie-Patient:innen echte Wörter fast problemlos schreiben können, Pseudowörter aber gar nicht (Shallice 1981). Andere Agraphiker:innen dagegen können regulär gebildete Pseudowörter und reguläre echte Wörter schreiben, haben aber Probleme bei irregulären Schreibungen.

Die nach den Buchstaben kleinsten Einheiten des Handschreibens, die identifiziert werden konnten, sind komplexe Grapheme. Kandel & Spinelli (2010) lassen dafür Testpersonen Wörter schreiben, die entweder ein komplexes oder zwei einzelne Grapheme enthalten, z. B. ‹clavier› ‚Tastatur‘ und ‹prairie› ‚Wiese‘. Die Frequenz der Bestand-

---

[34] Das *Dual-Route*-Modell passt nicht besonders gut zum Schriftsystem des Deutschen, zu diesem Problem komme ich aber noch.

teile ist vergleichbar. Die komplexen Grapheme werden gemeinsam verarbeitet, worauf höhere Produktionszeiten beim vorherigen Buchstaben hindeuten (höherer *cognitive load*). Das ‹ai› sehen Kandel & Spinelli als komplexes Graphem an, weil es mit nur einem Phonem korrespondiert. Das ist nicht die Auffassung von komplexen Graphemen, die in der vorliegenden Untersuchung vertreten wird, und die Übertragung auf das Deutsche ist problematisch, weil es im Deutschen weniger solche Fälle gibt. Allerdings kann Weingarten (2005) etwas Ähnliches für das Deutsche feststellen, wie noch berichtet wird (s. u.).

Ein anderer Fall, der im Deutschen durchaus vorkommt, sind Doppelkonsonanten. Tainturier & Caramazza (1996) zeigen, dass ein Patient mit Agraphie bei Doppelkonsonanten weniger Fehlschreibungen produziert als bei vergleichbaren Konsonantenclustern. Bei diesem Patienten passiert es sehr selten, dass nur einer der Doppelkonsonanten geschrieben wird. Diese besondere Verarbeitung der Doppelkonsonanten liegt nicht daran, dass sie mit einem einzigen Phonem korrespondieren, denn bei ‹ck› oder ‹ph› in vergleichbaren Positionen (‹rocket›, ‹prophet›) tritt der Effekt nicht auf. Tainturier & Caramazza (1996: 71) schließen, dass Informationen über die Anzahl eines Graphems unabhängig von der Identität des Graphems verarbeitet werden. Doppelte Zeichen können schneller geschrieben werden als die beiden einzelnen Bestandteile in anderen Kontexten (vgl. Teulings et al. 1983; Chau et al. 1986). Das liegt daran, dass das Motorprogramm des Zeichens nicht erneut geplant werden muss, sondern noch aktiv ist. Vor dem Hintergrund wäre zu erwarten, dass die Grundformen von Doppelkonsonanten sich nicht unterscheiden, also beide ‹l› in einem ‹ll› würden mit Schlaufe realisiert werden oder beide ohne, aber eine Mischung sollte nicht auftreten. Th. Berg (2002: 200 f.) argumentiert jedoch, dass Doppelkonsonanten nicht als eine Einheit verarbeitet werden können, weil sonst recht häufige Tippfehler wie ‹structurlaly› statt ‹structurally› nicht auftreten sollten. Eine Betrachtung der handschriftlichen Doppelkonsonanten im Korpus erscheint lohnend.

Die nächstgrößere Verarbeitungseinheit beim Handschreiben ist die Silbe. Die Zeit zwischen der Produktion zweier Grapheme ist länger, wenn zwischen ihnen eine Silbengrenze liegt als wenn sie innerhalb einer Silbe stehen (Kandel et al. 2006) – obwohl es nicht leichter fällt, den Stift an Silbengrenzen abzuheben (vgl. Bogaerts et al. 1996: 123 f.; Testpersonen sollten den Stift an bestimmten Stellen im Wort anheben). Es stellt sich die Frage, ob der Stift trotzdem an Silbengrenzen häufiger angehoben wird, ob es also an Silbengrenzen mehr Unterbrechungen gibt, obwohl sie motorisch nicht nötig wären. Das wäre dann eine visuelle Markierung der Silbengrenze, die auch schon in Kap. 2.1 vermutet wurde.

Man könnte argumentieren, dass es sich beim Effekt an Silbengrenzen um einen Frequenzeffekt handelt, denn an Silbengrenzen können seltenere Bigramme vorkommen als innerhalb einer Silbe (z. B. ist die Kombination ‹nl› innerhalb einer Silbe nahezu ausgeschlossen, an einer Silbengrenze jedoch möglich, etwa bei ‹Schönling›). Die Vermutung liegt nahe, dass die Verzögerung beim Schreiben auch durch die Seltenheit der Buchstabenkombination entstehen kann. Kandel et al. (2011) vergleichen deshalb die Schreibunterbrechungen im Französischen bei etwa gleich häufigen Bigrammen mit und ohne Silbengrenze und bei unterschiedlich häufigen Silbengrenzen. Zum Beispiel ist die Häufigkeit der Bigramme ‹vi› und ‹il› bei ‹vilain› ‚gemein' etwa gleich; die Silbengrenze liegt zwischen ‹i› und ‹l›: ‹vi.lain›. Die Häufigkeit der Bigramme ‹vo› (selten) und ‹ol› (häufig) bei ‹voleur› ‚Dieb' ist unterschiedlich; die Silbengrenze liegt zwischen ‹o› und ‹l›: ‹vo.leur› (Tab. 2).

Beispielwort	Beispielbigramm	Bigrammfrequenz	Silbengrenze	Schreibunter-brechung
‹vilain›	‹vi›	durchschnittlich	nein	gering
	‹il›	durchschnittlich	ja	sehr lang
‹voleur›	‹vo›	selten	nein	mittel
	‹ol›	häufig	ja	etwas höher

Tab. 2: Bigrammfrequenz, Silbengrenzen und Schreibunterbrechungen (nach Kandel et al. 2011).

Die Daten zeigen, dass die Intervalle zwischen den Bigrammen sowohl bei den seltenen Bigrammen als auch bei den Bigrammen mit Silbengrenze länger dauerten – bei den Silbengrenzen allerdings deutlich länger als bei den seltenen Bigrammen, gleich ob das fragliche Bigramm selten war oder nicht. Die Frequenz spielt also bei der zeitlichen Strukturierung der Handschrift eine Rolle, aber eben auch die silbische Durchgliederung. Bei Kindern spielt die Bigrammfrequenz eine stärkere Rolle als bei Erwachsenen (vgl. Kandel et al. 2011; auch Weingarten 1998: 69 f.); das deutet darauf hin, dass die silbische Durchgliederung erst im Laufe der Zeit erworben wird und Teil des Automatisierungsprozesses sein könnte. Es scheint generell so zu sein, dass Frequenzeffekte bei geübten Schreiber:innen keine große Rolle spielen. Auch die Wortfrequenz hat nur im Schreiberwerb einen Einfluss auf die Produktionsdynamik, wenn das Handschreiben noch nicht vollständig automatisiert ist (Afonso & Álvarez 2019b: 154 f.). Dennoch gibt es eine anhaltende Diskussion um den Einfluss von Frequenzeffekten auf die Handschrift (vgl. Weingarten 2005: 45).

Die Verarbeitungseinheit ‚Silbe' ist beim Handschreiben nicht die phonologische Silbe. Auch das können Kandel et al. (2009) zeigen: Sie ließen Proband:innen graphematisch zweisilbige, aber phonologisch einsilbige französische Wörter wie ‹vase› ‚Vase' schreiben. Das ‹e› ist phonologisch stumm, eröffnet aber eine zweite graphematische Silbe. Und tatsächlich haben diese Wörter eine längere Schreibdauer als vergleichbare graphematisch einsilbige Wörter. Auch Wörter mit einem wortinternen stummen ‹e› (z. B. ‹saleté› ‚Schmutz' oder ‹céleri› ‚Sellerie') werden mit der zeitlichen Struktur von vergleichbaren dreisilbigen Wörtern produziert (Lambert et al. 2015). Das stumme ‹e› bildet hier also einen Silbenkern, der keine Entsprechung in der Phonologie hat. Bei graphematisch dreisilbigen Wörtern mit einem stummen ‹e› am Ende (z. B. ‹culture› ‚Kultur' oder ‹malaise› ‚Unbehagen') ist dieser Effekt ebenfalls vorhanden, aber schwächer. Auch ein Vergleich zwischen spanischen und französischen Proband:innen bestätigt das: In einer anderen Untersuchung ließen Kandel et al. (2006) französische und spanische Schreiber:innen Wörter und Pseudowörter schreiben, die im Spanischen und Französischen vorkommen, aber eine unterschiedliche Silbenstruktur haben. Zum Beispiel lag bei den spanischen Testwörtern zwischen ‹gn› immer eine Silbengrenze, bei den französischen Varianten nicht (sp. *con-sig.nar* und frz. *consi.gner* ‚notieren'). Bei den französischen Testpersonen war das

Intervall bei ‹gn› im Mittel tatsächlich kürzer als bei den Spanier:innen.[35] Bei bi-
lingualen Schreiber:innen war das sogar je nach genutzter Sprache unterschiedlich.
Ein anderes Argument liefern Nottbusch et al. (2005), die zeigen können, dass auch
von Geburt an gehörlose Schreiber:innen beim Tippen an einer Silbengrenze längere
Pausen machen als zwischen zwei silbeninternen Buchstaben – und für diese Strukturierung können sie nicht auf phonologische Silben zurückgreifen.

In einem weiteren Schreibexperiment (Orliaguet & Boë 1993) wurden homo-
graphe Wörter geschrieben, von denen je eines morphologisch komplex war, z. B.
vers ‚Würmer' und *vers* ‚gegenüber'. Die komplexe Variante hat eine höhere initiale
Latenz (das ist die Zeit von der Darbietung des Stimulus bis zum Produktionsbeginn)
und eine höhere Gesamtproduktionszeit als die morphologisch einfache Variante – obwohl die Buchstabenfolge gleich ist. Auch die Morphologie spielt also in der
Planung der Produktion eine Rolle. Darauf deuten auch klinische Ergebnisse hin. Ein
Patient mit neurologischen Beeinträchtigungen, dessen Fall Badecker et al. (1990)
beschreiben, macht gegen Ende eines Wortes mehr Fehler als zu Beginn, was darauf
hindeutet, dass die Zwischenspeicherung der Wörter beim Abruf nicht vollständig erfolgt, die Speicherkapazität scheint zu gering zu sein. Bei morphologisch komplexen
Wörtern treten jedoch nicht mehr Fehler am Wortende auf. Morphologisch komplexe
Wörter werden also wohl in ihre Einheiten zerlegt und diese Einheiten werden einzeln weiterverarbeitet statt das Wort als Ganzes.

Weiterhin wurden von Kandel et al. (2012; auch Kandel et al. 2008) Suffixe als relevante Einheit identifiziert. Dazu führten sie ein Experiment durch, bei dem französische
Schreiber:innen Wörter schreiben sollten, die eine Einheit enthielten, die entweder ein
Suffix oder ein Pseudosuffix sein kann (z. B. *piécette* ‚kleine Münze', Diminutivsuffix
-ette und *crevette* ‚Garnele', Pseudosuffix). Die verglichenen Wörter sind in Bigrammfrequenz, Länge und Häufigkeit ähnlich. Dabei war sowohl die Dauer der Strichlänge
vor einer Silbengrenze als auch vor der Morphemgrenze bei Wörtern mit Suffix größer
als bei Wörtern mit Pseudosuffix. Die Autor:innen schließen: „This difference is likely
due to a processing load resulting from the processing preparation of the suffix. This
does not occur in pseudo-suffixed words because there is no morphological decompo-
sition preparation or segmentation" (Kandel et al. 2012: 191).

Die Einheit Fuß spielt bisher in keiner Untersuchung zur Handschrift eine wesentliche Rolle. Dafür ist das Konzept des graphematischen Fußes zu neu und zu wenig
etabliert. Allerdings lassen sich aus einem Experiment dennoch Aussagen über die
Relevanz des Fußes in der Produktion von Handschriften treffen. Es gibt nämlich

---

[35]   Kandel et al. (2006: 27, Herv. im Orig.) spekulieren, warum Schreiben silbisch gegliedert sein
       könnte:

> „The syllable would allow the decomposition of the word into a coherent and linguistically oriented
> structure that would facilitate motor processing. For instance, to write the word *présager,* it is easier to
> process and recover from the buffer the syllable *pré,* then *sa,* and finally *ger,* than *prés* and then *ager,*
> because the latter decomposition does not produce a linguistically coherent structure. This decomposi-
> tion, even if it involves two units instead of three, would be more timing consuming because it is more
> difficult to keep in memory."

Und mit dieser Begründung ist es fast schon gleichgültig, ob graphematische oder phonologische
Silben die Grundeinheit des Schreibens sind (wenn sie nicht ohnehin deckungsgleich sind).

Hinweise darauf, dass die Prominenz einer Silbe einen Einfluss auf die Größe der Schrift haben kann. In einer Studie von Wing (1980) sollten Testpersonen die Wörter *elect, eleven, element* und *elegy* einmal normal und einmal um ca. 50 % vergrößert schreiben. Das zweite ‹e› bei *eleven* und *elect* wurde im Mittel um 31 % größer als vorher geschrieben, das zweite ‹e› bei *element* und *elegy* (das mit einem Reduktionsvokal korrespondiert) wurde nur um 19 % vergrößert geschrieben. Nun spielt die absolute Größe eines Graphen in dieser Analyse aus methodischen Gründen keine Rolle (s. Kap. 3.2.). Aber die Untersuchung von Wing liefert ein weiteres Indiz dafür, die ‹e›-Schreibung genauer in den Blick zu nehmen.

Die bisher vorgestellten Untersuchungen zu den Schreibprozessen basieren vor allem auf Experimenten mit englischem, niederländischem, französischem und spanischem Sprachmaterial. Diese Sprachen unterscheiden sich aber zum Teil deutlich vom Deutschen, sodass die Ergebnisse der psychomotorischen Forschung nur bedingt übertragen werden können (vgl. Hurschler Lichtsteiner et al. 2018: 1300). So hat das Deutsche z. B. wesentlich komplexere Silbenränder als die romanischen Sprachen, aber keine so große orthographische Tiefe wie das Englische oder das Französische. Auch das dem Kandel-Modell zugrundeliegende *Dual-Route*-Modell (vgl. Ellis & Young 1996a, 1996b), das zwischen einer lexikalischen Route und einer systematischen (orthographischen) Route unterscheidet, ist problematisch. Dieses Modell stammt vor allem aus englischsprachigen Untersuchungen – und im Englischen gibt es einige sehr reguläre Schreibungen wie ‹fish›, ‹chat›, ‹school›, die sehr einfach aufgrund von Phonem-Graphem-Konversionen erklärt werden können (orthographische Route), und viele, die als Lernwörter gelten, weil deren Regularitäten nicht so durchsichtig sind (‹enough›, ‹knight›, ‹laugh›). Diese werden im Modell über die lexikalische Route abgerufen. Ob das Modell für die tendenziell systematischeren Schreibungen des Deutschen gut passt, ist eher fraglich; allerdings gibt es Hinweise darauf, dass die Verarbeitung ähnlich laufen könnte (vgl. auch Domahs et al. 2001: 15).

In den letzten zwanzig Jahren sind Studien mit deutschen Schreiber:innen durchgeführt worden, deren Ergebnisse teilweise die der internationalen Forschung bestätigen. Einige dieser Studien zielten nicht auf das Handschreiben, sondern auf das Tippen ab. Aber aufgrund der Zielinvarianz der zentralen Prozesse lässt sich annehmen, dass die zentralen psycholinguistischen Vorgänge bei beiden Schreibmodalitäten in einigen Punkten vergleichbar sind (Weingarten 2014: 139; vgl. auch Th. Berg 2002: 201).

Weingarten (2005: 53) beobachtet auch bei deutschen Handschreiber:innen eine abweichende Verarbeitung bestimmter Graphemkombinationen: Die Latenz vor dem ersten Bestandteil ist bei ‹eu›, ‹sch›, ‹ng›, Doppelkonsonanten, Doppelvokalen, ‹äu›, Vokal+‹h› sowie ‹ei› größer als bei vergleichbaren Monographemen. Das deutet darauf hin, dass vor dem ersten Bestandteil ein höherer *cognitive load* liegt, dass also eine größere oder komplexere Einheit verarbeitet wird. Es liegt nahe, dass die genannten Einheiten also anders – vielleicht gemeinsam – verarbeitet werden als ‚einfache' Grapheme. Genau umgekehrt ist es bei ‹ie› und ‹tz›. Hier hat das vergleichbare Monographem die höhere Latenz. Weingarten (2005: 53 f.) sieht für die gemeinsam verarbeiteten Graphemkombinationen die Gemeinsamkeit, dass der phonologische Bezug nicht aus den einzelnen Bestandteilen hergeleitet werden könne. Das trifft allerdings zumindest ansatzweise auch für das ‹ie› zu, bei dem das ‹e› nicht primär phonographisch interpretiert werden kann. Nichtdestotrotz lohnt sich, auch vor dem Hintergrund der systematischen Überlegungen zu komplexen Graphemen und deren Kandidaten in Kap. 2.1, eine genauere graphetische Betrachtung.

Es können auch im Deutschen zwei linguistische Prozesse angenommen werden, die jeweils auf Ebene der Morphem- und auf Ebene der Silbenstruktur agieren. Darauf deuten die Schreibunterbrechungen hin, die Nottbusch (2008) findet; sie korrespondieren mit Silbengrenzen und noch stärker mit Silbengrenzen, die gleichzeitig auch Morphemgrenzen sind. Die reinen Morphemgrenzen haben hingegen keine signifikant längeren Pausen (Nottbusch et al. 1998; Will et al. 2006). Abb. 17 zeigt die Dauer zwischen zwei Tastenanschlägen beim Tippen der Wörter ‹hindurch›, ‹Linde› und ‹Kind›. Es ist zu erkennen, dass zwischen ‹nd› dann eine besonders große Verzögerung vorliegt, wenn eine Silben- und Morphemgrenze gemeinsam auftreten. Bei einer reinen Morphemgrenze gibt es ebenfalls eine Verzögerung, die aber schwächer ist (vgl. Weingarten 2005: 45). Hier zeigt sich am ‹ch› auch wieder, dass komplexe Grapheme anders verarbeitet werden.

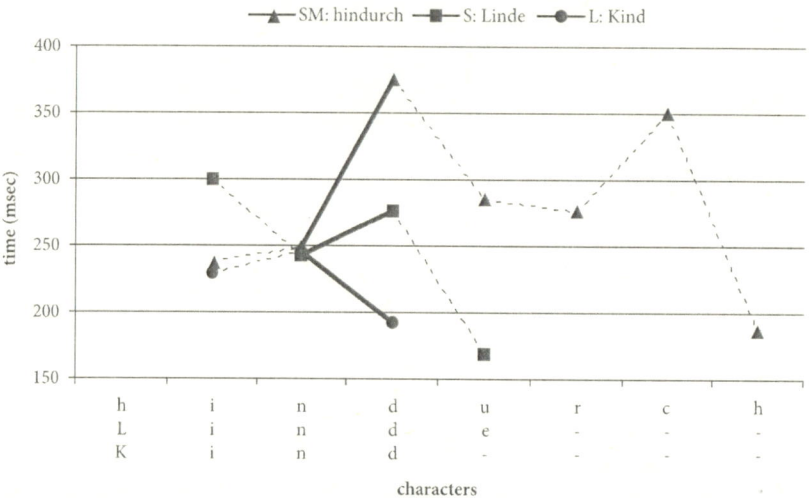

Abb. 17: Interkey-Intervalle (das ist die Zeit zwischen dem Druck der beiden Tasten) von ‹nd› an einer kombinierten Silben- und Morphemgrenze (Dreiecke), einer Silbengrenze (Quadrate) und innerhalb einer Silbe (Kreise) (Weingarten 2005: 45).

Nottbusch (2008: 57 ff.) liefert noch eine andere Evidenz in dieser Richtung. Er beobachtet, dass die Vertauschung zweier Zeichen selten über Silben- und Morphemgrenzen hinweg geschieht. Auch eine Fallstudie von Domahs et al. (2001) deutet darauf hin, dass silbische Strukturen beim Schreiben prozessiert werden: Beschrieben wurde ein Patient mit Oberflächendysgraphie, bei der phonographisch einfache Wörter und Pseudowörter richtig geschrieben werden können, komplexere Wörter allerdings nicht (die lexikalische Route ist defekt, s. o.). Trotzdem konnte der Patient einige silbische Schreibprinzipien ziemlich durchgängig richtig schreiben, z. B. das silbeninitiale ‹h› oder das Dehnungs-‹h› – auch an Stellen, an denen es orthographisch nicht steht, aber strukturell zu erwarten wäre (z. B. *Ahl, *Klohr, *Fluhr). Diese Schreibungen werden also nicht lexikalisch verarbeitet (die Verarbeitung war beim Patienten nachweislich gestört), sondern systematisch generiert. Die silbisch-morphematische Durchgliederung ist also nicht als Merkmal der Wörter im Gedächtnis gespeichert, sondern geschieht erst nach dem Abruf aus dem Gedächtnis während des Verarbeitungsprozesses. Denn auch Pseudowörter werden beim Handschreiben silbisch strukturiert (Nottbusch et al. 2005). Diese silbische Durchgliederung der Handschrift sieht Nottbusch (2008: 55) sogar als Bedingung für kompetentes Handschreiben an; sie tritt erst im Laufe des Erwerbsprozesses auf (Weingarten 1998).

Zwischen verschiedenen Morphemtypen scheint es wie bei Kandel et al. (2008) auch bei deutschen Schreiber:innen Unterschiede zu geben. Abhebungen zwischen identischen Bigrammen waren an Lexem-Lexem-Grenzen (Komposition) länger als zwischen Lexem und Flexionsaffix und signifikant länger als zwischen zwei Flexionsaffixen (Nottbusch et al. 1998: 18 ff.). In einem anderen Experiment finden sich diese Effekte an reinen Morphemgrenzen (ohne, dass auch eine Silbengrenze vorliegt) allerdings nicht. Die Autoren vermuten, dass entweder Morpheme keine Verarbeitungseinheit beim Schreiben seien oder dass diese Effekte von den Silbeneffekten überschrieben würden (Weingarten et al. 2004: 538 f.). Das Experiment war allerdings ein Tipp-Experiment, kein Handschrift-Experiment. Vielleicht zeigen sich solche Effekte aber in der Handschrift – an visuellen Unterbrechungen – deutlicher.

2.2.2   Rezeption

Anders als Sprechen und Zuhören sind Lesen und Schreiben aus evolutionärer Perspektive sehr junge Fähigkeiten, für die das menschliche Gehirn eigentlich noch keine Strukturen entwickelt haben kann (vgl. Ellis & Young 1996b: 187; Rapp & Damian 2018: 398; Rastle 2018: 48). Der Mensch schreibt erst seit ca. 5000 Jahren; Schrift ist erst seit ca. 100 Jahren ein weltweites Massenphänomen. Das Gehirn muss also zum Lesen (wie auch zum Schreiben) auf Strukturen und Prozesse zurückgreifen, die schon vorhanden sind, oder anders ausgedrückt: Das menschliche Gehirn ist an die Schrift nicht angepasst, also muss die Schrift an das menschliche Gehirn angepasst sein. Morin (2018) zeigt, dass die Formen in verschiedenen Alphabeten oft auch in natürlicher Umgebung vorkommen (horizontale und vertikale Striche, eher wenige Schrägen und selten eine Mischung aus geraden und schrägen Strichen). Er schließt daraus, dass in einem evolutionsähnlichen Prozess gerade die Formen für ein Alphabet ausgewählt wurden, die vom menschlichen Gehirn besonders gut erkannt und verarbeitet werden können (vgl. auch Changizi et al. 2006).

Beim Lesen muss aus Strichen und deren Konstitution ein Sinn gebildet werden; physisch-konkrete Einheiten müssen also mit psychisch-semantisch-logischen Einheiten verknüpft werden:

> Visual word recognition is a remarkable feat. Within a fraction of a second, a pattern of light on the retina is recognized as a word, invariantly over changes in position, size, CASE and font. (Dehaene et al. 2005: 335, Herv. im Orig.)

Gerade Handschriften bergen spezifische Probleme für die Lesbarkeit: die Wahl unüblicher Buchstabenformen, undifferenzierte und nicht genau abgegrenzte Formen, die Verbindungen durch An- und Abstriche und die Verwendung mehrerer unterschiedlicher Grundformen nebeneinander – alles abhängig von der Position im Wort, den unmittelbar angrenzenden Buchstaben oder auch von zufälligen Effekten. Dabei hat auch die externe Schreibsituation erheblichen Einfluss auf die Form der Schrift (vgl. Wing 1979: 284 ff.).

Beim Erkennen von handschriftlichen Texten spielen die Buchstabenfolge, die -formen, aber auch lexikalische und syntaktische Prozesse eine Rolle (vgl. Barriere & Plamondon 1998): So können Muttersprachler:innen des Französischen eine französische Handschrift besser entziffern als Personen ohne französische Sprachkenntnisse (allerdings mit Kenntnissen über das Alphabet und eingeschränkten Kenntnissen über Silbenstrukturen, typischen Graphemen und -kombinationen). Beide Gruppen erkennen die Texte besser als ein Algorithmus, der mit einem Lexikon, aber ohne syntaktische Zusammenhänge arbeitete. Wenn aber keine syntaktischen oder lexikalischen Informationen zu einer handschriftlichen Schreibung zur Verfügung stehen, dann kommt es allein auf das Erkennen der Buchstabenformen an – hier haben Computerprogramme einen Vorteil gegenüber Menschen (vgl. Barriere & Plamondon 1998: 80). Dazu entfernen sie meist zunächst bestimmte Elemente, die nicht zur Buchstabenform ‚gehören‘, z. B. werden Verbindungsstriche, An- und Aufstriche entfernt und die Größe und Neigung normalisiert (vgl. Jaeger et al. 2001). Für die Buchstabenerkennung entscheidend sind topologische Merkmale – nicht so sehr die Elemente an sich, sondern eher die Verbindungen und die Lage der Elemente relativ zueinander (Lanthier et al. 2009). Die für die Rezeption relevanten Buchstabenmerkmale befinden sich vor allem im Oberband und in der oberen Hälfte des Mittelbands (vgl. Hasert 1998: 107; Cornelius 2017: 62 f.). Das veranschaulicht Abb. 18. Das rechte Wort ist wesentlich besser zu lesen, weil die obere Hälfte der Buchstaben sichtbar ist. Ist nur die untere Hälfte zu sehen (links), fehlen notwendige distinktive Informationen zur eindeutigen Identifizierung der Buchstaben.

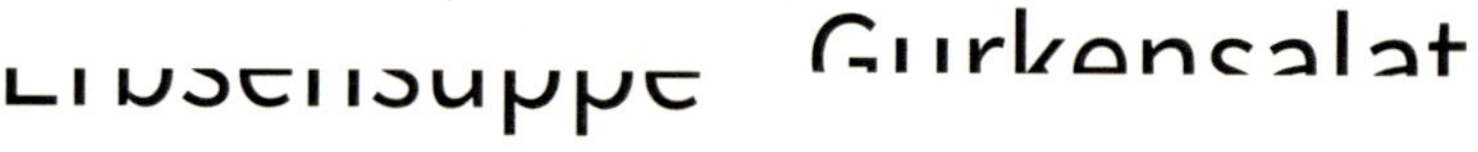

Abb. 18: Untere und obere Hälfte zweier Wörter.

Für die Handschriften gibt es allerdings kaum Rezeptionsforschung; tatsächlich ist mir keine Studie bekannt, die sich explizit mit der Rezeption von Handschriften beschäftigt. Die Forschung, die es zur Leserlichkeit und Lesbarkeit von Handschriften gibt, beschäftigt sich vor allem mit der Produktionsseite, betrachtet also, was eine Schrift lesbar oder leserlich macht (vgl. z. B. Rüb 2018). Die kognitiven Prozesse des Lesevorgangs werden bei dieser Frage meist ausgeblendet. Allerdings gibt es eine Reihe psycholinguistischer Forschungen, die den Lesevorgang bei Druckschriften untersuchen. Ein Modell zum Leseprozess ist das *Interactive Activation Model* (McClelland & Rumelhart 1981). Es scheint auch für verbundene Schriften zu funktionieren, wie Ruiz-Pinales et al. (2008) zeigen. Sie erstellen ein neuronales Netz auf Basis des Modells und geben diesem Netz handschriftliche Texte zu ‚lesen‘. Das Netz kann in 91 % der Fälle das handgeschriebene Wort korrekt erkennen.

Das *Interactive Activation Model* basiert auf dem Wortüberlegenheitseffekt (Reicher 1969).[36] In einem Experiment von Reicher (1969) wurde Testpersonen entweder ein Wort oder ein Nichtwort für Sekundenbruchteile gezeigt. Anschließend sollten die Testpersonen entscheiden, ob zwei Buchstaben im Stimulus vorhanden waren. Dies konnten sie besser bei den Wörtern als bei den Nichtwörtern; die Buchstabenidentifikation funktioniert also bei einem Wort besser als bei einem Nichtwort. Auch in Pseudowörtern funktioniert die Identifikation besser. Es gibt also einen Top-Down-Effekt: Wird ein Wort oder eine Struktur erkannt, werden auch die Bestandteile des Wortes besser erkannt, die Erkennungsebenen interagieren miteinander. Das *Interactive Activation Model* bietet eine Erklärung dieses Phänomens. Die Rezeption von Schrift funktioniert demnach auf drei Ebenen, auf der Merkmalsebene: auf der Buchstabenebene und auf der Wortebene. Jede Ebene kann die Verarbeitung auf der jeweils nächsthöheren bzw. nächstniedrigeren Ebene hemmen oder katalysieren. Wird beispielsweise das Merkmal |-| erkannt, werden Buchstaben wie |t| oder |f| aktiviert und Buchstaben wie |o| gehemmt. Wird ein |f| erkannt, werden Wörter wie ‹Dorf› aktiviert und Wörter wie ‹dort› gehemmt (McClelland & Rumelhart 1981; vgl. Rayner et al. 2012: 65 f.; Rastle 2018: 53). Oder anders ausgedrückt: Wenn ein Wort ‹Hau …› als ‹Haus› erkannt wurde, bevor es zu Ende gelesen wurde, kann darauf geschlossen werden, dass der letzte Buchstabe ein ‹s› ist. Die Rezeption einer Einheit kann also jeweils *top down* und *bottom up* beeinflusst werden. Das Erkennen von Buchstaben innerhalb von echten Wörtern funktioniert deshalb so gut, weil sie der Buchstabenerkennung *top down* Hilfestellung geben können.

Einen Unterschied gibt es bei der Worterkennung zwischen verbundenen und unverbundenen Schriften. Das Erkennen von Wortgrenzen funktioniert bei verbundenen Schriften weniger effizient als bei unverbundenen (Danna et al. 2018: 120). Das ist erstaunlich, weil die Abstände zwischen zwei Wörtern bei verbundenen Schriften deutlich größer sind als zwischen den Buchstaben – die haben ja in einer verbundenen Schrift keinen Abstand zueinander. Danna et al. (2018) vermuten aber, dass dies an einer erschwerten wortinternen Strukturierung liegt:

> In the case of cursive font, with the absence of physical delimination between letters, participants were unable to use between-character spacing to guide eye movements and the within-word eye behavior was disrupted by the continuousness of cursive stimuli […].
> (Danna et al. 2018: 120)

2.3 Historische Perspektive

2.3.1 Die Entwicklung der Alphabetschriften

Was den Einsatz der Schrift angeht, lässt sich über die Jahrhunderte eine immer wiederkehrende Tendenz beobachten: Verschiedene Schrifttypen haben verschiedene Zwecke (vgl. Ludwig 1994). So gibt es regelmäßig eine ‚Repräsentationsschrift‘ (Buchschrift,

---

[36] Der Wortüberlegenheitseffekt ist allerdings nicht ganz unumstritten (für einen Überblick Spalek 2012; Dietrich & Gerwien 2017).

Urkundenschrift, Zeremonieschrift, Monumentalschrift etc.) und eine ‚Alltagsschrift‘ (Geschäftsschrift, Verkehrsschrift, Briefschrift, ‚Schreibschrift‘):

> In der Schriftkunde unterscheidet man schon sehr früh zwischen einer bewußt schön ge-
> schrieben Buchschrift, einer stilisierten Urkundenschrift und einer schnell und flüchtig
> hingesetzten Geschäftsschrift. (Scheffler 1994: 228)

Bollwage (2010) interpretiert die Geschichte von Hand- und Druckschriften als komplexe Geschichte von Wechselwirkungen zwischen Verkehrs- und Buchschrift, wobei
die Begriffe Hand- und Druckschrift keineswegs mit Verkehr- und Buchschrift gleich-
gesetzt werden können. Dieses Nebeneinander verschiedener Schriften tritt in der
Schriftgeschichte immer wieder auf.

Einen genauen Ursprung der Schrift zu finden, ist aus zwei Gründen problematisch.
Erstens handelt es sich um ein „Problem archäologischer Evidenz" (Coulmas 1994:
256), d. h. nicht jede Instanz von Schrift wird als archäologischer Fund erhalten oder dokumentiert sein. Und zweitens muss man definieren, was genau ‚Schrift‘ eigentlich ist.
Ein Konsens in der historischen Schriftforschung ist diese Minimalanforderung: Schrift
ist ein System von Zeichen mit einer konventionell festgelegten Referenz; Schriften
haben einen Sprachbezug (vgl. Coulmas 1994: 259). Außerdem sollte eine Schrift eine
Linearität im weitesten Sinne aufweisen, also eine Abfolge von Zeichen auf einer begrenzten Fläche sein (vgl. Elmentaler 2017: 46). Sicher ist, dass die erste Schrift mit den
Händen produziert wurde; sie war eine Handschrift. Ziemlich wahrscheinlich ist auch,
dass die ersten Schriften semasiographisch waren, d. h., dass sie keine sprachliche Einheit repräsentierten, sondern eine Bedeutung. Es waren vermutlich Zählzeichen, die auf
ein Tongefäß geritzt bzw. gedrückt wurden, um die Menge des Inhaltes zu markieren.
Später wurde auch die Art des Inhalts außen auf den Behältern dargestellt, es entstanden
ikonographische Piktogramme (vgl. Ludwig 1994: 49 f.). Erst nach und nach erfolgte
eine Phonetisierung (vgl. Elmentaler 2017: 47 ff.) und dadurch eine Glottographisie-
rung in dem Sinne, dass nicht mehr semasiographische Einheiten repräsentiert waren,
sondern sprachliche. Im Falle von Alphabetschriften sind einzelne Laute die Basisein-
heiten der Schrift. Diese Phonetisierung ist das hinreichende Kriterium für Schrift (vgl.
Coulmas 1994: 259) – die oben genannten Minimalanforderungen sind notwendige Bedingungen; sie treffen auch auf viele ikonographische Darstellungen zu.

Eine enge Verzahnung ikonographischer und alphabetischer Schriftzeichen findet sich
in den Schriften im Ägypten des 3. Jahrtausends v. Chr. (vgl. Ludwig 1994: 49; Altenmüller 2010). Die damals genutzten Schriften können zwar noch nicht uneingeschränkt
als alphabetisch beschrieben werden, sie bilden aber einen wichtigen Ausgangspunkt für
die weitere Schriftentwicklung. Die ursprünglichste ägyptische Schrift sind die Hieroglyphen. Neben ihrer logographischen Bedeutung konnten sie auch allegorisch für ähnlich klingende Wörter stehen. Daraus entwickelte sich die Möglichkeit, die Hieroglyphen
rebusartig für einen oder mehrere Konsonanten zu verwenden (vgl. Haarmann 1994: 329;
Altenmüller 2010: 33 ff.; Dürscheid 2016: 113; Elmentaler 2017: 49 f.). Diese Konsonanten
ergaben sich zunächst aus der logographischen Korrespondenz des Zeichens, sie konnten
aber später auch neu kombiniert und damit von ihrer ursprünglichen Bedeutung losgelöst
werden. Das Zeichen ‹ ⌐ › (D58) stand beispielsweise logographisch für *Bein* und phonographisch für den Konsonanten /b/ (vgl. Altenmüller 2010: 39; Elmentaler 2017: 50). Ge-

schrieben wurden zunächst vor allem Listen (Gebrauchstexte), später auch sakrale Inschriften (Repräsentationstexte) (vgl. Ludwig 1994: 53; Altenmüller 2010: 17). Nach und
nach waren die Hieroglyphen den sakralen Repräsentationstexten vorbehalten. Die Ägyp-
ter hatten jedoch auch eine Alltagsschrift für weltliche Zwecke in der Verwaltung: die
hieratische Schrift („Beamte benötigen eine flüssig zu schreibende Schrift, ohne Schnörkel, von Hand zu schreiben: eine Zweckschrift", Ludwig 1994: 54). Sie war im Gegensatz
zu den Hieroglyphen auf ca. 600 Zeichen begrenzt, die nach strengen Regeln miteinander
kombiniert wurden und deutlich abstrakter waren. Hier zeigt sich wohl das erste Mal die
Tendenz einer Schriftgrammatik. Die hieratischen Formen entwickelten sich aus den
hieroglyphischen (vgl. Schmitt 1980: 288), sie können als produktionsökonomische, kursive Varianten gelten. Abb. 19 gibt einen Eindruck davon, wie hieratische Formen und
ihre hieroglyphischen Entsprechungen aussehen.

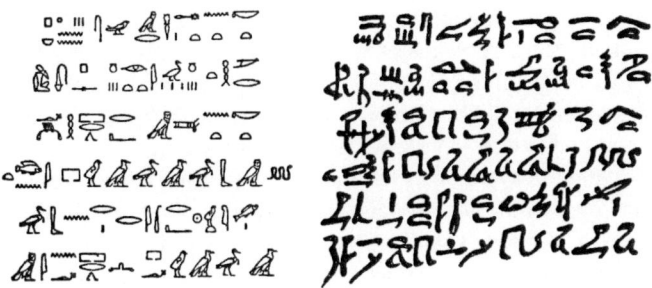

Abb. 19: Ein ägypischer Text über Medizin in hieroglyphischer (links, Transkription) und hie-
ratischer Schreibweise (rechts, Original; Schmitt 1980: 377).

Wie zuvor die Hieroglyphen erstarrte auch die hieratische Schrift nach einigen Jahr-
hunderten zur ‚Priesterschrift‘, die zunehmend für zeremonielle Zwecke eingesetzt
wurde. Stattdessen entwickelte sich eine neue Verkehrsschrift, die demotische Schrift.
Sie bestand endgültig aus Zeichen und nicht aus Piktogrammen (vgl. Funke 1999: 17;
Bollwage 2010: 22 f.; Dürscheid 2016: 114 f.). Altenmüller (2010: 19) fasst die Tendenz
zur Vereinfachung folgendermaßen zusammen:

> Die hieratische Schrift zeigte im Verlauf der ägyptischen Geschichte die Tendenz zu
> fortschreitender Vereinfachung. Besonders in Routinetexten der Verwaltung kam es zu-
> nehmend zu Abkürzungen und verschliffenen Zeichenformen. Komplexe hieratische
> Zeichen wurden verkürzt und durch einfacher zu schreibende Zeichen ersetzt, ganze
> Zeichengruppen in Ligaturen zusammengezogen. Diese fortschreitende Vereinfachung
> der Zeichen führte am Ende des Neuen Reiches und in der Dritten Zwischenzeit zu
> einer extremen Kursivschrift, die von Außenstehenden kaum noch zu entziffern war.

Das älteste nicht-ägyptische Alphabet mit dem Ein-Konsonanten-Prinzip stammt aus dem
Sinai (vgl. Haarmann 1994: 331). Es verschriftete eine semitische statt einer ägyptischen
Sprache – und damit war der Weg frei, um auch in anderen semitischen Sprachen an-
gewandt zu werden. Das phönizische Alphabet entstand im 16.–17. Jahrhundert v. Chr. Es
funktionierte recht ähnlich wie das ägyptische, verzichtete aber auf die logographischen
Symbole und Bedeutungen und verwendete nur die phonographischen. Die phono-

graphischen Zeichen wurden einerseits aufgrund ihrer Distinktivität für ein Alphabet ausgewählt, andererseits spielte aber auch eine Rolle, ob das Zeichen logographisch für einen Inhalt gestanden hatte, der mit dem entsprechenden Laut begann (vgl. Haarmann 1994: 332). Die Form der Zeichen wurde aus verschiedenen Schriftkulturen beeinflusst (vgl. Elmentaler 2017: 51). Haarmann (1994: 329) sieht in diesen gegenseitigen Kontakten im Nahen Osten einen wichtigen Grund, warum Alphabetschriften ausgerechnet dort entstanden und sich weiterentwickelten: In das phönizische Alphabet flossen die logosyllabische babylonische Keilschrift, altägäische syllabische Schriften und über das Semitische auch die logosegmentalen ägyptischen Schriften ein. Auch Einflüsse aus Fernost sind anzunehmen. Andere Kulturen (wie die Hebräer oder die Aramäer) übernahmen schließlich das phönizische Alphabet. Bis ins 14. Jahrhundert v. Chr. hatte es sich durch die Vielzahl an Handelskontakten der Phönizier im gesamten Mittelmeerraum sowie im Nahen Osten verbreitet (vgl. Haarmann 1994: 335 ff.; Bollwage 2010: 37 f.).

Bis hierhin handelte es sich beim phönizischen Alphabet um eine sogenannte Abugida-Schrift, in der die Vokale nicht verschriftet wurden (vgl. Schmitt 1980: 309 f.; Haarmann 1994: 332). Das ist bei semitischen Sprachen weniger problematisch, denn dort sind Vokale Flexionszeichen (ähnlich wie die Ablaute im Deutschen), sind also nur im grammatischen Sinne bedeutungsunterscheidend, nicht im semantischen (vgl. Schmitt 1980: 279). Das fehlende Vokalzeichen wird aus dem grammatischen Kontext ergänzt. Als jedoch andere Völker mit indoeuropäischen Sprachen das Alphabet übernahmen, brauchten sie eine Möglichkeit, Vokale zu verschriften (vgl. Haarmann 1994: 337; Dürscheid 2016: 119; Elmentaler 2017: 52), da Vokale im Indoeuropäischen öfter semantisch differenzierend sind. Die ersten Vokalbuchstaben stammen wahrscheinlich aus Kreta und kamen durch den Kontakt von Eteokretern und Griechen zustande (vgl. Haarmann 1994: 337). Statt dafür komplett neue Zeichen zu entwickeln, widmeten sie einzelne, nicht benötigte phönizische Konsonantenbuchstaben zu Vokalbuchstaben um ('Aleph, He, Jod und 'Ajin) und nutzten ökonomisch die im System vorhanden Ressourcen (vgl. Schmitt 1980: 311 ff.). Lediglich das ‹u› erfanden die Griechen selbst (Upsilon) (vgl. Bollwage 2010: 40 f.). Die ‚Erfindung' der Vokalbuchstaben sieht Bollwage (2010: 43 f.) als den Grund, warum sich das Alphabet bis heute gehalten hat, denn es ermöglichte die einfache Wiedergabe von (auch indoeuropäischer) Sprache, ohne dass aufgrund der fehlenden Vokalzeichen der Kontext eines Wortes bekannt sein musste.

Die Gegenüberstellung von semitischen und griechischen Alphabeten in Abb. 20 zeigt zwei Gesamttendenzen: Einerseits wurden die Zeichen an sich stetig vereinfacht; die griechischen Zeichen bestehen meist aus weniger Strichen als die protosinaitischen und sind außerdem so angeordnet, dass vermutlich eine höhere Schreibgeschwindigkeit möglich ist. Außerdem zeigt sich, dass einzelne Zeichen (insbesondere die Vokalzeichen) neu eingeführt wurden. Das betrifft u. a. Phi, Khi und Psi, die aus alten kretischen Schriften übernommen wurden (vgl. Haarmann 1994: 337). Eine über Jahrhunderte andauernde Systematisierung und Vereinfachung der alphabetischen Schriftzeichen beschreibt auch Brekle (1994).

Die Form der altgriechischen Zeichen lässt sich zum Teil auch formal zu den über tausend Jahre älteren ägyptischen Hieroglyphen zurückverfolgen. Die Enstehung der phönizischen Schrift aus den ägyptischen Zeichen ist nicht ganz unumstritten, illustriert aber gut die schrittweise Vereinfachung der Zeichen bei einer Erhöhung des Abstraktionsgrades. Drei Beispiele zeigt Abb. 21.

Das semitische Alphabet			Das griechische Alphabet		
protosinaitisch um 2000 v. Chr.		phönizisch um 1000 v. Chr.	frühe Formen um 1000 v. Chr.		späte Formen ab 600 v. Chr.
	'aleph		A	alpha	A
	beth		B	beta	B
	gimel		Γ	gamma	Γ
	daleth		Δ	delta	Δ
	he		Ε	epsilon	E
	waw		F	digamma	
	zain		I	zeta	Z
	cheth		B	eta	H
	teth		⊗	theta	O
	jod		I	iota	I
	kaph		K	kappa	K
	lamed		Λ	lamda	Λ
	mem		M	my	M
	nun		N	ny	N
	samech		Ξ	xi	Ξ
	'ajin		O	omikron	O
	pe		Γ	pi	Γ
	ssade				
	qoph		φ		φ
	rosch		P	rho	P
	schin		Σ	sigma	Σ
	taw		T	tau	T
			Y	ypsilon	Y
			Φ	phi	Φ
			X	chi	X
			Ψ	psi	Ψ
			Ω	omega	Ω

Abb. 20: Vergleich von semitischen und griechischen Alphabeten (Bollwage 2010: 45).

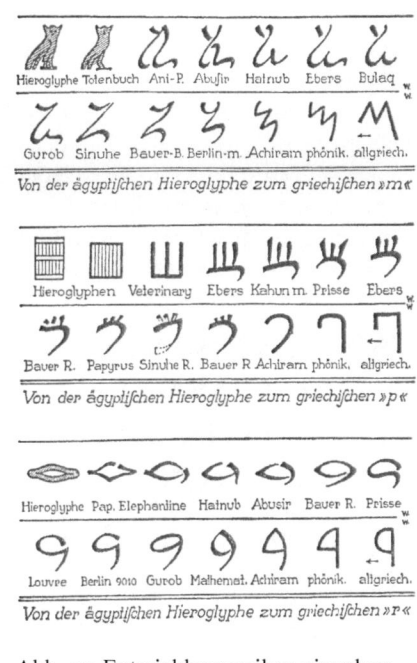

Von der ägyptischen Hieroglyphe zum griechischen »m«

Von der ägyptischen Hieroglyphe zum griechischen »p«

Von der ägyptischen Hieroglyphe zum griechischen »r«

Abb. 21: Entwicklungsreihen einzelner griechischer Buchstaben aus Hieroglyphen (Weidmüller, zit. nach Schmitt 1980: 379).

Insgesamt zeigt sich, dass europäische Schriften sich nach und nach von logographischen Schriften mit vielen, komplexen, teilweise ikonischen Zeichen zu alphabetischen Schriften mit einfachen und abstrakten Zeichen entwickelten. Das lässt sich als eine Ökonomisierung auf der Produktionsseite interpretieren: Einerseits nahm die Größe der Inventare ab, die ein Schreiber beherrschen musste, andererseits nahm die Komplexität der Zeichen und damit vermutlich auch die Schreibdauer für ein einzelnes Zeichen ab. Damit ist nicht gesagt, dass nicht-alphabetische Zeichen unökonomisch wären. Dort liegt der ökonomische Fokus jedoch eher auf der Rezeption statt auf der Produktion. Die Optimierungen im Produktionsprozess setzen sich im lateinischen Alphabet noch weiter fort, wie das nächste Kapitel zeigt.

2.3.2 Das lateinische Alphabet in verschiedenen Schriften

Das griechische Alphabet gelangte über Handelskontakte zu den Etruskern, von denen es dann die Römer übernahmen – sie begannen aber erst im 3. Jahrhundert v. Chr. mit einer nennenswerten Schriftproduktion (vgl. Haarmann 1994: 337). Die Römer machten zwei nachträgliche Anleihen bei den Griechen: Sie importierten das ‹Y› – um griechische Fremdwörter schreiben zu können; eine Funktion, die es heute noch oft erfüllt – und sie reaktivierten das ‹Z›, das zwar schon zu Beginn im römischen Alphabet gewesen war, aber nach einiger Zeit nicht mehr genutzt wurde. Außerdem schufen sie aus dem ‹C› ein ‹G›, um den stimmhaften velaren Plosiv schreiben zu können. Statt des ‹K› nutzten sie bevorzugt das ‹C› für den gleichen Laut. Ein Zeichen für /ʃ/, das bei den Phöniziern noch existierte, verwendeten die Römer nicht (vgl. Vogt-Spira 1994: 517 f.). Wieder zeigt sich, dass eine Schreibkultur ein vorhandenes Alphabet ökonomisch für die eigenen Zwecke reorganisierte. Die bekannteste römische Schrift ist die Capitalis (Abb. 22), aus der die Formen der heutigen Majuskeln abgeleitet sind (vgl. Elmentaler 2017: 59).

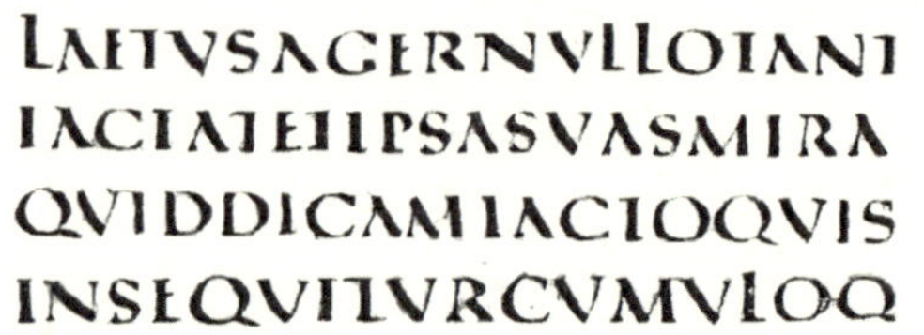

LAHVSAGERNVLLOIANI
IACIATEIIPSASVASMIRA
QVIDDICAMIACIOQVIS
INSEQVITVRCVMVIOQ

Abb. 22: Capitalis Quadrata, Ausschnitt aus dem *Codex Augusteus*, 4. Jahrhundert (Scheffler 1994: 233).

Die Capitalis wurde für Bücher und Inschriften verwendet. Bei den Römern wurde jedoch auch im Alltag oft nach Diktat oder während eines Vortrags geschrieben. Dafür war eine besonders schnelle Schrift nötig, eine produktionsökonomisch optimierte Kursive mit der Möglichkeit zur Buchstabenverbindung (vgl. Ludwig 1994: 57). Eine solche Alltagsschrift war die Halbunziale (Abb. 23). In der Halbunziale entstanden Ober- und Unterlängen; es entwickelten sich so die Minuskelbuchstaben (vgl. Brekle 1994).

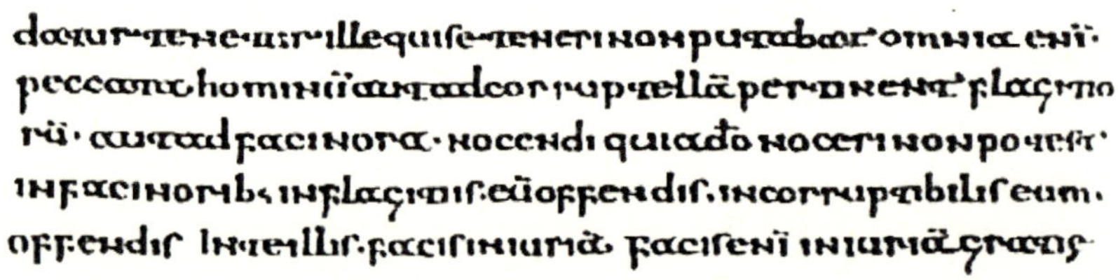

Abb. 23: Halbunziale, Werk von Augustinus (Rohr 2015: 149).

Nach dem Untergang des weströmischen Reiches wurde vor allem in Klöstern geschrieben, meist zu geistlichen und liturgischen Zwecken, auch als Tätigkeit zum Lob Gottes (vgl. Ludwig 1994: 58; Bollwage 2010: 65). Zu diesem Zweck entstand eine neue Schrift: Die karolingische Minuskel (Abb. 24) ist eine unverbundene Buchschrift mit klaren, einheitlichen Formen (vgl. Schneider 2014: 19 ff.). Eben diese genormte, kalligraphische karolingische Minuskel bildete die Basis für die späteren lateinischen Druckschriften (vgl. Bollwage 2010: 69).

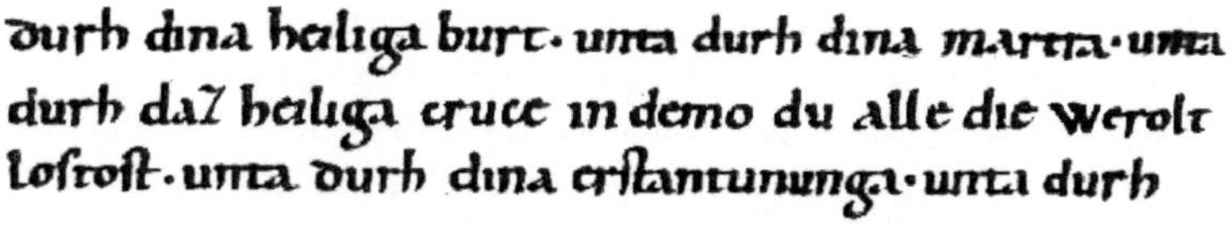

ourh dina heiliga burc· unta durh dina martra·unta
durh daz heiliga cruce in demo du alle die werolt
loftoft·unta ourh dina erftantununga·unta durh

Abb. 24: Karolingische Minuskel, Ausschnitt aus *Otlohs Gebet,* Regensburg nach 1067 (Schneider 2014: 25).

Eine neuere Entwicklung begann ab etwa der Mitte des 13. Jahrhunderts: Es entstehen gebrochene (gotische) Schriften, bei denen die Buchstaben aus mehreren einzelnen Strichen bestehen statt aus einem durchgängigen Schreibzug (vgl. Schneider 2014: 29). Diese Brechung ermöglicht den gotischen Schriften wie z. B. der Textualis (Abb. 25), sehr eng zu laufen. Dadurch sind sie platzsparend, allerdings eher schwer zu lesen.

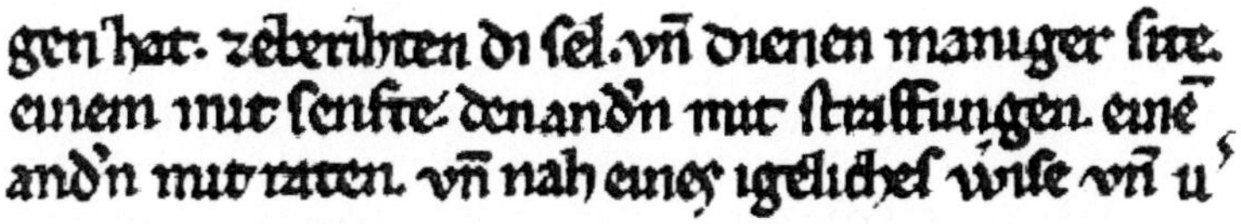

gen hat· zeberihten di fel·vñ dienen maniger fite.
einem mit fenfte· den andn mit ftraffungen. ene
andn mit raten. vñ nah enes igelichef wife vñ u'

Abb. 25: Textualis, Ausschnitt aus der *Asbacher Benediktinerregel,* Ostbayern, ca. 1275 (Schneider 2014: 43).

Neben der Abschreibetätigkeit der Mönche entstand auch bald eine Schreibtätigkeit, bei der die Argumentation und Gedankenführung eines Textes während des Niederschreibens entwickelt wurde, z. B. in der Theologie oder Jurisprudenz (Ludwig 1994: 58 ff.). Dafür waren jedoch weder die konstruierten gotischen Schriften noch die normierten karolingischen Minuskel angemessen, es entstanden ab dem 14. Jahrhundert stattdessen fließendere Kursivschriften (vgl. Schneider 2014: 56 ff.). Zur Zeit der Entwicklung des Buchdruckes mit beweglichen Lettern gab es also gotische Buchschriften wie die Textualis (Abb. 25) und gotische Kursive wie die Kanzleibastarda (Abb. 26). Erstere sind (von damaligen Leser:innen) leichter zu lesen, letztere leichter zu schreiben.

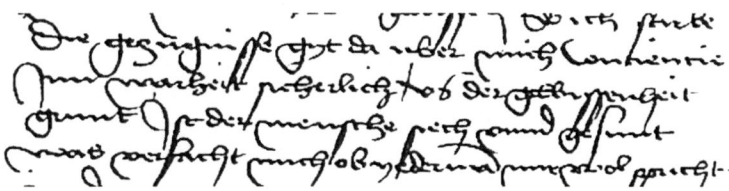

Abb. 26: Kanzleibastarda, *Die sieben weisen Meister,* Mittelrhein 1477–1498 (Schneider 2014: 78).

Die Entwicklung von Drucktechniken führte nicht zu einem Niedergang der handschriftlichen Produktion, zunächst übernahmen Drucker und Setzer sogar viele handschriftliche Eigenheiten in die Drucke (vgl. Voeste 2018: 3). Ludwig (1994: 61) weist darauf hin, dass das Drucken nur eine Funktion des vorherigen Handschreibens übernommen hatte: die Reproduktion von Texten. Die initiale Produktion eines Textes war weiterhin handschriftlich. Infolge der Vielzahl an gedruckten Erzeugnissen stieg auch die Literalität in Europa stetig an. Mehr Menschen konnten lesen und schreiben und nutzten diese Fähigkeiten im Alltag (vgl. Bellingradt 2020: 109). Die Handschrift starb also keineswegs durch die Drucktechnik aus. Handgeschriebene und verzierte Bücher (sogenannte Prachthandschriften) wurden sogar als Sammler- und Liebhaberstücke für Höchstpreise verkauft und galten als Prestigeobjekt (vgl. Schneider 2014: 83 f.). Schon bald wollten Drucker diese Handschriften nachahmen. Das spornte die Handschreiber jedoch dazu an, ihre Schriften mit besonders feinen Ornamenten zu versehen, um die Imitation zu erschweren (vgl. Hecker 2011: 122). Dennoch wurden Handschriften nachgeahmt und gingen als Kursive in die Druckschriften ein (vgl. Funke 1999: 46 f.).[37] Ab dem 18. Jahrhundert wurden schließlich zu vielen Druckschriften direkt passende kursive Schriftschnitte angelegt (vgl. Bollwage 2010: 169 ff.).

Die vermeintlich schwerere Lesbarkeit der Fraktur (dazu Fuhrhop & Schmidt 2014; Rinas Ms.) veranlasste florentinische Humanisten dazu, eine neue, einfachere Buchschrift zu entwickeln. Sie ahmten dafür die karolingische Minuskel nach und nannten die Schrift *Antiqua (litterae antiquae* ‚antike Buchstaben', vgl. Bollwage 2010: 127 ff.). Auch zu dieser Humanistenminuskel (Abb. 27) entwickelte sich eine kursive Variante (Abb. 28). Die Antiqua-Kursiven wurden vor allem in den Kanzleien geschrieben und dort unter Einfluss der Kanzleibastarda im frühen 16. Jahrhundert zur Kurrentschrift weiterentwickelt (vgl. Bollwage 2010: 163). Diese Kurrentschrift war die Grundlage für die Schreibschrift, die bis 1941 in den Schulen gelehrt wurde (vgl. Schneider 2014: 86).

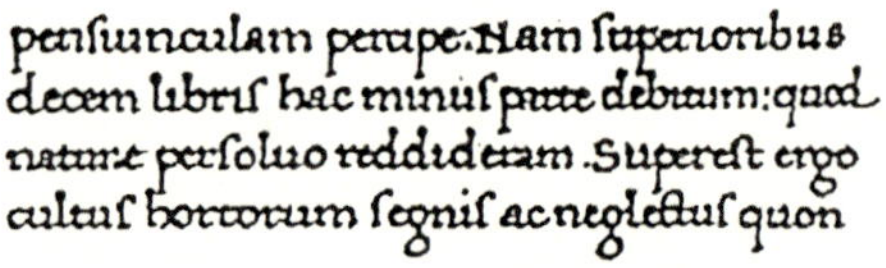

Abb. 27: Humanistische Minuskel, Abschrift von *de re rustica* (Columella), 1488 (Rohr 2015: 180).

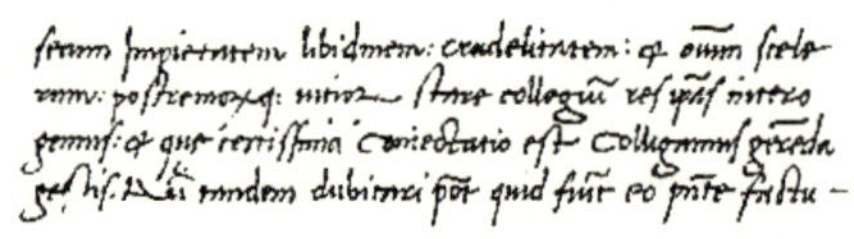

Abb. 28: Humanistische Kursive, Abschrift der *XII Panegyrici Latini,* 15. Jahrhundert (Rohr 2015: 181).

Was durch den Buchdruck mit beweglichen Lettern nicht geschah, geschah schließlich durch die Erfindung der Schreibmaschine Ende des 19. Jahrhunderts: Nicht nur die Reproduktion, sondern nun auch die Produktion von Texten wurde technisiert (vgl. Ludwig 1994: 62). Das ist die eigentliche mediale Revolution in Bezug auf Handschriftlichkeit, nicht der Buchdruck. Paradoxerweise erlebte das Handschreiben gerade durch die Erfindung der Schreibmaschine einen neuen ‚Boom': Das Produzieren von Schrift war einfach, effizient und alltäglich geworden – die Handschrift behielt aber als Domäne das Individuelle, Private und Persönliche (z. B. in Tagebüchern oder Briefen). In der Folge wurden individualisierte und subjektivierte Handschriften gepflegt (vgl. Hecker 2011: 127; Böhm & Gätje 2014: 8f.).

---

[37] Der englische Name *italic* für kursive Druckschriften stammt übrigens daher, dass vor allem italienische Handschriften für den Druck nachgeahmt wurden (vgl. Bollwage 2010: 166 f.).

Die Fraktur wurde 1941 abgeschafft; sowohl in der Druck- wie auch in den handschriftlichen Varianten, darunter fiel auch die Kurrentschrift. Zwar galt die Antiqua als undeutsch und die Fraktur als typisch deutsche Schrift, sie wurde auch von verschiedenen nationalsozialistischen Vereinigungen stark bevorzugt (vgl. Beck 2006: 255 ff.). Der Grund für die Abschaffung war aber einerseits ein ideeller – Hitlers persönliches Stilempfinden –, andererseits aber auch der nicht unerhebliche pragmatische Grund, dass die deutschen Eroberungen und diplomatischen Ambitionen im Ausland eine Globalisierung bedeuteten und eine Anpassung an andere europäische Schriften nötig machten (vgl. Beck 2006).[38]

Die historische Perspektive auf Handschriften zeigt die durchgängige Tendenz unseres Schriftsystems, sich an die Erfordernisse der Schriftproduktion anzupassen. Die natürliche Grenze dieser Optimierung ist dann erreicht, wenn die Rezeption zu sehr leidet. Natürlich lässt sich eine Schrift immer schneller und mit immer weniger Aufwand schreiben. Denkbar einfach wäre eine ‚Schrift‘, die nur aus einem kontinuierlichen horizontalen Strich besteht. Dieser für die Produktion optimierten ‚Schrift‘ fehlte aber jegliche Distinktivität, um rezipiert oder überhaupt als Schriftzeugnis erkannt zu werden. Die Ökonomisierung einer Schrift befindet sich stets in einem Dilemma zwischen möglichst schneller und einfacher Produktion und möglichst schneller und einfacher Rezeption. Diese Rezeption wird einerseits durch möglichst distinktive Zeichenformen erreicht, andererseits aber auch durch distinktive Zeichenfunktionen. Fuhrhop & Schmidt (2014) demonstrieren, wie sich bestimmte Grapheme in der deutschen Schriftgeschichte immer weiter funktional ausdifferenzieren. So konkurrierten beispielsweise ⟨f⟩ und ⟨v⟩ um die Position im Silbenanfang oder ⟨i⟩ und ⟨j⟩ um die Position im Kern und an den Silbenrändern. Durchgesetzt haben sich ⟨f⟩ bzw. ⟨i⟩ für den Kern und ⟨j⟩ für die Silbenränder, weil diese Buchstaben aufgrund ihrer Länge systematisch besser für die jeweilige Position geeignet sind. Das ⟨v⟩ stand außerdem in einer Konkurrenz zum ⟨u⟩ als Kernbuchstabe. Es lassen sich also graphetische und graphematische Distinktivität unterscheiden. Das gilt, wie hier grob dargestellt, einerseits für das Aussehen der Zeichen und die Größe des Inventars. Andererseits werden aber auch die Regularitäten der Schrift, ihre graphematischen Strukturen, systematisiert. Dieses Ringen um Effizienz zeigt sich auch in der anhaltenden Diskussion um die am besten geeignete Schrift für den Schriftspracherwerb.

2.4   Pädagogische Perspektive

2.4.1   Wie wird Handschrift gelehrt?

Der institutionelle Handschriftunterricht begann im 16. Jahrhundert, als sich viele Schreiber durch den zunehmenden Buchdruck nach einer neuen Erwerbsmöglichkeit umsehen mussten. Sie wurden Schreibmeister und unterwiesen vor allem Adlige und

---

[38]   Was das gesellschaftlich bedeutet haben mag, drückt Beck (2006: 257) aus: „Mit diesem Verzicht trat die in der Geschichte eines Volkes nahezu einmalige Situation ein, daß die Schüler weder die Handschrift ihrer Eltern und Großeltern, noch die der großen Dichter der Nation lesen konnten."

Bürgerliche im Lesen und Schreiben. Unterrichtet wurden bis ins 19. Jahrhundert kursive (also verbundene) Normschriften, die als Verkehrsschrift eingesetzt wurden (vgl. Neuhaus-Siemon 1996: 1243; Schorch et al. 2014: 84 ff.), danach setzte sich im motorischen Schreibunterricht jedoch ein neuer Fokus durch: Statt der richtigen Form wurde vermehrt die richtige Bewegung gelehrt, um die Form zu produzieren. Dennoch blieb es bei einer starken Beharrung auf dem Normduktus der Kurrentschrift (vgl. Schorch et al. 2014: 86 ff.). Ab 1911 wurde in deutschen Schulen die Sütterlinschrift als spezielle Kurrentschrift gelehrt, bis 1941 blieb sie die Grundlage für die in den Schulen gelehrte Handschrift, dann wurde sie im Zuge des Frakturverbots durch die deutsche Normalschrift ersetzt (vgl. Hecker 2011: 129).

Erst ab dem 20. Jahrhundert gelten die Schulschriften nicht mehr als Ziel-, sondern als Ausgangsschriften (vgl. Bartnitzky 2005: 5). „Als prägnanteste Entwicklungslinie lässt sich, à la longue gesehen, die sukzessive Abkehr vom Primat der Form bzw. der Ästhetik des Lerngegenstandes Schrift herausarbeiten" (Schorch et al. 2014: 103). Eine Ausgangsschrift soll die Grundlage für die Entwicklung einer individuellen und motorisch angemessenen Handschrift bieten (vgl. Mai et al. 1997: 222; Mahrhofer 2004: 150). Allerdings ist der Begriff Ausgangsschrift mit Vorsicht zu genießen. Zwar sind die meisten Schulschriften als Ausgangsschrift konzipiert, aber dass sie tatsächlich als Ausgangsschrift und nicht als Zielschrift unterrichtet werden, ist erst in jüngerer Vergangenheit verstärkt der Fall (vgl. Hasert 2006: 316).

Ab Mitte des 20. Jahrhunderts erfolgt der Wechsel zwischen verschiedenen Ausgangsschriften nicht mehr aus politischen, sondern aus pädagogischen Gründen (vgl. Bredel et al. 2017: 82). Es setzt sich eine ‚Zweischriftlichkeit' durch: In der verbundenen Schrift wird geschrieben, in der unverbundenen Schrift wird gelesen (vgl. Neuhaus-Siemon 1996: 1244 f.; Schorch et al. 2014: 97). Dabei wird zunächst eine Druckschrift zum Schreiben gelehrt und erst später eine verbundene Schrift unterrichtet (vgl. Sjölin 2005: 110 f.; Bartnitzky 2011: 16 ff.; Schorch et al. 2014: 100; Brinkmann 2011; Bredel et al. 2017: 83). Die Erstschrift für das Schreiben und Lesen ist also die Druckschrift. Für das Schreiben folgt später noch eine verbundene Zweitschrift (vgl. Gadow 2005: 13). Ein solches Vorgehen ist aber nicht zielführend, wie Bara & Morin (2013: 614) in einer Analyse von 236 kanadischen und französischen Schülerschriften zeigen: „Handwriting quality in pupils who were taught both styles was poorer than handwriting quality in pupils who were taught a single style."

Seit 1953 wird in deutschen Grundschulen die Lateinische Ausgangsschrift (LA) unterrichtet (vgl. Hasert 1998: 104). Sie ähnelt der vorherigen Deutschen Normalschrift in weiten Teilen (vgl. Hecker 2011: 129). In der DDR gab es ab 1968 die Schulausgangsschrift (SAS), die die Handschrift an die Druckschrift annähern sollte (vgl. Neuhaus-Siemon 1996: 1245; Hecker 2011: 130).

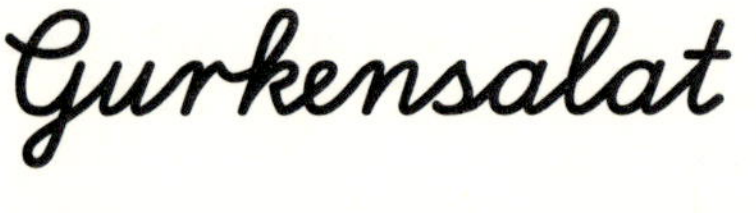

Gurkensalat

Abb. 29: Lateinische Ausgangsschrift.

Die erlernten Buchstabenformen der LA werden jedoch von den meisten erwachsenen Schreiber:innen deutlich vereinfacht (vgl. Bartnitzky 2005: 6) – auch, weil die LA einige Formkonflikte sowie graphomotorische Fehlerquellen bereithält (vgl. Hasert 1998: 118 ff.; auch schon Meis 1963). Als Reaktion auf die komplizierten Formen der LA (vor allem bei den Majuskeln) wurde die Vereinfachte Ausgangsschrift (VA) entwickelt (vgl. Neuhaus-Siemon 1996: 1245; Hecker 2011: 130). Die VA wurde unter dem Ziel geschaffen, struktursynchron zu sein, das heißt, dass eine Bewegungsphase mit dem Schreiben eines Buchstabens zusammenfallen soll. Die VA zeichnet sich ferner durch eine höhere Form-stabilität aus, das heißt, dass sich Buchstabenformen nicht durch die Verbindung zum nächsten oder vorherigen Buchstaben ändern, wie es in der LA und SAS der Fall sein kann. Die Verbindung wird als Teil des Buchstabens angesehen, dessen Form nicht vom folgenden Buchstaben abhängt (vgl. Frede et al. 2002: 4).

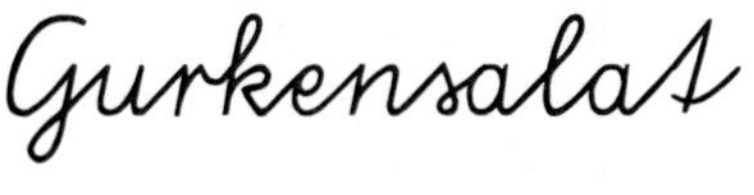

Gurkensalat

Abb. 30: Vereinfachte Ausgangsschrift.

Die VA kann schneller geschrieben werden als die LA. Mai (1991: 15 f.) listet Ge-schwindigkeiten für einzelne Buchstaben auf: Das |K| der VA ist 800 ms schneller, das |L| 600 ms, das |G| und das |H| 500 ms. In dieser Zeit könnten gute Schreiber:innen kurze Wörter schreiben. Die gemessenen Zeiten stammen allerdings von Erwachsenen, nicht von Kindern. Der Geschwindigkeitsvorteil der VA liegt offenbar vor allem an den Formen der Majuskel – die sind allerdings in der VA deckungsgleich mit denen der Druckschrift. Dies ist also eigentlich kein Pluspunkt für die VA, sondern einer für die Druckschrift. Der Entwickler der VA, Heinrich Grünewald, sieht durch die VA sogar eine Verbesserung der Rechtschreibleistung, da die Buchstaben klarer voneinander unterscheidbar seien und die Bewegungsstruktur der Lautstruktur entspräche. Dies ließe sich sogar in empirischen Studien bestätigen (vgl. Grünewald 1987). Die VA wurde jedoch bald kritisch diskutiert. Neben den methodischen Kritikpunkten, die Topsch (1998) an den empirischen Studien zur VA äußerte, gab es auch inhaltliche Kritik. Diese betrifft, dass die VA ihre Ziele der strukturellen Vereinfachung selbst nicht einhalten könne. Insbesondere sei ausgerechnet das ‹e›, der häufigste Buchstabe, schwieriger geworden. Ungefähr jeder zweite Buch-stabe (56,3 %) verstoße gegen die Strukturprinzipien der VA (Formstabilität, Struktur-synchronizität), sei als Ausnahme dieser Prinzipien angegeben oder sei komplizierter geworden (Topsch 1998: 76 ff.). Letztlich kann weder die VA noch die LA empirisch voll-ständig überzeugen (vgl. Mahrhofer 2004: 174).

Jüngere Ansätze plädieren dafür, stärker das Ziel der Bewegungsautomatisierung bzw. der individuellen Schreibökonomie in den Blick zu nehmen (z. B. Mai et al. 1997: 228 f.; Schorch 2006: 293). Dabei seien Formtreue und Verbundenheitspflicht nicht ge-rade hilfreich. In der Therapie motorisch gestörter Patient:innen werde so ein Verfahren schon länger eingesetzt. Aus diesen Überlegungen und insbesondere den grapho-motorischen Forschungen von Mahrhofer (2004) wurde die Grundschrift entwickelt.

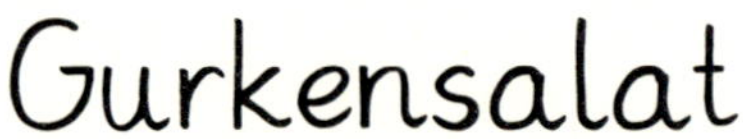

Gurkensalat

Abb. 31: Grundschrift.
(Die Buchstaben können nach eigenem Ermessen verbunden und verändert werden.)

Die Formen der Grundschriftbuchstaben sind an denen der Druckschrift orientiert. Außerdem hat jede Minuskel am Ende einen nach oben auslaufenden Wendebogen, der als Verbindungsangebot zum nächsten Buchstaben verstanden werden soll (vgl. Bartnitzky 2011: 21 f.).[39] Die Grundschrift hat im empirischen Vergleich gegenüber der LA und der VA in der Leserlichkeit leichte Vorteile (Mesch et al. 2019). Dennoch gibt es z. T. starke Kritik an der Grundschrift (für eine Übersicht Sadigh 2017), besonders die Abkehr von der Verbundenheit stößt auf wenig Gegenliebe. Die Kritiker:innen beklagen u. a., dass durch die unterbrochenen Formen auch die Flüssigkeit des Denkens unterbrochen werde.[40]

Es bleibt noch die Frage, ob überhaupt eine Handschrift gelehrt werden sollte.[41] Hier gibt es zwei Argumentationslinien. Einige Studien, wie etwa Bouriga & Olive (2021), zeigen, dass Handschreiben kognitiv anstrengender ist als Tippen, zumindest bei reinen Abschreibaufgaben. Auch narrative Texte von Mittelstufenschüler:innen, die mit einem Textverarbeitungsprogramm getippt wurden, sind länger und orthographisch sowie qualitativ leicht besser als handgeschriebene Texte (Dahlström & Boström 2017: 143 ff.). Den Schüler:innen waren beide Produktionsarten bekannt, aber Texte im Schreibunterricht wurden normalerweise per Hand geschrieben. Bei Kindern mit einer Lese-Rechtschreib-Schwäche führt das Schreiben mit einer Tastatur ebenfalls zu leicht besseren Ergebnissen als das Schreiben per Hand (Feng et al. 2019) – vielleicht, weil die zusätzlichen Ressourcen besser für eine orthographische Verarbeitung genutzt werden können. Dafür scheint allerdings einige Gewöhnung an das Tippschreiben nötig zu sein: In einem Experiment von Frahm & Blatt (2015) machten Handschreiber:innen zwar etwa 6 Prozentpunkte weniger Rechtschreibfehler, allerdings waren die Tippschreiber:innen nicht besonders geübt im Tippen und standen deshalb unter höherem zeitlichen Druck.

Man kann das Argument der kognitiven Ressourcenknappheit aber auch umdrehen: Beim Handschreiben werden die betroffenen Gehirnareale in einer Kondition aktiviert, die besonders geeignet für Lernprozesse ist (vgl. van der Meer & van der Weel 2017: 8). Wamain (2019) zeigt, dass selbst produzierte handgeschriebene Buchstaben leichter erkannt werden, weil auch beim Sehen die betreffenden Motorprogramme aktiviert

---

[39] Ähnlich funktioniert auch die Schweizer Basisschrift: Der Unterricht beginnt mit Druckbuchstaben, die fakultativen Verbindungen werden erst nach und nach beigebracht (Hurschler Lichtsteiner & Jurt Betschart 2011; Hurschler Lichtsteiner et al. 2018). Die Basisschrift wird positiv evaluiert (vgl. Wicki & Hurschler Lichtsteiner 2014). In Schweden ist eine ähnliche Schrift sogar schon seit 1972 verbindlich (vgl. Sjölin 2005: 105).

[40] Damit unterstellen sie allerdings allen Personen, die nicht in verbundener Schrift schreiben, dass sie nicht flüssig denken können.

[41] Der Verlust bzw. die Marginalisierung von Handschriften im Alltag und im Bildungssystem wird nicht nur aktuell beklagt, sondern ist auch historisch eine häufige Klage, vor allem bei Medienumbrüchen wie z. B. dem Buchdruck (vgl. Böhm & Gätje 2014: 7 f.). Zum Diskurs vgl. auch Bulut (2019), Gredig (2021: 91 ff.).

werden; neben der visuellen Erkennung ist also auch eine unbewusste motorische Erkennung aktiv. Man könnte also auch argumentieren, dass die intensivere kognitive Auseinandersetzung mit Handgeschriebenem zu einer nachhaltigeren Speicherung im Langzeitgedächtnis führt.

2.4.2 Wie wird Handschrift gelernt?

Die Fähigkeit zu zeichnen und die Fähigkeit zu schreiben hängen motorisch eng zusammen – und entwickeln sich erst recht spät. Mit zwei Jahren imitieren Kinder vertikale Linien, ein halbes Jahr später auch horizontale. Einen Kreis können Dreijährige imitieren. Mit vier Jahren kann ein Kreuz gezeichnet werden. Es folgen Quadrate (5 Jahre), Dreiecke (5,5 Jahre) und Rauten (7 Jahre) (vgl. Alston & Taylor 1987a: 21 ff.). Etwa zu diesem Zeitpunkt beginnt die institutionelle Schriftunterweisung. In den ersten Schuljahren wird die Schrift qualitativ stark besser. Diese Lernkurve flacht zwar in den Klassenstufen 3–4 ab, ab der 5. Klasse nehmen allerdings sowohl die Geschwindigkeit und die Automatisierung als auch die Individualisierung noch einmal stark zu (vgl. Mahrhofer 2004: 101 f.). Meulenbroek & van Galen (1986: 71 f.) beschreiben diese drei Entwicklungsstufen anhand der Bewegungskontrolle:

1) Kurze Striche mit starker Beschleunigung, ballistische Ausführung, aber geringe Kontrolle über Form und Richtung (5–6 Jahre)
2) Instabile Ausführung der Schreibbewegungen mit visueller Rückkopplung, visuell kontrollierte Bewegungen (7–8 Jahre)
3) Automatisierte, ballistische Bewegungen mit mittlerer Geschwindigkeit, individueller Stil, Ökonomisierung der Buchstaben (ab 9 Jahre)

Die Entwicklung der Handschrift von der zweiten bis zur fünften Klasse betreffen vor allem zwei Dimensionen, Regelmäßigkeit und Individualität: Die Schrift verändert sich von unregelmäßig und ungleichmäßig zu einer gleichmäßigen Schrift und die Abweichungen von der Ausgangsschrift nehmen zu (Blöte & Hamstra-Bletz 1991: 993). Das liegt daran, dass Kinder im Alter zwischen 5 und 11 Jahren langsam die Fähigkeit entwickeln, nicht die Buchstaben als Ganzes zu produzieren, sondern sie in einzelne Elemente zu zerlegen und zu rekonstruieren, um neue Buchstabenformen zu schreiben (vgl. Birch & Lefford 1967: 79). Ab ca. acht Jahren beginnt die sublexikalische Strukturierung, d. h. Kinder strukturieren die Dynamik des Schreibprozesses anhand von sublexikalischen linguistischen Einheiten wie der Silbe oder dem Morphem (s. Kap. 2.2.1, Kandel et al. 2009; Kandel & Perret 2015b: 333). Mit etwa neun Jahren beginnt ein Kind, die Verbindungen zwischen den Buchstaben effizient zu variieren, z. B. werden Buchstabenformen angepasst, damit eine Verbindung gut möglich ist (Sassoon et al. 1989: 293). Am Ende der Grundschulzeit schreiben etwa die Hälfte der Kinder durchgängig verbunden, weitere 30 % schreiben eine unverbundene Schrift. 18 % der Schüler:innen haben eine teilverbundene Schrift entwickelt (Odersky 2018). Jungen bleiben tendenziell eher bei verbundenen Schriften (Odersky & Speck-Hamdan 2019: 405).[42] Graham et al. (1998: 290 ff.) berichten, dass nur noch ca. 32 % der Schüler:innen am Ende der neunten Klasse vollständig verbunden schreiben. 53 % haben eine teilverbundene Schrift, 15 % schreiben vollständig unverbunden. Reinken (2018a) zeigt, dass sich dieser Trend fortsetzt: Mit fortschreitendem Alter wird der Anteil der Personen, die eine teilverbundene Handschrift haben, größer. Fast alle Erwachsenen mischen die handschriftlichen Stile (vgl. van Drempt et al. 2011: 326; Reinken 2018a).

Im Prozess der Individualisierung einer Handschrift wandeln viele Schreiber:innen einzelne Buchstabenformen ab (vgl. Epstein et al. 1961; Schell & Burns 1963; Nottbusch 2008: 45; Reinken 2018a); meistens werden sie vereinfacht. Epstein et al. (1961: 386) finden in ihrer Untersuchung von 150 Texten weiblicher Schreiberinnen beispielsweise sechs ‹f›-Varianten, die von der in der Schule gelehrten Variante abweichen (Abb. 32).

Variant	f	f
A	*f*	21
B		21
C	*f*	31
D	*f*	43
E	*f*	66
F	*f*	95
G	*f* .	137

Abb. 32: ‹f›-Varianten bei Epstein et al. (1961: 386). Die in der Schule gelehrte Variante ist Variante G.

Die meisten der Varianten – nämlich fünf von sechs – sind als Vereinfachungen der Schulvariante zu sehen, da sie mit weniger Strichen produziert werden. Eben diese vereinfachten Formen werden tendenziell von Testpersonen mit einem höheren Schulabschluss und einem hohen IQ produziert. Ähnliches lässt sich auch für die ebenfalls untersuchten Formen von ‹g› und ‹d› berichten. Neben der Vereinfachung von Buchstabenformen zur Individualisierung ist es aber auch möglich, spezielle idiosynkratische Formen zu wählen.

Völlig routiniertes Schreiben erreicht man wohl erst mit 15 Jahren (Mahrhofer 2004: 107), die Entwicklung der Handschrift dauert sogar mindestens zum 18. Lebensjahr an (Schorch 2006: 291). In Reinken (2018a) wird vermutet, dass die Entwicklung auch mit 25 Jahren noch nicht vollständig abgeschlossen ist, da erst ca. ab diesem Zeitpunkt

---

[42] Odersky & Speck-Hamdan (2019) sehen darin den Grund, warum Jungen weniger leserlich, weniger automatisiert und weniger schnell schreiben als Mädchen – sie blieben zu lange bei den verbundenen Schriften. Verbunden schreibende Mädchen erzielen ungefähr den gleichen Automatisierungsgrad wie verbunden schreibende Jungen. Es sind also keine Geschlechtsunterschiede, sondern Unterschiede im Schreibstil, die für die oftmals als ‚schlechter‘ wahrgenommenen Schriften der Jungen verantwortlich sind.

ein deutlicher visueller Unterschied in den Schriften im Vergleich zu den Ausgangs-schriften zu erkennen ist. Junge Erwachsene schreiben schneller und leserlicher als ältere Erwachsene (van Drempt et al. 2011: 323 f.).

Einen Überblick über die Entwicklungsschritte gibt Abb. 33.

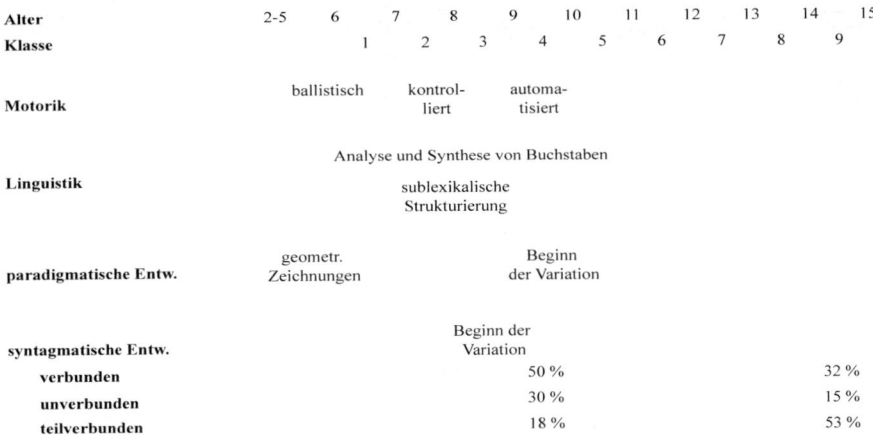

Abb. 33: Entwicklungsschritte im Handschriftenerwerb.

Wenn sich bei so vielen Schreiber:innen teilverbundene Schriften durchsetzen, dann müs-sen sie gegenüber den verbundenen und den unverbundenen einen Vorteil haben. Dieser könnte (1) in der Schreibgeschwindigkeit oder (2) in der Leserlichkeit liegen; also auf Produktions- oder Rezeptionsseite. Die Produktionsseite liegt in diesem Fall näher.

Tatsächlich schreiben Kinder mit teilverbundenen Schriften schneller als Kinder mit vollständig verbundenen Handschriften (Graham et al. 1998). Die Autor:innen ver-muten den Grund dafür, dass bei teilverbundenen Schriften jeweils die zeitsparendste Alternative ausgewählt werden könnte – denn manchmal sind Verbindungen schneller zu produzieren (z. B. |au|, |ei|, |ch|, |le|), manchmal Unterbrechungen (|lo|, |nd|, |ig|, |la|, |ec|) (vgl. Mai 1991: 16). Ob verbundene oder unverbundene Schriften schneller sind, darüber gibt es keine Einigkeit. Wing (1979: 287) stellt einen Geschwindigkeitsvorteil für verbundene Schriften fest, der sich aber nach einer Übungszeit relativiere. Insgesamt scheint die Schnelligkeit des Schreibens eher von der Übung abhängig zu sein als vom Verbundenheitsgrad (Meulenbroek & van Galen 1990; Graham et al. 1998). Die durch-gängige Verbundenheit von Schriften ist auch motorisch eher von Nachteil. Je mehr Buchstaben miteinander verbunden werden (müssen), desto stärker steigt der Druck auf die Schreibunterlage und das Schreibgerät an; die Muskeln verkrampfen (Denier van der Gon & Thuring 1965). Ein anderes Bild dagegen zeichnen Bara & Morin (2013): Selbst Schüler:innen, die eine verbundene Schrift in der ersten Klasse lernten, schreiben in verbundener Schrift langsamer als in unverbundener oder teilverbundener Schrift. Da-hinter steht wohl letztlich der Automatisierungsgrad einer Schrift; und da könnte es einen Zusammenhang geben: „Je verbundener die Schrift, desto langsamer, weniger flüssig und automatisiert verläuft der Schreibprozess, je unverbundener, desto schneller und auto-matisierter […] verläuft das Handschreiben […]" (Odersky 2018: 242).

Ganz klar und unumstritten ist der Zusammenhang zwischen Verbundenheitsgrad und Schnelligkeit bzw. Automatisierung jedoch nicht; die Studien widersprechen sich zum Teil. Weder ganz verbundene noch ganz unverbundene Schriften scheinen am schnellsten zu sein. Für die teilverbundenen Schriften scheint es aber zumindest keinen Nachteil in der Geschwindigkeit zu geben. Die Geschwindigkeit ist allerdings nach oben begrenzt, eine Schrift kann nicht beliebig schnell werden. Denn je schneller geschrieben wird, desto unleserlicher wird die Schrift (vgl. van Drempt et al. 2011: 323; Gosse et al. 2018: 1196; aber Blöte & Hamstra-Bletz 1991: 993).

Für die Leserlichkeit wird oft das Maß der Formstabilität herangezogen, also ob ein Buchstabe meist gleich realisiert wird oder ob es Abweichungen vom Prototypen gibt. Die Formstabilität korreliert eng mit der subjektiven Leserlichkeit einer Schrift (Di Brina et al. 2008: 253). Hier zeigt sich wieder der Zwiespalt zwischen produktionsökonomischer Optimierung einer persönlichen Handschrift und rezeptionsökonomischer Optimierung einer normierten Handschrift. Unverbundene Schriften haben eine geringere Formstabilität als verbundene oder teilverbundene – und das ist überraschend, weil die Buchstabenformen bei Verbindungen oft angepasst werden müssen (Bara & Morin 2013: 613). Verbundene und teilverbundene Schriften sind also vermutlich etwas leserlicher.

Auch wenn sich die Studienlage z. T. widerspricht und nicht immer eindeutige Ergebnisse zeigt, scheint es im Allgemeinen für die teilverbundenen Schriften die wenigsten Nachteile in der Schreibgeschwindigkeit sowie in der Formstabilität zu geben (Tab. 3).

	Schreibgeschwindigkeit	Formstabilität
verbundene Schrift	?	+
teilverbundene Schrift	+	+
unverbundene Schrift	?	−

Tab. 3: Vor- und Nachteile der Schrifttypen in Rezeption und Produktion.

3 Methodik: Die Vermessung der Handschrift

Das vorherige Kapitel hat die vier Perspektiven Sprachsystem, Psycholinguistik, Historie und Pädagogik in Bezug auf Handschriften vorgestellt. An mehreren Stellen konnten Ideen identifiziert werden, wie und welche grammatischen Einheiten in einer Handschrift visuell markiert werden. Das soll im Folgenden systematisch gesammelt werden.

Die hier untersuchte Variation in Handschriften lässt sich in zwei Dimensionen betrachten: Einerseits kann es um die Variation der Grundform eines Graphen gehen, andererseits um Variation hinsichtlich der Verbindung zweier Graphen. Ersteres soll paradigmatische Variation genannt werden, letzteres syntagmatische Variation. Selbstverständlich kommen regelmäßig beide Varianten gemeinsam vor.

Ein Beispiel dafür findet sich bei Edelman et al. (1990: 304): Die Schreibung in Abb. 34 könnte als ‹dear› oder als ‹clear› gedeutet werden und auch ‹deer› scheint nicht ganz ausgeschlossen.

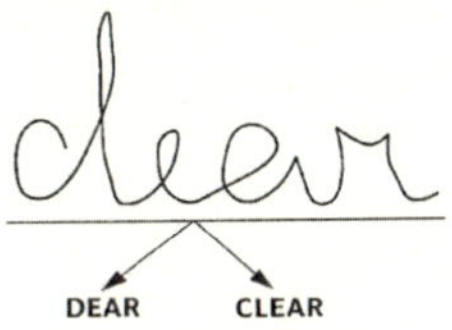

Abb. 34: Mehrdeutigkeit von Buchstabenformen (Edelman et al. 1990: 304).

Die paradigmatische Variation kann zu völlig neuen, idiosynkratischen Buchstabenformen führen, wie etwa das ‹r› bei einer Schreiberin im Korpus (Abb. 35). In 58 von 95 Fällen nutzt die Schreiberin diese ‹r›-Form; bei anderen Personen kommt sie nicht vor. In manchen Fällen wird diese Idiosynkrasie so sehr auf die Spitze getrieben, dass man schon fast von einer Symbolsprache oder von logographischen Schreibungen sprechen kann (vgl. Poizner 2011; Reinken 2018b), so wäre das ‹r› in ohne den Kontext vermutlich nicht als ‹r› zu erkennen, wohl aber als ein Schriftzeichen, das für diese Person typisch (eben idiosynkratisch) ist.

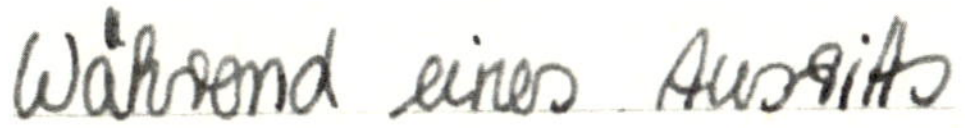

Abb. 35: Idiosynkratische ‹r›-Form (1169_95–97).

Bei der syntagmatischen Variation stößt man schnell auf ein methodisches Problem: Wenn zwei Buchstaben verbunden sind, wie erkennt man dann eigentlich, ob es sich um zwei einzelne Buchstaben oder um einen handelt? Eine typische Verwechslungsgefahr ist dabei das ‹ch› (wenn das ‹h› eine bestimmte Form hat) und das ‹d›. In Abb. 36 ist nicht zu erkennen, welches der beiden Zeichen ein ‹ch› und welches ein ‹d› ist (vgl. auch Abb. 34).

Abb. 36: ‹ch› oder ‹d›? (1396_3_3–4 und 1397_78_10).

Eine Auflösung kann erst der Kontext (Abb. 37) bieten. In unverbundenen Schriften tritt dieses Problem nicht auf, weil die Segmentierung dort eindeutig ist.

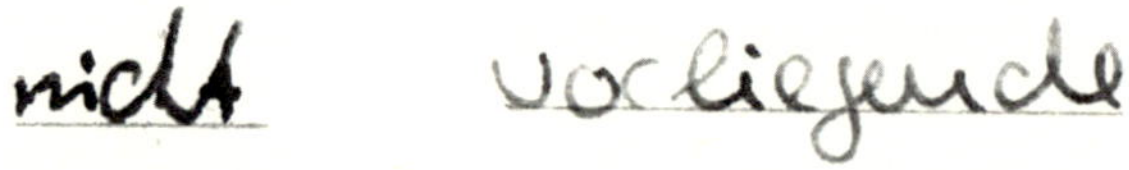

Abb. 37: ‹ch› und ‹d› mit Kontext (1396_3 und 1397_78).

Dieses Problem der unklaren Segmentierung betrifft mitnichten nur Handschriften – auch in der Phonetik ist es herausfordernd, einzelne Phone aus einer Lautkette zu segmentieren, es handelt sich um eine künstliche Konstruktion distinkter Merkmalen (vgl. Lüdtke 1969).

Mit einem Perspektivwechsel lässt sich diesem Problem jedoch beikommen. Analytisch ist es nicht ohne Weiteres möglich, einzelne Graphen aus einer verbundenen Segmentkette zu identifizieren. Synthetisch geht das aber schon. Denn in einer Top-Down-Sicht ist das zu identifizierende Wort ja bereits bekannt und auch, welche Grapheme dieses Wort enthalten sollte. Die synthetische Lösung sieht dann so aus, dass die vorliegenden Buchstabenmerkmale zu Grundformen addiert werden, die die benötigten Grapheme verschriften. Mit anderen Worten: Das Problem ist nur ein theoretisches, denn erstens kommen alle Buchstaben ohnehin auch unverbunden vor, die Schreiber:innen und Leser:innen haben also ein Bewusstsein darüber, welche Formen ein Buchstabe haben kann (vgl. Meletis 2020a: 274, der ähnlich auch für arabische Schriften argumentiert), und zweitens erfolgt die Formbestimmung eines Buchstabens in dieser Untersuchung nicht analytisch, sondern synthetisch – ähnlich wie in der Phonologie werden also Merkmale einer Einheit zu dieser Einheit aufsummiert, um die Einheit selbst zu konstruieren.

In einer verbundenen Buchstabenkette ist es also über Umwege möglich, einzelne Graphen distinkt abzugrenzen. In einer unverbundenen Buchstabenkette ist dies ungleich leichter, eben weil die Graphen ja voneinander distinkt sind. Sie haben einen Leerraum zwischen sich. Den Fall, bei dem zwei Graphen nicht durch einen Leerraum voneinander unterschieden sind, nenne ich – wenig überraschend – eine Verbindung.

Ich orientiere mich beim Aufstellen eines Verbundenheitsgrades an Labovs (1969: 738) *principle of accountability*, das besagt, dass das Vorkommen einer Variante nur stringent interpretiert werden kann, wenn gleichzeitig auch die Fälle beachtet werden, in denen die Variante nicht auftritt, aber vorkommen könnte. Der Verbundenheitsgrad ist deshalb ein Quotient, der die Anzahl der realisierten Verbindungen in Bezug zur Gesamtheit setzt. Die Verbindungsfrequenz bilde ich nach folgender einfacher Formel (Reinken 2018a: 33 f.):

$$Q_{Lig} = \frac{n_{Lig}}{N_{possLig}}$$

$N_{possLig}$ ist die Anzahl der möglichen Buchstabenverbindungen, n_{Lig} ist die Anzahl der tatsächlich realisierten Verbindungen. Bei der Berechnung des Verbundenheitsgrads sowie bei der Untersuchung der syntagmatischen Variation werden Worttrennungen am Zeilenende ausgeschlossen.

Die syntagmatische und paradigmatische Variation kann unterschiedliche Gründe haben. Sicher werden einzelne Personen zu mehr Variation neigen als andere. Auch innerhalb eines Textes wird es an unterschiedlichen Stellen unterschiedliche Varianten geben. Die könnten situativ (Ermüdung) oder motorisch bedingt sein, etwa weil bestimmte Buchstabenkombinationen schneller zu produzieren sind, wenn sie verbunden werden (z. B. ist ‹ei› verbunden schneller zu schreiben als getrennt; Mai 1991: 16). Das wäre ein produktionsökonomischer Faktor. Auch rezeptionsökonomische Faktoren sind denkbar, weil etwa bestimmte Buchstabenformen an bestimmten Positionen ein besonders hohes Verwechslungspotential haben. Zunächst ist deshalb das Ausmaß der individuellen, motorischen und situativen Variation festzustellen.

Die Fragestellung der vorliegenden Arbeit ist, wie handschriftliche graphetische Variation auf grammatische Einheiten bezogen ist. An welchen Variationen werden linguistische Strukturen sichtbar? Vor allem aus der psycholinguistischen Forschung ist bekannt, dass die Dynamik der Handschrift anhand von Silben und möglicherweise auch Morphemen strukturiert ist: Silben- bzw. Morphemgrenzen fallen häufig mit temporalen Schreibunterbrechungen zusammen. Ähnliches könnte auch für Fußgrenzen gelten, die ja immer auch Silbengrenzen sind. Temporale Schreibunterbrechungen werden hier nicht untersucht, aber spatiale – vielleicht zeigt sich diese rhythmische Durchgliederung nicht nur am Prozess, sondern auch am Produkt. Hier würde eine syntagmatische graphetische Variation grammatische Einheiten sichtbar machen.

Die interne Struktur der Einheiten wiederum könnte durch paradigmatische Variation sichtbar werden. Ein Beispiel aus der Druckschrift ist die Key-Position, die sich durch graphematische und graphetische Besonderheiten auszeichnet. Sie ist einerseits für den Aufbau der Silbe entscheidend. Andererseits werden bestimmte Buchstaben einer graphetischen Klasse, die rundköpfigen Vokalbuchstaben, dort nicht phonographisch interpretiert (das betrifft ‹a›, ‹e›, ‹o›; vgl. Primus 2004: 257).

Viele Grapheme übernehmen verschiedene Funktionen in der Verschriftung, sie sind polyfunktional. Das stellt jedoch einen ökonomischen Zwiespalt dar, denn einerseits sind Schriften um ein möglichst geringes Zeicheninventar bemüht und andererseits benötigen sie eine möglichst große Eindeutigkeit der Zeichen. Logographische Schriften ‚entscheiden' sich in diesem Zwiespalt eher für die Eindeutigkeit, alphabetische Schriften eher für das geringe Zeicheninventar. Das bedeutet für alphabetische Schriften, dass die Anzahl der grammatischen Einheiten, die die Schrift zeigt, ungleich größer ist als die Anzahl der dafür zur Verfügung stehenden Zeichen. Daraus ergibt sich zwingend eine Polyfunktionalität einzelner Zeichen. Prominentes Beispiel ist das ‹e›, das vier Vokale verschriften kann, häufiger Erstbestandteil von Diphthongen ist und als Längenzeichen bei ‹ee› und ‹ie› fungiert. Auch das ‹h› ist stark funktional belastet, es ist phonographisches Zeichen für /h/, kombiniert mit |c| und übernimmt silbenstrukturelle und -strukturierende Funktionen. Darüber hinaus gibt es eine Reihe von Doppeldeutigkeiten auf der phonographischen Ebene, allen voran die Vokalphoneme, für die nur eine begrenzte Anzahl an Vokalbuchstaben zur Verfügung steht. Hier stellt die Varianzvermeidung der Druckschriften eine Limitierung dar. Es gibt zu wenig Formen, um jede Funktion auszudrücken. Das führt allerdings beim Lesen von Druckschriften mitnichten zu übermäßig vielen Mehrdeutigkeiten. Zu untersuchen ist, wie Handschriften mit dieser Polyfunktionalität umgehen und wie viel Ambiguität sie, auch im Vergleich mit Druckschriften, zulassen.

Eine Lösung dieser Polyfunktionalität könnte ein konstruktioneller Ikonismus sein, den Primus (2004: 260 ff.) auch in der Graphetik der Druckschriften findet: Graphetisch markierte Zeichen stehen tendenziell auch an graphematisch markierten Stellen. Ein Beispiel (vgl. Berg et al. 2016: 340 ff.): Die Buchstaben |g|, |q|, |k|, |j|, |a|, |u| sind allesamt nicht-kanonisch in dem Sinne, dass Kopf und Koda sich nicht einander zuwenden (|k|) oder in dem Sinne, dass sie linksgerichtet sind (ihre Koda schließt links am Kopf an). Diese Buchstaben korrespondieren mit hinteren Lauten, die Berg et al. (2016: 342) als akustisch schwieriger wahrnehmbar und damit markierter ansehen. Die nicht-kanonischen Buchstaben sind auch in Handschriften nicht kanonisch; die Bezüge, die Primus (2004, 2006) und Berg et al. (2016) finden, gelten auch hier. Allerdings kann es in Handschriften noch andere markierte Formen geben. Solche gilt es zu identifizieren und auf mögliche Ikonismen zu prüfen.

3.1   Das Handschriftenkorpus

Dieser Untersuchung liegt das *GraphVar*-Korpus (Berg 2019–2021) zugrunde. Das *GraphVar*-Korpus besteht aus 1.617 Abituraufsätzen der Fächer Deutsch, Geschichte und Biologie aus den Jahren 1923 bis 2018, ab 1950 jeweils in Fünf-Jahres-Schritten. Die Abituraufsätze stammen von einem niedersächsischen Gymnasium (Berg et al. 2021).

Für diese Untersuchung wurden 100 Abituraufsätze der Jahre 2003, 2008 und 2013 aus dem *GraphVar*-Korpus zufällig ausgewählt. Sie bilden das Handschriftenkorpus. Es handelt sich dabei um eine geschichtete Stichprobe (vgl. Bortz & Schuster 2010: 78 f.; Perkuhn et al. 2012: 47). Eine geschichtete Stichprobe verhält sich in wesentlichen Merkmalen proportional zur Grundgesamtheit; in diesem Fall ist die Verteilung von Fach, Geschlecht und Note im Handschriftenkorpus vergleichbar mit der Zusammensetzung im *GraphVar*-Korpus. Das Korpus bildet damit die Zusammensetzung der Abituraufsätze möglichst repräsentativ ab (vgl. Ädel 2020: 4 ff.). Die 100 ausgewählten Abituraufsätze liegen als Digitalisat vor, sodass die Handschrift betrachtet werden kann. 20 der 100 Abituraufsätze sind aus dem Jahr 2003, 16 aus dem Jahr 2008 und 64 aus 2013. Die Deutschklausuren sind mit 51 Klausuren klar in der Überzahl. Auf Biologie entfallen 32 Klausuren und auf Geschichte 17. 69 Texte stammen von Frauen, 31 von Männern. Einzelne Personen könnten auch mit mehreren Texten im Korpus vertreten sein.

Geschrieben wurde bei fast allen Aufsätzen auf liniertem Papier, bei fünfen auf kariertem Bögen, bei zweien auf blankem Papier. Auf liniertem Papier wird im Allgemeinen leserlicher geschrieben (vgl. Pasternicki 1987). Als Schreibgeräte treten vor allem Füller und Kugelschreiber auf. Die Wahl des Schreibgerätes hat vermutlich einen Einfluss auf die Form der Schrift (vgl. Mahrhofer 2004: 122 f.), gesicherte Erkenntnisse gibt es dazu aber noch nicht. Sowohl Füller als auch Kugelschreiber gelten als Schreibgeräte, mit denen routinierte Schreiber:innen problemlos flüssig und automatisiert schreiben können (vgl. Mahrhofer 2004: 120).

Von diesen 100 Abituraufsätzen wurde nur die erste und die letzte vollständige Seite übernommen. So sollten etwaige Ermüdungs- und Stresseffekte ausgeglichen werden. Weiterhin wurden nur vollständige Wörter in die Untersuchung aufgenommen. Bricht ein Wort am Seitenende vorzeitig ab, etwa durch eine Worttrennung am Zeilenende, wird es nicht in das Korpus aufgenommen. Das gleiche gilt für Abkürzungen, die als nichtprototypische graphematische Wörter nicht Teil dieser Untersuchung sind (siehe Kap. 1.3). Die weiteren Beschränkungen, die Kap. 1.3 nennt, finden hier ebenfalls ihre Anwendung. So wurden Ziffern, Interpunktionszeichen und komplett fremdes Material herausgefiltert. Die mit einem Diakritikum versehenen Buchstaben |ä|, |ö|, |ü| werden in ihre Pendants |a|, |o|, |u| ‚übersetzt'. Ansonsten erfolgte die Transkription zeichengenau, d. h. auch Rechtschreibfehler wie ‹Zentrabitur›, ‹jägliche› oder ‹Koloniesierung› bleiben Teil des Korpus, egal, ob sie von den Lehrkräften moniert wurden oder nicht. Das ist auch schon im *GraphVar*-Korpus so, auf dem die Transkription des Handschriftenkorpus beruht (vgl. Berg et al. 2021; zu den Fehlern in Abituraufsätzen vgl. auch Fuhrhop & Romstadt 2021).

Selbstkorrekturen (Revisionen bei Hasert 1998) sind jedoch ein anderer Fall. Es lassen sich im Korpus drei Arten von Selbstkorrekturen unterscheiden (Abb. 38). Die einfachste Art der Selbstkorrektur ist das Durchstreichen oder anderweitig unkenntlich machen. Diese Textteile tauchen in der Transkription des Korpus nicht weiter auf. Eine andere Möglichkeit der Selbstkorrektur ist das nachträgliche Hinzufügen eines Textteils, oft indem die Stelle mit einem Zeichen markiert wird, an der eingefügt werden soll. Der einzufügende Text wird mit dem gleichen Zeichen markiert und an den Rand oder ans Ende der Seite geschrieben. Die dritte Möglichkeit ist die Ersetzung eines Textteils. Dabei werden Textteile entfernt und mit einem neuen Text ‚überschrieben' – das ist durchaus wörtlich gemeint, denn oft erfolgt die Addition direkt über dem entfernten Textstück. Das Problem bei diesen Selbstkorrekturen ist, dass der Zeitpunkt der Korrektur nicht festgestellt werden kann. Sie können direkt während des ersten Niederschreibens auftreten oder auch erst beim nochmaligen Durchlesen des Geschriebenen kurz vor Abgabe. In diesem Fall wären sie eher keine ‚natürliche' Schriftproduktion und andere situative, motorische und vielleicht auch linguistische Faktoren spielten eine Rolle. Aus diesem Grund können Revisionen in dieser Untersuchung nicht betrachtet werden. Es kann aber nicht ausgeschlossen werden, dass einige Selbstkorrekturen doch ins Korpus aufgenommen wurden, etwa weil sie mit einem Tintenlöscher ausgeführt wurden und deshalb nicht mehr auffallen.

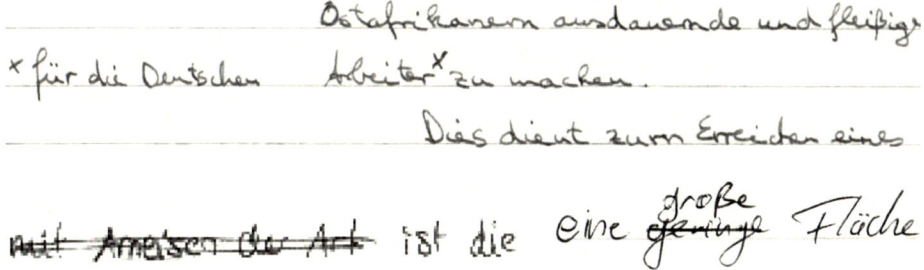

Abb. 38: oben: Addition (1184_57–71), unten links: Deletion (1312_27–28), unten rechts: Substitution (1362_20–21).

Die meisten anderen Korpora sind auf Wörter tokenisiert. Das Handschriftenkorpus dagegen ist auf Buchstaben tokenisiert, d. h. es betrachtet Buchstaben statt Wörter. Das Abiturkorpus besteht aus insgesamt 144.667 Buchstaben. Jeder einzelne Text trägt im Durchschnitt 1.447 Buchstaben zum Korpus bei, wobei die Verteilung leicht linksschief ist (Abb. 39). Das liegt daran, dass es natürlich mehr und stärkere Ausreißer nach oben als nach unten gibt. Der Text mit der geringsten Tokenanzahl ist Text 1266 mit nur 922 Buchstaben, der größte Text ist Text 1155 mit 2.251 enthaltenen Buchstaben.

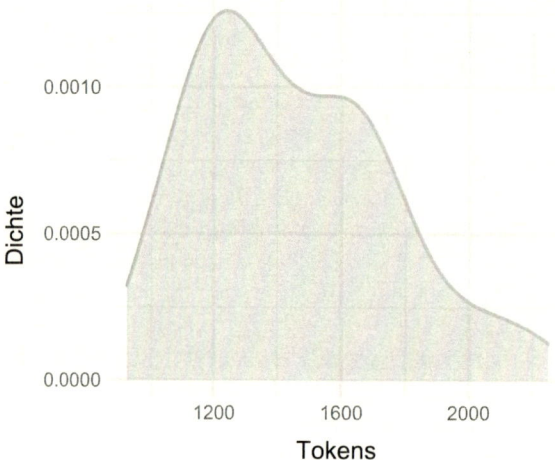

Abb. 39. Dichtefunktion der Tokens im Abiturkorpus. Die Dichte gibt an, wie wahrscheinlich eine Tokenanzahl in der vorliegenden Stichprobe auftritt.

Einzelne Wörter im Handschriftenkorpus haben eine etwas höhere Frequenz als in anderen Korpora – dabei handelt es sich aber um Wörter wie *Regelpoetik* oder *Population,* die an sich zwar selten, im Unterricht aber vermutlich sehr präsent sind. Das Korpus bildet also vielleicht ein Sprachregister wie ‚Abitursprache‘ ab, zumindest für die Fächer Biologie, Geschichte und Deutsch.

3.2   Kategorisierung der Buchstabenformen

Für die Untersuchung der paradigmatischen Variation ist es nötig, die Graphen des Korpus in verschiedene Grundformen zu kategorisieren. Nur: Wie vergleicht man verschiedene Graphen, um zu entscheiden, ob es sich um die gleiche Grundform oder um unterschiedliche Grundformen handelt? Die automatische Handschriftenerkennung stand in ihren Anfangstagen vor einem ähnlichen Problem. Edelman et al. (1990: 305 f.) schlagen drei Möglichkeiten vor, wie ein Algorithmus entscheiden kann, ob zwei Graphen zum gleichen Prototypen gehören oder nicht.

1) Man vergleicht die Produktion des Graphen mit den Produktionsdaten des Prototypen – das scheidet aus naheliegenden Gründen für diese Untersuchung aus.
2) Man gleicht die Formen heuristisch aneinander an und misst, wie stark die Ursprungs-

form verändert werden muss, bis Deckungsgleichheit besteht – das ist recht aufwendig.

3) Man vergleicht die einzelnen Striche der Buchstabenformen und deren Konstitution zueinander – das erscheint wie ein guter, linguistischer und analytischer Vorgang. Dafür werden allerdings klare Kriterien benötigt. Welche Striche sind relevant, welche Formen bilden sie?

Solche Kriterien können nur topologische Kriterien sein – denn eine Grundform besteht nur aus topologischen Merkmalen (s. Kap. 2.1; vgl. auch Changizi et al. 2006: E119.). Unter der Topologie verstehe ich die Formelemente, aus denen eine Einheit besteht, und deren Konstitution zueinander. Gerade topologische Merkmale werden auch in der Rezeption von Buchstaben genutzt (vgl. z. B. Chen 1982; Wolfe 2000: 353 f.; Kanbe 2013), vor allem die Lage der Elemente zueinander sowie ihre Verbindungen (Lanthier et al. 2009). Auch auf Produktionsseite gibt es starke Indizien, dass die Topologie der Grundformen gespeichert und abgerufen wird (Teulings & Schomaker 1993). Diese Eigenschaften werden wesentlich seltener variiert als die Neigung oder die Rundung (s. auch Kap. 2.2.1). Geometrische Eigenschaften wie die Größe, Breite, Strichstärke oder Neigung eines Buchstabens können also keine geeigneten Kriterien für die Buchstabenanalyse sein. Das demonstriert eindrucksvoll Meletis (2015: 164). Abb. 40 zeigt eine geometrische (Mitte) und eine topologische Verzerrung (rechts) des |A|. Trotz geometrischer Verzerrung ist die Grundform des |A| noch zu erkennen, bei einer topologischen Operation geht die Buchstabenidentität verloren.

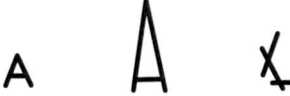

Abb. 40: Geometrische und topologische Verzerrung des |A| (Meletis 2015: 164).

Geometrische Eigenschaften sind außerdem schwer zu operationalisieren und hätten eine genaue Längen-, Abstands- und Winkelmessung bei jedem der 144.667 Graphen des Korpus erfordert.

Nicht relevant für die Einteilung in Grundformen sind die peripheren Merkmale (vgl. Althaus 1980: 140) wie Serifen oder Ornamente. Periphere Merkmale in verbundenen Schriften sind z. B. die An- und Abstriche, also die Striche, die genutzt werden, um die Graphen miteinander zu verbinden. Sie können nicht distinktiv für einen Buchstaben sein, weil gar nicht entschieden werden kann, zu welchem Buchstaben sie gehören. Hier spielt das Segmentierungsproblem eine Rolle, das in Kap. 3 aufgeworfen wurde: Wo ist die Grenze zwischen zwei verbundenen Buchstaben? Vor, nach oder in der Mitte des Verbindungsstriches? Die hier angewandte Lösung ist, dass nur die Striche zu einem Buchstaben zusammengefasst werden, die diesen Buchstaben konstituieren. Verbindungsstriche gehören weder zum linken noch zum rechten Buchstaben dazu (vgl. Rezec 2009: 114 f.). Dazu gibt es auch psychomotorische Evidenz: Verbindungsstriche haben ein wesentlich variableres Bewegungsprofil als Buchstabenstriche (van Galen 1980: 570).

In der Literatur gibt es unterschiedliche Ansätze, wie die topologischen Elemente eines Buchstabens ermittelt werden können. In der Schriftgestaltung etwa gibt es Regularitäten, welche Buchstabenformen mit welchen eng zusammenhängen (vgl. Cornelius 2017: 90). Die ersten Formen, die Schriftgestalter:innen anlegen, sind meistens |v|, |n| und |o|. Aus diesen werden proportional andere Formen abgeleitet. Die Formen |w|, |x| oder |y| stammen aus dem |v|. Das |n| steht Modell für |m|, |i|, |u|; die Länge von |l| und |h| wird proportional aus dem vertikalen Kopf des |n| gebildet. Das |o| präsentiert die Rundungen für |c| und |e|. Typograph:innen kennen also drei merkmalsbasierte Buchstabenklassen (Abb. 41): Schräge Buchstaben, gerade Buchstaben und runde Buchstaben. Daraus werden Mischformen gebildet.

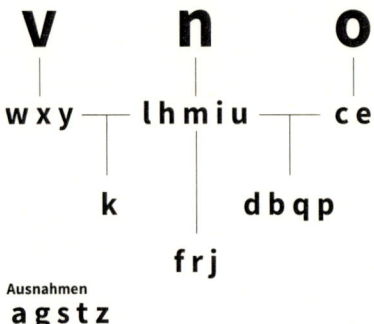

Abb. 41: Buchstabengruppen in der Typographie (nach Cornelius 2017: 90).

Althaus (1980: 140) entwickelt ein System für die Zerlegung von Druckbuchstaben, bei dem neben der Form eines Bestandteils auch dessen Position in einem Vier-Linien-Schema angegeben wird. Buchstabenformen lassen sich dann mit Formeln beschreiben. Das Formelement wird mit einer Zahl beschrieben, die Position im Schreibraum mit einem Exponenten, die Position der Elemente zueinander wird durch Pfeile markiert. Das |k| z. B. wäre $1^6 \leftarrow 2^2 \uparrow 3^3$.

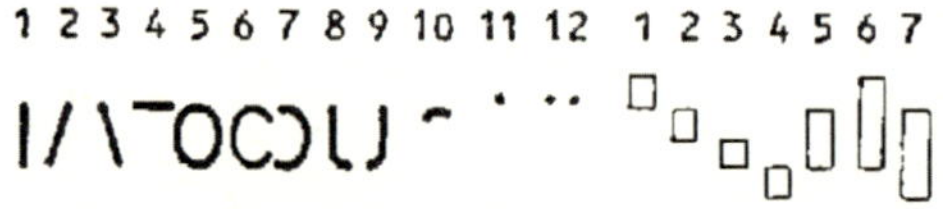

1 2 3 4 5 6 7 8 9 10 11 12   1 2 3 4 5 6 7

I/\⌐OC)U⌐ · ·· ▫ ▫ ▫ ◻ ◻ ▯

Abb. 42: Graphisch distinktive Merkmale (Althaus 1980: 140).

Altmann (2004) hat ein etwas anderes Ziel. Er vergleicht die graphische Komplexität verschiedener Schriften miteinander. Dazu versieht er bestimmte Elementarformen mit Komplexitätswerten. Ein gerader Strich hat z. B. den Wert 2, ein gebogener Strich 3. Interessant an diesem Ansatz ist, dass auch die Verbindungen der Buchstabenelemente mit unterschiedlichen Komplexitäten beziffert werden. Eine kontinuierliche Verbindung, bei der der genaue Verbindungspunkt nicht klar bestimmt werden kann (z. B. beim ‹o›), hat den Wert 1. Eine gekreuzte Verbindung wie beim ‹t› hat den Wert 3. So kann Altmann für jede Buchstabenform die Komplexität numerisch abbilden. Der Mittelwert der Komplexitätswerte aller Buchstaben ist dann die Komplexität einer Schrift. Für die Majuskeln von Arial ergibt sich beispielsweise eine Komplexität von 9.65, während Courier New fast doppelt so komplex ist (17.81). Das liegt daran, weil für Altmann auch die Serifen zur

Komplexitätsberechnung herangezogen werden. Altmann wendet seine Methode nur auf Majuskeln an.

Primus (2004, 2006) stellt eine „Buchstabengrammatik" auf, in der Buchstaben in Kopf und Koda unterteilt werden (s. Kap. 2.1.2). Die Buchstabenbestandteile werden mit unterschiedlichen kombinierbaren Merkmalen beschrieben. Eine wichtige Unterscheidung sind die Merkmale [horizontal] und [vertical]. Das Element mit der größten vertikalen Ausdehnung ist der Kopf. Bei zwei Elementen mit der gleichen vertikalen Ausdehnung ist dasjenige der Kopf, das das Mittelband auf kürzestem Wege ausfüllt. Eine Linie kann das privative Merkmal [curved] haben – dann ist sie rund oder gerundet. Für runde und gerade Köpfe werden die Merkmale [free down] und [free up] etwas unterschiedlich aufgefasst. Bei runden Linien kommt es auf die Öffnung der Linie an. Ist sie nach unten geöffnet, dann gilt [free down], z. B. beim ‹f›. Bei Öffnung nach oben, wie bei ‹j›, gilt [free up]. Bei geraden Linien kommt es auf die Lage der Koda zum Kopf an. Schließt der Kopf oben an, gilt [free down] (z. B. ‹p›); schließt sie oben an, gilt [free up] (z. B. ‹b›). Generell beschreibt das Merkmal [free], dass der Kopf ins Ober- oder Unterband ragt. Die horizontale Ausrichtung der Buchstaben wird durch das Merkmal [leftwards] bzw. [rightwards] angegeben. Damit ist gemeint, ob die Koda links oder rechts an den Kopf anschließt bzw. in welche Richtung ein Kopf gebogen ist. Das ‹b› analysiert Primus (2004) also wie in Abb. 43 dargestellt. Der Kopf ist [rightwards], weil die Koda rechts an den Kopf anschließt.

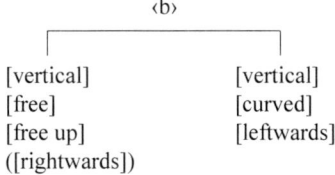

[vertical]	[vertical]
[free]	[curved]
[free up]	[leftwards]
([rightwards])	

Abb. 43: Beispielhafte Merkmalanalyse von ‹b› (Primus 2004: 247).

Primus kommt mit ihrer Methodik auf das folgende Inventar:

a) Punkt .[43]
b) Gerade [vertikal] I
c) Gerade [horizontal] —
verschiedene gebogene Linien:
d) [vertikal] [bogen] [rechtsgerichtet] c
e) [vertikal] [bogen] [linksgerichtet] ɔ
f) [vertikal] [bogen] [rechtsgerichtet] [frei oben] ɩ
g) [vertikal] [bogen] [rechtsgerichtet] [frei unten] ɾ
h) [vertikal] [bogen] [linksgerichtet] [frei oben] ∫
i) [vertikal] [bogen] [linksgerichtet] [frei unten] ˥
j) [horizonatl] *(sic)* [bogen] [frei oben] U
k) [horizonatl] *(sic)* [bogen] [frei unten] ∩   (Primus 2006: 10 f.)

---

[43] Der Punkt gilt bei Primus nicht als Buchstabenmerkmal, sondern als Diakritikum (vgl. Primus 2004: 243).

Fuhrhop & Buchmann (2009) nehmen die Form der Buchstaben noch ernster. Sie unterscheiden wie Primus beim ‹g› und ‹a› zwischen den verschiedenen Grundformen der Druckbuchstaben. Da sich bei den ‹a›-Varianten |a| und |α| die Form des Kopfes und der Ort der Verbindung von Kopf und Koda unterscheiden, ordnen sie |a| und |α| an verschiedenen Stellen in ihrer Längenhierarchie ein (siehe Kap. 2.1).

Die bisher vorgestellten Buchstabensegmentierungen sind jedoch nur auf Druckschriften angewendet worden – Garbe (2000: 1771) geht sogar davon aus, dass seine Methodik für Handschriften nicht anwendbar sei. Das ist vor dem Hintergrund der deutlich größeren Formenvielfalt und Variabilität in Handschriften ein berechtigter Einwand (vgl. auch Elmentaler 2017: 25).

Es finden sich nur wenige Versuche, handschriftliche Grundformen in ihre Elemente zu zerlegen. Eden & Halle (1961) ist einer davon; die Autoren stellen einen Algorithmus auf, der künstliche Handschriften produzieren soll. In diesem Ansatz ist eine Handschrift eine Sammlung von Punkten, die durch Linien verbunden werden. Es gibt vier Linientypen: Strich, Haken, Bogen, Schlaufe (Abb. 44 links). Diese Linien werden geometrisch verzerrt (Abb. 44 rechts) und sind dann die Bestandteile, aus denen ein Buchstabe aufgebaut wird. Sie können mit oder gegen den Uhrzeigersinn orientiert sein:

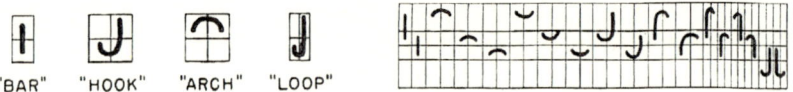

Abb. 44: Buchstabenelemente aus Eden & Halle (1961: 289); links Linientypen, rechts geometrische Verzerrung der Linientypen (Striche).

Auch Eden & Halle basieren ihren Algorithmus aber nicht auf tatsächlich vorkommenden Schriften, sondern auf einer Normschrift, aus der die Buchstabenelemente übernommen werden. In echten Handschriften wäre es z. B. äußerst schwer zu entscheiden, ob ein Haken („Hook") oder eine Schlaufe („Loop") im Sinne von Eden & Halle vorliegt; diese Merkmale unterscheiden sich nur geometrisch, aber nicht topologisch.

Die bisher vorgestellten Versuche, die Elemente von Buchstabenformen zu systematisieren, haben überwiegend das Ziel, die Formen verschiedener Buchstaben möglichst gut voneinander abzugrenzen. Ich habe einen anderen Fokus: Ich möchte möglichst ähnliche Graphen zu einer Grundform zusammenfassen.[44] Es geht mir nicht um eine möglichst große Distinktion zwischen unterschiedlichen Buchstaben, sondern um die Distinktion zwischen unterschiedlichen Grundformen desselben Buchstabens. Die ‚Umbaumaßnahmen', um eines der vorgestellten Systeme mit diesem Ziel für Handschriften nutzbar zu machen, wären vermutlich zu umfangreich und damit zu invasiv. Es erscheint sinnvoller, ein eigenes System speziell für Handschriften zu modellieren und zu schauen, ob es sich in Teilen mit den zuvor entwickelten Systemen deckt.

Ich stelle dieses System am Beispiel des ‹f› vor. Für das ‹f› finden sich neun Prototypen im Korpus, die formal unterschiedlich beschrieben werden können. Damit ist ‹f› der Spitzenreiter in der Formenvielfalt. Alle anderen Buchstaben haben zwischen einer

---

[44] Diese Klarstellung verdanke ich Laura Scholübbers.

und acht unterschiedliche Formen. Die Formen werden nach ihrer Komplexität geordnet und mit Ziffern versehen. Je niedriger die Ziffer, desto komplexer ist die Grundform.

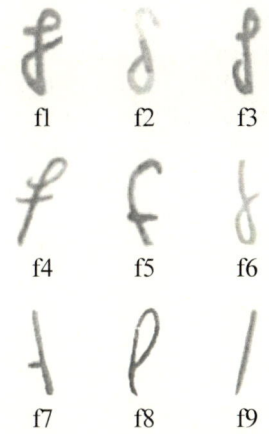

f1	f2	f3
f4	f5	f6
f7	f8	f9

Tab. 4: ⟨f⟩-Formen im Korpus.

Jede Grundform besteht im Allgemeinen aus einem Kopf und mindestens einer Koda. Wie der Kopf und die Kodas bei Druckschriften unterschieden werden können, beschreiben Berg et al. (2016: 339):

i) Buchstabenköpfe sind immer vertikal; Kodas können auch horizontal liegen wie bspw. bei |e, t, f, z|.

ii) Köpfe können im Gegensatz zu Kodas lang sein, d. h. das Mittelband überschreiten [...]. Überschreitet kein Segment das Mittelband, so muss der Kopf das Mittelband ausfüllen. Der linke Bogen des |a| ist daher nicht der Kopf [...]. Füllen alle Segmente das Mittelband aus, so ist der Kopf der vertikale Bestandteil, der das Mittelband auf dem kürzesten Weg ausfüllt, vgl. |n, m, u|. [...] Bei den vier Buchstaben |o, x, v, w| lässt sich der Kopf rein visuell nicht eindeutig identifizieren.

Primus (2004: 251) nimmt für diesen letzten Fall das jeweils linke Element als Kopf an. Das entspricht dem unmarkierten Fall, da die kanonischen Buchstaben rechtsköpfig sind (vgl. Berg et al. 2016: 340).

Für manche der ⟨f⟩-Formen kann das nicht unbedingt gehalten werden. f9 und vielleicht auch f8 bestehen nur aus einem Element – eine Differenzierung ist zumindest bei f9 graphisch nicht möglich. Offenbar fehlt bei diesen Grundformen die Koda. Das kann auch bei manchen Druckbuchstaben so sein; bei Primus (2006: 13) bestehen etwa |l|, |i| und |j| nur aus dem Kopf (den Punkt beim |i| und |j| nimmt Primus nicht als Buchstabenmerkmal an; in dieser Untersuchung wird er als Diakritikum nicht beachtet). In den Handschriften finden sich noch weitere Grundformen, bei denen eine Koda nicht vorhanden ist, obwohl sie eigentlich zu erwarten wäre. Das betrifft z. B. die Form |(| – es handelt sich um ein ⟨h⟩, bei dem der ‚Spazierstock‘ fehlt.

Ich halte als Merkmale einer Grundform fest:

Grundform:

[±Koda]

Bei ‹f› und bei einigen anderen Buchstaben gibt es in der Druckschrift-Variante mehr als nur eine Koda. Auch viele handschriftliche ‹f›-Formen lassen sich ziemlich klar in mehr als zwei Teile segmentieren – nämlich f1, f2, f3, f4 und f5. Es ist also nicht nur die Frage, ob eine Koda existiert, sondern auch, wie viele davon. Für die ‹f›-Formen ergeben sich mit dieser Unterscheidung drei Gruppen (Abb. 45):

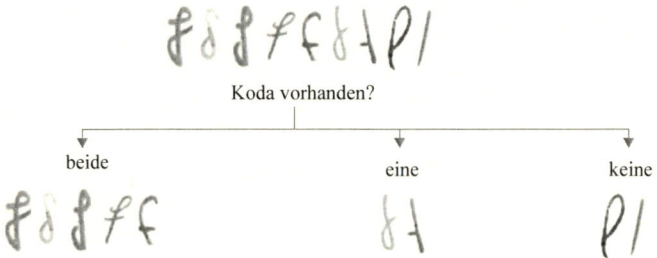

Abb. 45: Kodaexistenz bei den ‹f›-Formen.

Nur mit der Existenz der Kodas ist allerdings noch nicht viel über die Grundform gesagt; zur Differenzierung der Grundformen werden noch weitere Merkmale benötigt. Ein wichtiges Merkmal ist natürlich die Form der Buchstabenelemente.

Grundform:

[±Koda]
[Kopfform]
[Kodaform]

Es finden sich im Korpus die Grundformelemente in Tab. 5. Das entspricht ziemlich genau dem Inventar, das auch Primus (2006) annimmt. Einige Bestandteile können sowohl Kopf als auch Koda sein, das spiegelt den relationalen Charakter der Festlegung des prominenten Bestandteils wider.

			Köpfe		Kodas			
gerade	vertikal	lang	I	ℓ				
		kurz	I	ℓ				
	horizontal				-			
	schräg		/	\	/	\		
gekrümmt	Bogen		C		C	Ɔ	⌒	∪
	gerundet		⌐	⌐		⌐	⌐	∟
gefüllt			●					

Tab. 5: Grundformelemente im Korpus.

88

Ein Buchstabenelement ist gerade, gekrümmt oder gefüllt. Das gefüllte Element ist insgesamt selten; es kommt nur bei zwei Grundformen vor (a5 |◣| und o3 |●|). Bei den geraden Strichen lassen sich horizontale, vertikale und schräge Striche unterscheiden. Der horizontale Strich ist eine häufige Koda, z. B. bei |✝|, |ƶ| oder |ℯ|. Bei den vertikalen Strichen – und nur bei diesen – spielt ausnahmsweise die Länge des Elements eine Rolle (s. o.). Damit ist aber nicht die absolute Länge gemeint, sondern eine relative Länge im Vergleich zu den anderen Formbestandteilen. So ist sie wohl auch in den Motorprogrammen hinterlegt (vgl. Teulings 1996: 568). Die Länge von vertikalen Strichen ist außerdem in der Produktion eines der stabilsten Buchstabenmerkmale überhaupt (vgl. Teulings et al. 1986). Wer also einen kurzen Strich produzieren will, der schreibt auch einen kurzen Strich und wer einen langen Strich schreiben will, realisiert einen langen Strich. Die langen Striche besetzen das Mittelband und zusätzlich entweder das Ober- oder das Unterband; das macht sie lang. Es kann im Korpus durchaus lange Striche geben, die metrisch kürzer sind als kurze Striche, aber hier ist eben nicht eine absolute Länge gemeint, sondern die vertikale Ausdehnung des Strichs im Verhältnis zum restlichen Buchstaben. Fast alle Köpfe der ⟨f⟩-Formen sind lange Striche. Nur f8 ist eine Schlaufe.[45] Damit sind die ⟨f⟩-Formen ohne Koda schon eindeutig differenziert; für die anderen ⟨f⟩-Formen ergeben sich hier keine distinktiven Unterschiede (Abb. 46).

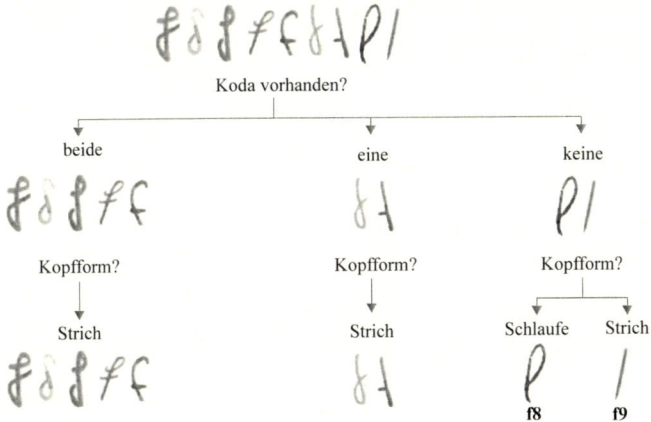

Abb. 46: Kodaexistenz und Kopfform bei den ⟨f⟩-Formen.

Ich begreife Schlaufen als Varianten der vertikalen, geraden Striche (ob lang oder kurz). Die vertikalen Striche können also in zwei Varianten vorkommen: Als Strich oder als Schlaufe.

Neben den besprochenen geraden Strichen gibt es auch gekrümmte Striche unter den Buchstabenelementen. Hier kann unterschieden werden, ob die Krümmung an

---

45 Diese Buchstabenform hätte auch als langer Strich mit oben anschließendem geschlossenen Bogen angesehen werden können. Allerdings ist die Schlaufe bei den meisten Vorkommen dieser ⟨f⟩ weitaus dominanter als es normalerweise bei bogenförmigen Koda der Fall ist und zieht sich oft fast über die gesamte Länge des Kopfes.

einer Stelle im Strich auftritt (|⅂|, |Γ|, |L|, |J|) oder an zweien (|C|, |Ɔ|, |∩|, |∪|). Ich bezeichne die einfach gekrümmten Striche als gerundet, die zweifach gekrümmten als Bogen. Sie unterscheiden sich darin, in welche Richtung sie geöffnet sind (links, rechts, oben, unten). Beim ‹f› spielen nur die oberen und unteren Bögen eine Rolle, bei anderen Buchstaben aber auch die horizontale Richtung – dazu gleich mehr, zunächst die Anwendung auf das ‹f›. Die obere Koda ist – wenn sie vorhanden ist – immer ein Bogen. Durch dieses Merkmal werden die Formen nicht weiter voneinander differenziert. Bei der unteren Koda ist das anders. Sie kann entweder ein kurzer horizontaler Strich sein (f4, f5, f7) oder ein unterer Bogen (f1, f2, f3, f6). Beides zusammen tritt offenbar beim ‹f› nicht auf. Das könnte zu der Annahme verleiten, der untere Bogen wäre nur eine Produktionsvariante des horizontalen Strichs, allerdings kommen bei anderen Buchstaben durchaus beide Kodas gleichzeitig vor (etwa bei z1 |ꜣ|) und andererseits setzen beide an einer anderen Position an. Der horizontale Strich kreuzt den Kopf, der untere Bogen setzt am unteren Ende des Kopfes an. Der Bogen kann den Kopf zwar auch kreuzen, dann ist er geschlossen – und dann berührt er den Kopf immer noch am unteren Ende. Aus diesem Grund nehme ich beide Kodas als je unterschiedliche Formen an. Mit dieser Differenzierung lassen sich auch die ‹f› mit genau einer Koda eindeutig voneinander unterscheiden.

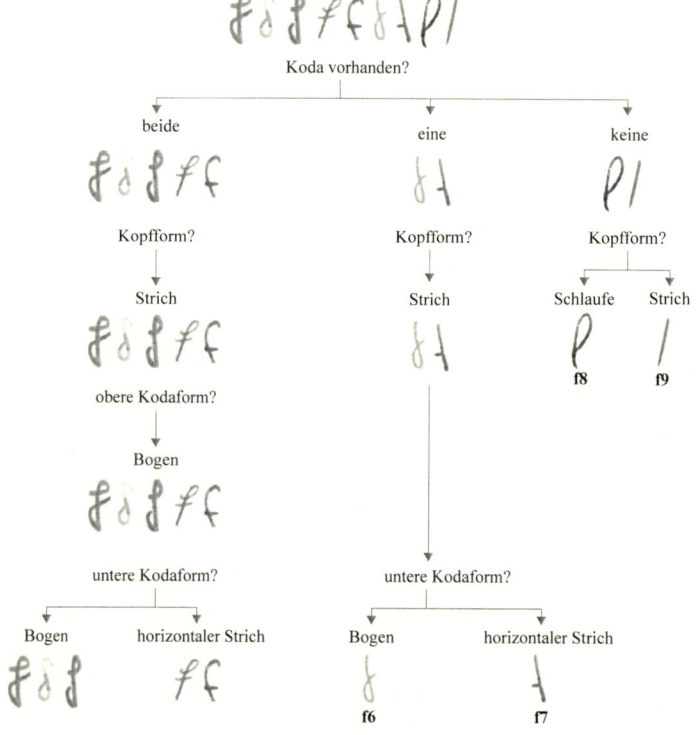

Abb. 47: Kodaexistenz sowie Kopf- und Kodaformen bei den ‹f›-Formen.

Beim ⟨f⟩ kommen, wie gesagt, nur obere und untere Bögen vor und keine nach links oder rechts geöffnete. Diese kommen allerdings bei zahlreichen anderen Buchstaben vor. Sie gehören zu den häufigsten Kopf- und Kodaformen. Die Öffnungsrichtung scheint in der Rezeption eine Relevanz zu haben: Die druckschriftlichen Grundformen |u| und |n| unterscheiden sich im Wesentlichen nur durch die Richtung der Öffnung, sie sind drehsymmetrisch. Es liegt die Vermutung nahe, dass diese beiden Buchstaben deshalb im schnellen Lesen leicht verwechselt werden könnten. Tatsächlich wird bei der Entwicklung von Schriften darauf geachtet, dass beide Buchstaben nicht ganz drehsymmetrisch sind (z. B. indem der Kopf bei der einen Variante ein wenig übersteht). Beier & Larson (2010) zeigen jedoch, dass das nicht viel hilft:

> We cannot conclude that creating differences between the letters 'n' and 'u' increases the legibility of a typeface. Neither a tailless form of the letter 'u' nor lowering the connection point of the letter 'n' had the intended effect. The recognition rates were comparable to the more common letterform. (Beier & Larson 2010: 135)

Die Lesbarkeit der beiden Buchstaben wird also nicht dadurch besser, dass die Drehsymmetrie aufgehoben wird – relevant für das Erkennen scheint damit nur die Richtung der Öffnung zu sein, da sich |u| und |n| nur dadurch unterscheiden.[46] Generell ist die Frage nach der Richtung aber eine schwierige. Ich nehme die richtungsunterschiedenen gekrümmten Elemente als unterschiedliche Elemente an; eine Alternative wäre aber, ein zusätzliches Merkmal [Richtung] einzuführen. Das wäre vor dem Hintergrund der Objektkonstanz auch geboten. Objektkonstanz bedeutet, dass die Repräsentationen von Objekten im Gehirn unabhängig von ihrer Orientierung im Raum gespeichert werden (vgl. Wiebelt 2004: 276; Dehaene et al. 2005: 339). Ein Stuhl bleibt das gleiche Objekt, wenn man ihn um 180° dreht oder spiegelt. Aber: Die Objektkonstanz scheint in der Schrift nicht zu gelten. Wenn ein Schriftobjekt in eine andere Richtung gedreht oder gespiegelt wird, dann wird es auch als anderes Objekt verstanden: |d| ist nicht |p| und auch nicht gleich |b|.

Mit der Beschreibung unterschiedlicher Kodaformen lassen sich die ⟨f⟩-Varianten noch nicht zweifelsfrei voneinander abgrenzen. Neben der Existenz und der Form von Kopf und Koda sind noch weitere Merkmale nötig. Diese sind in der Konstitution der Buchstabenelemente zueinander zu finden. Eines dieser Merkmale ist die Geschlossenheit. Hier müssen zwei Typen der Geschlossenheit unterschieden werden: Ein Buchstabenelement an sich kann geschlossen sein – das ist der Fall bei den Schlaufen, sie können als die geschlossenen Gegenstücke der vertikalen Striche gesehen werden. Andererseits kann ein Buchstabe geschlossen sein, wenn mehrere Buchstabenelemente so angeordnet sind, dass sie zusammen eine Fläche umschließen. Das ist der Fall bei den bogenförmigen Kodas. Sie können mit dem Kopf zusammen eine geschlossene Fläche ergeben. Dann sind sie aber nicht an sich geschlossen, sondern erst in Verbindung mit der Koda. Geschlossenheit ist also kein Merkmal des Buchstabenelements, sondern der Grundform. Das ist zum Beispiel bei verschiedenen Varianten des ⟨g⟩ der Fall. Die Verbindung vom Element |ᴗ| zum Kopf kann offen oder geschlossen sein: |ᶃ| bzw. |ᶃ|. Geschlossenheit ist

---

[46] Die Position im Wort kann für eine Differenzierung vermutlich nicht ausreichend genutzt werden, da ⟨n⟩ als Sonorantbuchstabe oft recht kernnah steht und ⟨u⟩ als typischer Zweitbestandteil von Diphthongen recht codanah.

also ein weiteres Grundformmerkmal. Es ist nicht binär, weil bei einigen Buchstaben mit mehreren Kodas auch die Koda angegeben wird, die einen geschlossenen Raum umgibt: z. B. ist |ϑ| [unten geschlossen], oben nicht. Für die Formerkennung ist Geschlossenheit des Buchstabens ein relevanter Faktor. Geschlossene Formen können schneller erkannt werden als offene und nicht verbundene Formen (Chen 1982).

Grundform:
    [±Koda]
    [Kopfform]
    [Kodaform]
    [Geschlossenheit]

Beim ‹f› lassen sich so auch die verbliebenen Formen voneinander differenzieren (Abb. 48): f1 ist oben und unten geschlossen, f2 nur unten, f3 und f4 nur oben. f5 ist gar nicht geschlossen.

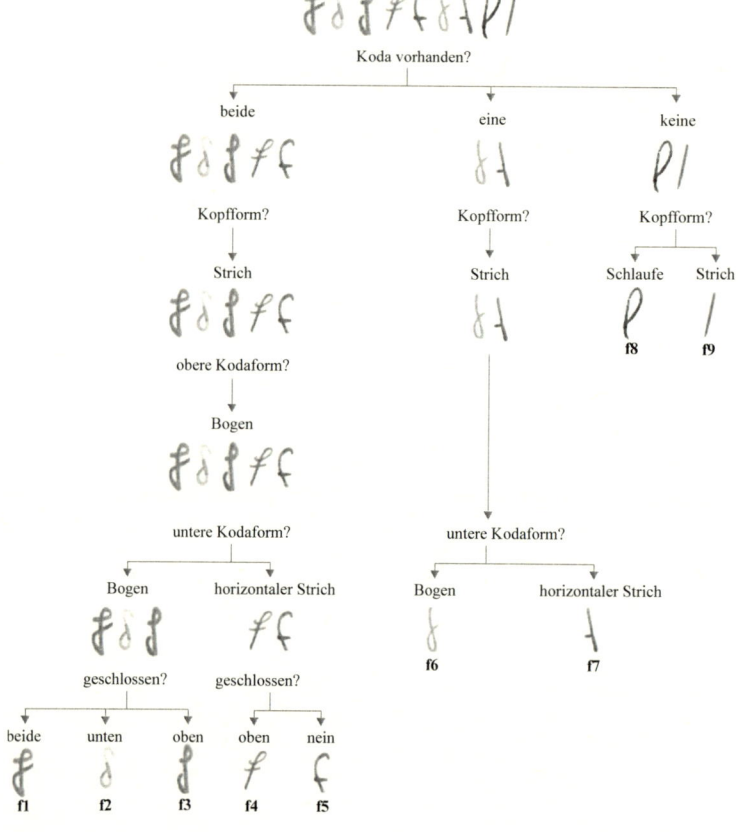

Abb. 48: Kodaexistenz, Kopf- und Kodaformen sowie Geschlossenheit bei den ‹f›-Formen.

Es ergibt sich für die Grundformen des ‹f› die folgende Merkmalstabelle (Tab. 6):

Prototypen	Grundform	Existenz		Form		Konstitution
		Kopf	Koda(s)	Kopf	Koda(s)	geschlossen
ƒ	f1	+	+ +	|	∩∪	+
ƌ	f2	+	+ +	|	∩∪	unten +
ƒ	f3	+	+ +	|	∩∪	oben +
ƒ	f4	+	+ +	|	∩ -	+
ƒ	f5	+	+ +	|	∩ -	–
ƒ	f6	+	– +	|	∪	+
ɼ	f7	+	+ –	|	-	
ℓ	f8	+	– –	ℓ		
/	f9	+	– –	|		

Tab. 6: Merkmale der Grundformen des ‹f›.

Am ‹f› spielen viele der Merkmale und Formelemente eine Rolle, die auch für die anderen Buchstaben entscheidend sind. Für manche anderen Buchstaben müssen jedoch noch einige weitere Merkmale angenommen werden – zum Beispiel für das ‹n›. Das ‹n› kommt im Korpus in zwei handschriftlichen Grundformen vor (Tab. 4).

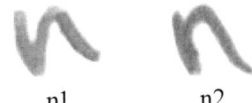

n1   n2

Tab. 7: ‹n›-Formen im Korpus.

Die beiden Formen lassen sich graphisch sehr klar unterscheiden: Die Koda bei n1 setzt unten an, die bei n2 weiter oben. Mit den bisher genutzten Merkmalen und Formelementen lässt sich dieser Unterschied aber noch nicht systematisieren. Dafür müssen neben den vertikalen und horizontalen Strichen auch schräge Striche angenommen werden. n1 besteht dann aus einem kurzen geraden Kopf und einem ‚Dach' aus zwei schrägen Strichen. Das ist z. B. bei Primus (2006: 8) nicht so – bei ihr sind schräge Striche eine Variante vertikaler, horizontaler und vor allem gekrümmter Linien. Zwischen

93

horizontalen und vertikalen Strichen auf der einen Seite und diagonalen auf der anderen gibt es allerdings rezeptiv ziemlich klare Unterschiede: „Horizontal and vertical lines are easier to recognize, discriminate, and memorize: There is an ‚oblique effect‘ in perception in a great variety of species" (Morin 2018: 665). Auch auf der Produktionsseite sind schräge Linien schwieriger; sie werden erst recht spät beherrscht. Etwa 50 % der Siebenjährigen haben damit noch Probleme (Alston & Taylor 1987a: 12).

Die schrägen Striche können in Leserichtung aufwärts oder abwärts gerichtet sein. Wenn schräge Striche in einer Grundform vorkommen, dann – wie beim nl – oft beide zusammen. So lässt sich zum Beispiel auch die Koda des |ʌ| als ein aufwärtiger und ein abwärtiger schräger Strich interpretieren, die sich in der Spitze berühren.

Ich beschreibe nicht die Form der Verbindung, denn: Wenn zwei gerade oder schräge Striche aufeinander treffen, bilden sie eine Spitze oder eine Ecke – allerdings sind die Übergänge zwischen runden und eckigen Formen dermaßen fließend, dass diese Spitze bzw. Ecke nicht immer erkannt werden kann. Oft ist es eine plausible Alternative, statt zwei schrägen Strichen ein gekrümmtes Element anzunehmen. Primus (2004: 246, 2006: 13) sieht unter anderem deshalb diagonale gerade Linien (wie bei |v|) in engem Zusammenhang zu gekrümmten Linien (wie beim |u|). Besonders deutlich wird das Problem beim |v| oder beim |w|: Die Ecken wirken spitz, sind aber eigentlich rund, wie in der Vergrößerung deutlich wird (Abb. 49). Auch beim nl bilden die schrägen Kodas eine Spitze bzw. eine Rundung.

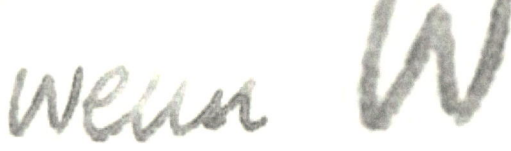

Abb. 49: Rund oder spitz? (1425_113).

Das ist im Übrigen auch motorisch zu beschreiben. Bei Handschriften gilt das Prinzip der Isogonie; es besagt, dass die Buchstabenform und die Geschwindigkeit einer Bewegung in Bezug auf die Winkelgeschwindigkeit kovariiéren (Viviani & Terzuolo 1982: 435). Das bedeutet, dass es länger dauert, enge Kurven zu produzieren, sodass der Stift in sehr engen Kurven bzw. Spitzen fast stillsteht. Bei routinierten, schnellen Schreiber:innen wird die Bewegung aber eben nicht ganz gestoppt – die Rundung entsteht (vgl. Gosse et al. 2018: 1202). Auch im Erwerb ist die Dichotomie gerundet / spitz eher aufgelöst. Die gleichen Buchstaben einer verbundenen Schrift werden von jüngeren Kindern eher eckig produziert, ältere Kinder neigen zu runderen Buchstabenelementen an vergleichbaren Stellen (vgl. Meulenbroek & van Galen 1990). Und schließlich gibt es noch ein Argument aus der Typographie: Dort werden Schriften für kleine Größen optimiert, indem die Kurven eckig geschnitten werden, dennoch werden sie als rund wahrgenommen (Abb. 50; vgl. Cornelius 2017: 134). Die Distinktion *rund* vs. *eckig* ist auch dort aufgehoben.

Gurkens

Das Pferd frisst keinen Gurkensalat. (Sitka Small Italic)

Abb. 50: Buchstaben, die in kleiner Schriftgröße (unten) als rund erscheinen, sind eckig angelegt (nach Cornelius 2017: 134 f.).

Die Form der Verbindung kann also nicht gut unterschieden werden. Die Anzahl der Verbindungen jedoch scheint eine rezeptive Relevanz zu haben. In einem Experiment von Chang et al. (2018) machten die Proband:innen vor allem anhand der Verbindungen innerhalb einer Grundform deren wahrgenommene Komplexität fest.

Bei manchen Buchstaben wirkt die Anzahl der Verbindungen formunterscheidend. Damit ist gemeint, an wie vielen Punkten jede Koda den Kopf berührt. Das ist zum Beispiel bei k5, k6 und k7 der Fall (Tab. 8). Alle drei Grundformen unterscheiden sich nicht, wenn das Merkmal der Verbindung von Kopf und Koda nicht betrachtet wird. Sie bestehen aus einem langen geraden Kopf und zwei schrägen Kodas. Bei k5 berühren beide Kodas den Kopf genau einmal. Bei k6 berührt nur die erste Koda den Kopf. Und bei k7 berührt keine der Kodas den Kopf.

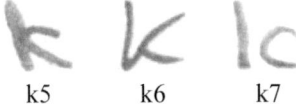

k5   k6   k7

Tab. 8: Unterschiedliche Verbindungen bei verschiedenen ‹k›-Formen.

Grundform:
    [±Koda]
    [Kopfform]
    [Kodaform]
    [Geschlossenheit]
    [Anzahl Verbindungen]

Damit sind die Merkmale vollständig, mit denen die Grundformen im Korpus unterschieden werden können. Ich gebe im Folgenden ein Beispiel, wie mit dieser Methodik die Formen eines Buchstabens beschrieben werden können (die Merkmalstabellen für alle Buchstaben finden sich in Anhang 7.2.). Im Korpus gibt es sechs verschiedene ‹b›-Formen (Tab. 6).

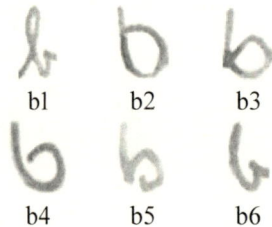

Tab. 9: ‹b›-Formen im Korpus.

Alle Formen bestehen aus einem Kopf und einer Koda. Die Existenz der Kodas ist also bei den ‹b›-Formen nicht differenzierend, aus Darstellungsgründen wird dieser Schritt in Abb. 51 nicht aufgeführt. Anhand der Kopfform lässt sich schon b1 von den anderen Formen unterscheiden. Der Schlaufenkopf ist sozusagen ein autapomorphes Merkmal für b1. Die nächste Untersuchungseinheit ist die Kodaform. Beim ‹b› lassen sich zwei Kodaformen unterscheiden, den nach links offenen Bogen und den kurzen horizontalen Strich. Der Strich tritt beim schon identifizierten b1 und beim b6 auf. Die restlichen ‹b›-Formen können nur anhand ihrer Bestandteile nicht weiter beschrieben werden. Die Konstitution der Bestandteile unterscheidet sich jedoch. Zwei der Formen sind geschlossen, zwei Formen sind offen. Die Position der Öffnung unterscheidet sich bei diesen jedoch. b4 ist oben geöffnet, b5 unten. Die beiden geschlossenen ‹b›-Formen unterscheiden sich anhand der Anzahl der Verbindungen zwischen Kopf und Koda. Beim b2 berühren sich Kopf und Koda an zwei Stellen, beim b3 an nur einer Stelle.

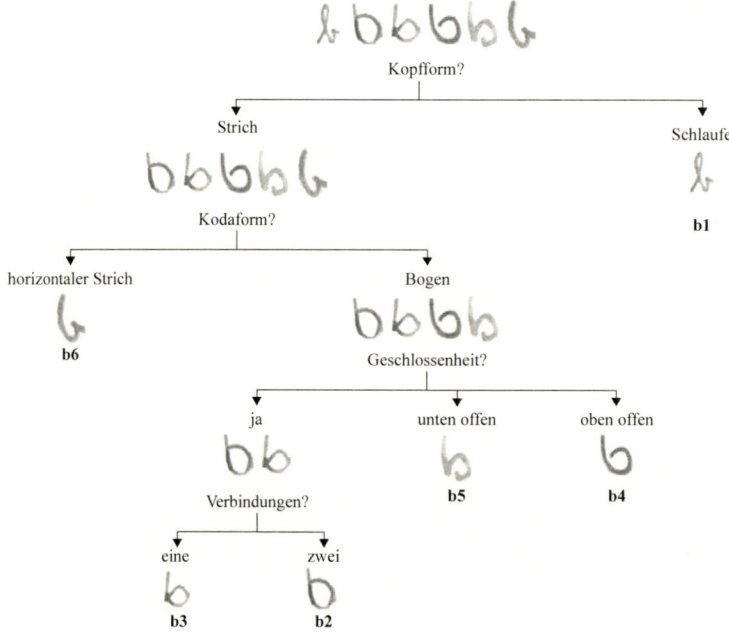

Abb. 51: System der ‹b›-Formen.

Für das ‹b› ergibt sich folgende Merkmalstabelle:

Proto-typen	Grund-form	Existenz		Form		Konstitution	
		Kopf	Koda(s)	Kopf	Koda(s)	geschlossen	Verbindungen
ℓ	b1	+	+	ℓ	-		1
♭	b2	+	+	|	ɔ	+	2
♭	b3	+	+	|	ɔ	+	1
♭	b4	+	+	|	ɔ	unten +	1
♭	b5	+	+	|	ɔ	oben +	1
♭	b6	+	+	|	-		1

Tab. 10: Grundformmerkmale beim ‹b›.

Die Probe aufs Exempel: Der Buchstabe ‹b› in der Schriftprobe in Abb. 52 soll klassifiziert werden. Er besteht aus Kopf und Koda. Die Kopfform ist ein Strich, also scheidet b1 aus. Die Kodaform ist ein Bogen, damit scheidet b6 auch aus. Kopf und Koda bilden zusammen eine schlossene Fläche, damit kommen die offenen Varianten b4 und b5 für diesen Graphen ebenfalls nicht infrage. Das hier präsentierte ‹b› ist also entweder b2 oder b3. Da die Koda den Kopf zweimal berührt, kommt nur noch b2 in Frage.

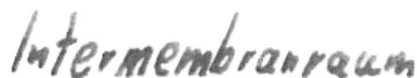

Abb. 52: 1359_46.

Mit diesem System lassen sich auch Grundformen als distinkt beschreiben, die nur mit wenigen Token im Korpus vertreten sind, z. B. die seltenen Formen in Abb. 53. Beim dargestellten ‹a› ist der Mittelstrich das ungewöhnliche Element, beim ‹c› die geschlossene Schlaufe, beim ‹f› sind beide Bögen nicht geschlossen und der Mittelstrich fehlt. Das ‹p› wirkt gewöhnlich, aber die Artikulation des Kopfes als Schlaufe kommt beim ‹p› nur recht selten vor. In der weiteren Untersuchung fasse ich Formen, die weniger als 1 % der Tokens eines Buchstabens ausmachen, in einer Restklasse zusammen. In diese Restklasse fallen auch unleserliche Graphen, bei denen die Grundform nicht eindeutig bestimmt werden kann.

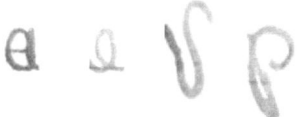

Abb. 53: Beispiele für seltene Buchstabenformen bei ‹a›, ‹c›, ‹f› und ‹p›.

Einige Kategorisierungen verlangen besondere Begründungen, wie etwa die verschiedenen ‹s›-Formen (Tab. 11). Ich verstehe die gefundenen ‹s›-Formen als Ableitungen aus s1, das aus einer fallenden Schräge und je einem offenen Bogen oben und unten besteht. Bei s4 fehlt der obere Bogen; s3 hat stattdessen einen weiteren Schrägstrich. Der Bogen von s2 ist geschlossen.[47]

Proto-typen	Grund-form	Existenz		Form		Konstitution	
		Kopf	Koda(s)	Kopf	Koda(s)	geschlossen	Verbindungen
	s1	+	+ +	╲	◠◡	–	1,1
	s2	+	+ +	╲	╱◡	+	1,2
	s3	+	+ +	╲	╱◡	–	1,1
	s4	+	+ –	╲	◡	–	1

Tab. 11: ‹s›-Formen.

Den schrägen Aufwärtsstrich bei s3 und s2 könnte man durchaus auch als Anstrich ansehen. Damit wäre er kein Bestandteil der Grundform und s2 und s3 fielen zusammen. Allerdings gibt es einige Fälle, in denen das |s| keinen Anstrich bräuchte, weil es nicht mit dem vorherigen Buchstaben verbunden ist, zum Beispiel bei den 328 Fällen, in denen s3 am Wortanfang steht (Abb. 54). Mindestens in diesem Fall ist der ‚Anstrich‘ also als relevanter Bestandteil der Grundform anzusehen.

Abb. 54: Anstrich beim ‹s› (1411_44).

Es ist übrigens keine allzu unübliche Deutung, |ɔ|, |ʌ| und |ʒ| als Varianten von |s| zu deuten, bei denen der obere Bogen fehlt. Auch die Entwickler:innen verschiedener Schulschriften argumentieren ähnlich:

> Die Grundform des kleinen 's' entspricht dem großen 'S', wobei der obere Bogen aus Platzgründen verkleinert wird. Bei verbundenen Handschriften bekommt der kleine Bogen einen Anstrich. [...] Der Erfinder der Vereinfachten Ausgangsschrift, Heinrich Grünewald, macht bei seiner 'VA' aus diesem Anstrich ein festes Formelement und tilgt den oberen Bogen völlig. Sein 's' ist jetzt ein Haken. Der Anschluss an folgende Buchstaben bekommt dagegen eine völlig überflüssige Schleife [...]. (Hecker 2011: 131)

[47] Für s2 könnte man auch annehmen, dass die zweite Koda dort ein horizontaler Strich ist, der geschlossen vorliegt, also den Kopf zweimal berührt. Das könnte auch für die Form tl|d| zutreffen. Allerdings zeigt der horizontale Strich bei keinen anderen Buchstaben Geschlossenheit – der untere Bogen dagegen schon. Es liegt nahe, Geschlossenheit nur in Verbindung mit Bögen anzunehmen.

In Reinken (2018b) und Reinken (2022) zeige ich, dass bestimmte Grundformen als graphetisch nivelliert gelten können und dann auch eine graphematische Funktion markieren können. So steht in Reduktionssilben bevorzugt das nivellierte ‹e›. Als Nivellierung wird dort eine „Stauchung der Buchstabenmerkmale in Richtung der Grundlinie" bezeichnet; Formmerkmale werden dann „weniger distinkt produziert" (Reinken 2022: 61). Diese Nivellierung basiert also auf einer geometrischen Verzerrung, die mit der hier vorgestellten Kategorisierung nicht erfasst werden kann. Stattdessen schlage ich den Begriff der graphetischen Reduktion vor. Als graphetisch reduziert verstehe ich eine Grundform, wenn ihr eine Koda fehlt, die eigentlich zu erwarten wäre – wenn also beispielsweise die Koda beim |e| fehlt. Die Koda ist zu erwarten, weil sie in anderen grundformalen Repräsentationen des Buchstabens |e| vorkommt. Nicht zu erwarten ist dagegen zum Beispiel der Mittelstrich beim |z|, denn der ist nicht in jeder grundformalen Repräsentation vom ‹z› vorhanden.

Die Formen, die nach dieser Klassifizierung reduziert sind, sind in Tab. 12 zusammengefasst:

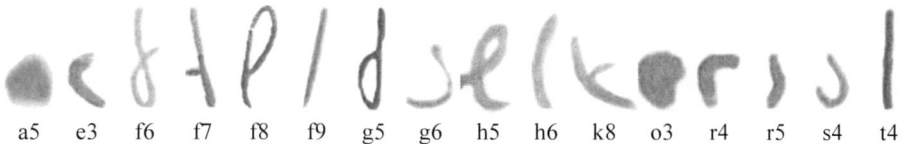

| a5 | e3 | f6 | f7 | f8 | f9 | g5 | g6 | h5 | h6 | k8 | o3 | r4 | r5 | s4 | t4 |

Tab. 12: Reduzierte Grundformen.

Oft geht mit einer Formreduzierung auch ein Verlust der Distinktivität einher. So ist |c| (e3) auf grundformaler Ebene nicht mehr von |c| (c1) zu unterscheiden; auch die reduzierten ‹h›-Formen entsprechen den Formen des ‹l›. Allerdings ergeben sich auch zwischen nicht-reduzierten Formen Synkretismen. Alle Formzusammenfälle, also Formen, deren Klassifikationsmerkmale sich nicht unterscheiden, listet Tab. 13 auf. Zum Beispiel bestehen sowohl c1 als auch e3 aus einem Bogen mit der Richtung [links].

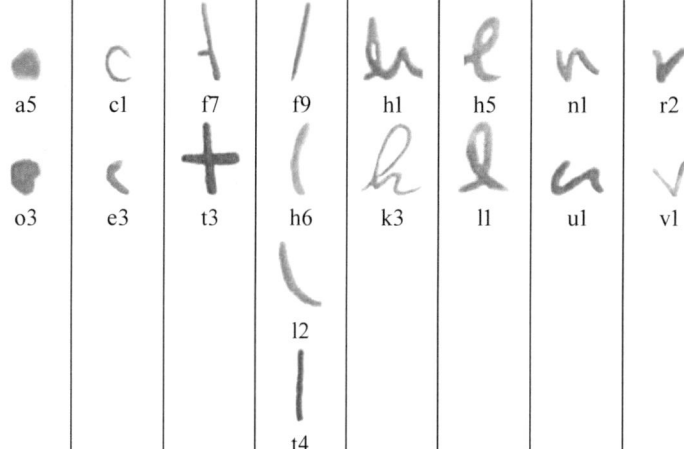

a5	c1	f7	f9	h1	h5	n1	r2
o3	e3	t3	h6	k3	l1	u1	v1
			l2				
			t4				

Tab. 13: Synkretismen der handschriftlichen Grundformen.

Auch g6 |ʒ| – j2 |ʒ̣|, g5 |ʒ̣| – j1 |ʒ̣| und i1 |i̇| – r5 |ɔ̇| wären in dieser Klassifizierung nicht distinktiv, weil der Punkt eben nicht als Buchstabenmerkmal angenommen wurde. Ich führe die Paare hier trotzdem nicht auf, denn nur, weil der Punkt nicht als Buchstabenmerkmal gilt, heißt es ja nicht, dass er nicht existiert; er ist nur kein Klassifizierungsmerkmal.

3.3   Annotation

Das Handschriftenkorpus ist linguistisch annotiert (vgl. Perkuhn et al. 2012: 57 ff.). Annotationen in diesem Sinne sind nicht die Beschreibung unmittelbarer Beobachtungen, sondern schon Interpretationen der sprachlichen Daten, die allerdings nicht intuitiv aus dem Bauch heraus getroffen werden, sondern auf Basis eines soliden theoretischen Modells erfolgen müssen (vgl. Perkuhn et al. 2012: 61 ff.). Dieses theoretische Modell habe ich in Kap. 2.1. vorgestellt.

Die Annotation des Korpus erfolgte von Januar 2020 bis August 2020 für die linguistischen Merkmale bzw. September 2020 bis April 2021 für die graphetischen Merkmale (s. Kap. 3.2). Die Annotation der linguistischen Merkmale richtet sich nach der in Kap. 2.1 vorgestellten Systematik und wird hier deshalb nicht im Detail dargestellt. Die Annotation der phonologischen Merkmale erfordert jedoch einige Bemerkungen, da diese Merkmale in Kap. 2.1 noch nicht diskutiert wurden.

Die phonologische Annotation auf Merkmalsebene erfolgt analog zu Eisenbergs Beschreibung der deutschen Explizitlautung (s. auch Kap. 2.1). Ich nehme die gleichen Kategorien und Einheiten an, die auch Eisenberg (2020: 93 ff.) annimmt. Er unterscheidet im Deutschen drei Lautsysteme, deren Einheiten durch unterschiedliche Parameter klassifiziert werden können: Vollvokale, Reduktionsvokale und Konsonanten.

Eisenbergs System der Vollvokale zeigt Tab. 14; er klassifiziert sie durch die vier Parameter Zungenposition, Mundöffnung, Lippenrundung und Gespanntheit. Manche der Parameter sind für bestimmte Vokale unspezifiziert, so ist z. B. die Lippenrundung bei hinteren Vokalen neutralisiert. Eisenberg (2020: 101) nimmt auch den Vokal /æ/ an. Hier werden die ä-Laute, die im Norddeutschen konsequent mit einem [e] variieren können, als /æ/ annotiert. Bei Diphthongen ergeben sich phonologische Restriktionen: Der Erstbestandteil muss kurz und ungespannt sein, weil der Zweitbestandteil die Key-Position besetzt (siehe Kap. 2.1.4). Den Zweitbestandteil nimmt Eisenberg (2020: 102) als lang bzw. gespannt an.

vorn				hinten		
gesp		ungesp		ungesp	gesp	
unger	ger	unger	ger			
/i/	/y/	/ɪ/	/ʏ/	/ʊ/	/u/	**geschl**
/e/	/ø/	/ɛ/	/œ/	/ɔ/	/o/	**halbgeschl**
/æ/			/a/		/ɑ/	**offen**

Tab. 14: System der Vollvokale nach Eisenberg (2020: 100).

Das System der Reduktionsvokale verfügt lediglich über zwei Einheiten, das zentralisierte Schwa /ə/ und und Tiefschwa /ɐ/. Tiefschwa korrespondiert auf der graphematischen Ebene vor allem mit ‹er›.

Konsonanten klassifiziert Eisenberg nach dem Artikulator, der Artikulationsart und der Stimmhaftigkeit. Die sonoren Konsonanten sind hinsichtlich ihrer Stimmhaftigkeit neutralisiert (vgl. Eisenberg 2020: 64), ich nehme auch aufgrund ihres Verhaltens im Silbenauslaut Stimmhaftigkeit an. Bei den koronalen Frikativen, den s-Lauten, unterscheidet Eisenberg noch genauer hinsichtlich des Artikulators (apikal und laminal) – das geschieht auch in der Annotation.

		labial		koronal		dorsal		glottal
		stl	sth	stl	sth	stl	sth	
obstr	plos	/p/	/b/	/t/	/d/	/k/	/g/	/ʔ/
	frik	/f/	/v/	/s/ /ʃ/	/z/ /ʒ/	/ç/	/j/	/h/
sonor	nasal	/m/		/n/		/ŋ/		
	oral			/l/		/ʀ/		

Tab. 15: Konsonantensystem des Deutschen nach (Eisenberg 2020: 97).

Bei Affrikaten werden die Phonemmerkmale bei demjenigen Graphen annotiert, der mit diesen Phonemmerkmalen auch korrespondiert. In den Fällen, in denen eine Affrikate nur durch ein Graphem repräsentiert wird, kann keine sinnvolle Annotation auf Merkmalsebene erfolgen. Stattdessen wird ‚Affrikate' annotiert. Manche Graphen korrespondieren auch gar nicht mit einem bestimmten Laut, das ist vor allem bei den Längenkennzeichnungen der Fall (Dehnungs-‹h›, ‹e› in ‹ie› und zweiter Vokal bei Doppelvokalen). Diese Segmente spielen aber in der silbischen Annotation eine Rolle. In den Fällen, in denen ein Parameter für bestimmte Laute unspezifiziert ist (zum Beispiel die Lippenrundung bei hinteren Vokalen), wird „nicht vorhanden" annotiert.

Die höheren Ebenen Silbe und Fuß werden nach dem hierarchischen Modell (s. wieder Kap. 2.1) annotiert. Für jeden Buchstaben werden folgende Informationen annotiert, sowohl für die phonologische als auch für die graphematische Perspektive:

— die Segmentposition in der Silbe (Onset, Nucleus, Key, Coda, extrasilbisch)
— die Prominenz der Silbe (prominent, nicht prominent, reduziert)
— das Vorliegen einer Silbengrenze nach dem Buchstaben
— der Typ des Fußes (Trochäus, Daktylus, degeneriert, extrametrisch)
— die Kanonizität des Fußes
— das Vorliegen einer Fußgrenze nach dem Buchstaben

Aufgrund der anhaltenden Diskussion um den graphematischen Daktylus wurde die graphematische Fußstruktur zweifach annotiert, einmal unter Annahme des Daktylus, einmal ohne diese Annahme (s. Kap. 2.1.5 und 4.5).

Für die phonologische Seite gibt es ein paar Details, die erläuterungsbedürftig sind, denn das Korpus basiert auf der Schriftsprache. Die Annotation der lautlichen Elemente kann also nicht absolut strukturgenau erfolgen – dafür gibt es zu viele Unterschiede zwischen beiden Sprachmodalitäten. Das betrifft vor allem den Bereich der ambisilbischen Konsonanten. Diese sind phonologisch nur einmal vorhanden, in der Schreibung werden sie meist mit einem doppelten Buchstaben repräsentiert. Der erste Bestandteil wird in der Annotation der ersten Silbe zugeschlagen, der zweite Bestandteil der zweiten Silbe. Bei ‹sch› wird zwischen dem ‹s› und dem ‹ch› geteilt, das erscheint intuitiver und liefert zumindest Bestandteile, die auch sonst als Graphem auftreten (zur Diskussion z. B. Berg 2019: 21f.). In den wenigen Fällen, in denen ein ambisilbischer Konsonant nur durch ein Graphem repräsentiert wird, wird dieser im Sinne einer strukturellen ‚Onsetmaximierung' als zugehörig zur zweiten Silbe annotiert. Das ist zum Beispiel der Fall bei ‹x›.

Neben den bereits genannten Annotationsebenen gibt es auch eine morphologische Annotationsebene. Für jeden Buchstaben wurden hier die folgenden Informationen kodiert:

— der Typ des Morphems (Lexem, Suffix, Präfix, Zirkumfix, Fugenelement, Flexionsaffix)
— das Vorliegen einer morphologischen Grenze
— der Typ des morphologischen Prozesses, der diese Grenze verursacht hat (Komposition, Derivation, Flexion, Univerbierung)

Auch bei der morphologischen Annotation ergeben sich ein paar Besonderheiten. Klitika wie *zum, am, ins* werden nicht in ihre Bestandteile aufgelöst, sondern gelten vor dem Hintergrund des weit vorangeschrittenen Grammatikalisierungsprozesses als eigene Lemmata. Das gilt auch für Univerbierungen wie *aufgrunddessen, mithilfe* oder *stattdessen* sowie für Namen. *Gottfried* ist also nicht *Gott + Fried,* es wird keine morphologische Grenze zwischen den Bestandteilen angenommen. Dafür sind die Prozesse zu undurchsichtig. Davon unbenommen ist aber die Flexion der Namen *(Rühmkorf+s),* hier wird zwischen dem Stamm und den Flexionsaffixen eine morphologische Grenze annotiert.

Für zwei Buchstaben, nämlich für ‹h› und ‹e›, wurde deren graphematische Funktion annotiert. Das ‹h› kann phonographisch, als Bestandteil von ‹ch›, als Dehnungs-‹h›, als silbeninitiales ‹h› oder als etymologisches ‹h› (Fremdwort- oder Namenmarker) gebraucht werden. Das ‹e› kann für einen Vollvokal, für einen Reduktionsvokal, als Längenzeichen (‹ie› und ‹ee›), als Bestandteil von Diphthongen, als alternative Umlautschreibung sowie als etymologisches ‹e› stehen.

Die Annotation der graphetischen Merkmale des Korpus erfolgt nach Kap. 3.2. Die zu seltenen Grundformen (weniger als 1 % der Graphen eines Buchstabens) und die unleserlichen Graphen werden in einer Restklasse zusammengefasst. Insgesamt betrifft das 4.080 Graphen, also 2,8 % der gesamten Tokens.

Annotationen sollten immer validiert werden (vgl. Hirschmann 2019: 96 f.). Dazu lässt sich z. B. die Übereinstimmung von zwei unabhängigen Annotator:innen berechnen *(inter-annotator-agreement).* Das ist in diesem Fall aufgrund mangelnder Ressourcen nicht möglich, stattdessen wird ein *intra-annotator-agreement* berechnet (vgl. Perkuhn et al. 2012: 60). Dazu wurde eine zufällige Stichprobe aus 1.000 Zeichen aus dem Korpus ausgewählt und im August 2021 erneut annotiert. Die Annotationen der Grundformen zu den beiden unterschiedlichen Zeitpunkten stimmen mit einem Cohen's κ von 0,9 überein (vgl. Cohen 1960). Das bedeutet, dass die Übereinstimmung deutlich größer als eine zufällige Übereinstimmung ist. Bei einer rein zufälligen Übereinstimmung wäre Cohen's κ = 0 (vgl. Levshina 2015: 201; Kassambara 2019: 10). Ein Wert von Cohen's κ = 1 wäre eine perfekte Übereinstimmung, mit Landis & Koch (1977) gilt der Wert von 0,9 als eine fast perfekte Übereinstimmung.

4 Ergebnisse: Graphetische Variation in Handschriften

4.1 Allgemeines

Die Grundformvariation in den handschriftlichen Texten ist enorm. In jedem der 100 untersuchten Texte kommt mindestens ein Buchstabe nicht nur in zwei, sondern in drei Grundformen vor. Im Durchschnitt gibt es pro Buchstabe und pro Person 2,2 verschiedene Grundformen. Bei den Personen reicht die Spanne von 1,32 durchschnittlichen Formen pro Buchstabe (Text 1420) bis hin zu 2,875 Formen pro Buchstabe (Text 1166). Spitzenreiter bei den Buchstaben ist das ‹d› mit durchschnittlich 3,94 Formen pro Person, gefolgt vom ‹r› (3,66), ‹g› (3,59), ‹h› (3,21) und ‹f› (2,9). Am seltensten werden die Formen von ‹c›, ‹i›, ‹q› und ‹v› variiert, sie kommen nur in einer Grundform vor. Die intra-individuelle graphematische Allographie findet sich also in jeder einzelnen untersuchten Handschrift. Aber ist die Allographie frei? Oder liegt ihr eine Positionsabhängigkeit zugrunde? Diese Positionsabhängigkeit kann unter anderem individuell, situativ oder motorisch bedingt sein. Individuell wäre sie, wenn bestimmte Personen ganz bestimmte Grundformen bevorzugt nutzen, die man als idiosynkratisch bezeichnen könnte. Situativ abhängige Allographie hieße, die Grundformenauswahl wäre von der Schreibsituation abhängig, wer also z. B. gestresster ist, wählt andere Grundformen. Eine motorisch abhängige Allographie wäre die Auswahl bestimmter Formen aufgrund einer vorhergehenden oder nachfolgenden Form – z. B. könnte nach einem ‹e› bevorzugt ein Schlaufen-‹l› statt eines Strich-‹l› gewählt werden. Das wäre ein Kovariationseffekt, der motorisch begründet ist. Auch motorisch bedingte Verbindungen zwischen zwei Buchstaben sind ein Phänomen, das sich als Kovariation fassen lässt. Die Kovariation beschränkt die freie graphetische und vielleicht auch graphematische Allographie:

> Intra-inventory graphetic allographs are in a syntagmatic relation with each other; they occur simultaneously on a linear axis in slots in which allographs of the basic shape |a| need to be materialized. Note that they are also in a paradigmatic relation: they are members of the same graph class and, in turn, the same basic shape |a|; however, they are not identical since they are concrete and unique physical shapes. In theory, intra-inventory graphetic allographs are not bound to a given position, meaning they are substitutable for each other within a given syntagma (e. g. the word ‹cabana› or a larger context such as a document set in one typeface or written in a given person's handwriting). This means they are (relatively) free allographs. However, note that since they are located at the lowest etic level, where, especially in cursive handwriting, coarticulation is of relevance, there are limitations to the notion of 'free'. (Meletis 2020a: 109 ff.)

Im Folgenden soll geprüft werden, ob die gefundene graphetische Variation individuell, motorisch oder situativ zu begründen ist. Die Schreibsituation lässt sich, wie beschrieben, nicht mehr völlig rekonstruieren. Ich nehme deshalb hier eine Variable zu Hilfe, die indirekt die Schreibsituation beinhaltet: Die Position eines Wortes im Text. Je weiter hinten ein Wort steht, desto stärker dürften Ermüdungseffekte eine Rolle spielen. Koartikulations- und Kovariationseffekte werden bei der Betrachtung der graphotaktischen Regularitäten in Kap. 4.4.1 geprüft.

Zunächst sollen die Schreibsituation und die Individualität für die syntagmatische Variation überprüft werden. Es ist einleuchtend, dass bestimmte Schreiber:innen häufiger verbunden schreiben als andere und dass sich die Unterbrechungsanzahl zu Beginn eines Textes von der am Ende unterscheiden wird. Zur Überprüfung dieser Zusammenhänge dient ein logistisches Regressionsmodell (vgl. Hosmer & Lemeshow 2000: 116 ff.; Bortz & Schuster 2010: 351; Sedlmeier & Renkewitz 2013: 236; Levshina 2015: 253 ff.; Backhaus et al. 2018: 276; Manderscheid 2017: 201 f.; Wiley & Wiley 2019: 129 ff.). Ein solches Modell versucht, die Varianz einer Variablen (in diesem Fall die Existenz einer Verbindung zwischen zwei Buchstaben) durch die Ausprägungen anderer Faktoren, der Prädiktoren, zu erklären. Um mit einer kategorialen Variable (die Verbundenheit zum nächsten Buchstaben) numerisch rechnen zu können, werden die Ausprägungen der Werte in 0 und 1 übersetzt (deshalb funktioniert eine Regression erst einmal nur für binäre kategoriale Variablen, siehe Fußnote 48). Das Regressionsmodell wird dann eine logistisch verteilte Wahrscheinlichkeit (ein Logit) dafür ergeben, welche Ausprägung die Outcome-Variable in Abhängigkeit von den Prädiktorvariablen hat. Das ist eine logistische Regressionsanalyse (vgl. Hosmer & Lemeshow 2000: 5 f.; Levshina 2015: 253 ff.; Wiley & Wiley 2019: 129 ff.). Es ergibt sich folgende Regressionsgleichung (vgl. Manderscheid 2017: 202; Kassambara 2017: 105):

$$L = ln\left(\frac{P(y = 1)}{1 - P(y = 1)}\right) = b_0 + b_1 x_1 + b_2 x_2 + \cdots b_i x_i$$

Anhand dieser Formel werden Wahrscheinlichkeiten dafür errechnet, welchen Wert das Outcome annehmen wird. Ist die Wahrscheinlichkeit für Ereignis A höher, wird das Outcome als A gewertet, sonst als B (Manderscheid 2017: 201; Backhaus et al. 2018: 276; vgl. Hosmer & Lemeshow 2000: 5 f.).

Zur Erstellung dieser Modelle werden die Daten in ein Trainings-Datenset (80 % der Datensätze) und ein Test-Datenset (20 %) aufgeteilt (vgl. Kassambara 2017: 7; Wiley & Wiley 2019: 233 ff.). Das Modell wird mit dem Trainings-Datenset aufgestellt und schrittweise optimiert, d. h. es werden nach und nach Faktoren hinzugefügt bzw. entfernt, bis ein Modell entsteht, das die Variation möglichst gut erklären kann (vgl. Hosmer & Lemeshow 2000: 116 ff.; Bortz & Schuster 2010: 351; Levshina 2015: 266; Kassambara 2017: 82 ff.; Manderscheid 2017: 200). Die Validierung eines Regressionsmodell kann auf zwei Weisen erfolgen (vgl. Kassambara 2017: 59): Erstens kann mit einem angepassten R^2 beschrieben werden, wie gut das Modell die vorliegenden Daten beschreiben kann. Zweitens kann betrachtet werden, wie gut das Modell fremde Daten vorhersagen kann (cross validation).

Das für diesen Fall beste Modell hat ein R^2 von .109. Ab .2 kann ein Modell als akzeptabel gelten (vgl. Manderscheid 2017: 206). Es beschreibt die Daten also nur unzureichend. Das Modell hat eine Erklärungskraft von 66,7 % der Testdaten, d. h. die Prädiktoren Schreiberidentität, Wortposition und Buchstabenfrequenz können zusammen in etwa zwei Drittel der Fälle korrekt vorhersagen, ob eine Buchstabenverbindung vorliegt oder nicht.[48] Das ist nicht allzu viel, wenn man bedenkt, dass ein reines Zufallsmodell bei 50 % richtigen Voraussagen landen würde. Ein Drittel der Fälle kann nicht durch diese externen Faktoren vorhergesagt werden. Die syntagmatische Variation muss also noch auf anderen Faktoren beruhen.

Für die paradigmatische Variation kommt ein globales Regressionsmodell nicht in Frage, weil die Anzahl der Kategorien zu hoch ist (vgl. Hosmer & Lemeshow 2000: 346 f.) (es gibt insgesamt 125 verschiedene Grundformen). Stattdessen wird für jeden Buchstaben ein einzelnes Modell gerechnet.[49] Die Ergebnisse zeigt Tab. 16.

Buchstaben	erklärte Fälle	Buchstaben	erklärte Fälle	Buchstaben	erklärte Fälle
a	80,4 %	j	72,0 %	s	78,5 %
b	59,9 %	k	69,7 %	t	86,3 %
c	96,4 %	l	81,3 %	u	80,0 %
d	56,1 %	m	67,6 %	v	97,8 %
e	79,5 %	n	84,0 %	w	69,8 %
f	60,0 %	o	89,0 %	x	91,7 %
g	60,1 %	p	75,1 %	y	70,0 %
h	71,1 %	q	75,0 %	z	85,0 %
i	98,3 %	r	61,3 %	ß	42,1 %

Tab. 16: Erklärte Varianz der einzelnen Modelle pro Buchstabe.

Manche Buchstaben (wie |c|, |i|, |q| und |v|) erzielen sehr hohe Fälle in der Varianzaufklärung – das liegt daran, dass sie nur in einer einzigen Grundform vorkommen, die Variation ist also ohnehin nicht besonders hoch. Die Buchstaben, bei denen es

[48] Auch die Interaktion der Prädiktoren untereinander sollte bei einem logistischen Regressionsmodell beachtet werden (vgl. Levshina 2015: 268 f.; Kassambara 2017: 21). Es kann vorkommen, dass zwei oder mehr Prädiktoren einen gemeinsamen Effekt auf das Outcome haben, der nur auftritt, wenn beide Prädiktoren zusammenwirken. Sie haben dann sozusagen eine Synergie. Das zeigt sich auch hier: Ein Modell, dass die Interaktion von Person und Wortposition betrachtet, funktioniert minimal besser. Daraus lässt sich schließen, dass einige Personen auf Stress mehr reagieren als andere. Weitere Interaktionen, wie etwa zwischen Buchstabenfrequenz und Person, sind nicht signifikant.

[49] Die logistische Regression funktioniert eigentlich nur für binäre kategoriale Variablen. Viele der Buchstaben kommen jedoch in mehr als zwei Formen vor. Allerdings lässt sich die logistische Regression mit einem Trick auch auf multinomiale Variablen anwenden, also auf Outcomes mit mehr als zwei Stufen (z. B. Form des ‹a› mit den Ausprägungen a1, a2, a3, a4 usw.) (vgl. Hosmer & Lemeshow 2000: 260 ff.; Levshina 2015: 277 ff.; Kassambara 2017: 127 f.; Backhaus et al. 2018: 307 ff.; Wiley & Wiley 2019: 140 ff.). Dazu muss die Variable dummy-codiert werden, d. h. es werden aus der mehrfach gestuften Variable neue, binäre Ja-Nein-Variablen angelegt (im Beispiel Form des ‹a› gibt es dann fünf neue Variablen: a1 mit den Ausprägungen *ja* und *nein*, a2 mit den Ausprägungen *ja* und *nein*, a3 mit den Ausprägungen *ja* und *nein*, a4 mit den Ausprägungen *ja* und *nein* usw.). Es werden dann die Wahrscheinlichkeiten verschiedener Outcomes miteinander verglichen. Dabei gibt es immer eine Referenz, eine Baseline, gegen die kontrastiert wird (vgl. Hosmer & Lemeshow 2000: 261; Manderscheid 2017: 202; Backhaus et al. 2018: 308 ff.). Wenn z. B. die Baseline a1 wäre, dann würde die Wahrscheinlichkeit angegeben, mit der das Outcome von dieser Ausprägung abweicht.

Formvariation gibt, lassen sich nicht nur durch Identitäts- oder Ermüdungseffekte erklären – dort müssen noch andere Faktoren eine Rolle spielen.

Es zeigt sich schon hier, dass nicht alle Buchstaben gleich variabel sind und dass nicht jede Varianz durch die gleichen Faktoren zu erklären ist. Allerdings ist die Varianzmessung bei kategorialen Daten eine statistische Herausforderung. Häufig wird dafür die Entropie verwendet (Shannon 1948; vgl. Darcy & Aigner 1980)[50] – dieses Maß wird auch in linguistischen Fragestellungen angewandt (vgl. Moscoso del Prado Martín et al. 2004; Berg 2019; auch Reinken 2018a). Die Entropie einer Variablen gibt den Informationsgehalt einer Einheit an. Für eine Gruppe von Merkmalen ist die Entropie die Summe der negativen logarithmierten Wahrscheinlichkeiten für das Auftreten eines der Merkmale:

$$H = -\sum p(x) * log_2(p(x))$$

Ich zeige das beispielhaft für die Formen des ‹a›. Das ‹a› kommt in fünf Grundformen und der Restklasse a99 vor. Aus den absoluten Anzahlen lässt sich berechnen, wie wahrscheinlich ein ‹a› die jeweilige Grundform hat.

Form	Anzahl	p(x)	Form	Anzahl	p(x)	Form	Anzahl	p(x)
a1	183	0,023	a3	5.893	0,729	a5	200	0,025
a2	437	0,054	a4	1.226	0,152	a99	145	0,018

Tab. 17: Anzahl und Wahrscheinlichkeiten der ‹a›-Formen.

Daraus lassen sich nach obiger Formel die Entropien für jede ‹a›-Form berechnen. Die summierten Entropien der einzelnen ‹a›-Formen ergeben schließlich die Entropie von ‹a›: $H_a = 1{,}334$ Bits. Tab. 18 zeigt die Entropien für die anderen Buchstaben. Je höher die Entropie, desto größer die Varianz.

Buchstabe	H [Bits]	Buchstabe	H [Bits]	Buchstabe	H [Bits]
v	0,116	e	0,707	y	1,249
i	0,122	n	0,745	r	1,291
c	0,138	j	0,820	m	1,438
x	0,335	w	0,919	h	1,450
o	0,464	a	0,924	d	1,528
q	0,536	p	0,983	g	1,550
t	0,610	s	1,033	b	1,658
l	0,676	ß	1,241	k	1,904
u	0,693	z	1,241	f	2,099

Tab. 18: Entropien der Buchstaben.

Die Buchstaben mit geringer Formvariation (linke Seite der Tabelle) sind auch formal recht einfach gebaut. Sie bestehen entweder nur aus einem Bestandteil (‹i›, ‹c›, evtl. ‹l›) oder aus maximal zwei Bestandteilen, die in der Druckschrift gleich sind (Prinzip „Kopf wie Koda"; vgl. Fuhrhop & Buchmann 2009, 2016) und sich auch in den handschrift-

---

[50] Auf die Entropie und ihre Nützlichkeit für linguistische Fragen hat mich Kristian Berg dankenswerterweise aufmerksam gemacht.

lichen Grundformen oft ähneln: ⟨v⟩, ⟨x⟩, ⟨o⟩, evtl. ⟨l⟩. Das dürfte für das ⟨w⟩ auch zutreffen, allerdings besteht das ⟨w⟩ aus mehr Bestandteilen und ist deshalb variabler. Ein
Grund für die geringe Variationsbreite bei diesen Buchstaben könnte sein, dass Kopf und
Koda vielleicht nicht völlig unabhängig voneinander variiert werden können. Das könnte
in Produktionsexperimenten genauer untersucht werden.

Anders ist es auf der rechten Seite der Tabelle, dort stehen die Buchstaben mit großer Variation. ⟨f⟩, ⟨k⟩ und ⟨g⟩ bestehen aus mindestens zwei Kodas, deren Formen sich
auch in der Druckschrift voneinander unterscheiden. Das trifft jedoch nicht auf Buchstaben wie ⟨r⟩, ⟨h⟩, ⟨d⟩ oder ⟨b⟩ zu. Diese haben nur eine Koda, werden aber dennoch
häufig variiert. Außerdem gibt es auch Buchstaben mit zwei oder mehr Kodas, die dennoch nicht übermäßig viel Varianz zeigen (⟨z⟩, ⟨s⟩, ⟨w⟩). Bei diesen sind beide Kodas jedoch tendenziell gleich. Warum manche Buchstaben stärker variiert werden als andere,
muss hier offen bleiben. Ein Grund könnte aber möglicherweise darin liegen, dass manche Buchstaben in der Druckschrift zwei gleiche oder ähnliche Kodas haben. Vielleicht
ist dieses Prinzip für die betreffenden Buchstaben so charakteristisch, dass auch in der
Handschrift davon nicht übermäßig abgewichen wird.

Jedenfalls: Verschiedene Buchstaben werden verschieden stark variiert. Das folgende Kapitel geht Ideen nach, welche Prinzipien in Handschriften wirken können, die die
Variation bestimmen.

4.2   Polyfunktionalität, Distinktivität, Ambiguität und Ikonismus

In Kap. 2 wurde immer wieder deutlich, dass das ⟨e⟩ ein äußerst polyfunktionaler Buchstabe ist: ⟨e⟩ ist die prototypische Silbenkernschreibung. Es kann für den gespannten
und den ungespannten ungerundeten vorderen Vokal stehen (/e/ und /ɛ/). In graphematischen Reduktionssilben ist es das einzig lizenzierte Kerngraphem und korrespondiert mit Zentralschwa und als Teil der Verschriftung von Tiefschwa. Für das ⟨i⟩ ist es
das systematische Längenzeichen. Schließlich ist es noch Erstbestandteil der Schreibdiphthonge ⟨ei⟩ und ⟨eu⟩, obwohl es mit ⟨ai⟩ und ⟨oi⟩ phonographisch angemessenere
Varianten gäbe.[51]

Das ⟨e⟩ kommt im Handschriftenkorpus in drei verschiedenen Grundformen vor
(Abb. 55). Die unmarkierte Variante ist e1, sie ähnelt dem typischen Druckschrift-|e|.
Dagegen ist e2 eine offene Form, die Koda berührt den Kopf nur an einer Stelle. e3 hat
keine Koda, es ist reduziert.

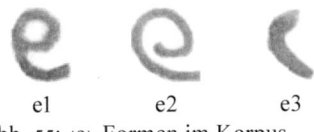

el   e2   e3
Abb. 55: ⟨e⟩-Formen im Korpus.

---

[51]   In wenigen Fällen finden sich im Korpus auch Umlautschreibungen mit ⟨e⟩, dann immer bei
Eigennamen (⟨Goethe⟩, ⟨Disraeli⟩), sowie fremdsprachliches Material, in dem das ⟨e⟩ nach
Prinzipien anderer Sprachen gesetzt wird (⟨Chance⟩, ⟨Code⟩, ⟨Lausanne⟩, ⟨Renaissance⟩).
Diese insgesamt elf Fälle (Tokens) werden im Folgenden nicht betrachtet.

Die Frage ist nun, ob diese verschiedenen ‹e›-Formen auch mit unterschiedlichen Funktionen korrespondieren. Dazu wird in einer Kreuztabelle ausgezählt, wie häufig welches |e| in welcher Funktion steht (Tab. 19). Die häufigste Kombination ist, dass das e1 einen Reduktionsvokal verschriftet. Damit ist aber noch nicht viel ausgesagt, denn sowohl das e1 als auch die Reduktionsvokalverschriftung sind insgesamt die häufigsten Kategorien. Dass diese Merkmalskombination also besonders häufig ist, ist zu erwarten.

	Vollvokal		Diphthong		Längenzeichen		Reduktionsvokal	
e1	4.407	74,7 %	2.306	77,7 %	1.666	65,5 %	8348	71,6 %
e2	169	2,9 %	73	2,5 %	133	5,2 %	333	2,9 %
e3	1.324	22,4 %	589	19,8 %	743	29,2 %	2985	25,6 %

Tab. 19: Kreuztabelle der ‹e›-Formen auf die Funktionen des ‹e›.

Interessanter wird es, wenn man die Abweichungen von den erwarteten Werten misst. Das macht ein χ^2-Test (vgl. Sheskin 2000: 378 ff.; Bortz & Schuster 2010: 133 ff.; Manderscheid 2017: 166; Backhaus et al. 2018: 338). Dazu wird für jede Zelle der unter Normalverteilung zu erwartende Wert berechnet. Die Differenz zwischen dem beobachteten und dem erwarteten Wert ist das Residuum. Alle Residuen der Tabelle werden standardisiert (sonst würden sich negative und positive Residuen gegenseitig aufheben) und summiert. Die Summe der standardisierten Residuen ist das Ergebnis des χ^2-Test. In diesem Fall ist $\chi^2 = 143.72$. Die Abweichungen von den erwarteten Werten können natürlich auch rein zufällig auftreten. Deshalb wird der χ^2-Wert unter Bezugnahme auf die Freiheitsgrade (df, in diesem Fall ist $df = (n_{Zeilen} - 1) * (n_{Spalten} - 1) = 6$) mit einem Signifikanzniveau versehen. Ist die Summe der Residuen zu gering, ist die Abweichung nicht signifikant. In dieser Untersuchung liegt das Signifikanzniveau bei $\alpha = 0,05$. Der durchgeführte Test beim ‹e› hat eine Signifikanz von $p < .01$. Die Verteilung der ‹e›-Formen hinsichtlich der Funktion ist also auffällig, ein Zufall kann für diese Verteilung wahrscheinlich ausgeschlossen werden. Diese Korrelation ist allerdings nur schwach (Cramers' $V = .056$; vgl. Backhaus et al. 2018: 350 f.).

Bisher wurde nur beschrieben, dass die Verteilung der ‹e›-Formen in Bezug auf die Funktion insgesamt auffällig ist. Das ist aber noch keine Aussage darüber, worin diese Auffälligkeit besteht. Dazu kann man die Abweichungen genauer betrachten. In einer graphischen Darstellung einer Kreuztabelle, einem sogenannten Assoziationsplot (Abb. 56), erkennt man die Abweichung von den erwarteten Werten pro Zelle. Die Höhe der Balken gibt die Stärke der Abweichung an, die Breite steht für die Anzahl der Fälle. Die Farbe stellt die Richtung der Abweichung dar (schwarze Balken zeigen eine Zelle, die seltener als erwartet belegt ist; graue Balken eine häufigere Verteilung).

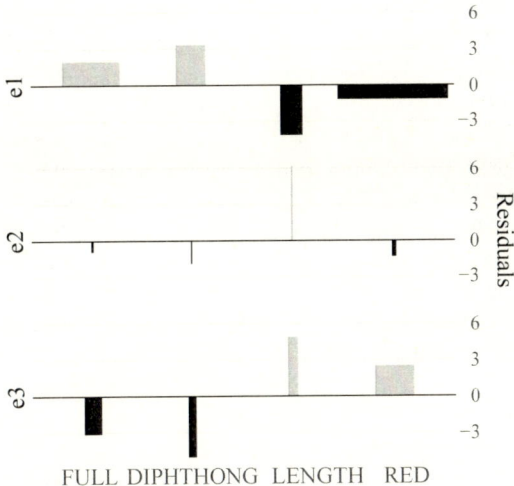

FULL DIPHTHONG LENGTH RED

Abb. 56: Assoziationsplot der ‹e›-Form und ‹e›-Funktion.

Allerdings sind nicht alle dieser Einzelbetrachtungen auch signifikant. Das zeigen Post-Hoc-Tests, die die einzelnen Merkmalskombinationen der Kreuztabelle miteinander vergleichen. In diesem Fall sind nur die Verteilungen von e1 und e3 sowie die Häufung von e2 als Längenzeichen signifikant.

Das reduzierte e3 korrespondiert vor allem mit Reduktionsvokalen, ist aber auch häufiger als erwartet ein Längenzeichen, wie auch e2. In Vollvokalen und als Diphthongbestandteil kommt dagegen eher e1 vor. Das lässt sich folgendermaßen interpretieren: Immer dann, wenn ‹e› als Kern einer Vollsilbe steht (ob es nun mit /e/ oder /ɛ/ korrespondiert oder Bestandteil eines Diphthongs ist), kommt eher die Form e1. Ansonsten – also wenn ‹e› den Kern einer Reduktionssilbe bildet oder nicht in der Nucleusposition steht wie beim ‹ie›, kommt die Form e3.

Ist damit Polyvalenz beim ‹e› aufgehoben? Jein. Graphetisch gut differenziert werden so Vollsilben und Reduktionssilben. Allerdings könnte die Polyvalenz durch noch unterschiedlichere ‹e›-Formen weiter aufgelöst werden. Das geschieht jedoch nicht, vielleicht wirkt also ein anderes Prinzip. Das könnte ein ökonomisches Prinzip sein, das die Größe des Forminventars nach oben beschränkt. Bei einer zu großen Anzahl an Formen relativieren sich die Vorteile, die das alphabetische Schreibprinzip bietet – die Schreibung wird idiosynkratischer.

Eine andere Möglichkeit wäre, dass das ‹e› nicht weiter variiert wird, weil ansonsten die Distinktivität, die Eindeutigkeit der Verschriftung, verloren ginge. Die reduzierte Form e3 ist synkretisch zu c1. Stehen beide an einer vergleichbaren Stelle im Wort (was, wie weiter unten beschrieben wird, durchaus vorkommen kann), könnte sich eine strukturelle Ambiguität ergeben, die erst durch den Kontext aufgelöst werden kann. Die Frage ist, ob Distinktivität ein graphetisches Prinzip ist, also ob Handschriften eine Distinktivität fördern. Ein graphematisches Prinzip ist es allemal; viele Ambiguitäten (wie etwa die Gespanntheit bzw. Ungespanntheit von Vokalen) werden graphematisch aufgelöst, etwa durch Längenzeichen. Die These wäre nun, dass graphetisch synkrete Formen nicht an ähnlichen Stellen im Wort vorkommen.

Ein Beispiel dafür gibt es in der Druckschrift: ‹l› und ‹r›. Diese Grapheme stehen häufig in Minimalpaaren (vgl. Berg 2019: 171). Würde man sie verwechseln, könnte es leicht zu Missverständnissen kommen – ihre sehr unterschiedlichen Grundformen sind an diesen Umstand optimal angepasst. Andersherum besteht wenig Verwechslungsgefahr (wenig Minimalpaare) zwischen ‹b› / ‹d› und ‹p› / ‹q›. Die Distinktivität ist hier nicht so entscheidend, deshalb können die Buchstaben ähnlich aussehen (vgl. Berg 2019: 171).

Bei der Kategorisierung der Buchstabenformen (Kap. 3.2) hat sich gezeigt, dass bestimmte Grundformen verschiedener Grapheme nicht voneinander zu unterscheiden sind:

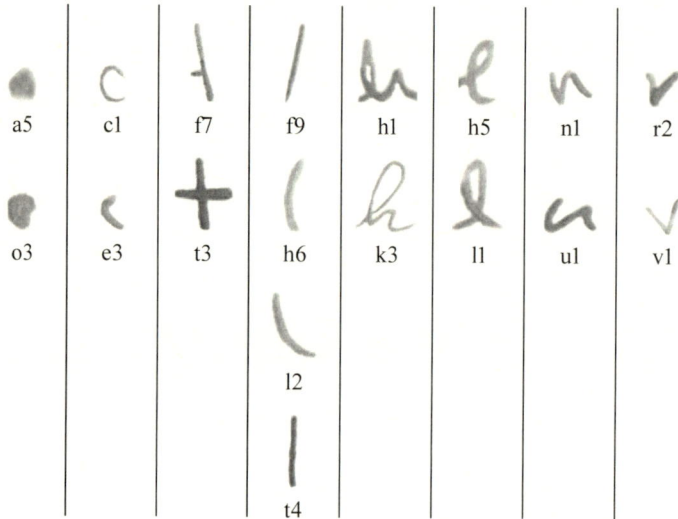

a5	c1	f7	f9	h1	h5	n1	r2
o3	e3	t3	h6	k3	l1	u1	v1
			l2				
			t4				

Tab. 20: Synkretismen der handschriftlichen Grundformen (siehe Kap. 3.2).

Vor dem Hintergrund der Distinktivität ist anzunehmen, dass diese Grundformen eher nicht an gleichen Positionen in einem Wort vorkommen sollten. Das lässt sich nicht immer vermeiden, z. B. können ‹a› und ‹o› fast nur im Silbenkern stehen.[52] Schreibungen wie in Abb. 57 sollten dann eigentlich nicht vorkommen; das ‹n› steht in der Key-Position, in der auch ‹u› stehen kann (als Zweitbestandteil von Diphthongen). Dennoch ist es formgleich zum ‹u›. Die Verteilung beider Formen ist allerdings statistisch unauffällig. So ist es auch bei ‹f› und ‹t›, ‹h› und ‹k› sowie ‹h› und ‹l›.

Wirkungen

Abb. 57: ‹n› gleicht dem ‹u› in der Key-Position (1139_10).

Das ist bei ‹c› und ‹e› anders. Auch ‹c› und ‹e› können beide in der Key-Position vorkommen:

---

[52] Es gibt im Korpus nur ganz wenige Vorkommen von ‹a› bzw. ‹o› in der Key-Position, z. B. bei ‹Staat›, ‹Paar›, ‹Moos›.

6 a. ‹die›, ‹unterschiedlich›, ‹See› …   insgesamt 2.564 Fälle
   b. ‹nicht›, ‹decken›, ‹Geschichte› …   insgesamt 1.521 Fälle

In dieser Position sollten die formgleichen Grundformen seltener auftreten und eher die Grundformen, die klar zu unterscheiden sind. ‹c› findet sich nur in der einen Grundform |c| im Korpus. Das ‹e› weist jedoch verschiedene Grundformen auf.

Hier zeigt sich eine Beobachtung, die weiter oben für das ‹e› schon gemacht wurde: e3 und e2 sind signifikant häufiger in der Key-Position, als es die Gesamthäufigkeiten vermuten lassen ($\chi^2 = 87.634;\ df = 2;\ p < .001;\ Cramers`\ V = .062$).[53] Das dürfte vor allem an der Längenkennzeichnung bei ‹ie› liegen. Wir sehen hier also die teilweise Auflösung der Polyfunktionalität aus einer anderen Perspektive.

		Kern		Key	
e1	e	15.056	73,3 %	1.678	65,6 %
e2	e	575	2,8 %	133	5,2 %
e3	c	4.899	23,9 %	746	29,2 %

Tab. 21: Kreuztabelle der ‹e›-Formen und ihrer Position in der Silbe.

Die Formen f9, h6, l2 und t4 bestehen nur aus einer Länge, sie sind graphetisch reduziert. Über die Form des ‹l› lässt sich, wie beschrieben, diskutieren. Hier verhält es sich zumindest statistisch nicht auffällig. Die beiden ‹l›-Formen unterscheiden sich nicht hinsichtlich ihrer Position in der Silbe ($\chi^2 = 1.6514;\ df = 3;\ p < .648$). Bei den anderen Buchstaben sieht das anders aus. Die Formen f9 und t4 stehen auffällig häufig in der Key-Position (f9: Fisher-Test[54], $p < .001;\ Cramers`\ V = .15$; t4: $\chi^2 = 46.633;\ df = 3;\ p < .001;\ Cramers`\ V = .075$).

	ONS		KEY		CODA		EXTRA	
anderes ‹f›	647	96,6 %	280	88,0 %	698	96,4 %	8	100,0 %
f9	23	3,4 %	38	11,9 %	26	3,6 %	0	0,0 %

	ONS		KEY		CODA		EXTRA	
anderes ‹t›	979	95,4 %	1.028	92,5 %	4.365	96,3 %	1.590	97,5 %
t4	47	4,6 %	83	7,5 %	166	3,7 %	40	24,5 %

Tab. 22: Kreuztabellen für den Vergleich von ‹f›-Formen bzw. ‹t›-Formen hinsichtlich ihrer Position in der Silbe.

[53] Mit jedem durchgeführten Signifikanztest erhöht sich die Wahrscheinlichkeit, dass einer davon falsch positiv ist. Um dieser Alphafehlerkumulierung zu begegnen, sind die hier berichteten p-Werte aller Tests mit einer Bonferroni-Holm-Korrektur angepasst (vgl. Holm 1979).

[54] Der Fisher-Test ist eine Alternative zum χ^2-Test, wenn die erwarteten Häufigkeiten nicht über 5 liegen. In diesen Fällen ist der χ^2-Test ungenau (vgl. Sheskin 2000: 390 ff.; Bortz & Schuster 2010: 137; Backhaus et al. 2018: 361).

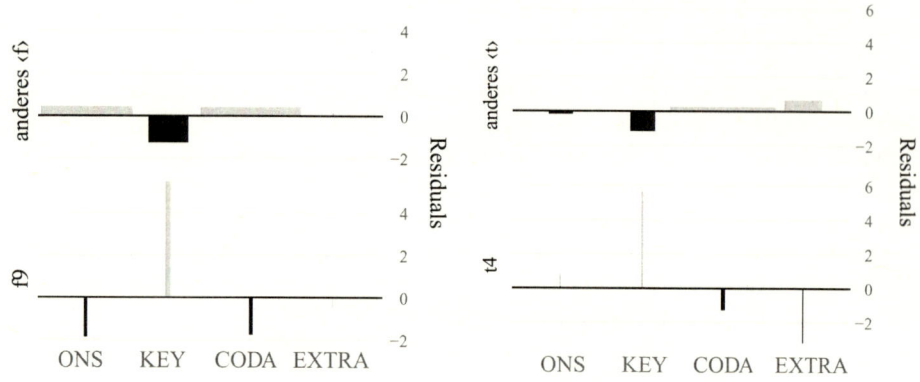

Abb. 58: Abweichungen von der erwarteten Verteilung bei den Formen von ‹f› und ‹t›.

Das formgleiche h6 dagegen steht eher nicht in der Key-Position, sondern in der Coda oder extrasilbisch (Fisher-Test; *p < .001; Cramers' V = .076),* das heißt, es steht nach Key und nach der Coda. Extrasilbizität beim ‹h› mag ungewöhnlich wirken, es handelt sich aber bei allen Belegen ausnahmslos um ‹sch›-Schreibungen wie in ‹deutsch› oder ‹Nimptsch›. Der Silbenkern von ‹deutsch› wird vom ‹e› besetzt, die Key-Position von ‹u› und die Coda besetzt das ‹t›. Das übrig bleibende ‹sch› ist damit extrasilbisch.

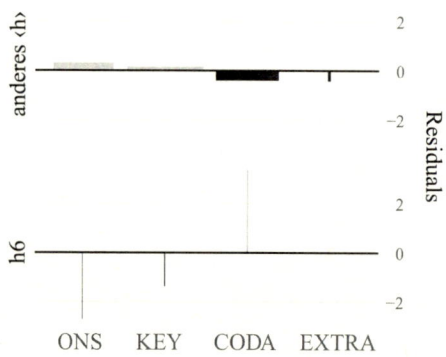

Abb. 59: Abweichungen von der erwarteten Verteilung bei den ‹h›-Formen.

	ONS		KEY		CODA		EXTRA	
anderes ‹h›	1.763	99,4 %	2.203	99,0 %	1.833	97,7 %	78	93,9 %
h6	11	0,6 %	23	1,0 %	43	2,3 %	5	6,0 %

Tab. 23: Kreuztabelle der ‹h›-Formen und ihrer Position in der Silbe.

Die für das ‹h› ungewöhnliche Extra-Position könnte auch der Schlüssel für eine Deutung sein. Die reduzierten Formen von ‹f›, ‹h› und ‹t› stehen an Positionen, die für diese Grapheme ungewöhnlich sind. Beim ‹f› und ‹t› ist das eher die Key-Position (z. B. in ‹Stoffe› oder ‹genutzt›), bei ‹h› ist es der Endrand (z. B. ‹durch›). Auch die Ergebnisse vom ‹e› passen in diese Deutung. Das ‹e› ist eigentlich ein typischer Kernbuchstabe, aber wenn es in Key steht, dann kommt tendenziell die reduzierte Form. Eine Formreduktion geht in diesen Fällen also immer mit einer graphematischen Markierung einher, oder anders: Eine Verletzung von Konstruktionsbeschränkungen (Fehlen einer Koda) im Sinne von Primus geht mit einer linguistisch markierten Position einher. Das fasst Primus (2004: 239 f.) als konstruktionellen Ikonismus – ikonisch deshalb, weil der Buchstabe sowohl auf der Formseite (also graphetisch) als auch auf der Systemseite (graphematisch) markiert ist. Beispiele zeigt Abb. 60. Das ‹e› von ‹niemals› hat die reduzierte Form e3 und steht in der für ‹e› unüblichen Key-Position. Das letzte ‹s› von ‹besonders› hat die Form s4; es kann im weitesten Sinne als morphologisch belastet interpretiert werden. Das ‹t› in ‹Zunächst›, das die reduzierte Form t4 hat, ist extrasilbisch: Das ‹ä› besetzt den Kern, das ‹ch› steht in der Key-Position und das ‹s› besetzt die Coda.

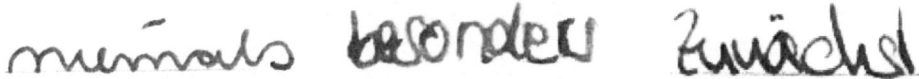

Abb. 60: Beispiele für konstruktionellen Ikonismus (1163_213, 1387_238 und 1186_71).

Dieser Ikonismus kommt gerade an den Stellen zum Tragen, an denen eigentlich eine Distinktivität wichtig wäre, weil dort gleiche Grundformen anderer Buchstaben stehen können. Für den konstruktionellen Ikonismus wird in Kauf genommen, dass die Distinktivität in diesen Positionen leidet. Handschriften können offenbar ein gewisses Maß an formaler Ambiguität auf Buchstabenebene aushalten.

4.3   Phonographische Schreibungen

Dass Handschriften Ambiguität aushalten können, ist nur eine graphetische Beobachtung. Graphematisch halten sie die Ambiguität genauso gut bzw. schlecht aus wie Druckschriften. Anders ausgedrückt: Die graphetischen Ambiguitäten werden durch den graphematischen Kontext aufgelöst. Ich zeige das am Beispiel der phonographischen Schreibungen.

Oft sind die Graphem-Phonem-Beziehungen bzw. die Phonem-Graphem-Beziehungen im Deutschen eineindeutig (vgl. Eisenberg 2020: 318). Mehrdeutigkeiten ergeben sich vor allem in Fällen der Auslautverhärtung (/b/ kann dann ‹p› oder ‹b› geschrieben werden) oder bei der Unterscheidung von gespannten und ungespannten Vokalen. Dafür steht jeweils nur ein Zeichen zur Verfügung, diese Mehrdeutigkeit wird graphematisch aufgelöst – etwa indem die Länge durch ein ‹h› oder ‹e› markiert wird. Die Markierung der Gespanntheit ist nicht ganz systematisch; sie muss nicht in jedem Fall erfolgen. Die Markierung der Ungespanntheit ist indirekt, sie erfolgt über die Anzahl der nachfolgenden Konsonanten. In Handschriften könnte diese Mehrdeutigkeit aber auch graphetisch aufgelöst werden. Ohne in die Daten zu schauen, gibt es dafür direkt ein gutes Indiz: Alle Vokalbuchstaben haben mindestens zwei Grundformen, die für eine graphetische Markierung der Gespanntheit geeignet wären – außer das ‹i›. ‹i› kommt nur in einer Grundform im Korpus vor. Und ausgerechnet beim ‹i› funktioniert die Gespanntheitsmarkierung auch graphematisch zuverlässig durch eine besondere Graphie, das ⟨ie⟩. ⟨ie⟩ ist bei den Längenmarkierungen ohne Frage die systematischste, deshalb ist eine zusätzliche graphetische Markierung nicht nötig (ganz abgesehen davon, dass das |i| formal gar nicht besonders stark variiert werden könnte, selbst wenn es dafür eine Notwendigkeit gäbe). Diese These mag überzeugen oder nicht – sie lässt sich in den Daten allerdings nicht nachweisen. Denn es spielt für die Form eines Vokalbuchstabens keine Rolle, ob er für einen gespannten oder ungespannten Laut steht; es finden sich keine signifikanten Unterschiede in den Formen.[55] Die Mehrdeutigkeit der Vokalgrapheme wird also auch in Handschriften nicht graphetisch gelöst, sondern graphematisch.

Eine andere systematische Mehrdeutigkeit in den Phonem-Graphem-Korrespondenzen betrifft die Auslautverhärtung. Im Deutschen ist die Distinktion stimmhaft vs. stimmlos im Silbenendrand neutralisiert (vgl. z. B. Wiese 2006: 200; Hall 2011: 53f., 215). Das führt dazu, dass Obstruenten im Endrand immer stimmlos sind – dennoch wird in der Schrift bei den Plosiven das Graphem genutzt, das primär für die stimmhafte Variante genutzt wird. Wir schreiben also nicht *⟨Grunt⟩, *⟨Leip⟩, sondern ⟨Grund⟩, ⟨Leib⟩. Bei den Frikativen gilt das nur mit Einschränkungen. Eine regelmäßige Alternation von stimmhaft und stimmlos zeigen nur /f/ – /v/ und /s/ – /z/. Die Schreibung von ⟨v⟩ für /f/ ist allerdings außerhalb des Fremdwortbereichs selten (vgl. Fuhrhop & Peters 2013: 243 f.). Für /s/ bzw. /z/ könnte an der Position, an der die Auslautverhärtung auftreten kann, gar kein unterschiedliches Graphem auftreten, sondern nur ⟨s⟩.

Die Nichtverschriftung der Auslautverhärtung lässt sich als morphemkonstante Schreibung interpretieren, führt aber auf phonographischer Ebene zu Doppeldeutigkeiten. Auf morphologischer Seite ist diese Doppeldeutigkeit aufgehoben:

7 ⟨b⟩ → /b/ /p/ *Leibes, Leib*
   ⟨d⟩ → /d/ /t/ *Gründe, Grund*
   ⟨g⟩ → /g/ /k/ *richtige, richtig*
   ⟨s⟩ → /z/ /s/ *Häuser, Haus*
   ⟨v⟩ → /v/ /f/ *inaktive, inaktiv*

Wieder bietet die Druckschrift hier keine Möglichkeit, die verschiedenen phonologischen Varianten graphetisch zu markieren. Handschriften aber möglicherweise schon. Vielleicht kommt für die Korrespondenz /t/ → ⟨d⟩ eine besondere Grundform vom ⟨d⟩ zum Einsatz. Die Morphemkonstanz würde das nicht aufweichen, da die Grundform ja immer noch zum gleichen Graphem ⟨d⟩ gehört und so die morphologische Verwandtschaft weiterhin in der Schrift sichtbar bleibt.

---

[55] ⟨a⟩: $\chi^2 = 5.19$; $df = 4$; $p > .26$.
⟨e⟩: $\chi^2 = 2.73$; $df = 2$; $p > .25$.
⟨i⟩ hat nur eine Grundform.
⟨o⟩: $\chi^2 = 1.984$; $df = 2$; $p > .37$.
⟨u⟩: $\chi^2 = 1.909$; $df = 1$; $p > .16$.
⟨y⟩: $\chi^2 = 0.553$; $df = 2$; $p > .758$.

Beim ⟨v⟩ ergibt sich keine solche Variation, weil das ⟨v⟩ nur in einer Grundform im Korpus vorkommt. ⟨b⟩ zeigt keine signifikanten Auffälligkeiten. Bei ⟨d⟩, ⟨g⟩ und ⟨s⟩ sind alle Verteilungen schwach auffällig.[56]

	d1		d2		d3		d4		d5		d6	
sth	413	86,4 %	194	90,7 %	2.144	80,1 %	1.619	74,2 %	834	71,7 %	64	84,2 %
stl	65	13,6 %	20	9,3 %	531	19,9 %	563	25,8 %	329	28,3 %	12	15,8 %

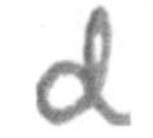

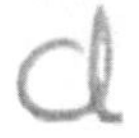

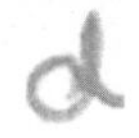

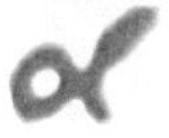

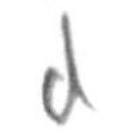

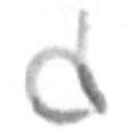

	g1		g2		g3		g4		g5		g6	
sth	1.229	88,2 %	286	84,1 %	934	81,4 %	305	77,8 %	138	82,6 %	94	82,5 %
stl	164	11,8 %	54	15,9 %	214	18,6 %	87	22,2 %	29	17,4 %	20	17,5 %

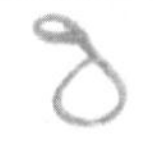

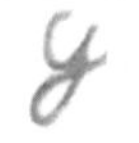

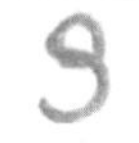

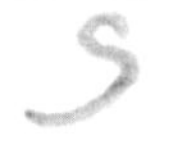

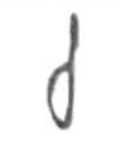

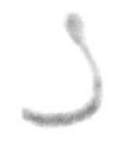

	s1		s2		s3		s4	
sth	1.582	30,0 %	85	61,6 %	625	75,8 %	178	22,1 %
stl	3.685	70,0 %	53	38,4 %	200	24,2 %	627	77,9 %

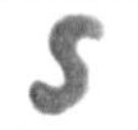

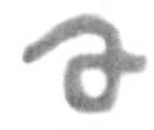

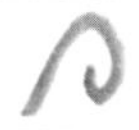

Tab. 24: Kreuztabellen von ⟨d⟩, ⟨g⟩ und ⟨s⟩ in Bezug auf Stimmhaftigkeit des korrespondierenden Phonems.

Die Verteilung von d3 und d6 ist in den Post-Hoc-Tests nicht signifikant, die anderen ⟨d⟩-Formen schon. d4 und d5 stehen etwas häufiger als erwartet für die stimmlose Korrespondenz – also die Varianten mit Auslautverhärtung. Kap. 4.7 wird zeigen, dass das diese Formen besonders häufig am Wortende vorkommen – ob das jetzt daran liegt, dass es typische Grundformen für die Finalposition sind oder typische Formen für die Auslautverhärtung, bleibt unklar. Die Formen können sowohl das Wortende als auch die Auslautverhärtung zeigen.

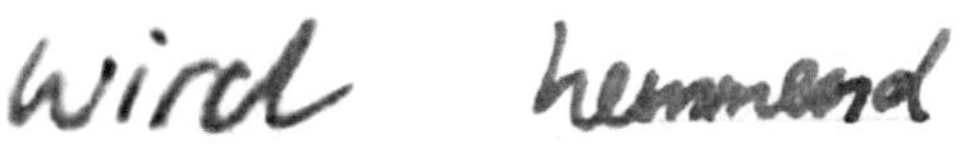

Abb. 61: d5 (1260_98) und d4 (1329_146) korrespondieren mit dem stimmlosen dentalen Plosiv.

Beim ⟨g⟩ ist nur die Verteilung von g1 signifikant auffällig, es steht seltener als erwartet in stimmloser Korrespondenz. Beim ⟨s⟩ sind die Varianten s1 und s2 eher etwas häufiger als erwartet stimmhaft, die Varianten s4 und s3 etwas häufiger stimmlos. Tab. 25 zeigt

---

[56] ⟨d⟩: $\chi^2 = 91.95$; $df = 5$; $p < .001$; Cramers' $V = .116$.
 ⟨g⟩: $\chi^2 = 36.135$; $df = 5$; $p < .001$; Cramers' $V = .101$.
 ⟨s⟩: $\chi^2 = 125.71$; $df = 3$; $p < .001$; Cramers' $V = .119$.

die Formen, die eher in stimmloser bzw. in stimmhafter Korrespondenz stehen. Die stimmhaften Varianten sind hier die unmarkierten, primären Korrespondenzen.

stimmhaft					stimmlos			

Tab. 25: Stimmhafte und stimmlose Grundformvarianten.

Es fällt auf, dass die stimmhaften Varianten eher eine Schlaufe haben oder an zumindest einer Stelle geschlossen sind, die stimmlosen Varianten eher nicht. Die Ausnahmen sind das sl auf der stimmhaften Seite und das d4 auf der stimmlosen. Als vorsichtige These könnte man formulieren, dass Buchstaben mit Schlaufe eher nicht für stimmlose Laute stehen. Wenn man nun noch beachtet, dass die Auslautverhärtung bei den Frikativen insgesamt nicht besonders durchgängig ist und die ‹s›-Formen außen vor lässt, ist nur noch d4 die Ausnahme. Im Großen und Ganzen bestätigt sich das auch bei den Graphemen, die nie stimmlos korrespondieren: Das ‹f› hat von neun Varianten eine Variante mit Schlaufe (f8, $|\ell|$), die in etwa 5 % der Fälle vorkommt. Allerdings hat das ‹f› sehr viele geschlossene Varianten. Von den acht ‹k›-Varianten haben drei eine Schlaufe, die insgesamt 16,9 % der ‹k› ausmachen. Die anderen immer stimmlosen Buchstaben ‹p›, ‹t›, ‹ß›, ‹z› kommen nicht mit Schlaufe vor. Die immer stimmhaften Buchstaben haben allerdings auch eher selten eine Schlaufe.

Eine mögliche Erklärung lässt sich mit Primus (2004: 252 ff.) formulieren: Primus setzt das Lautmerkmal Sonorität mit dem Buchstabenmerkmal [free up] bzw. [free down] in Bezug. Bei geraden Köpfen meint dieses Merkmal, dass die Koda unten oder oben am Kopf ansetzt. Setzt sie oben an, dann ist der Kopf unten frei [free down], setzt er unten an, ist der Kopf oben frei [free up]. Schlaufen habe ich als Varianten von geraden Köpfen aufgefasst (s. Kap. 3.2). Und bei einer Schlaufe scheint es weniger bevorzugt zu sein, dass die Koda oben ansetzt. Es kommt z. B. keine ‹p›-Form mit Schlaufe vor, weil die Koda zwangsläufig oben an der Schlaufe ansetzen müsste. Die Formen mit Schlaufe und Kodaanschluss oben sind marginal, es sind al $|\alpha|$ (2,2 %) und rl $|\tau|$ (1,4 %). Die Grundformen mit Schlaufe sind also tendenziell [free up] – und korrespondieren deshalb bevorzugt mit stimmhaften Phonemen.

Betrachtet man die Schreiber:innen hier ausnahmensweise einmal einzeln, markieren einige die stimmhaften und stimmlosen Laute tatsächlich mit unterschiedlichen Zeichenformen. Tab. 26 zeigt, in welchen Texten welche Formen signifikant häufiger in stimmhaften bzw. stimmlosen Kontexten stehen. Auffällig ist, dass es fast nur ‹s› und ‹d› betrifft. Möglicherweise ist die schwache Korrelation der Schlaufe mit der Stimmhaftigkeit dadurch bedingt, dass einige Schreiber:innen (wie etwa in Text 1135) genau das Gegenteil machen: Bei ihnen steht eine schlaufenlose Form für stimmhafte Konsonanten.

Text	stimmhafte Form	stimmlose Form	Text	stimmhafte Form	stimmlose Form
1155			1330		
1164			1337		
1170			1365		

1174	*(Handschriftzeichen)*		1389	*S*	*(Handschriftzeichen)*
1195	*(Handschriftzeichen)*		1396	*d*	*d*
1207	*S*	*(Handschriftzeichen)*	1405	*(Handschriftzeichen)*	*S*
1254	*S*	*(Handschriftzeichen)*	1411	*y*	*g*
1257	*d*	*(Handschriftzeichen)*	1424	*(Handschriftzeichen)*	*d*
1275	*S*	*(Handschriftzeichen)*	1434	*S, (Handschriftzeichen)*	*(Handschriftzeichen)*

Tab. 26: Unterscheidung von stimmhaften und stimmlosen Lauten bei einzelnen Schreiber:innen.

Vielleicht gibt es die ganz schwache Tendenz, die Ambiguität bei den stimmhaften und stimmlosen Konsonanten graphetisch aufzulösen. Insgesamt lässt sich aber festhalten, dass es kaum phonographisch motivierte Varianz in den Buchstabenformen gibt, die über die von Primus (2004) für Druckschriften gefundenen Zusammenhänge hinaus geht, jedenfalls nicht an den beiden Stellen, an denen sie am ehesten zu erwarten wäre. Dafür sind die von mir angenommenen Grundformen und die von Primus wohl auch zu wenig unterschiedlich. Sie unterscheiden sich vor allem in der Annahme der Schlaufe, die zumindest teilweise eine phonographische Korrespondenz zeigt. Die phonographische Betrachtung bringt aber für Handschriften nicht viele neue Erkenntnisse. Dies ist ein weiteres Indiz dafür, dass die Phonographie in der Schrift keine so große Rolle spielt, wie oft angenommen wird (vgl. auch Schmidt 2018). Stattdessen kann die segmentale Ebene der Schrift auch ohne Zuhilfenahme der Phonologie modelliert werden, wie es zum Beispiel Berg (2019) vornimmt. Er beschreibt die graphematischen Segmente insbesondere in ihrer Graphotaktik.

4.4 Graphotaktik

Ein Inventar der Druckschriftbuchstaben lässt sich recht einfach aufstellen. Ein Buchstabe ist ein zweielementiges (Bredel 2008: 23) Schriftzeichen, das durch Leerstellen links und rechts begrenzt ist. Diese Leerstellen sind innerhalb eines Wortes kleiner als die Wortzwischenräume. Der Status eines Buchstabens als Graphem dagegen bietet Anlass zur Diskussion (vgl. Meletis 2019). Nicht umsonst kommen Eisenberg (2020: 316), Berg (2019) oder Günther (1988: 88) auf leicht unterschiedliche Ergebnisse. Auf diese Diskussion soll hier jedoch nicht eingegangen werden, das wäre Aufgabe einer Graphematik und nicht Teil der Graphetik.

In Handschriften ist auch das Aufstellen eines Buchstabeninventars komplizierter. Buchstaben können in einer Schreibung variabel verbunden oder nicht verbunden werden. Das ist erstmal eine triviale Feststellung und das Segmentierungsproblem wurde schon in Kap. 3 angesprochen. Die Frage ist, welchen graphematischen Status die verbundenen Einheiten haben und ob er sich vom Status der unverbundenen Einheiten unterscheidet. Verhält sich ein ‹n›, das mit einem nachfolgenden Buchstaben verbunden ist, systematisch anders als ein unverbundenes ‹n›? Handelt es sich vielleicht um ein Äquivalent zu den komplexen Graphemen? Dieser Frage soll in den folgenden beiden

Teilkapiteln nachgegangen werden. Dabei nenne ich dieses Äquivalent „graphetisch komplexes Graphem" – die Komplexität bezieht sich hier nicht auf die Buchstabenform. Die kann sogar bezeichnend unkomplex sein, wie sich zeigen wird.

Sicherlich ist nicht jede Verbindung zwischen zwei Buchstaben so relevant, dass man sie als graphotaktische Einheit behandeln müsste. Im ersten Teil des Kapitels werden Faktoren diskutiert, die die Verbindung zweier Buchstaben miteinander bedingen können, insbesondere motorische Faktoren. Im zweiten Teil dieses Kapitels stelle ich eine Möglichkeit vor, wie graphotaktische Einheiten graphetisch identifiziert werden können.

4.4.1 Das Problem der Koartikulation

Global betrachtet sind 59,5 % aller Buchstaben mit ihrem nachfolgenden Buchstaben verbunden (Buchstaben am Wort- und Zeilenende nicht mitgezählt). Die Verbindung zwischen zwei Buchstaben lässt sich in Anlehnung an phonotaktische Begrifflichkeiten als Koartikulation bezeichnen. Der Koartikulations- bzw. Verbundenheitsgrad kann auch für jeden Text einzeln berechnet werden (siehe Anhang 7.3). Es zeigt sich, dass die meisten Texte etwas mehr verbunden als unverbunden sind (Abb. 62). Der Text mit dem höchsten Verbundenheitsgrad ist Text 1262, der mit dem niedrigsten Text 1359 (Abb. 63). Die Randbereiche der Verteilung sind jedoch eher dünn besetzt: Nur drei Texte haben einen Verbundenheitsgrad von unter 20 %. 14 Texte sind zu über 80 % verbunden. Hier bestätigt sich die Vermutung, dass die allermeisten Schreiber:innen teilverbunden schreiben. Die Texte mit der größten und der niedrigsten Verbundenheit zeigt Abb. 63.

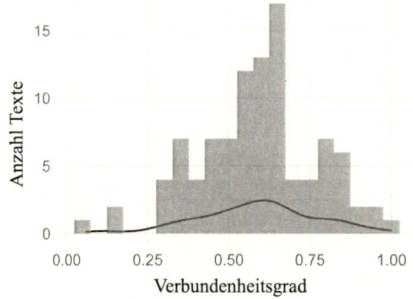

Abb. 62: Verteilung der Verbundenheitsraten.

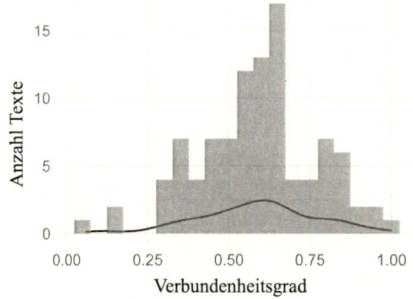

Abb. 63: Texte mit dem höchsten (1262; 99,9 %) und niedrigsten (1359; 6,3 %) Verbundenheitsgrad.

Das als grober Überblick – interessanter ist aber vielleicht, welche Buchstaben denn tatsächlich verbunden werden. Dafür wird erneut ein logistisches Regressionsmodell erzeugt, das eine Erklärungskraft von 62,3 % hat und eine Modellgüte von McFadden's $R^2 = 0.04$. Wieder kann das Modell die Daten also nur unzureichend erklären. Die Faktoren, die zur Erklärungskraft des Modells beitragen, sind die signifikanten Koeffizienten. Ein Koeffizient gibt die Stärke und die Richtung eines Faktors an. Die Koeffizienten sind in Abb. 64 und Abb. 65 danach aufgeteilt, ob sie sich auf den vorhergehenden oder nachfolgenden Buchstaben beziehen. Die Diagramme sind folgendermaßen zu lesen: Die schwarze Linie ist die Nulllinie. Je näher ein Koeffizient an dieser Linie ist, desto weniger Einfluss hat er auf das Vorliegen einer Verbindung. Je positiver der Koeffizient ist, desto wahrscheinlicher liegt eine Unterbrechung vor. Das heißt, dass vor dem ‹j› sehr wahrscheinlich eine Unterbrechung liegt, vor dem ‹h› dagegen sehr wahrscheinlich nicht.

vorheriger Buchstabe:

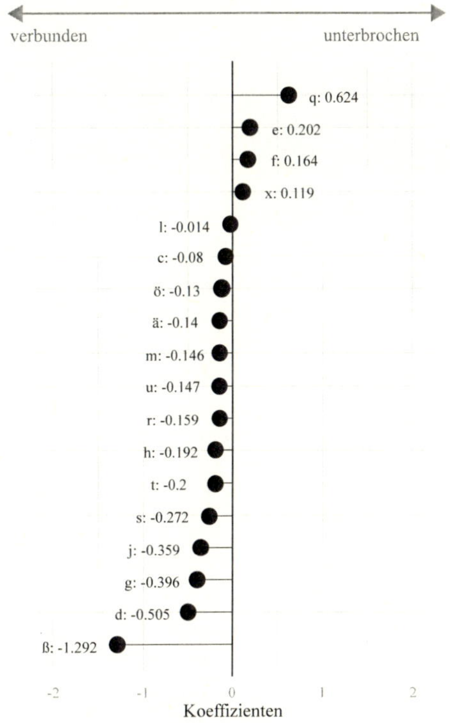

verbunden — unterbrochen

q: 0.624
e: 0.202
f: 0.164
x: 0.119
l: -0.014
c: -0.08
ö: -0.13
ä: -0.14
m: -0.146
u: -0.147
r: -0.159
h: -0.192
t: -0.2
s: -0.272
j: -0.359
g: -0.396
d: -0.505
ß: -1.292

Koeffizienten

nachfolgender Buchstabe:

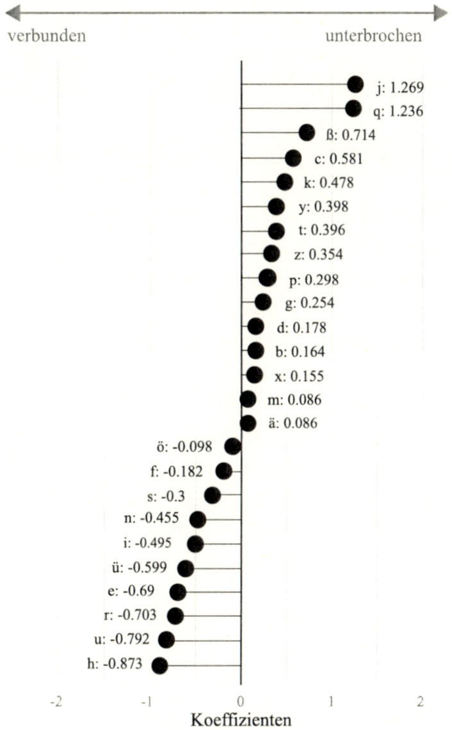

verbunden — unterbrochen

j: 1.269
q: 1.236
ß: 0.714
c: 0.581
k: 0.478
y: 0.398
t: 0.396
z: 0.354
p: 0.298
g: 0.254
d: 0.178
b: 0.164
x: 0.155
m: 0.086
ä: 0.086
ö: -0.098
f: -0.182
s: -0.3
n: -0.455
i: -0.495
ü: -0.599
e: -0.69
r: -0.703
u: -0.792
h: -0.873

Koeffizienten

Abb. 64: Vorhergehende Buchstaben, die einen Einfluss auf die Verbindung haben.

Abb. 65: Nachfolgende Buchstaben, die einen Einfluss auf die Verbindung haben.

Ein paar Beobachtungen:
— Vor selten vorkommenden Buchstaben wie ‹j›, ‹q›, ‹ß›, ‹y› oder ‹x› scheint häufig eine Unterbrechung zu kommen (siehe Anhang 7.1). Das könnte auf einen kognitiv länger andauernden Grundformenabruf hindeuten, hierzu müssten aber psychomotorische Forschungen durchgeführt werden. Auch nach ‹x› und ‹q› ist häufig eine

Unterbrechung, vielleicht weil die Möglichkeiten zur Verbindung bei diesen seltenen Buchstaben nicht geübt sind. Allerdings kommt nach ‹q› nur ‹u›.

— Sjölin (2005: 117) berichtet aus Erfahrungen im Schreibunterricht, dass vor allem nach linksovalen oder rechtsbäuchigen Buchstaben und nach dem |z| eine Unterbrechung auftritt (vgl. Sjölin 2005: 119). Das kann hier nicht bestätigt werden.

— Man hätte vermuten können, dass solche Buchstaben mit einem diskontinuierlichen Element wie ‹j› oder ‹i› oft eine Unterbrechung nach sich ziehen, weil der Stift abgesetzt wird, um das diskontinuierliche Element zu schreiben. Das scheint aber nicht der Fall zu sein. Die Punkte beim ‹j› oder ‹i› sind zwar eigentlich aus der Untersuchung ausgeschlossen. Ein kurzer Blick auf die Position des |i|-Punktes in manchen Texten lässt aber sogar vermuten, dass dieser irgendwann gegen Ende der Wortschreibung gesetzt wird und nicht dann, wenn der Kopf des |i| produziert wird (Abb. 66). Für die diskontinuierlichen Elemente wird scheinbar nicht eigens unterbrochen, stattdessen wird eine spätere Unterbrechung für die Produktion genutzt.

Abb. 66: Position des |i|-Punkts (1163_42 und 1344_253).

Bisher ist das nur eine Betrachtung über mehrere Grundformen hinweg. Allerdings hat diese Untersuchung den Vorteil, dass auch Formvarianten der Buchstaben annotiert werden. Ich schaue im Folgenden, wie sich die Form eines Buchstabens auf das Vorhandensein einer Verbindung auswirkt. Ein solches Modell erklärt wiederum nur knapp zwei Drittel der Fälle (66,1 %, McFadden's $R^2 = 0.105$). Das ist ein starkes Indiz dafür, dass motorische Faktoren die syntagmatische Variation nicht vollständig erklären können. Ansonsten müsste sich aus der Form der Buchstaben vorhersagen lassen, ob eine Verbindung realisiert wird oder nicht. Die signifikanten Koeffizienten listet Anhang 7.4 auf; ich beschränke mich allerdings auf die Diskussion der 30 stärksten Einflüsse, die auch in Abb. 67 dargestellt sind.

Formen mit einem geschlossenen Bogen (e3, g2, g1, z1, j1, g5, d1) oder einer Schlaufe (d1, b1) stehen oft vor einer Verbindung. Rezec (2009: 115) sieht geschlossene Bögen und Schlaufen sogar als reine Verbindungsvarianten an. Die andere große Gruppe der Verbindungsformen sind die reduzierten Formen, denen eine oder mehrere Kodas fehlen (e3, f7, f9, g5, t4). Auch das c1 kann zu dieser Gruppe zählen, ihm fehlt der Kopf. Bei t2 ist offensichtlich, dass die Koda leicht in den Anstrich des nächsten Buchstaben über gehen kann. Sie kommt aber auch unverbunden vor, deshalb wurde sie nicht als peripheres Merkmal behandelt (siehe Kap. 3.2). b6 und b1 sind ganz typische Formen der Lateinischen Ausgangsschrift. Es ist anzunehmen, dass die Personen, die diese Formen benutzen, insgesamt sehr nah an der Lateinischen Ausgangsschrift bleiben und auch eher verbunden schreiben. Die Form e1 kann auch motorisch als Schlaufe produziert werden. Ihre Verbindungen dürften damit auch unter die Kovariation fallen.

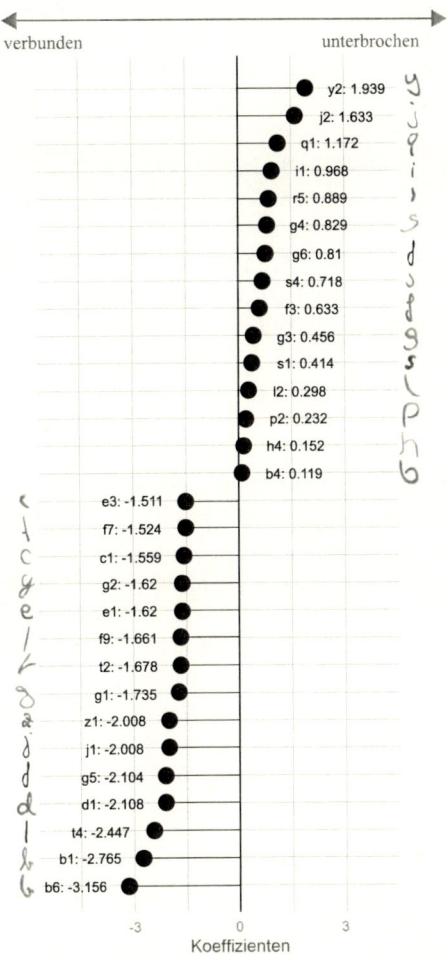

Abb. 67: Buchstabenformen mit signifikantem Einfluss auf die Existenz einer Verbindung zum nachfolgenden Buchstaben.

Bei den Formen in der oberen Hälfte des Diagramms ist es wahrscheinlicher, dass nach ihnen eine Unterbrechung auftritt. Die Begründungen sind ähnlich:

— q1 und i1 sind die jeweils einzigen Formen des Buchstabens. ‹q› wurde oben schon als ein Buchstabe identifiziert, nach dem oft unterbrochen wird. Für das ‹i› konnte das nicht festgestellt werden. Allerdings geht die alleinige ‹i›-Form aufgrund ihrer Häufigkeit hier stärker in das Regressionsmodell ein, die anderen Buchstaben verteilen sich auf mehrere Formen. Deshalb wird erst hier sichtbar, dass nach dem ‹i› doch häufiger unterbrochen wird. Die Erklärung dafür dürfte der Punkt sein; die These, dass der Punkt regelmäßig erst bei einer späteren Unterbrechung gesetzt wird, muss verworfen werden.

— Den Formen y2, j2, g4, f3, g3, l2, p2, h4, b4 fehlt die Geschlossenheit bzw. die Schlaufe, obwohl sie möglich wären. Ein Sonderfall sind r5 und g6; diese Formen sind zwar reduziert und wären damit eher bei den negativen Einflüssen zu vermuten. Ihnen fehlt aber auch der geschlossene Bogen unten bzw. die kurze Schlaufe, die andere Formen im Paradigma von ‹r› bzw. ‹g› durchaus haben.

s1 (|ſ|) und s4 (|ʃ|) sind gewissermaßen die Gegenstücke zu t2 (|⸗|). Im Paradigma der ‹s›-Formen gibt es bei s2 (|ə|) und s3 (|ɒ|) ein Element, das als Anstrich infrage käme, das allerdings wie beim t2 als distinktes Buchstabenelement angesehen wurde. Die Formen mit diesem ‚Anstrich' werden auch häufiger miteinander verbunden, sie fallen nur nicht unter die hier betrachteten 30 Formen mit dem größten Einfluss. Wie bei der Koda von t2 ist auch hier festzuhalten, dass die ‚Anstrich'-Koda definitiv Ähnlichkeiten zu einem reinen Verbindungselement zeigt. Sie kommt aber eben auch bei nicht-verbundenen Graphen vor (s. Kap. 3.2). Hinzu kommt, dass die Form s1 nach links ausläuft, sie also sehr ungünstig für eine Verbindung mit dem nächsten Buchstaben endet.

Die Unterbrechung bzw. die Verbindung bei den genannten Formen ist motorisch bedingt; hier liegt eine echte Kovariation vor. Eine Unterbrechung wie auch eine Verbindung geht mit speziellen Buchstabenformen einher. Die Richtung der Kovariation kann daraus aber nicht geschlossen werden. Die Frage, ob die Form durch die Unterbrechung bedingt ist oder die Unterbrechung durch die Form, muss offen bleiben.

In einigen Quellen wird eine These geäußert, wonach die |h|-Formen mit Schlaufe durch die vorangehende Verbindung bedingt seien (z. B. Sjölin 2005: 119). Sassoon et al. (1989: 288) beobachten zum Beispiel, dass der Mittelstrich beim verbundenen Schreiben einiger Schreiber:innen dafür sorge, dass das nachfolgende ‹h› mit einer Schlaufe realisiert werde. Das ist mit Blick auf die Daten im Korpus auch plausibel: Es gibt 1.568 ‹h› mit Schlaufe (also |ɯ|, |ℛ| oder |ℓ|). Von diesen hatten nur 253 keine Verbindung zum vorherigen Buchstaben (16,1 %). Gegenprobe: Von den 4.447 ‹h› ohne Schlaufe sind 1.678 ohne Verbindung zum vorherigen Buchstaben (37,7 %). Das ist ein signifikanter Unterschied $(\chi^2 = 247.1;\ df = 1;\ p < .001;\ \varphi = .2)$. Ähnlich, aber nicht so stark, ist die Verbindung zum nachfolgenden Buchstaben $(\chi^2 = 87.2;\ df = 1;\ p < .001;\ \varphi = .12)$. Hier findet sich also wieder ein Beispiel für die motorische Kovariation als plausiblen Grund für eine bestimmte Buchstabenform – oder eben, wie gesagt, andersherum: Die Buchstabenform ist der Grund dafür, ob eine Verbindung realisiert wird oder nicht.

Bisher wurden nur Einzelbuchstaben betrachtet. Es spricht jedoch viel dafür, dass die Verbindung zweier Buchstaben nicht nur von dem einen Bestandteil abhängt, sondern von beiden. Ich betrachte deshalb nun Kombinationen von zwei Buchstaben, die Bigramme. Allerdings kommen manche Bigramme dermaßen selten im Korpus vor, dass eine Betrachtung dieser Fälle kaum sinnvoll erscheint. Zahlreiche Buchstabenkombinationen finden sich nur ein einziges Mal, wie etwa das markierte Bigramm in ‹abfällt›, ‹aufgrund-dessen›, ‹Sowjetunion›, ‹zurückkehren›. Oft handelt es sich um das Zusammentreffen zweier Morpheme. Die Verbindungsfrequenz an Morphemgrenzen wird noch Thema sein, sie muss nicht unbedingt hier diskutiert werden. Deshalb filtere ich alle Bigramme heraus, die seltener als 100-mal auftreten. Übrig bleiben immer noch 102.583 Fälle. Die signifikanten Koeffizienten finden sich in Anhang 7.5, die dreißig stärksten Einflüsse zeigt Abb. 68. Das Modell erklärt 69,2 % der Variation und hat ein McFadden's R^2 von 0.131.

Auffällig viele Bigramme mit ‹i› werden unterbrochen. Die These des Punktes als Unterbrecher lässt sich also noch verfeinern: In bestimmten Kombinationen ist ‹i› ein typischer Schriftunterbrecher. Auch viele Kombinationen mit ‹s› stehen in der oberen Hälfte des Diagramms. Bisher ist ‹s› nicht als Buchstabe aufgefallen, der oft unterbrochen wird. Aus der Betrachtung der Grundformen ist bekannt, dass es sich bei diesen ‹s›-Vorkommen vor allem um s1 und s4 handeln dürfte. Eigentlich müssten auch hier die Grundformen der Bigrammbestandteile betrachtet werden, also welche ‹s›-Form genau in den Bigrammen vorkommt. Das würde aber schnell in eine Einzelfallbeobachtung ausarten: Allein für das ‹st› gäbe es 16 verschiedene Grundformkombinationen (vier ‹s›-Formen und vier ‹t›-Formen). Die verringerte Verbindungswahrscheinlichkeit bei ‹rh› liegt daran, dass fast alle Vorkommen von ‹rh› (117 von 118) an einer Silbengrenze liegen. Es spricht einiges dafür, dass an Silbengrenzen häufiger unterbrochen wird (siehe Kap. 4.5). ‹nk› bleibt eine offene Frage.

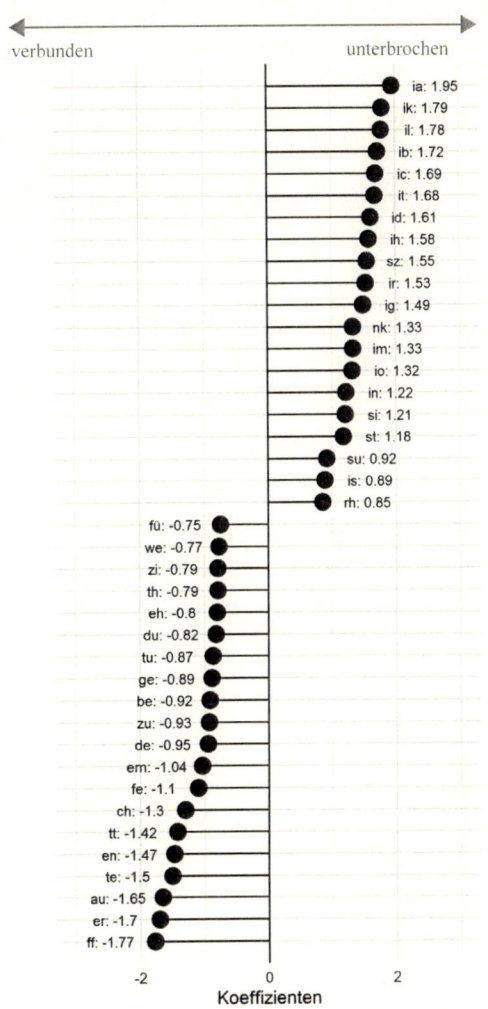

Abb. 68: Bigramme mit besonders starkem Einfluss auf die Verbindung zwischen ihren Bestandteilen.

In der unteren Hälfte des Diagramms sind die Bigramme mit einer höheren Wahrscheinlichkeit für eine Verbindung dargestellt. Hier zeigt sich: Wenn ein Buchstabe mit diskontinuierlichem Element Zweitbestandteil ist, ist die Verbindung offenbar gar kein Problem (‹fü›, ‹zi›). Stattdessen kommt vermutlich nach dem Bigramm eine Unterbrechung. Viele Verbindungen geht das ‹e› ein. Das zeigte sich oben auch schon an der häufigsten ‹e›-Form, el. Einige dieser Bigramme entsprechen Flexionsaffixen (‹ge›, ‹em›, ‹en›, ‹er›, ‹te›) oder Präfixen (‹be›). Das Aussehen von Flexionsaffixen wird später noch beschrieben. ‹ch› und ‹th› sind Kandidaten für komplexe Grapheme. Vielleicht deutet sich hier an, dass komplexe Grapheme öfter verbunden werden. Das wird im folgenden Teilkapitel untersucht. Die anderen verbundenen Bigramme sind nicht so leicht zu erklären. Zwei davon sind Doppelkonsonanten (‹ff› und ‹tt›). Die Verbindung von ‹zu› könnte daran liegen, dass ‹zu› ein häufiges Wort des Deutschen ist, das aus nur einem Bigramm besteht. Das wäre dann ein Frequenzeffekt, der zu einer Art ‚Logographie' dieses Wortes führt. Das träfe auch auf ‹du› zu, allerdings kommt ‹du› in den Abiturklausuren natürlich kaum vor.[57] ‹du› und ‹tu› können so nicht erklärt werden. Alle drei haben ‹u› in der zweiten Position und ‹u› ist ein Buchstabe, vor dem die Buchstaben besonders wahrscheinlich verbunden werden (Abb. 65).

Zwischenfazit: Sehr oft hat die syntagmatische Variation motorische Gründe. Der Einfluss der Koartikulation auf die Buchstabenform bzw. die Verbindungsfrequenz ist nicht zu unterschätzen.

> So findet z. B. zwischen ‹d› und ‹a›, ‹e› und ‹d› sowie ‹s› und ‹c› bei sehr vielen Schreibern eine Abhebung des Stiftes vom Papier statt, da der zweite Buchstabe meist rechts oben am Mittelband begonnen wird und der vorhergehende unten endet. Dagegen werden die Buchstabenkombinationen ‹le›, ‹ie›, ‹un› und ‹ch› häufig ohne Absetzung geschrieben, weil die Anbindung bewegungsökonomisch in den meisten Fällen sinnvoll ist, da der zweite Buchstabe dort begonnen (bzw. weitergeführt) werden kann, wo der erste aufgehört hat. (Nottbusch 2008: 45 f.)

Vermutlich spielen hier auch Geschwindigkeitseffekte eine Rolle: Bestimmte Bigramme können verbunden schneller produziert werden, als wenn man sie unverbunden produzieren würde. |au|, |ei|, |ch| und |le| gehören zu den Verbindungen mit Geschwindigkeitszuwachs. Andere Verbindungen dagegen sind unverbunden schneller, so wie |lo|, |nd|, |ig|, |la| oder |ec| (vgl. Mai 1991). Das hängt wohl nicht unbedingt nur mit der Frequenz zusammen. Es wäre anzunehmen, dass häufige Bigramme auch schneller produziert werden können. Allerdings hat das hochfrequente Bigramm ‹en› in der Untersuchung von Nottbusch et al. (1998) eine vergleichbare Produktionsgeschwindigkeit wie ‹ot›. Außerdem scheinen zumindest Silbengrenzen den Einfluss der Bigramme zu überschreiben: Identische Buchstabenkombinationen werden dort häufiger getrennt als innerhalb einer Silbe.

Paradigmatische Kovariation zeigt sich zum Beispiel an den Doppelkonsonanten (siehe auch die psycholinguistische Forschung, Kap. 2.2.1.1). Bei Doppelkonsonanten

---

[57] Das Bigramm ‹du› kommt 229-mal im Korpus vor, davon kein einziges Mal als Pronomen. ‹tu› kommt 329-mal vor, davon ebenfalls nie als Verbform ‹tu› (allerdings fünfmal als ‹tun› bzw. ‹tut›). ‹zu› dagegen kommt 731-mal vor. 617 dieser Vorkommen lassen sich auf das Präfix bzw. die Partikel ‹zu› zurückführen.

gibt es keine Formauffälligkeiten zwischen dem ersten und dem zweiten Bestandteil. Im Gegenteil, die Formen scheinen meistens gleich zu sein (Tab. 27).

	ungleich		gleich	
‹ff›	35	37,6 %	58	62,4 %
‹ll›	50	8,3 %	553	91,7 %
‹mm›	55	27,5 %	145	72,5 %
‹nn›	68	13,3 %	445	86,7 %
‹rr›	34	44,7 %	42	55,3 %
‹ss›	111	17,5 %	523	82,5 %
‹tt›	55	24,9 %	166	75,1 %
gesamt	409	17,5 %	1.931	82,5 %

Tab. 27: Gleiche und verschiedene Grundformen bei Doppelkonsonanten.

Kovariation ist ein relevanter Faktor in der Handschrift. Damit ist aber nicht gesagt, dass diese Formen nicht auch systematisch interpretiert werden können. Auch wenn manche Formen oder Verbindungen / Unterbrechungen aufgrund von Koartikulation auftreten: Sie treten auf. Und das ist Grund genug, sie ernst zu nehmen. Die Ursache ihres Auftretens mag motorisch sein, aber sie lassen sich in vielen Fällen dennoch systematisch interpretieren. Eine naheliegende Interpretation ist, dass manche der verbundenen Buchstabenkombinationen auch graphematisch ,enger‘ zusammen gehören.

4.4.2 Komplexe Grapheme und Ligaturen

Kapitel 2.1.3 hat gezeigt, dass es unterschiedliche Möglichkeiten gibt, komplexe Grapheme zu definieren und dementsprechend zu identifizieren. Es konnten mit Berg (2019: 189 ff.) die Kandidaten ‹ch›, ‹ck›, ‹qu›, ‹sch ›, ‹rh›, ‹ph›, ‹th›, ‹st›, ‹pf› herausgearbeitet werden, deren Status als komplexes Graphem unterschiedlich gut gesichert ist:

> Gegen die minimal angesetzten komplexen Grapheme ‹ch›, ‹ck› und ‹qu› spricht nichts. Darüber hinaus spricht einiges (in absteigender Dringlichkeit) für ‹rh›, ‹sch›, ‹ph› und ‹th›. Für ‹st› spricht einzig das Kriterium der Symmetrie; für ‹pf› darüber hinaus das Kriterium der beidseitigen Ersetzbarkeit in Minimalpaaren. (Berg 2019: 190)

Es soll nun geprüft werden, ob diese Komplexkandidaten auch häufiger miteinander verbunden werden. Die Betrachtung der verbundenen und unverbundenen Bigramme hat gezeigt, dass zumindest ‹ch› und ‹th› wahrscheinlicher verbunden sind, ‹rh› dagegen nicht. Allerdings waren die Vorkommen von ‹rh› fast nur durch Morphemgrenzen bedingt, es handelt sich also nicht um ,echte‘ komplexe Grapheme.

Unter den potenziell komplexen Graphemen ist ‹sch› das einzige, das aus mehr als zwei Buchstaben besteht. Ich schaue zunächst die zweiteiligen Komplexkandidaten an. Dabei werden die Vorkommen ausgeschlossen, zwischen denen sich eine Morphemgrenze befindet (z. B. ‹Preis|träger›, ‹fest|halten›, ‹Wachs|tum›, ‹Jahr|hundert›). Im Korpus finden sich alle genannten Fälle, manche aber nur sehr selten (Tab. 28).

ch	ck	pf	ph	qu	rh	st	th	nicht komplex
2.605	197	109	102	31	1	1.469	162	137.061

Tab. 28: Kandidaten für komplexe Grapheme und ihre Häufigkeit im Korpus.

Insgesamt finden sich 4.676 komplexe Grapheme (ohne ‹sch›). Die meisten komplexen Grapheme sind verbunden, die meisten anderen Bigramme sind unverbunden (Tab. 29).

	komplex		nicht komplex	
Verbindung	2.980	63,7 %	66.554	48,6 %
Unterbrechung	1.696	36,3 %	70.507	51,4 %

Tab. 29: Kreuztabelle der komplexen Grapheme und Verbindungen.

Die komplexen und verbundenen Grapheme sind deutlich häufiger als erwartet und die verbundenen nicht-komplexen Grapheme seltener als erwartet. Das ist auch ein statistisch signifikanter Zusammenhang *($\chi^2 = 415.87$; df = 1; p < .001)*, der allerdings nur schwach ausgeprägt ist *($\varphi = .054$)*.

Wieder könnte man vermuten, dass es sich um Frequenzeffekte handelt: Häufige Kombinationen werden vielleicht auch häufiger verbunden, wie etwa ‹ch›. Dafür müsste man die Verbindungshäufigkeit der Buchstabenkombinationen innerhalb der komplexen Grapheme sowie außerhalb davon vergleichen, also zum Beispiel an Morphemgrenzen. Die meisten der Komplexkandidaten kommen jedoch nicht nennenswert an Morphemgrenzen vor. Eine Ausnahme ist ‹th›. ‹th› kommt meist als potenzielles komplexes Graphem in Wörtern wie ‹Thema›, ‹Ethnologe›, ‹Methode› vor (162 Fälle) – aber es gibt auch 21 Fälle, in denen ‹th› durch das Zusammentreffen zweier Morphemen zustande kommt wie in ‹festhielt›, ‹Gewaltherrschaft› oder ‹enthalten›. Ein Vergleich der Gruppen zeigt, dass die ‚echt' komplexen Grapheme häufiger miteinander verbunden sind als die durch Wortbildungsprozesse entstandenen *($\chi^2 = 15.65$; df = 1; p < .001; $\varphi = .312$; mittelstarker Zusammenhang)*. Es ist nicht auszuschließen, dass die häufigere Unterbrechung an den Morphemgrenzen durch die Grenze selbst entsteht, denn an Morphemgrenzen tritt tendenziell eher eine Schreibunterbrechung auf (s. Kap. 4.6). Wo die Ursache für die Unterbrechung bzw. Verbindung liegt, lässt sich aber ohne experimentelle Forschung ohnehin nicht klären. Die Beobachtung, dass komplexe Grapheme weniger häufig verbunden werden als erwartet, bleibt bestehen – der Grund dafür ist für die Nutzung dieser Erkenntnis unerheblich. Den von Berg (2019) gesammelten Kriterien zur Bestimmung komplexer Graphem lässt sich damit ein graphetisches Kriterium hinzufügen: Wenn zwei Buchstaben überzufällig häufig miteinander verbunden sind, deutet das auf eine Komplexität hin.

Wie schon in Kap. 2.1.3 vorgestellt, sind die Kandidaten unterschiedlich gut als komplexe Grapheme motiviert. Beispielsweise spricht für ‹ch› als komplexes Graphem recht viel, für ‹st› dagegen eher wenig. Solche Unterschiede lassen sich auch graphetisch finden. Ich vergleiche dazu die Verbindungsraten der Komplexkandidaten untereinander. ‹rh› wird von dieser Untersuchung ausgeschlossen, denn für ‹rh› außerhalb von

Morphemgrenzen gibt es im Korpus nur einen Beleg (‹rhetorische›), darüber lässt sich also nicht besonders viel sagen. Im genannten Fall ist ‹rh› verbunden. Die Verhältnisse der anderen Fälle zeigt Tab. 30:

	ch		ck		pf		ph	
Verbindung	2.161	83,0 %	148	75,1 %	51	46,8 %	27	26,5 %
Unterbrechung	444	17,0 %	49	24,9 %	58	53,2 %	75	73,5 %

	qu		st		th	
Verbindung	10	32,2 %	457	31,1 %	125	77,2 %
Unterbrechung	21	67,7 %	1.012	68,9 %	37	22,8 %

Tab. 30: Kreuztabelle der Komplexkandidaten in Bezug auf Verbindung / Unterbrechung.

Es besteht wieder ein signifikanter Unterschied zwischen den Gruppen *(χ^2 = 1204.5; df = 6; p < .001)*, der durchaus groß ist *(Cramers' V = .508)*. Die Post-Hoc-Tests zeigen, dass alle Zellen signifikant auffällig belegt sind. ‹ch›, ‹ck› und ‹th› werden häufiger miteinander verbunden, als es zu erwarten wäre, ‹pf›, ‹ph›, ‹qu› und besonders ‹st› sind seltener verbunden als erwartet.

Ergänzt man Bergs (2019) Kriterien durch dieses neue, graphetische Kriterium, ergibt sich folgendes Bild:

	ch	ck	qu	sch	rh	ph	th	st	pf
minimale Definition	+	+	+	–	–	–	–	–	–
Phonographie	+	+	–	+	+	+	+	–	?
Graphotaktik AR				+	+	–	–	–	–
Graphotaktik ER				+	+	+	+	–	–
Symmetrie	+	n. a.	n. a.	+	+	+	+	+	+
Minimalpaare	+	(+)	+	O	+	+	(+)	–	(+)
Graphetik	+	+	–	?	–	+	–	–

Tab. 31: Kriterien für komplexe Grapheme, ergänzt nach Berg (2019: 189).

Für ‹ch› und ‹th› gab es auch ohne graphetische Analyse schon gute Argumente. ‹ck› war dagegen etwas schwächer motiviert, gewinnt aber nun ein weiteres Argument dazu. ‹qu› ist durch das graphetische Kriterium nun weniger gut begründet. ‹st› war ein sehr schwacher Komplexkandidat, die graphetische Analyse weist noch deutlicher darauf hin, dass ‹st› sich nur in ganz begrenzter Hinsicht wie ein komplexes Graphem verhält.

Offen bleibt noch ‹sch›, das als Trigraph bisher nicht betrachtet wurde. Zwischen ‹sch› und eindeutig nicht-komplexen Graphemen findet sich ein geringer Unterschied *(χ^2 = 320.42; df = 1; p < .001; φ = .048)* hinsichtlich der Verbindung: ‹sch› wird etwas häufiger verbunden. Allerdings ist damit nicht gesagt, ob das die Verbindungsstelle zwischen ‹sc› oder zwischen ‹ch› betrifft – letzteres wäre nicht überraschend, weil ‹ch› ja als graphetisch komplexes Graphem gelten kann. Wäre auch die Verbindung zwischen ‹sc› häufiger als erwartet, dann müsste ‹sch› insgesamt als graphetisch komplexes Graphem gelten. Tatsächlich ist das aber nicht der Fall: Innerhalb von ‹sch› ist die Verbindung zwischen ‹sc› deutlich und signifikant seltener als zwischen ‹ch› $(\chi^2 = 356.61;\ df = 1;\ p < .001)$. Das ist ein mittelstarker Zusammenhang $(\varphi = .406)$. ‹sch› ist nach dem graphetischen Kriterium kein komplexes Graphem, sondern es besteht aus dem komplexen Graphem ‹ch› und dem Graphem ‹s›.

Die Probe aufs Exempel: Kann dieses graphetische Kriterium auch neue komplexe Grapheme identifizieren, die bisher eher nicht als komplex galten? Ich teste das an ‹ng›. Für ‹ng› als komplexes Graphem spricht die Phonographie, es verschriftet oft das Phonem /ŋ/. Damit will ich nicht sagen, dass eine phonographische Korrespondenz ein gutes Kriterium für komplexe Grapheme ist, allerdings werden mit Bergs (2019) silbenstrukturellem Ansatz diejenigen komplexen Grapheme am besten motiviert, die auch phonographisch sind (vgl. Berg 2019: 190). Ganz so abwegig ist die Annahme von ‹ng› als komplexes Graphem also nicht, obwohl natürlich die fehlende Minimalität dagegen spricht. Beide Bestandteile sind bereits eigenständige Grapheme.

Als Gegenprobe wird ‹el› herangezogen. Dieses Bigramm ist in seiner Frequenz mit ‹ng› vergleichbar; ‹el› kommt 940-mal im Korpus vor, ‹ng› 1.093-mal. Im Gegensatz zu ‹ng› gibt es jedoch keinen Grund, ‹el› als komplexes Graphem anzunehmen. Ausgeschlossen werden wieder Vorkommen der beiden Bigramme an Morphemgrenzen. Für ‹el› bleiben 864 Vorkommen, für ‹ng› 861.

‹ng› ist etwas häufiger verbunden als andere Buchstabenkombinationen $(\chi^2 = 11.092;\ df = 1;\ p < .001;\ \varphi = .009)$. ‹el› ist sogar noch etwas deutlicher häufiger verbunden als andere Buchstabenkombinationen $(\chi^2 = 206.04;\ df = 1;\ p < .001;\ \varphi = .039)$. Mit dem graphetischen Kriterium müsste man jetzt ‹el› und ‹ng› auch als graphetisch komplexe Grapheme annehmen. Aber sollte man das auch? Für ‹ng› lässt sich immerhin das phonographische Argument finden, ‹el› dagegen wirkt willkürlicher.

Das vorherige Teilkapitel hat jedoch gezeigt, dass die reine Verbindung zwischen zwei Buchstaben auch von den Grundformen abhängig ist. Hasert (1998: 177 f.) spricht in diesem Fall von antizipatorischer bzw. perseveratorischer assimilatorischer Extension oder Reduktion. Damit ist gemeint, dass die motorischen Anforderungen eines Zeichens das Formbild des vorhergehenden bzw. nachfolgenden Buchstabens verändern. Es ist zum Beispiel denkbar, dass ein ‹l› vor oder nach einem ‹e› bevorzugt als Schlaufen-|l| produziert wird, weil das motorische Programm für eben diese Schlaufe schon ‚geladen‘ ist. Eine graphetische Kovariation liegt dann vor, wenn paradigmatische und syntagmatische Variation gemeinsam auftreten; wenn es also sowohl eine Verbindung als auch eine Formveränderung gibt.

Im Gegensatz zu Haserts recht komplexem und aus der Motorik abgeleitetem Begriff bevorzuge ich für diesen Fall den Begriff *Ligatur*, der mir mehr auf das Schreibprodukt statt auf die -produktion zu zielen scheint. Eine solche Entsprechung gibt es auch bei Ligaturen in der Druckschrift – allerdings existiert sie schon seit wesentlich längerer Zeit in der Handschrift (vgl. Nehrlich 2012: 13). Ligaturen wurden in die Druckschriften übernommen, um die Zeilenlänge beeinflussen zu können (vgl. Voeste 2018: 5). Nehrlich (2012: 15) interpretiert handschriftliche Ligaturen als Schreiberleichterungen. Bei häufigen Ligaturen mit unpassenden Buchstabenteilen wurden die Buchstaben so angepasst, dass die Verbindung miteinander besonders leicht war. Das ging manchmal so weit, dass neue Zeichen entstanden (z. B. *ß, w, &, #, %, @*). Diese Zeichen können heute kaum noch als zwei einzelne Zeichen wahrgenommen werden; sie sind verschmolzen. Das neue Zeichen ist nicht identisch mit seinen Bestandteilen, denn in Ligaturen kommt häufig – auch in Druckschriften – eine Formveränderung der beteiligten Buchstaben vor (vgl. auch Rezec 2009: 122):

Die Ligatur [...] ist die Kombination mindestens zweier Schriftzeichen zu einer Einheit. Im Bleisatz bedeutet dies die Verschmelzung mehrerer Schriftzeichen zu einer einzigen Letter bzw. Drucktype, d. h. eine Zusammenführung auf einem gemeinsamen Schriftkegel. Oft geht diese technische Verbindung einher mit einer optischen, bei der die Schriftzeichen von ihrer eigentlichen Form in einem bestimmten Schriftschnitt mehr oder weniger stark abweichen und aufeinander bezogen werden, häufig auch ineinander übergehen, so dass sich die als Ligatur gesetzten Schriftzeichen formal-graphisch von ihren einzeln gesetzten Entsprechungen unterscheiden. (Nehrlich 2012: 14 f.)

Eine Verbindung zwischen zwei Buchstaben kann noch kein hinreichendes Argument für ein komplexes Graphem sein. Ansonsten gäbe es je nach Text ein unterschiedliches und höchst variables Inventar komplexer Grapheme. Vielleicht kann ein solches hinreichendes Kriterium aber eine Verbindung und eine Formveränderung sein. Dazu werden die bereits gefundenen Grapheme, die nach dem Graphetikkriterium komplex sind, auf eine solche Formveränderung hin untersucht. Graphetisch komplexe Grapheme sind ‹ch›, ‹ck› und ‹th›. Die Grundformen ihrer Bestandteile werden mit den Grundformen der Buchstaben ‹h›, ‹k› und ‹t› außerhalb der komplexen Grapheme verglichen. ‹c› kommt nur in einer Grundform vor, deshalb ist die Analyse hier nicht sinnvoll. Die Verteilung beim ‹k› und beim ‹t› sind nicht auffällig, hier spielen Formveränderungen keine Rolle. Beim ‹h› sieht das anders aus: Die Verteilung beim ‹h› ist schwach auffällig $(\chi^2 = 75.729;\ df = 5;\ p < .001;\ Cramers'\ V = .113)$. Vor allem die Verteilungen von h5 und h6 weichen von den erwarteten Werten ab, sie sind bei den komplexen Graphemen deutlich höher als erwartet. Das sind auch genau diejenigen Grundformen, die als reduziert klassifiziert wurden; ihnen fehlt die Koda. Und meistens bildet das ‹h› zusammen mit einem ‹c› ein komplexes Graphem – genau dieses |c| bietet die fehlende Koda. Zusammen, als ‹ch›, bilden diese beiden reduzierten Formen dann ein graphetisch vollständiges Graphem (Abb. 69).

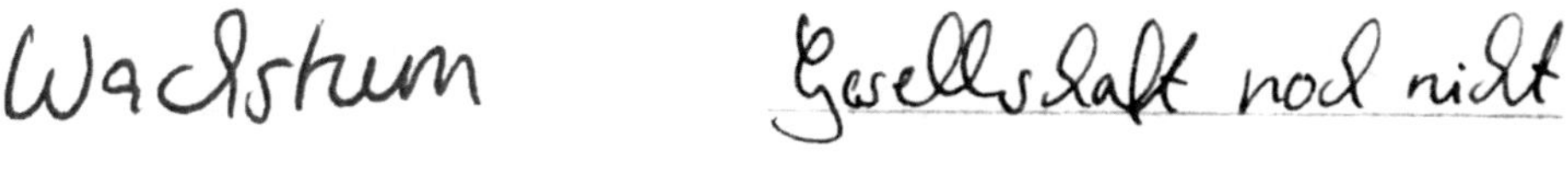

Abb. 69: Ligatur beim ‹ch› (1320_22 und 1391_17–19).

	h1	h2	h3	h4	h5	h6
	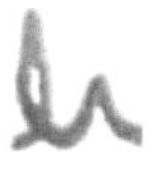	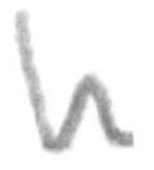	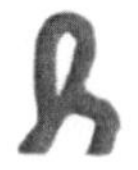	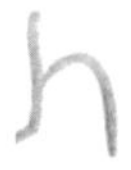	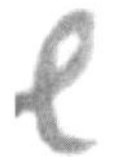	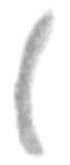
in kompl. Graph.	384 62,7 %	1.286 66,9 %	497 66,7 %	1.505 63,1 %	182 85,8 %	76 92,7 %
außerhalb kompl. Graph.	228 37,3 %	636 33,0 %	248 33,3 %	879 36,9 %	30 14,2 %	6 7,3 %

Tab. 32: ‹h›-Formen innerhalb und außerhalb von komplexen Graphemen.

Zeigen auch ‹ng› und ‹el›, die beiden Bigramme, die nach der Verbindungsfrequenz komplexe Grapheme sein müssten, eine solche Formveränderung? Sind sie Ligaturen?

Weder beim ‹e› noch beim ‹l› zeigt sich eine Auffälligkeit in der Form. Alle Formen kommen so häufig innerhalb und außerhalb von ‹el› vor, wie es zu erwarten ist.

	e1		e2		e3		l1		l2	
	e		e		c		l		l	
nicht in ‹el›	16.132	96,4 %	675	95,3 %	5.415	95,9 %	1.609	80,6 %	2.574	83,8 %
in ‹el›	602	3,6 %	33	4,7 %	230	4,1 %	387	19,4 %	498	16,2 %

Tab. 33: Vorkommen der ‹e›- und ‹l›-Formen außerhalb und innerhalb des Bigramms ‹el›.

Beim ‹ng› sieht das etwas anders aus. Hier scheint das ‹g› im Vergleich zu seinen anderen Vorkommen häufiger eine bestimmte Form zu haben, nämlich das g6 ($\chi^2 = 51.149$; $df = 5$; $p < .001$; *Cramers' V = .12*). g6 steht fast so häufig innerhalb von ‹ng› wie außerhalb, bei den anderen Formen ist diese Differenz deutlich größer. Für das ‹n› lassen sich keine Formunterschiede feststellen.

	g1	g2	g3	g4	g5	g6
	8	y	g	s	d	J
nicht in ‹ng›	1.093 78,5 %	277 81,5 %	840 73,1 %	275 70,2 %	114 68,2 %	63 55,3 %
in ‹ng›	300 21,5 %	63 18,5 %	309 26,4 %	117 29,8 %	53 31,7 %	51 44,7 %

Tab. 34: Vorkommen der ‹g›-Formen in ‹ng› und außerhalb der Kombination.

Anders als ‹el› findet bei ‹ng› also eine Formveränderung statt. ‹ng› ist damit besser als komplexes Graphem begründet als ‹el› (‹el› war ja auch willkürlich ausgewählt). Damit will ich nicht sagen, dass ‹ng› in jedem Fall ein komplexes Graphem ist. Es verhält sich aber in diesem einen Kriterium wie andere komplexe Grapheme. Tab. 35 ergänzt Tab. 31 um das paradigmatische Kriterium und ordnet die untersuchten Buchstabenkombinationen nach Anzahl der Merkmale, die für ein komplexes Graphem sprechen.

	ch	rh	th	sch	ph	ck	ng	pf	qu	st	el
minimale Definition	+	–	–	–	–	+	–	–	+		
Phonographie	+	+	+	+	+	+	+	?	–	–	–
Graphotaktik AR		+	–	+	–				–		–
Graphotaktik ER		+	+	+	+				–		–
Symmetrie	+	+	+	+	+	n. a.		+	n. a.	+	
Minimalpaare	+	+	(+)	O	+	(+)		(+)	+	–	
Graphetik (syntagmatisch)	+		+	–	–	+	+	–	–	–	+
Graphetik (paradigmatisch)	+		–			–	+				–

Tab. 35: Kriterien für komplexe Grapheme, ergänzt nach Berg (2019: 189).

4.5 Silbische und prosodische Schreibungen

Kap. 2.1.4 hat gezeigt, dass die genaue Position einer silbischen Grenze nicht in jedem Fall klar zu bestimmen ist. Je nach Perspektive ergeben sich Unterschiede. Segmente zwischen zwei Silbenkernen können entweder zum Onset der zweiten oder zur Coda der ersten Silbe gehören. Dabei gelten graphematisch wie phonologisch Beschränkungen, die bestimmte Kombinationen von Segmenten in einem Anfangs- oder Endrand ausschließen. Je nachdem, ob der Onset oder die Coda maximiert wird, ergeben sich phonologische oder graphematische Silbengrenzen. Da das Korpus auf Schriftsprache basiert, sind hier eher nicht phonologische Silbengrenzen gemeint, sondern phonographische. Die Frage ist nun, ob Silbengrenzen handschriftlich markiert werden – und wenn ja, welche. Psycholinguistische Experimente deuten darauf hin, dass Silben zumindest in der Dynamik beim Schreiben eine Rolle spielen; an Silbengrenzen wird öfter pausiert (z. B. Nottbusch 2008). Vielleicht zeigen sich Silbengrenzen aber auch materiell durch visuelle Unterbrechungen.

Tatsächlich hängen Schriftunterbrechungen mit phonographischen Silbengrenzen zusammen $(\chi^2 = 1792; df = 1; p < .001; \varphi = .122)$ – nicht aber mit rein graphematischen Silbengrenzen $(\chi^2 = 0.08277; df = 1; p = .774)$, die durch die Codamaximierung identifiziert werden. Eine Erklärung dafür könnte sein, dass die graphematischen Silbengrenzen schon durch die Längenhierarchie markiert sind (vgl. Fuhrhop & Buchmann 2009, 2016): Längere Buchstaben stehen an den Silbenrändern, kompaktere im Silbenkern. Selbstverständlich ist damit nicht gesagt, dass Unterbrechungen nicht auch innerhalb einer Silbe vorkommen. Aber an phonographischen Silbengrenzen treten sie eben mit einer höheren Wahrscheinlichkeit auf.

Es gibt auch Anzeichen für eine paradigmatische Silbenmarkierung. Instruktiv ist eine Betrachtung des ‹r›. ‹r› kann an verschiedenen Stellen in der Silbe stehen – und zeigt an unterschiedlichen Stellen auch unterschiedliche Formen (Abb. 70). Die grau hinterlegten Felder in Tab. 37 sind die Merkmalskombinationen, die in den Post-Hoc-Tests signifikant sind.

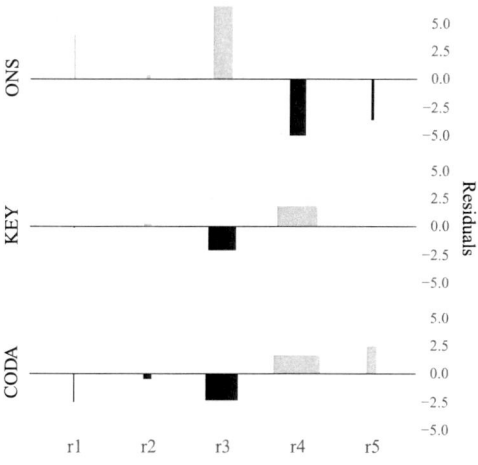

Abb. 70: Verteilung der Buchstabenformen von ‹r› in der Silbe.

		ONS		KEY		CODA	
r1		48	2,6 %	52	1,4 %	42	1,0 %
r2		166	8,9 %	318	8,8 %	360	8,5 %
r3		829	44,6 %	1.207	33,4 %	1.416	33,3 %
r4		699	37,6 %	1.724	47,7 %	2.012	47,3 %
r5		116	6,2 %	317	8,8 %	421	9,9 %

$\chi^2 = 128.71$; $df = 8$; $p < .001$, Cramers' $V = .081$

Tab. 36: Kreuztabelle der ‹r›-Formen und der Silbenpositionen und Ergebnis des χ^2-Tests.

Im Anfangsrand stehen r1 oder r3, in der Key-Position steht r4. In der Coda findet sich überdurchschnittlich häufig r4 oder r5. Betrachtet man die Formen genauer, fällt auf, dass die Grundformen reduzierter werden, je weiter rechts in der Silbe sie stehen (Tab. 37): r1 und r3 bestehen aus Kopf und Koda, r4 und r5 nur aus einem Kopf. Davon dürfte der gerade kurze Kopf von r5 noch ‚reduzierter' sein als der von r4.

r-Form				
	r1	r3	r4	r4	r5
Elemente	Kopf und Koda vorhanden		Nur Kopf	Nur Kopf	
	⎮ bzw. ⎰ und ‾		⌐	⌐	⎮
typische Position	Onset		Key	Coda	
Beispiele	‹Problem›	‹große›	‹wird›	‹Jahr›	‹seiner›

Tab. 37: Reduzierte ‹r›-Formen stehen weiter rechts in der Silbe. Das Bildmaterial ist 1164_51, 1194_89, 1343_25, 1391_79 und 1396_44.

Ein reduziertes ‹r› deutet also auf einen Silbenendrand hin; es steht eher nach dem Kern. Das kann in einigen Fällen auch bei einer visuellen Segmentierung von Silben helfen. Abb. 71 zeigt Fälle, in denen das ‹r› zur Koda oder zum Onset der folgenden Silbe gehören könnte, je nachdem, ob ein Ansatz zur Onset- oder Codamaximierung gewählt wird. Die reduzierten Formen deuten in diesen Fällen darauf hin, das ‹r› eher zur Coda zu zählen, denn reduzierte Formen sind im Onset beim ‹r› eher nicht präferiert.

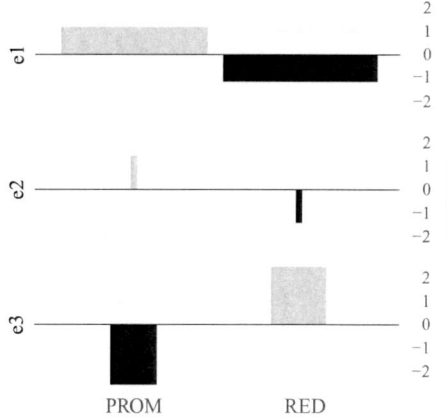

direkt Experiment weiterer

Abb. 71: r4 und r5 und Silbensegmentierung (1169_188, 1343_59 und 1402_130).

Eine andere Art der silbischen Schreibung zeigt das ‹e›. Ein ‹e› ist der einzig lizensierte Silbenkern in reduzierten Silben, es ist für diese konstitutiv: Wenn eine nicht-prominente Silbe ein ‹e› als Kern hat, dann ist sie reduziert (vgl. Fuhrhop 2008: 189; Evertz & Primus 2013: 3). In Druckschriften lassen sich prominente und nicht-prominente Silben nicht kategorial voneinander unterscheiden, wenn sie beide ein ‹e› haben, wie in ‹lesen› oder ‹geben›. Nur durch relationale Überlegungen wird klar, dass die erste Silbe die prominente sein muss. Nur so kann sich der Default-Fuß des Deutschen, der Trochäus, ergeben (vgl. Evertz & Primus 2013: 6). In Handschriften zeigt sich jedoch in Ansätzen durchaus eine kategoriale Unterscheidung beider Silbentypen. In Reduktionssilben findet sich häufiger das reduzierte ‹e› (Abb. 72). Aus Kap. 4.2 ist bereits bekannt, dass das e1 häufig mit Vollvokalen korrespondiert und das e3 eher mit dem Reduktionsvokal oder einem Längenzeichen. Es ist stark anzunehmen, dass der Kern graphematischer Reduktionssilben in den meisten Fällen auch mit dem Kern einer phonologischen Reduktionssilbe korrespondiert, eben mit einem Schwa.

ersten   Werdegang   eingeengt

weiteren   nennen

Abb. 72: Beispiele für reduzierte |e|-Formen in Reduktionssilben (‹ersten›: 1179_28, ‹weiteren›: 1325_65, ‹Werdegang›: 1373_35, ‹nennen›: 1418_164, ‹eingeengt›: 1427_129).

		prominente Silbe		reduzierte Silbe	
e1	e	8.190	73,5 %	8.544	71,6 %
e2	e	369	3,3 %	339	2,8 %
e3	e	2.583	23,2 %	3.052	25,6 %

$\chi^2 = 19.548; df = 2; p < .001$
Cramers' V = .029

Abb. 73: Verteilung der Buchstabenformen von ‹e› in verschiedenen Silbentypen.

Tab. 38: Kreuztabelle der ‹e›-Formen und der Silbentypen und Ergebnis des χ^2-Tests.

133

Am ‹e› wird also die Prominenz einer Silbe sichtbar, auch ganz visuell. Manchmal kommt es auch vor, dass die prominenten Silben sogar insgesamt größer geschrieben werden, wie in Abb. 74. Das Wort ‹Wellenlängen› besteht aus zwei Trochäen, die jeweils zweite Silbe wirkt schon allein durch die reduzierte ‹e›-Form weniger prominent als die jeweils erste Silbe. In dieser Abbildung kann auch schon die Markierung einer Fußgrenze erkannt werden – oder die Markierung einer Kompositionsfuge. Dazu aber gleich mehr.

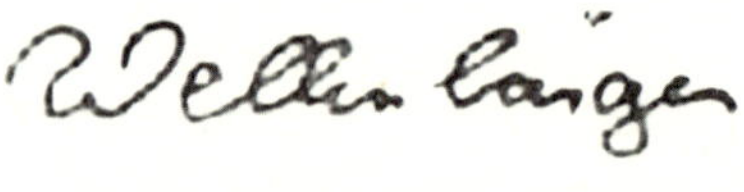

Abb. 74: Prominente und reduzierte Silben (1141_154).

Das reduzierte ‹e› kann nun ein Indiz dafür sein, dass einige graphematische Silben eben nicht nur relational reduziert sind, sondern auch kategorial. Das kann in Zweifelsfällen der Pedifizierung ein Hinweis für eine Pedifizierungsvariante sein. Ich zeige das an zwei Beispielen: Die Pedifizierung von Präfixen ist nicht immer eindeutig. Präfixe wurden hier als unpedifizierte reduzierte Silben angenommen, denn die Pedifizierung erfolgt im Deutschen von rechts nach links (vgl. Evertz & Primus 2013: 11). Im Beispielwort ‹geschrieben› ergibt sich von hinten ein Trochäus ‹schrieben›, dem eine weitere Silbe vorangeht. Diese Silbe könnte nun als degenerierte Silbe gelten, also als einsilbiger Trochäus, dem die zweite Silbe fehlt. Sie wäre dann prominent. Oft – nicht immer – erhalten degenerierte Füße ihre nicht-prominente Silbe aber durch morphologische Operationen (vgl. ‹schrieb› – ‹schrieben›; ‹schrieb› ist die degenerierte Silbe). Das ist in diesem Fall nicht möglich, weil die Silbe ‹ge› selbst schon das Ergebnis der morphologischen Operation ist. Deshalb nehme ich morphologisch bedingte Präfixe als unpedifizierte, nicht-prominente Einheiten an. Enthalten sie ein ‹e›, sind sie eine graphematische Reduktionssilbe.

Es ist aber nicht immer klar, wie genau die morphologische Struktur eines Wortes aussieht. Das ‹ge› von ‹genau› lässt sich morphologisch nicht erklären, zumindest nicht synchron (vgl. Kluge 2012). Die morphologische Herleitung als Reduktionssilbe fällt damit aus. Und tatsächlich gibt es im Korpus Beispiele, in denen das ‹e› in ‹genau› eben nicht reduziert ist (Abb. 75). Das muss nicht immer so sein, aber es kommt vor. Ähnlich verhält es sich mit dem ‹re› bei ‹referieren›. ‹re› ist ein Fremdwortpräfix. Einiges spricht in diesem Beispiel dafür, es nicht als Reduktionssilbe anzusehen – vor allem kann es mit der folgenden Silbe einen kanonischen Trochäus bilden.

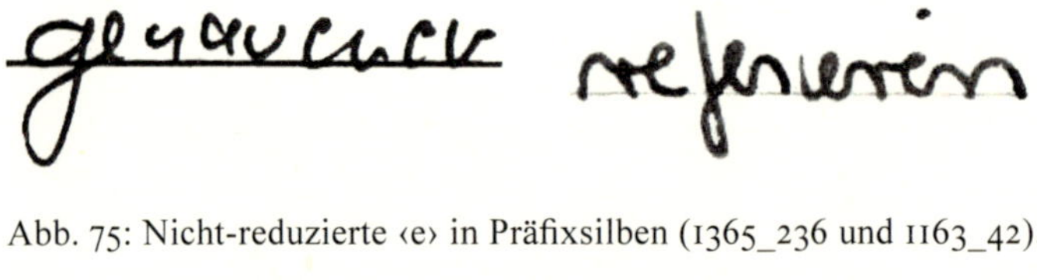

Abb. 75: Nicht-reduzierte ‹e› in Präfixsilben (1365_236 und 1163_42).

Die reduzierten Grundformen könnten genutzt werden, um zu entscheiden, ob ein Trochäus vorliegt oder ein Daktylus. Der Daktylus spielt nicht in allen systematischen Beschreibungen des Deutschen Schriftsystems eine Rolle (z. B. nicht bei Schmidt 2018 oder Evertz & Primus 2013). Ein graphematischer Daktylus müsste aus drei Silben bestehen, von denen die erste prominent ist und die anderen beiden nicht. Sind sie Reduktionssilben, spreche ich von einem kanonischen Daktylus. Allerdings wird die Prominenz bzw. Nicht-Prominenz von Silben in Druckschriften kaum kategorial markiert, sondern relational festgelegt. Diese relationale Festlegung hängt dann insbesodere davon ab, welche Fußstrukturen man für das Deutsche annimmt.

Wie dargelegt könnte die Prominenz von Silben in Handschriften in bestimmten Fällen jedoch durchaus sichtbar sein. Dazu könnte man die Buchstabenformen in möglichen Daktylen analysieren und prüfen, ob sie in den hinteren beiden Silben gleich sind oder nicht. Tatsächlich gibt es Beispiele, die auf beide Varianten hinweisen (Abb. 76).

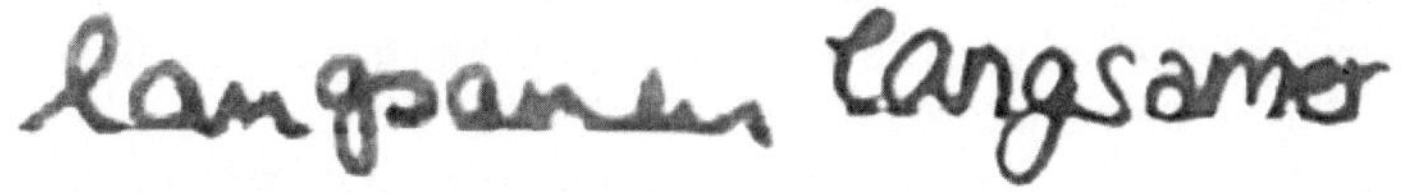

Abb. 76: Paradigmatische Markierung daktylischer und trochäischer Strukturen (1155_60 und 1345_195).

Es geht vor allem um den Status der zweiten Silbe. Ist sie prominent, dann handelt es sich um einen Trochäus mit einem Einsilber davor. Ist sie nicht-prominent, handelt es sich um einen Daktylus. Im linken Teil der Abbildung hat das ‹a› in beiden Silben die gleiche Form – der Kernbuchstabe der zweiten Silbe unterscheidet sich also nicht vom Kernbuchstaben der sicher prominenten Silbe. Das könnte auf den gleichen Prominenzstatus beider Silben hindeuten und damit auf einen Trochäus mit Einsilber. In der rechten Seite der Abbildung unterscheiden sich die prominente und die zweite Silbe voneinander. Das könnte auf einen unterschiedlichen Status hindeuten; die zweite Silbe wäre dann nicht-prominent und der Fuß somit ein Daktylus.

Leider kommen im Korpus zu wenig solcher Fälle vor, als dass eine sichere Aussage getroffen werden könnte (ein Daktylus entsteht vor allem in der Adjektivflexion und insbesondere in der Adjektivkomparation; beides kommt in Abituraufsätzen recht selten vor). Eine paradigmatische Entscheidung dieser Frage ist nicht möglich. Dennoch kann die paradigmatische Variation in Einzelfällen Hinweise auf die Verfußung geben, wenn sie unklar ist (etwa bei Fremdwörtern).

Allerdings könnte es syntagmatisch durchaus eine Kennzeichnung der Fußstruktur in Handschriften geben, wie Abb. 77 suggeriert. Die Schreibunterbrechungen fallen in diesen Beispielen mit Fußgrenzen zusammen. Deshalb wird im Folgenden auch getestet, ob ein Beschreibungsmodell mit Trochäen oder eines mit Trochäen und Daktylen besser geeignet ist, um die auftretende syntagmatische Variation zu erklären. Oft fallen Fußgrenzen auch mit morphologischen Grenzen zusammen, dieses Verhältnis ist im nächsten Kapitel zu klären.

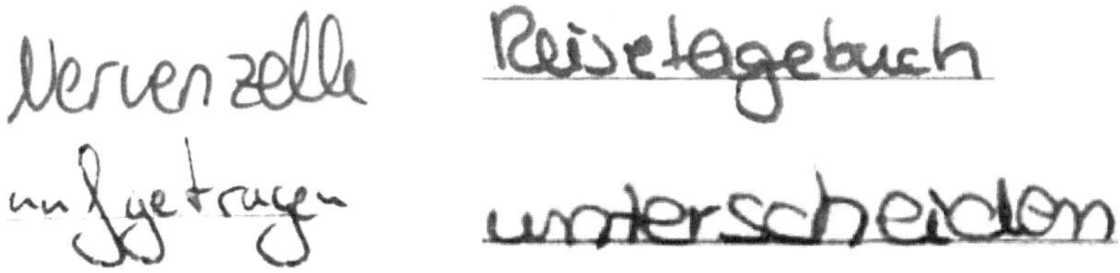

Abb. 77: Syntagmatische Markierung der Fußgrenzen (‹Nervenzelle›: 1312_228, ‹Reisetagebuch›: 1384_10, ‹aufgetragen›: 1339_38, ‹unterscheiden›: 1275_186).

Die Annotation der prosodischen Einheiten erfolgte doppelt, einmal nur unter Annahme des Trochäus und einmal unter Annahme des Trochäus und des Daktylus. Das führt zu unterschiedlichen Verfußungen, etwa beim Wort ‹Romane›. Das kann ein Daktylus sein, der aus einer prominenten Silbe ‹Ro›, einer nicht-prominenten Silbe ‹ma› und einer reduzierten Silbe ‹ne› besteht. Oder es ist ein Trochäus mit einem Auftakt, mit der prominenten Silbe ‹an›.

Es werden jetzt nur die Fälle betrachtet, in denen sicher ein Trochäus oder sicher ein Daktylus annotiert werden konnte. Unpedifizierte Elemente und degenerierte Füße werden nicht betrachtet. Wird nur der Trochäus angenommen, dann fallen die Unterbrechungen nicht signifikant mit den Fußgrenzen zusammen $(\chi^2 = 0.48512;\ df = 1;$ $p = .473)$. Wird dagegen auch der Daktylus angenommen, ergibt sich eine signifikante Übereinstimmung von Fußgrenzen und Schreibunterbrechungen $(\chi^2 = 28.742;\ df = 1;$ $p < .001;\ \varphi = .044)$. Auch die Trochäen im Daktylus-Datensatz können so besser erklärt werden als nur unter Annahme des Trochäus $(\chi^2 = 269.5;\ df = 1;\ p < .001;\ \varphi = .073)$.

Das ist sicherlich kein Beweis für die Existenz eines Daktylus. Aber ein Modell, das einen Daktylus annimmt, kann die Unterbrechungen in Handschriften besser beschreiben als eines ohne den Daktylus. Das ist ein Indiz dafür, dass daktylische Strukturen in der Handschrift markiert werden. Zumindest werden Einheiten markiert, die größer als ein Trochäus sind. Für eine weitere Untersuchung wäre aber genauer zu klären, was ein graphematischer Daktylus genau ist, wie er sich zu einem phonologischen Daktylus verhält und wie er in der Graphetik paradigmatisch und syntagmatisch markiert wird. Auch sein Verhältnis zu degenerierten Füßen und unpedifizierten Silben ist zu klären. Einen ersten Schritt in die Richtung gehen Fuhrhop & Peters (2013: 234 f.). Klar ist aber, dass der Daktylus – ob graphematisch oder phonologisch – insbesondere bei morphologisch komplexen Wörtern eine Rolle spielt, da sich die Zahl der Reduktionssilben durch morphologische Operationen tendenziell erhöht (z. B. *weit – weiter – weiterer*). Das leitet über zur nächsten Betrachtung, die der morphologischen Schreibungen.

4.6 Morphologische Schreibungen

Oft korrespondieren Reduktionssilben mit Flexionsaffixen. Schmidt spitzt das so zu: „Lies die vorletzten Silben als potenzielle Stämme und die hinteren Silben als potenzielle Flexionssuffixe" (Schmidt 2018: 175). Die Frage ist nun, ob das reduzierte ‹e› tatsächlich mit Reduktionssilben korrespondiert, wie oben gezeigt. Dann wäre es eine silbisch-prosodische Schreibung. Oder markiert es nicht doch eher Flexionsaffixe? Dann wäre es eine morphologische Schreibung. Dazu werden die ‹e›-Formen von Flexionsaffixen (a) mit den ‹e›-Formen in Reduktionssilben verglichen, die kein Flexionsaffix sind. Dabei handelt es sich um morphologische Reste (8b) bzw. Pseudo-affixe (8c) (vgl. Eisenberg 2020: 228).

8 a. alt**e**, autobiographisch**em**, Farb**en**, Sträuch**er**, Tropenwäld**ern**, Volk**es**, berühmt**esten**, atm**et** …
   b. Aug**e**, Zell**e**, heut**e**, Klass**e**, Kurv**e**, Fried**en**, Gart**en**, Süd**en**, trock**en** …
   c. Käf**er**, Mutt**er**, Vat**er**, Tocht**er**, Vog**el**, Wechs**el** …

Morphologische Reste sind durch morphologische Operationen ersetzbar und lassen sich so vom Stamm segmentieren (Aug+e → *Äug+chen*, Zell+e → *Zell+stoff*, heut+e → *heut+ig*, Klass+e → *klass+isch*, Kurv+e → *kurv+ig*, Fried+en → *fried+lich*, Gart+en → *Gärt+ner*, Süd+en → *süd+lich*, trock+en → *Trock+ner* ...), bei Pseudoaffixen geht das nicht. Es bleibt ein unvollständiger Stamm zurück, der sich nicht mit anderen Einheiten verbinden kann. Beide sind im Gegensatz zu den Flexionsaffixen nicht morphosemantisch interpretierbar, d. h. sie können nicht wie ein Flexionsaffix mit einer bestimmten ‚Bedeutung' interpretiert werden, wie etwa das Suffix +*en* bei *Burgen* als Pluralzeichen interpretiert werden kann.

Wenn es zutrifft, dass die reduzierte ‹e›-Form eine morphologische Schreibung ist, dann müssten die Fälle in 8a häufiger diese Form aufweisen als die Fälle in b und c. Das ist auch so – e3 steht 1.702-mal in Flexionsaffixen und 934-mal in morphologischen Resten bzw. Pseudoaffixen. Allerdings sind Flexionsaffixe auch deutlich häufiger als andere Reduktionssilben (6.366 vs. 3.834 Token). Der Unterschied ist deshalb nicht signifikant *($\chi^2 = 8.2726$; df = 2; p > .05)*. Das reduzierte ‹e› ist nicht in erster Linie eine morphologische Schreibung, es ist eher eine prosodische Schreibung und markiert Reduktionssilben.

Bei den Reduktionssilben gibt es paradigmatisch keine morphologische Markierung – und auch syntagmatisch werden morphologische Einheiten scheinbar nicht markiert, das zeigt zumindest ein erster Blick in die Statistik. Der Zusammenhang von Schreibunterbrechungen und Morphemgrenzen ist nicht signifikant *($\chi^2 = 3.9714$; df = 1; p > .05)*. Morphemgrenzen werden also nicht durch Unterbrechungen markiert, das lässt sich so pauschal nicht bestätigen. Aber: Das liegt daran, dass unterschiedliche Morphemgrenzen unterschiedlich behandelt werden. Vergleicht man nämlich verschiedene Typen von Morphemgrenzen mit den Schreibunterbrechungen, ergibt sich ein anderes Bild *($\chi^2 = 736,62$; df = 4; p < .001; Cramers' V = .079)*. An Kompositions- und Derivationsgrenzen unterbricht die Schrift signifikant häufiger, als zu erwarten wäre (Abb. 78). An Flexionsgrenzen ist es genau andersherum; diese werden deutlich seltener unterbrochen.

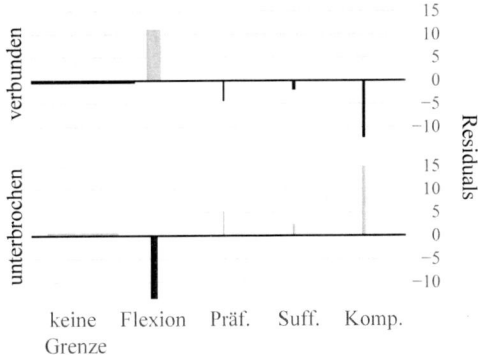

Abb. 78: Morphologische Grenztypen und Verbundenheit.

Zwischen Derivations- und Kompositionsfugen ist noch einmal ein deutlicher Unterschied zu erkennen. Kompositionsgrenzen zeigen sich besonders stark. Das ist insofern erstaunlich, als dass diese Grenzen in der handschriftlichen Produktion offenbar keine besondere Rolle spielen oder eher eine negative Rolle: Afonso & Álvarez (2019a) zeigen, dass die Produktionsunterbrechung zwischen den Konstituenten eines Kompositums kürzer war als die Unterbrechung bei vergleichbaren Wörtern, die keine Komposita sind. Die Autor:innen deuten dies als Hinweis darauf, dass der Abruf des Zweitglieds schon beginnt, während das Erstglied verarbeitet wird. Allerdings wurde diese Untersuchung an spanischen Schreiber:innen und mit spanischen Komposita durchgeführt – und im Spanischen ist die Komposition wesentlich weniger häufig als im Deutschen. Fürs Deutsche zeigen Nottbusch et al. (1998: 18 ff.), dass an Morphemgrenzen nur dann signifikant häufiger pausiert wird, wenn sie mit einer Silbengrenze zusammenfallen. Genau das ist typischerweise der Fall bei Kompositionsgrenzen und seltener der Fall bei Flexionsgrenzen. Darauf deutet auch der Umstand hin, dass Suffigierung seltener durch eine Unterbrechung markiert wird als Präfigierung. Eine morphologische Grenze zwischen Präfixen wie *ver-* und *zer-* und Lexem ist häufiger zugleich auch eine Silbengrenze als die Grenze zwischen Lexem und Suffixen wie *-ung*.

Diese Art der Segmentierung in morphologische Einheiten darf als Eigenheit von Handschriften gelten, in Druckschriften kann sie nicht umgesetzt werden. Dafür fehlt eine Leerstelle, die größer ist als der Abstand zwischen zwei Buchstaben und kleiner als der Abstand zwischen zwei Wörtern. Allerdings findet eine morphologische Segmentierung indirekt auch in Druckschriften statt, weil phonologische Assimilationsprozesse dort nicht gezeigt werden. Die Schrift wird in diesen Fällen phonologieferner und morphologienäher:

> In morphologisch komplexen phonologischen Wortformen findet sich eine große Zahl von spezifischen Assimilations- und Reduktionsprozessen, die es im Geschriebenen nicht gibt. In der Form [ʔɛnttaʀnən] beispielsweise tritt bei Standardlautung jedenfalls eine Geminatenreduktion auf ein [t] ein. Diese Reduktion ist typisch für morphologische Grenzen. [...] Die geschriebene morphologische Einheit behält ihre Gestalt unter fast allen Bedingungen, ihre Segmentfolge ist stabil. Man kann dies als ein Prinzip der Morphemkonstanz beschreiben, das das Geschriebene klar vom Gesprochenen unterscheidet. (Eisenberg 2020: 338)

Es gibt hier auch einen Zusammenhang mit den graphematischen prosodischen Grenzen. Diese fallen oft mit morphologischen Grenzen zusammen, insbesondere bei der Komposition (9a) und der Derivation (9b). Die Beispiele, in denen eine Flexionsgrenze mit einer Fußgrenze zusammenfallen, sind mehr oder weniger alle vom Typ Partikel + Partizip bzw. *zu*-Infinitiv (9c). Auch eine Markierung der phonologischen Wortgrenzen wäre hier denkbar.

9 a. ᴅᴇɢ[**auf**]ᴛʀᴏ[**wend**en], ᴛʀᴏ[**Trock**en]ᴛʀᴏ[**masse**]
   b. ᴛʀᴏ[**Kaiser**]ᴅᴇɢ[in], ᴛʀᴏ[**körper**]ᴛʀᴏ[**lich**en], ᴛʀᴏ[**Müdig**]ᴅᴇɢ[**keit**]
   c. ᴛʀᴏ[**ausge**]ᴅᴇɢ[**löst**], ᴛʀᴏ[**umzu**]ᴛʀᴏ[**setzen**]

Ob die Schreibunterbrechung an diesen Stellen morphologisch oder prosodisch bedingt ist, muss offen bleiben. Sie kann die morphologische Struktur ebenso zeigen wie die prosodische. Es gibt also sogar zwei gute Gründe, warum an diesen Stellen häufiger eine Schreibunterbrechung kommt.

Ein weiteres Beispiel für eine linguistisch motivierte paradigmatische Variation gibt es in der arabischen Schrift. Dort ändern die Buchstaben je nach Position im Wort (initial, medial, final) ihre Grundform. Wörter, deren Buchstaben auf diese Weise ausgezeichnet werden, werden rezeptiv schneller verarbeitet (Taha et al. 2013). Ähnliches könnte man auch im deutschen Schriftsystem finden, wenn auch nur begrenzt und nur unter der Vorannahme, dass Majuskeln positionsabhängige Allographen der Minuskeln sind. Dann wäre nämlich die Großschreibung eine paradigmatische Variation, die unter sehr begrenzten Bedingungen zum Zuge kommt. Der Wortanfang wird damit durch ein graphetisch prominentes Zeichen, eine Majuskel markiert: Majuskeln haben nicht nur immer eine Länge, sondern noch zusätzlich eine horizontale Ausdehnung im Oberband (vgl. Fuhrhop s. a.: 16). Majuskeln werden hier nicht betrachtet – auch, weil sie nicht grundsätzlich die Einheit Wort markieren, sondern nur einzelne Wörter bzw. eine spezielle syntaktische Position (Kerne von Nominalgruppen). Vielleicht finden sich in Handschriften aber andere Auszeichnungsmöglichkeiten für diese Positionen, denn gerade der erste und der letzte Buchstabe sind für die Worterkennung besonders wichtig (vgl. Schomaker & Segers 1999: 16 f.).

An anderer Stelle (Reinken 2022: 83) habe ich eine Endrandmarkierung beschrieben, bei der einzelne Buchstaben am Ende eines Wortes vertikal oder horizontal verlängert werden. Meist wird die Länge schon allein durch einen längenhaltigen Buchstaben am Wortende markiert, aber selbst in Fällen, in denen kein langer Buchstabe kommt, erhalten die kurzen Buchstaben eine zusätzliche Markierung (Abb. 79). Die Wahrscheinlichkeit einer solchen Längenmarkierung steigt, je länger das Wort ist.

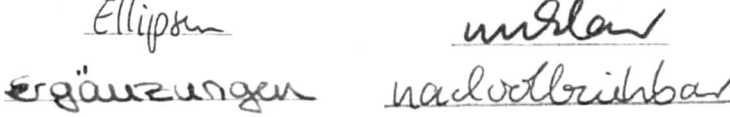

Abb. 79: Endrandmarkierung (aus Reinken 2022: 83).

Mit der hier verwendeten Methode ist das freilich nicht nachzuweisen, weil diese geometrische Verzerrung keine Veränderung der Grundform ist. Doch auch bei unterschiedlichen Grundformen zeigt sich in vielen Fällen ein signifikanter Zusammenhang zwischen der Form und der Position im Wort (Tab. 39). In Anhang 7.6 sind die Ergebnisse der χ^2-Tests zu finden.

initial	medial	final	
α	α		
a3	a4		
	d	d	α	d
	d2	d3	d4	d5
f	/		
f4	f9		

initial		medial		final		
∂				9	S	ʃ
g1				g3	g4	g6
				ℓ		
				h5		
ℓ		\		ℓ		
l1		l2		l1		
		n		n		
		n2		n1		
⌐		⌐		⌐		
r3		r3		r4		
S	ə	ə	ʃ	∿		
s1	s2	s2	s4	s3		
		∕	∣	✝		
		t2	t4	t3		

Tab. 39: Grundformen und ihre typische Position im Wort.

Eine starke Übereinstimmung bestimmter Merkmale mit einer Position springt nicht direkt ins Auge. Möglicherweise sind im Anfangs- und Endrand die jeweils ‚breiteren' Formen zu finden. Bei ‹l› leuchtet das schnell ein, bei ‹f› und ‹n› könnte man auch so argumentieren. Hier stößt die Methodik aber an ihre Grenzen. Die Frage nach einer Wortrandmarkierung schreit nach einer metrischen Analyse statt einer kategorialen.

Im folgenden Abschnitt fasse ich einige der bisherigen Ergebnisse zusammen. Ziel ist es zu zeigen, wie viel schon an einem einzigen Buchstaben, dem ‹h›, graphetisch zu sehen ist.

4.8   Phonographie, Graphotaktik, Syllabographie und Morphographie im Über- blick: Das ‹h›

Unter den Buchstaben nimmt das ‹h› im Deutschen eine Sonderstellung ein. Es ist noch polyfunktionaler als das ‹e› (vgl. Kap. 4.2). Anders als das ‹e› finden sich seine unterschiedlichen Funktionen aber nicht nur auf der phonographischen bzw. silbischen Ebene, sondern auch auf der morphologischen Ebene. Auch graphotaktisch spielt das ‹h› eine Rolle; es bildet mit dem ‹c› zusammen ein komplexes Graphem, das auch gra- phetisch identifiziert werden kann (Kap. 4.4.2).

10 a. haben, Herder, hier, Hoffnung, Humorfaktor, Inhalt …
    b. abgelehnt, Anzahl, Erzähler, Jahr, mehr, überführt …
    c. Ansehen, Ehe, entstehen, Höhe, Ruhepotential …
    d. durch, Richtung, Mensch, nicht, versucht …
    e. Atmosphäre, Bibliothek, Botho, Christian, Graph, Methode, Phosphat …

Das ⟨h⟩ hat zunächst eine phonographische Funktion (10a). Es korrespondiert in diesem Fall mit dem glottalen Frikativ /h/. Im Deutschen kommt dieser nur im Anlaut vor (vgl. Eisenberg 2020: 93 ff.). Das erklärt auch die recht geringe Anzahl von phonographischen ⟨h⟩ im Korpus; sie kommen nur 778-mal vor. Das Anlaut-⟨h⟩ ist einerseits kombinatorisch stark eingeschränkt, andererseits ist aber auch die akustische Stärke des mit ⟨h⟩ korrespondieren Lauts sehr gering.

Viele ⟨h⟩ sind silbenstrukturell bedingt (10b,c). 10b ist das Dehnungs-⟨h⟩, das in Silben mit komplexem Endrand sicherstellt, dass der Silbenkern gespannt gelesen wird. Es zeigt die Gespanntheit eines vorhergehenden Vokals an (vgl. Eisenberg 2020: 330, 340ff.) und steht vor allem vor ⟨l⟩, ⟨m⟩, ⟨n⟩, ⟨r⟩. Es besetzt dann die Key-Position (darauf deutet auch hin, dass es nie nach komplexen Silbenkernen steht, vgl. Berg 2019: 133). In vielen Fällen ist es eigentlich überflüssig (vgl. Fuhrhop 2020: 17), z. B. würde das erste ⟨e⟩ in ⟨dehnen⟩ auch ohne das ⟨h⟩ gespannt gelesen werden, wie auch im Pronomen ⟨denen⟩. Es hilft allerdings in morphologisch komplexen Wörtern wie ⟨dehnst⟩, die Gespanntheit des vorherigen Vokals sicherzustellen. Für das Dehnungs-⟨h⟩ finden sich 836 Token im Korpus.

Der zweite, mit 309 Token im Korpus wesentlich seltenere Fall des silbenstrukturellen ⟨h⟩ ist das silbeninitiale ⟨h⟩ (10c). Dieses ⟨h⟩ wird gesetzt, wenn ansonsten zwei Silbenkernbuchstaben aneinanderstoßen würden. Oft ist der zweite Silbenkern ein ⟨e⟩. Es verhindert also insbesondere Schreibungen wie *⟨rue⟩, *⟨seen⟩, *⟨dreen⟩. Bei diesen Schreibungen könnte das (zweite) ⟨e⟩ auch als Bestandteil der ersten Silbe interpretiert werden, als Umlautschreibung etwa oder als Längenzeichen. Die Schreibungen könnten also graphematisch einsilbig interpretiert werden. Das scheint aber insbesondere für Verben bis auf die Ausnahmen *sein* und *tun* ausgeschlossen zu sein, Verbinfinitive sind im Deutschen graphematisch zweisilbig (vgl. Fuhrhop 2020: 24). Anders als das Dehnungs-⟨h⟩ kann das silbeninitiale ⟨h⟩ eine phonologische Entsprechung haben, es kann also immer auch ein Anlaut-⟨h⟩ sein. Anders als das Anlaut-⟨h⟩ kann das silbeninitiale ⟨h⟩ aber auch stumm sein und wird es in den meisten Fällen, außer in Überlautung, wohl auch sein.

Eine vierte Funktion übernimmt das ⟨h⟩ in Kombination mit dem ⟨c⟩ (10d). Ich nenne es hier das graphische ⟨h⟩ – und zwar, weil es den kopflosen Buchstaben ⟨c⟩ durch seinen Kopf graphisch stützt (siehe Kap. 2.1.2). In dieser Verbindung kommt besonders häufig eine bestimmte ⟨h⟩-Form vor, außerdem findet sich zwischen ⟨ch⟩ seltener eine Unterbrechung, als es zu erwarten wäre (siehe Kap. 4.4.2). Das sind graphetische Indizien dafür, ⟨ch⟩ als komplexes Graphem anzusehen, aber auch graphematisch spricht viel dafür. Wenn ein ⟨h⟩ auftritt, dann ist es übrigens sehr wahrscheinlich Teil von ⟨ch⟩. Tatsächlich kommt das graphische ⟨h⟩ mit 3.744 Token von allen ⟨h⟩-Typen deutlich am häufigsten im Korpus vor. ⟨sch⟩ besteht aus den Graphemen ⟨s⟩ und ⟨ch⟩, diese Vorkommen zählen also auch zum graphischen ⟨h⟩.

Eine in Abituraufsätzen nicht ganz marginale Funktion kann das ⟨h⟩ noch als etymologischer Marker übernehmen (10e). Immerhin 290 Vorkommen des ⟨h⟩ können so erklärt werden. In diesen Vorkommen steht es prävokalisch, und zwar oft in Kombination mit ⟨t⟩, ⟨p⟩, ⟨r⟩ oder ⟨c⟩ wie in ⟨Thomas⟩, ⟨Photosynthese⟩, ⟨rhythmisch⟩ oder ⟨chaotisch⟩. Es deutet dann darauf hin, dass es sich bei dem betreffenden Wort um ein Fremdwort oder einen Namen handelt, oft um ein Wort mit griechischen Wurzeln (vgl. Eisenberg 2018: 329).

Die verschiedenen ⟨h⟩-Typen können jeweils auf unterschiedlichen Schreibebenen interpretiert werden. Das Anlaut-⟨h⟩ ist ein klassischer Fall für eine phonographische Schreibung. Das graphische ⟨h⟩ ist in Verbindung mit dem ⟨c⟩ eine graphotaktische

Schreibung. Das silbeninitiale ‹h› sichert die graphematische Zweisilbigkeit, es ist eine silbische Schreibung. Das Dehnungs-‹h› wird vor allem in morphologisch komplexen Wörtern wichtig. Dort sichert es die Gespanntheit des vorhergehenden Vokals. Wird es in verwandte Zweisilber übertragen, ist es geradezu beispielhaft für morphologische Schreibungen. In den Zweisilbern ist es oft nicht sinnvoll zu interpretieren, aber in Bezug auf den Einsilber ergibt sich die Erklärung als Dehnungszeichen.

In den vorherigen Kapiteln hat sich gezeigt, dass phonographische, graphotaktische, silbische, prosodische und morphologische Markierungen graphetisch zum Teil ganz unterschiedlich funktionieren, zum Teil aber auch ähnlich. Das soll nun abschließend am ‹h› geprüft werden.

Das ‹h› hat, wie schon einige Male erwähnt, sechs Formen im Korpus (Abb. 80). Die Formen unterscheiden sich einerseits dadurch, dass sie eine oder zwei Kodas haben (h1, h2 vs. h3, h4) oder gar keine (h5, h6). Ferner unterscheiden sie sich durch die Form ihres Kopfes. Er kann entweder ein Strich sein (h2, h4, h6) oder eine Schlaufe (h1, h3, h5). Manche Schreiber:innen nutzen sogar verschiedene ‹h›-Formen im gleichen Wort (Abb. 81).

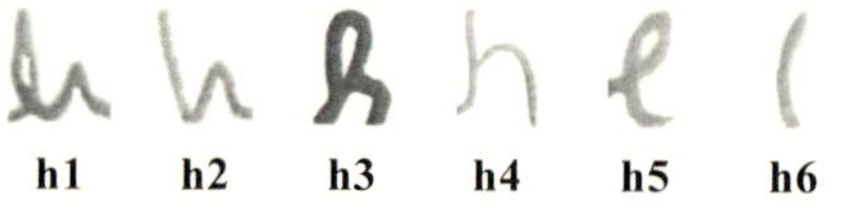

h1   h2   h3   h4   h5   h6

Abb. 80: ‹h›-Formen.

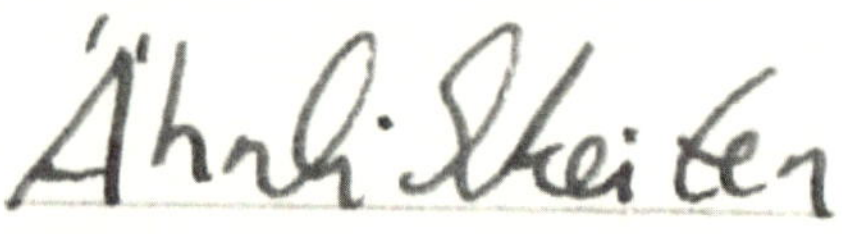

Abb. 81: Verschiedene ‹h›-Formen in einem Wort (1391_133).

Die ‹h›-Formen verteilen sich auffällig (Fisher-Test, *p* < *.001; Cramers' V = .075*). Die Form h6 ist für die phonographische Schreibung dispräferiert. Das ist vor dem Hintergrund von Kap. 4.3 erstaunlich, dort wurde gemutmaßt, dass stimmlose Laute mit einer Grundform mit Strich korrespondieren und stimmhafte Laute mit einer Schlaufenform. Mit dieser Überlegung müsste also die Form h6 eigentlich häufiger vorkommen als erwartet, denn das /h/ wird meist als stimmloser Frikativ angesehen (Hall 2011: 10; vgl. Wiese 2006: 23). Allerdings ist erstens die Auslautverhärtung bei den Frikativen insgesamt recht eingeschränkt. Zweitens ist bei den glottalen Obstruenten die Opposition stimmhaft vs. stimmlos im Deutschen neutralisiert, es fehlen die stimmhaften glottalen Obstruenten. Tatsächlich kommen die anderen Schlaufenformen h1 und h3 häufiger als erwartet vor, aber diese Häufung ist nicht signifikant. h5 dagegen kommt ebenfalls seltener als erwartet vor (allerdings auch wieder nicht signifikant). Es scheint hier also vielleicht nicht gerade um die Schlaufe zu gehen, sondern um die Tatsache, dass h6 eine reduzierte Form ist. Noch ein weiterer Faktor dürfte hier eine Rolle spielen: Die reduzierten Formen h5 und h6 korrelieren häufiger als erwartet mit einem graphischen ‹h›. Diese Beobachtung ist auch schon an mehreren Stellen aufgetreten und stützt die These, dass sich das ‹c› eine Länge sucht – und eben nur eine Länge und keine zusätzliche Koda.

Über das silbeninitiale ‹h› lassen sich leider keine Aussagen treffen. Für das Dehnungs-‹h› kommt häufiger die Form h4 und seltener die Form h5. Ähnlich verhält es sich mit dem etymologischen ‹h›. Beide haben gemein, dass sie unmittelbar am Silbenkern stehen. An dieser Position benötigt das ‹h› eine Form mit einer deutlichen Koda. Ansonsten könnte die Länge des |h| insbesondere in verbundenen Schriften leicht mit den kompakten Kernbuchstaben als ein anderer Buchstabe interpretiert werden. Eine größere Distinktivität des ‹h› an diesen Stellen verhindert das.

5 Zusammenfassung: Eine Theorie der handschriftlichen Linguistik

Diese Arbeit beschreibt die graphetische Variation in Handschriften. Individuelle und situative Faktoren spielen, soweit feststellbar, eine bedeutende Rolle, können aber nicht die gesamte Variation in Handschriften erklären, weder paradigmatisch noch syntagmatisch. Auch die motorische Koartikulation und Kovariation können nicht alles erklären. Vielmehr zeigt sich an mehreren Stellen, dass grammatische Phänomene eine Erklärung für gefundene Variationen bieten. Ich habe die Variationsphänomene in ein Spannungsfeld zwischen Distinktivität, Ambiguität, Ikonismus und Ökonomie gestellt.

Die in der Handschrift sichtbaren grammatischen Einheiten entsprechen (neben den Buchstaben und Wörtern) Silbensegmenten, Silben, Füßen und Morphemen. Einige dieser visuellen Markierungen finden sich auch schon in Druckschriften, andere ausschließlich in Handschriften. Sie lassen sich unterteilen in paradigmatische und syntagmatische Markierungen. Erstere beziehen sich auf unterschiedliche Grundformen, letztere auf Unterbrechungen bzw. Verbindungen der Schrift. Tab. 40 gibt einen Überblick über die visuellen Markierungen in Hand- und Druckschriften. Eingeklammerte Zellen bei den Handschriften bedeuten, dass die graphetische Variation auch in Druckschriften zu finden ist und die Handschriften keine darüber hinausgehende Variation zeigen.

	Druckschrift		Handschrift	
	paradigmatisch	syntagmatisch	paradigmatisch	syntagmatisch
Lautmerkmal	+	−	(+)	−
Silbensegment	−	+	+	(+)
Silbe	+	−	+	(+)
Fuß	+	−	+	+
Morphem	+	−	(+)	+
Wort	−	+	?	(+)

Tab. 40: Graphetische Variation in Hand- und Druckschriften und grammatische Einheiten, die dadurch markiert werden.

Lautmerkmale zeigen sich in der Druckschrift dadurch, dass bestimmte Buchstabenelemente mit bestimmten Lautklassen korrespondieren (vgl. Primus 2003). Zum Beispiel korrespondiert die Schräge mit der Klasse der Frikative. Über diese Korrespondenzen hinaus konnte in Handschriften nur eine Stelle festgestellt werden, an denen sie über die aus den Druckschriften bekannten Korrespondenzen hinausgehen: Schlaufen scheinen zumindest beim ‹d› und möglicherweise beim ‹s› mit Stimmhaftigkeit zu korrespondieren Syntagmatisch werden Lautmerkmale nicht markiert.

Silbensegmente – das sind in der Schrift Grapheme – werden in der Druckschrift *grosso modo* durch Leerstellen links und rechts von ihnen markiert, mit einer Einschränkung: Komplexe Graphemen, die aus zwei Buchstaben bestehen, können auch intern eine Leerstelle enthalten. Die Markierung von Silbensegmenten durch Unterbrechungen (also eine syntagmatische Markierung) funktioniert in diesem Fall nicht. Handschriften hingegen markieren Grapheme nicht unbedingt mit Leerstellen Dafür gibt es zu viele Verbindungen. Allerdings markieren sie komplexe Grapheme mitunter sowohl syntagmatisch (durch das Fehlen der Leerzeichen) als auch paradigmatisch (durch besondere Buchstabenformen): Innerhalb komplexer Grapheme kommen seltener Unterbrechungen vor und insbesondere das ‹h› in ‹ch› hat oft eine besondere, reduzierte Form (|ℓ| oder |(|). Die syntagmatische Variation, ihre Zusammenschreibung, ist aber kein notwendiges Kriterium für das Vorliegen eines Graphems.

Weiterhin zeigen sich auch Silben. In der Druckschrift wirkt das Allgemeine Graphematische Silbenbaugesetz (vgl. Fuhrhop & Buchmann 2009), nach dem die Buchstaben in der Silbe anhand der Längenhierarchie positioniert sind. Längere Buchstaben stehen an den Silbenrändern, kompaktere im Silbenkern. Das findet sich selbstverständlich auch in Handschriften. Dort findet sich aber auch eine paradigmatische Markierung prosodischer Strukturen, die in der Druckschrift nicht vorkommt: Reduktionssilben werden durch reduzierte ‹e› markiert. Dieser Umstand lässt sich prosodisch interpretieren, weil Reduktionssilben nicht-prominente Silben eines Fußes sind. Auch in Druckschriften werden Silbe, Fuß und Morphem paradigmatisch markiert, weil nur bestimmte Buchstaben in bestimmten Silbenpositionen oder Flexionsaffixen stehen können. Die Besetzung der Key-Position zeigt die Prominenz von Silben paradigmatisch. Alle drei Einheiten werden in der Druckschrift nicht syntagmatisch gezeigt, in Handschriften jedoch schon; ihre Grenzen sind bevorzugte Positionen für Schriftunterbrechungen.

Schließlich bleibt noch das Wort. Es gibt zwar auch in der Druckschrift paradigmatische Hinweise darauf, wann ein Wort endet (z. B. oft nach einer Reduktionssilbe), diese Markierungen ergeben sich aber schon aus den anderen Ebenen. Syntagmatisch dagegen sind Wörter gut über Spatien markiert (vgl. Fuhrhop 2008), das gilt auch in Handschriften. Es gibt Hinweise, dass Handschriften die Wortränder auch paradigmatisch markieren, diese konnten aber nicht weiter verfolgt werden.

Insgesamt befindet sich graphetische Variation in einem Zwiespalt zwischen Distinktivität und Ökonomie (Abb. 83).

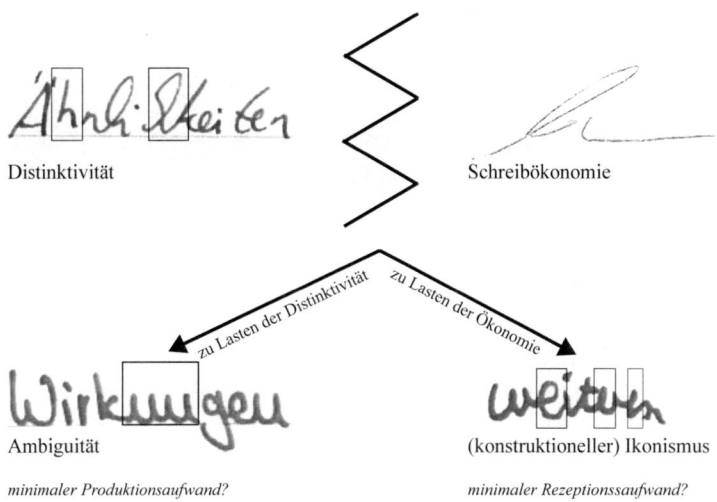

Distinktivität   Schreibökonomie

zu Lasten der Distinktivität   *zu Lasten der Ökonomie*

Ambiguität   (konstruktioneller) Ikonismus

minimaler Produktionsaufwand?   *minimaler Rezeptionssaufwand?*

Abb. 82: Distinktivität (1391_133), Schreibökonomie (Unterschrift), Ambiguität (1139_10) und Ikonismus (1325_65).

Manche Schreibungen haben eine hohe Distinktivität, wo Druckschriften nur formgleiche Zeichen nutzen können (z. B. bei den unterschiedlichen Funktionen des ‹e› und des ‹h›). Dadurch wird jedoch das Forminventar erhöht, was sowohl für Schreiber:innen als auch für Leser:innen eine ökonomische Herausforderung darstellt. Eine zweite, damit verwandte ökonomische Beschränkung ist, dass graphetische Markierungen in einem Zwiespalt zwischen möglichst unaufwendiger Produktion und möglichst eindeutiger Rezeption stehen:

> The shape of letters is subject to two competing dynamics of attraction: motor constraints and visual constraints. Writers should try to minimize the effort involved in producing letters, but in doing so they risk a diminution of legibility. (Morin 2018: 673)

Die Funktionalisierung einer bestimmten Form muss gut motiviert sein. Bei anderen Buchstaben als bei ‹h› und ‹e› findet sich eher kein Distinktivitätsmechanismus, die anderen Buchstaben sind aber auch nicht so eindeutig polyfunktional wie ‹h› und ‹e›. Eine Lösung dieses Spannungsfelds ist, den konstruktionellen Ikonismus funktional einzusetzen. An linguistisch markierten Stellen (gleich, welche Funktion diese Stelle erfüllt) kommen eher auch graphetisch markierte Grundformen. Diese wurden hier in den reduzierten Formen gefunden. Beispielsweise stehen reduzierte Formen von ‹f› (|/|), ‹h› (|(|) und ‹t› (|||) auch an strukturell markierten Positionen. Beim ‹f› und ‹t› ist das die Key-Position, bei ‹h› die extrasilbische Position.

Eine andere Lösung für das angesprochene Dilemma ist es, Ambiguitäten zuzulassen; die Distinktivität also nicht zu maximieren. Dafür bestehen in Handschriften deutlich mehr Möglichkeiten als in Druckschriften. Manche Schreiber:innen treiben das auf die Spitze und setzen die Distinktivität in einigen Fällen geradezu absichtlich nicht um. Dafür finden sich vor allem Beispiele aus den syntaktischen Schreibungen.

Bei den ersten beiden Beispielen in Abb. 83 müssten bei ‹Werke› und ‹Strafe› eigentlich Majuskeln stehen. Allerdings sind die Majuskeln von ‹W› und ‹S› zu ihren Minuskeln formgleich, nur größer. Dieser Größenunterschied kann in Handschriften nivelliert werden (man vergleiche das ‹w› in ‹Ausgewählte› mit dem ‹W› in ‹Werke›). Das dritte Beispiel zeigt einen Fall, in dem die Getrennt- und Zusammenschreibung unklar ist.

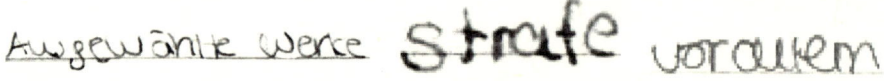

Abb. 83: Ambiguitäten bei syntaktischen Schreibungen (1264_19–20, 1275_67 und 1402_72).

In der historischen Graphematik sind diese graphetischen Zweifelsfälle ein echtes Problem. Hübner et al. (2018) beschreiben, dass bei einigen Zeichen nicht klar ist, ob es sich um eine Majuskel oder Minuskel handelt. Sogar der Zeitpunkt der Entstehung des ‹w› ist deshalb nicht eindeutig zu bestimmen, weil die Bestandteile in historischen Handschriften mal mehr, mal weniger nah zusammengeschrieben wurden (vgl. Elmentaler 2017: 70).

In dieser Untersuchung ist dies aber nur eine anekdotische Beobachtung. Mehr lässt sich zu den syntaktischen Schreibungen erstmal nicht sagen, es dürfte aber deutlich geworden sein, dass dort noch einiges an Forschungspotential liegt.

Damit bin ich bei den Begrenzungen dieser Arbeit angelangt. Es hat sich gezeigt, dass sowohl eine Erweiterung auf der syntaktischen Ebene als auch eine metrische Analyse gewinnbringend sein dürften. Auch die Ausweitung auf andere Sprachen könnte Erkenntnisse liefern. Die beschriebenen Beobachtungen gelten für das Deutsche und nehmen Bezug auf spezifisch deutsche Strukturen. Das kann in anderen Sprachen völlig anders aussehen. Vielleicht lassen sich durch diese Ergebnisse in anderen Sprachen sogar Strukturen finden, die bisher noch nicht im Fokus der Sprachwissenschaft standen, etwa weil auffällt, dass eine bestimmte Stelle oft mit reduzierten Buchstaben realisiert wird.

Auch bleibt offen, inwieweit die visuellen Markierungen auf der Rezeptionsseite tatsächlich genutzt werden. Für morphologische Schreibungen in der Druckschrift gibt es dazu Hinweise (vgl. Bredel et al. 2013). Für die graphetischen Variationen müsste das erst untersucht werden.

Diese Arbeit zeigt, wie viel eine Betrachtung der Handschriftlichkeit für die graphematische Forschung bieten kann. Sie zeigt auch, dass die Beschäftigung mit Handschriften im digitalen Zeitalter alles andere als anachronistisch ist, verraten sie doch eine Menge darüber, wie das Sprachsystem intern strukturiert ist. Schriftlichkeit ist und bleibt eine für das kulturelle Gedächtnis unserer Gesellschaft maßgebliche Überlieferungstechnik. Und gerade Handschriften bieten Potentiale, die die Druckschriften nicht bieten – in ihrer Grammatizität ebenso wie in ihrer Individualität.

6 Literatur & Quellen

6.1 Literatur

Adamzik, Kirsten (2016). *Textlinguistik. Grundlagen, Kontroversen, Perspektiven.* 2. Aufl. Berlin, Boston: de Gruyter.

Ädel, Annelie (2020). Corpus Compilation. In: *A practical handbook of corpus linguistics.* Hg. Magali Paquot & Stefan T. Gries. Cham: Springer. S. 3–24.

Afonso, Olivia & Carlos J. Álvarez (2019a). Constituent frequency effects in the written production of Spanish compound words. In: *Memory & Cognition* 47 (7): S. 1284–1296. DOI: 10.3758/s13421-019-00933-5.

— (2019b). Measuring Writing Durations in Handwriting Research. What Do They Tell Us About the Spelling Process? In: *Spelling and Writing Words. Theoretical and Methodological Advances.* Hg. Cyril Perret & Thierry Olive. Leiden, Boston: Brill. S. 151–162. DOI: 10.1163/9789004394988_009.

Agius, Anna, Marie Morelato, Sébastien Moret, Scott Chadwick, Kylie Jones, Rochelle Epple, James Brown & Claude Roux (2018). Using Handwriting to Infer a Writer's Country of Origin for Forensic Intelligence Purposes. In: *Forensic Science International* 282: S. 144–156. DOI: 10.1016/j.forsciint.2017.11.028.

Alston, Jean (1983). A Legibility Index: Can Handwriting be Measured? In: *Educational Review* 35 (3): S. 237–242. DOI: 10.1080/0013191830350305.

Alston, Jean & Jane Taylor (1987a). Beginning to Write: The Development of Grapho-Motor Skills. In: *Handwriting. Theory, Research and Practice.* Hg. Jean Alston & Jane Taylor. London: Croom Helm. S. 9–23.

— (1987b). The Sequence and Structure of Handwriting Skills. In: *Handwriting. Theory, Research and Practice.* Hg. Jean Alston & Jane Taylor. London: Croom Helm. S. 108–125.

Altenmüller, Hartwig (2010). *Einführung in die Hieroglyphenschrift.* 2. Aufl. Hamburg: Buske.

Althaus, Hans P. (1980). Graphetik. In: *Lexikon der germanistischen Linguistik.* Hg. Hans P. Althaus, Helmut Henne & Herbert E. Wiegand. 2. Aufl. Tübingen: Niemeyer. S. 138–142.

Altmann, Gabriel (2004). Script Complexity. In: *Glottometrics* 8: S. 68–74.

Ansell, Michael (1979). Handwriting Classification in Forensic Science. In: *Visible Language* 8 (3): S. 239–251.

AR (2018). *Amtliches Regelwerk. Regeln und Wörterverzeichnis.* Mannheim. Online verfügbar unter: www.rechtschreibrat.com/DOX/rfdr_Regeln_2016_redigiert_2018.pdf. [zuletzt abgerufen am 05. 03. 2022].

Aronoff, Mark (1992). Segmentalism in Linguisitics. In: *The Linguistics of Literacy.* Hg. Pamela A. Downing, Susan D. Lima & Michael Noonan. Amsterdam: John Benjamins. S. 71–82. DOI: 10.1075/tsl.21.09aro.

Askov, Eunice, Wayne Otto & Warren Askov (1970). A Decade of Research in Handwriting. Progress and Prospect. In: *Journal of Educational Research* (64): S. 99–111.

Backhaus, Klaus, Bernd Erichson, Wulff Plinke & Rolf Weiber (2018). M*ultivariate Analysemethoden.* 15. Aufl. Berlin, Heidelberg: Springer. DOI: 10.1007/978-3-662-56655-8.

Badecker, William, Argye Hillis & Alfonzo Caramazza (1990). Lexical Morphology and Its Role in the Writing Process. Evidence from a Case of Acquired Dysgraphia. In: *Cognition* 35: S. 205–243.

Bara, Florence & Marie-France Morin (2013). Does the Handwriting Style Learnead in First Grade Determine the Style Used in the Fourth and Fifth Grades and Influence Handwriting Speed and Quality? A Comparison between French and Quebec Children. In: *Psychology in the Schools* 50 (6): S. 601–617. DOI: 10.1002/pits.21691.

Barriere, Caroline & Réjean Plamondon (1998). Human Identification of Letters in Mixed-Script Handwriting. An Upper Bound on Recognition Rates. In: *IEEE Transactions on Systems, Man, and Cybernetics* 28 (1): S. 78–81. DOI: 10.1109/3477.658580.

Bartnitzky, Horst (2005). Welche Schreibschrift passt am besten zum Grundschulunterricht heute? In: *Grundschule Aktuell* (91): S. 3–12.

— (2011). Grundschrift: Konzept und Begründungen. In: *Grundschrift. Damit Kinder besser schreiben lernen.* Hg. Horst Bartnitzky, Ulrich Hecker & Christina Mahrhofer-Bernt. Frankfurt am Main: Grundschulverband. S. 12–30.

Beck, Friedrich (2006). „Schwabacher Judenlettern". Schriftverruf im Dritten Reich. In: *Die Kunst des Vernetzens.* Hg. Botho Brachmann, Helmut Knüppel, Joachim-Felix Leonhard & Julius H. Schoeps. Berlin: Verlag Berlin-Brandenburg. S. 251–269.

Becker, Thomas (2002). Silbenschnitt und Silbenstruktur in der deutschen Standardsprache der Gegenwart. In: *Silbenschnitt und Tonakzente.* Hg. Peter Auer, Peter Gilles & Helmut Spiekermann. Tübingen: Niemeyer. S. 87–101. DOI: 10.1515/9783110916447.87.

— (2012). *Einführung in die Phonetik und Phonologie des Deutschen.* Darmstadt: WBG.

Beier, Sofie & Kevin Larson (2010). Design Improvements for Frequently Misrecognized Letters. In: *Information Design Journal* (18): S. 118–137. DOI: 10.1075/idj.18.2.03bei.

Bellingradt, Daniel (2020). Von der Schreibkunst zur Nischenfertigkeit. Eine kleine Kulturgeschichte der Handschrift (in Europa). In: *Forschung & Lehre* (2): S. 106–109.

Bensefia, Ameur, Ali Nosary, Thierry Paquet & Laurent Heutte (2002). Writer Identification by Writer's Invariants. In: *Proceedings of the Eighth International Workshop on Frontiers in Handwriting Recognition.* Hg. IWFHR. Los Alamitos: IEEE Computer Society. S. 274–279. DOI: 10.1109/IWFHR.2002.1030922.

Berg, Kristian (2019). *Die Graphematik der Morpheme im Deutschen und Englischen.* Berlin, Boston: de Gruyter. DOI: 10.1515/9783110604856.

— (2019–2021). *GraphVar. Das Klausurenkorpus.* Bonn. Online verfügbar unter: graphvar.uni-bonn.de. [zuletzt abgerufen am 05. 03. 2022].

Berg, Kristian, Cedrek Neitzert & Jonas Romstadt (2021). *GraphVar. Korpusaufbau und Annotation.* Online verfügbar unter: graphvar.uni-bonn.de/static/documents/GraphVar_Korpusaufbau_und_Annotation_v1.pdf [zuletzt abgerufen am 01. 09. 2021].

Berg, Kristian, Beatrice Primus & Lutz Wagner (2016). Buchstabenmerkmal, Buchstabe, Graphem. In: *Handbuch Laut, Gebärde, Buchstabe.* Hg. Ulrike Domahs & Beatrice Primus. Berlin, Boston: de Gruyter. S. 337–355. DOI: 10.1515/9783110295993-019.

Berg, Thomas Th. (2002). Slips of the Typewriter Key. In: *Applied Psycholinguistics* (23): S. 185–207.

Birch, Herbert G. & Arthur Lefford (1967). Visual Differentiation, Intersensority Integration, and Voluntary Motor Control. In: *Monographs of the Society for Research in Child Development* 32 (2).

Blöte, Anke W. & Lisa Hamstra-Bletz (1991). A Longitudinal Study on the Structure of Handwriting. In: *Perceptual and Motor Skills* (72): S. 983–994.

Bogaerts, H., Ruud G. J. Meulenbroek & Arnold J. Thomassen (1996). The Possible Role of the Syllable as a Processing Unit in Handwriting. In: *Handwriting and Drawing Research. Basic and Applied Issues.* Hg. Marvin Simner, Graham C. Leedham & Arnold J. Thomassen. Amsterdam, Tokyo: IOS Press; Ohmsha. S. 115–126.

Böhm, Manuela & Olaf Gätje (2014). Handschreiben – Handschriften – Handschriftlichkeit: Zu Praktik, Materialität und Theorie des Schreibens mit der Hand. In: *Handschreiben – Handschriften – Handschriftlichkeit.* Hg. Manuela Böhm & Olaf Gätje. Duisburg: Universitätsverlag Rhein-Ruhr. S. 7–21.

Bollwage, Max (2010). *Buchstabengeschichte(n). Wie das Alphabet entstand und warum unsere Buchstaben so aussehen.* Graz: Akademische Druck- u. Verlagsanstalt.

Bortz, Jürgen & Christof Schuster (2010). *Statistik für Human- und Sozialwissenschaftler.* Berlin, Heidelberg: Springer. DOI: 10.1007/978-3-642-12770-0.

Bouriga, Sirine & Thierry Olive (2021). Is Typewriting More Resources-Demanding than Handwriting in Undergraduate Students? In: *Reading and Writing* (34): S. 2227–2255. DOI: 10.1007/s11145-021-10137-6.

Bredel, Ursula (2008). *Die Interpunktion des Deutschen. Ein kompositionelles System zur Online-Steuerung des Lesens.* Tübingen: Niemeyer. DOI: 10.1515/9783484970502.

Bredel, Ursula, Nanna Fuhrhop & Christina Noack (2017). *Wie Kinder lesen und schreiben lernen.* 2. Aufl. Tübingen: Narr.

Bredel, Ursula, Christina Noack & Ingo Plag (2013). Morphologie lesen. Stammkonstanzschreibung und Leseverstehen bei starken und schwachen Lesern. In: *Die Schnittstelle von Morphologie und geschriebener Sprache.* Hg. Martin Neef & Carmen Scheerer. Berlin: de Gruyter. S. 211–249.

Brekle, Herbert (1994). Die Buchstabenformen westlicher Alphabetschriften in ihrer historischen Entwicklung. In: *Schrift und Schriftlichkeit. Ein interdisziplinäres Handbuch internationaler Forschung.* Band 1. Hg. Hartmut Günther, Otto Ludwig & Jürgen Baurmann. Berlin, New York: de Gruyter. S. 171–204. DOI: 10.1515/9783110111293.1.2.171.

Brinkmann, Erika (2011). Rechtliche Grundlagen: Grundschrift in den Bundesländern. In: *Grundschrift. Damit Kinder besser schreiben lernen.* Hg. Horst Bartnitzky, Ulrich Hecker & Christina Mahrhofer-Bernt. Frankfurt am Main: Grundschulverband. S. 49–51.

Buchmann, Franziska (2015). *Die Wortzeichen im Deutschen.* Heidelberg: Winter.

Bugarski, Ranko (1993). Graphic Relativity and Linguistic Constructs. In: *Literacy and Language Analysis.* Hg. Robert J. Scholes. Hillsdale: Erlbaum. S. 5–18.

Bulacu, Marius & Lambert R. B. Schomaker (2005). A Comparison of Clustering Methods for Writer Identification and Verification. In: *Proceedings of the Eighth International Conference on Document Analysis and Recognition.* Hg. ICDAR. Los Alamitos: IEEE Computer Society. S. 1275–1279. DOI: 10.1109/ICDAR.2005.4.

Bulut, Necle (2019). *Handschrift in der digitalisierten Welt.* Köln: Mercator-Institut für Sprachförderung und Deutsch als Zweitspache. Online verfügbar unter: www.mercator-institut-sprachfoerderung.de/fileadmin/Redaktion/PDF/Publikationen/Faktencheck_Handschrift_in_der_digitalisierten_Welt.pdf. [zuletzt abgerufen am 05. 03. 2022].

Caramazza, Alfonzo & Gabriele Miceli (1990). The Structure of Graphemic Representation. In: *Cognition* 37: S. 243–296.

Chang, Li-Yun, Yen-Chi Chen & Charles A. Perfetti (2018). GraphCom. A Multidimensional Measure of Graphic Complexity Applied to 131 Written Languages. In: *Behavior Research Methods* 50 (1): S. 427–449. DOI: 10.3758/s13428-017-0881-y.

Chang, Won-Du & Jungpil Shin (2012). A Statistical Handwriting Model for Style-Preserving and Variable Character Synthesis. In: *International Journal on Document Analysis and Recognition* 15 (1): S. 1–19. DOI: 10.1007/s10032-011-0147-7.

Changizi, Mark A., Qiong Zhang, Hao Ye & Shinsuke Shimojo (2006). The Structures of Letters and Symbols Throughout Human History are Selected to Match Those Found in Objects in Natural Scenes. In: *The American naturalist* 167 (5): S. E117–E139. DOI: 10.1086/502806.

Chau, Albert, Henry S. R. Kao & Daniel Shek (1986). Writing Time of Double-Character Chinese Words: Effects of Interrupting Writing Responses. In: *Graphonomics. Contemporary Research in Handwriting.* Hg. Henry S. R. Kao, Rumjahn Hoosain & Gerard P. van Galen. Amsterdam: Elsevier. S. 273–288.

Chen, Lin (1982). Topological Structure in Visual Perception. In: *Science* 218 (4573): S. 699–700. DOI: 10.1126/science.7134969.

Chernov, Yury & Claudia Caspers (2020). Formalized Computer-Aided Handwriting Psychology: Validation and Integration into Psychological Assessment. In: *Behavioral Sciences* 10 (1). DOI: 10.3390/bs10010027.

Cohen, Jacob (1960). A Coefficient of Agreement for Nominal Scales. In: *Educational and Psychological Measurement* 20 (1): S. 37–46. DOI: 10.1177/001316446002000104.

Cornelius, Antonia M. (2017). *Buchstaben im Kopf. Was Kreative über das Lesen wissen sollten, um Leselust zu gestalten.* Mainz: Hermann Schmidt.

Cornhill, Heidi & Jane Case-Smith (1996). Factors that Relate to Good and Poor Handwriting. In: *American Journal of Occupational Therapy* 50 (9): S. 732–739. DOI: 10.5014/ajot.50.9.732.

Coulmas, Florian (1994). Theorie der Schriftgeschichte. In: *Schrift und Schriftlichkeit. Ein interdisziplinäres Handbuch internationaler Forschung.* Band 1. Hg. Hartmut Günther, Otto Ludwig & Jürgen Baurmann. Berlin, New York: de Gruyter. S. 256–264.

Crystal, David (1979). Reading, Grammar and the Line. In: *Growth in Reading. Proceedings of the Fifteenth Annual Course and Conference of the United Kingdom Reading Association, Nene College, Northhampton, 1978.* Hg. Derek Thackray. London: Ward Lock. S. 26–38.

Cuadra, Cristian, Angelo Bartsch, Paula Tiemann, Sasha Reschechtko & Mark L. Latash (2018). Multi-Finger Synergies and the Muscular Apparatus of the Hand. In: *Experimental Brain Research* 236 (5): S. 1383–1393. DOI: 10.1007/s00221-018-5231-5.

Dahlström, Helene & Lena Boström (2017). Pros and Cons: Handwriting Versus Digital Writing. In: *Nordic Journal of Digital Literacy* 12 (4): S. 143–161.

Danna, Jérémy, Delphine Massendari, Benjamin Furnari & Stéphanie Ducrot (2018). The Optimal Viewing Position Effect in Printed Versus Cursive Words. Evidence of a Reading Cost for the Cursive Font. In: *Acta psychologica* 188: S. 110–121. DOI: 10.1016/j.actpsy.2018.06.003.

Darcy, R. & Hans Aigner (1980). The Uses of Entropy in the Multivariate Analysis of Categorical Variables. In: *American Journal of Political Science* 24 (1): S. 155–174.

Davidson, Andrew (2019). Writing: The Re-Construction of Language. In: *Language Sciences* 72: S. 134–149. DOI: 10.1016/j.langsci.2018.09.004.

Dazzi, Carla & Luigi Pedrabissi (2009). Graphology and Personality: An Empirical Study on Validity of Handwriting Analysis. In: *Psychological Reports* 105 (3 Pt 2): S. 1255–1268. DOI: 10.2466/PR0.105.F.1255-1268.

Dehaene, Stanislas, Laurent Cohen, Mariano Sigman & Fabien Vinckier (2005). The Neural Code for Written Words. A Proposal. In: *Trends in Cognitive Sciences* 9 (7): S. 335–341. DOI: 10.1016/j.tics.2005.05.004.

Denier van der Gon, Jan J. & J. P. Thuring (1965). The Guiding of Writing Movements. In: *Biological Cybernetics* (2): S. 145–148.

Di Brina, Carlo, Ralph Niels, Anneloes Overvelde, Gabriel Levi & Wouter Hulstijn (2008). Dynamic Time Warping: A New Method in the Study of Poor Handwriting. In: *Human Movement Science* 27 (2): S. 242–255.

Dietrich, Rainer & Johannes Gerwien (2017). *Psycholinguistik. Eine Einführung.* 3. Aufl. Stuttgart: Metzler.

Domahs, Frank, Ria de Bleser & Peter Eisenberg (2001). Silbische Aspekte segmentalen Schreibens – neurolinguistische Evidenz. In: *Linguistische Berichte* (185): S. 13–29.

Domahs, Ulrike & Beatrice Primus (2015). Laut – Gebärde – Buchstabe. In: *Handbuch Sprache und Wissen.* Hg. Ekkehard Felder & Andreas Gardt. Berlin, Boston: de Gruyter. S. 125–142.

van Drempt, Nadege, Annie McCluskey & Natasha A. Lannin (2011). A Review of Factors that Influence Adult Handwriting Performance. In: *Australian Occupational Therapy Journal* 58 (5): S. 321–328. DOI: 10.1111/j.1440-1630.2011.00960.x.

Dürscheid, Christa (2016). *Einführung in die Schriftlinguistik.* 5. Aufl. Göttingen: Vandenhoeck & Ruprecht.

Edelman, Shimon & Tamar Flash (1987). A Model of Handwriting. In: *Biological Cybernetics* (57): S. 25–36.

Edelman, Shimon, Tamar Flash & Shimon Ullman (1990). Reading Cursive Handwriting by Alignment of Letter Prototypes. In: *International Journal of Computer Vision* (5): S. 303–331.

Eden, Murray & Morris Halle (1961). The Characterization of Cursive Writing. In: *Information Theory.* Hg. Colin Cherry. London: Butterworth. S. 287–299.

Eisenberg, Peter (2018). *Das Fremdwort im Deutschen.* 3. Aufl. Berlin, Boston: de Gruyter.

— (2020). *Das Wort. Grundriss der deutschen Grammatik.* 5. Aufl. Stuttgart: Metzler. DOI: 10.1007/978-3-476-05096-0.

Ellis, Andrew & Andrew Young (1996a). Reading. And a Composite Model for Word Recognition and Production. In: *Human Cognitive Neuropsychology. A Textbook With Readings.* Hg. Andrew Ellis & Andrew Young. Hove: Taylor and Francis. S. 191–238.

— (1996b). Spelling and Writing. In: *Human Cognitive Neuropsychology. A Textbook With Readings.* Hg. Andrew Ellis & Andrew Young. Hove: Taylor and Francis. S. 163–190.

Elmentaler, Michael (2017). *Historische Graphematik des Deutschen.* Tübingen: Narr.

Epstein, Lawrence, Hartford Huntington & Irving Tumarkin (1961). The Relationship of Certain Letter Form Variants in the Handwriting of Female Subjects to their Education, IQ and Age. In: *Journal of Experimental Education* 29 (4): S. 385–392.

Evertz, Martin (2016). Graphematischer Fuß und graphematisches Wort. In: *Handbuch Laut, Gebärde, Buchstabe.* Hg. Ulrike Domahs & Beatrice Primus. Berlin, Boston: de Gruyter. S. 377–397.

Evertz, Martin & Beatrice Primus (2013). The Graphematic Foot in English and German. In: *Writing Systems Research* 5 (1): S. 1–23.

Fayol, Michel (2019). Research on Written Word Production and Writing Research. In: *Spelling and Writing Words. Theoretical and Methodological Advances.* Hg. Cyril Perret & Thierry Olive. Leiden, Boston: Brill. DOI: 10.1163/9789004394988_012.

Feng, Luxi, Amanda Lindner, Xuejun R. Ji & R. Malatesha Joshi (2019). The Roles of Handwriting and Keyboarding in Writing: A Meta-Analytic Review. In: *Reading and Writing* 32 (1): S. 33–63. DOI: 10.1007/s11145-017-9749-x.

Fischer, Gerhard (1964). Zur faktoriellen Struktur der Handschrift. In: *Zeitschrift für Experimentelle und Angewandte Psychologie* 11 (2): S. 254–280.

Found, Bryan & Carolyne Bird (2016). The Modular Forensic Handwriting Method. In: *Journal of Forensic Document Examination* (26): S. 7–84.

Frahm, Sarah & Inge Blatt (2015). Gibt es überhaupt einen Unterschied zwischen Hand- und Computerschreiben? Zu Mode-Effects bei der Rechtschreibung in Klasse 5. In: *Didaktik Deutsch* 20 (39): S. 3–6.

Frede, Albrecht, Heinrich Grünewald & Irmhild Kleinert (2002). Der Schreib-Kurs zur Vereinfachten Ausgangsschrift. In: *Praxis Grundschule* (25): S. 4–34.

Fuhrhop, Nanna (s. a.). Ikonizität in der Schrift: Zur Form von Minuskeln und Majuskeln. Oldenburg.

— (i. E.). Vergleichende Graphematik als Ressource für den mehrsprachigen Schriftspracherwerb. Zur unterschiedlichen Nutzung des weitgehend gleichen Formeninventars. In: *Mehrsprachigkeit und Orthographie. Empirische Studien an der Schnittstelle von Linguistik und Sprachdidaktik.* Hg. Katharina Nimz, Karsten Schmidt & Christina Noack. Baltmannsweiler: Schneider Hohengehren.

— (2008). Das graphematische Wort (im Deutschen): Eine erste Annäherung. In: *Zeitschrift für Sprachwissenschaft* 27 (2): S. 189–228. DOI: 10.1515/ZFSW.2008.010.

— (2018). Graphematik des Deutschen im europäischen Vergleich. In: *Grammatiktheorie und Empirie in der germanistischen Linguistik.* Hg. Angelika Wöllstein, Peter Gallmann, Mechthild Habermann & Manfred Krifka. Berlin, Boston: de Gruyter. S. 587–616. DOI: 10.1515/9783110490992-020.

— (2020). *Orthografie.* 5. Aufl. Heidelberg: Winter.

Fuhrhop, Nanna & Kristian Berg (2021). Schreibdiphthonge und graphematische Silbenkerne. Was ist daran modalitätsspezifisch und was modalitätsübergreifend? In: *Geschriebene und gesprochene Sprache als Modalitäten eines Sprachsystems.* Hg. Martin Evertz-Rittich & Frank Kirchhoff. Berlin, Boston: de Gruyter. S. 5–36. DOI: 10.1515/9783110710809-002.

Fuhrhop, Nanna & Franziska Buchmann (2009). Die Längenhierarchie. Zum Bau der graphematischen Silbe. In: *Linguistische Berichte* 218: S. 127–155.

— (2016). Graphematische Silbe. In: *Handbuch Laut, Gebärde, Buchstabe.* Hg. Ulrike Domahs & Beatrice Primus. Berlin, Boston: de Gruyter. S. 356–376.

Fuhrhop, Nanna, Franziska Buchmann & Kristian Berg (2011). The Length Hierarchy and the Graphematic Syllable. Evidence from German and English. In: *Written Language & Literacy* 14 (2): S. 275–292. DOI: 10.1075/wll.14.2.05fuh.

Fuhrhop, Nanna, Rebecca Carroll, Catharina Drews & Esther Ruigendijk (2016). Sind die Buchstabenformen eine Lesehilfe? In: *Mitteilungen des Deutschen Germanistenverbands* 63 (2): S. 119–128.

Fuhrhop, Nanna & Jörg Peters (2013). *Einführung in die Phonologie und Graphematik.* Stuttgart, Weimar: Metzler.

Fuhrhop, Nanna & Jonas Romstadt (2021). Orthographiefehler im Abitur. Eine sprachwissenschaftliche Bestandsaufnahme. In: *Neue Wege des Orthografieerwerbs.* Forschung – Vermittlung – Reflexion. Hg. Hans-Georg Müller, Mathis Kepser & F. S. Schallenberger. Wien: Lemberger. S. 189–208.

Fuhrhop, Nanna & Karsten Schmidt (2014). Die zunehmende Profilierung der Schreibsilbe in der Geschichte des Deutschen. In: *Beiträge zur Geschichte der deutschen Sprache und Literatur* 136 (4): S. 538–568. DOI: 10.1515/bgsl-2014.0047.

Fuhrhop, Nanna, Renata Szczepaniak & Karsten Schmidt, Hg. (2017). *Sichtbare und hörbare Morphologie.* Berlin, Boston: de Gruyter. DOI: 10.1515/9783110528978.

Funke, Fritz (1999). *Buchkunde. Ein Überblick über die Geschichte des Buches.* 6. Aufl. München: Sauer. DOI: 10.1515/9783110949292.

Gadow, Angelika (2005). Schrift- und Schreibkultur in der Klasse öffnet Wege zur eigenen Handschrift. In: *Grundschule Aktuell* (91): S. 13–16.

Galbraith, David (2009). Cognitive Models of Writing. In: *German as a Foreign Language* (2–3).

van Galen, Gerard P. (1980). Handwriting and Drawing. A Two Stage Model of Complex Motor Behavior. In: *Tutorials in Motor Behavior.* Hg. George E. Stelmach & Jean Requin. Amsterdam, New York: Elsevier. S. 567–578. DOI: 10.1016/S0166-4115(08)61970-6.

— (1991). Handwriting. Issues for a Psychomotor Theory. In: *Human Movement Science* 10 (2–3): S. 165–191. DOI: 10.1016/0167-9457(91)90003-G.

van Galen, Gerard P. & Hans-Leo Teulings (1983). The Independent Monitoring of Form and Scale Factors in Handwriting. In: *Acta psychologica* 54 (1–3): S. 9–22. DOI: 10.1016/0001-6918(83)90020-3.

Gangadhar, Garipelli, Denny Joseph & V. S. Chakravarthy (2007). An Oscillatory Neuromotor Model of Handwriting Generation. In: *IJDAR* 10 (2): S. 69–84. DOI: 10.1007/s10032-007-0046-0.

Garbe, Burckhard (2000). Phonetik und Phonologie, Graphetik und Graphemik des Neuhochdeutschen seit dem 17. Jahrhundert. In: *Sprachgeschichte.* Hg. Werner Besch, Anne Betten, Oskar Reichmann & Stefan Sonderegger. Berlin, New York: de Gruyter. S. 1765–1782. DOI: 10.1515/9783110158823.2.13.1765.

Gelb, Ignace J. (1952). *A Study of Writing. The Foundation of Grammatology.* Chicago, London: University of Chicago Press.

Goodman, Roberta A. & Alfonzo Caramazza (1986). Dissociation of Spelling Errors in Written and Oral Spelling: The Role of Allographic Conversion in Writing. In: *Cognitive Neuropsychology* 3 (2): S. 179–206. DOI: 10.1080/02643298608252675.

Gosse, Claire, Simon Carbonnelle, Christophe de Vleeschouwer & Marie van Reybroeck (2018). Specifying the Graphic Characteristics of Words that Influence Children's Handwriting. In: *Reading and Writing* 31 (5): S. 1181–1207. DOI: 10.1007/s11145-018-9834-9.

Graham, Steve & Naomi Weintraub (1996). A Review of Handwriting Research: Progress and Prospects from 1980 to 1994. In: *Educational Psychology Review* 8 (1): S. 7–87.

Graham, Steve, Naomi Weintraub & Virginia Berninger (1998). The Relationship Between Handwriting Style and Speed and Legibility. In: *Journal of Educational Psychology* 91: S. 290–296.

Gredig, Andi (2021). *Schreiben mit der Hand: Begriffe – Diskurs – Praktiken:* Frank & Timme. DOI: 10.26530/20.500.12657/46049.

Grünewald, Heinrich (1987). Argumente für die Vereinfachte Ausgangsschrift im Hinblick auf die Rechtschreibung. In: *Rechtschreibunterricht in den Klassen 1 – 6. Grundlagen – Erfahrungen – Materialien.* Hg. Ingrid Nägele & Renate Valtin. Frankfurt am Main: Arbeitskreis Grundschule. S. 97–102.

Günther, Hartmut (1988). *Schriftliche Sprache. Strukturen geschriebener Wörter und ihre Verarbeitung beim Lesen.* Tübingen: Niemeyer.

Haarmann, Harald (1994). Entstehung und Verbreitung von Alphabetschriften. In: *Schrift und Schriftlichkeit. Ein interdisziplinäres Handbuch internationaler Forschung.* Band 1. Hg. Hartmut Günther, Otto Ludwig & Jürgen Baurmann. Berlin, New York: de Gruyter. S. 329–347.

Hagemann, Jörg (2007). Typographie und logisches Textdesign. In: *Textdesign und Textwirkung in der massenmedialen Kommunikation.* Hg. Kersten S. Roth & Jürgen Spitzmüller. Konstanz: UVK. S. 77–91.

Hall, T. Alan (2011). *Phonologie. Eine Einführung.* 2., überarb. Aufl. Berlin, New York: de Gruyter. DOI: 10.1515/9783110215885.

Hasert, Jürgen W. (1998). *Schreiben mit der Hand. Schreibmotorische Prozesse bei 8–10-jährigen Grundschülern.* Frankfurt am Main: Peter Lang.

— (2006). Schulschriften. In: *Didaktik der deutschen Sprache. Ein Handbuch.* Hg. Ursula Bredel, Hartmut Günther, Peter Klotz, Jakob Ossner & Gesa Siebert-Ott. 2. Aufl. Paderborn et al.: Schöningh. S. 307–318.

Hecker, Ulrich (2011). Kleine Geschichte der Handschrift. In: *Grundschrift. Damit Kinder besser schreiben lernen.* Hg. Horst Bartnitzky, Ulrich Hecker & Christina Mahrhofer-Bernt. Frankfurt am Main: Grundschulverband. S. 116–143.

Heilmann, Till A. (2014). Handschrift im digitalen Umfeld. In: *Handschreiben – Handschriften – Handschriftlichkeit.* Hg. Manuela Böhm & Olaf Gätje. Duisburg: Universitätsverlag Rhein-Ruhr. S. 169–192.

Hirschmann, Hagen (2019). *Korpuslinguistik. Eine Einführung.* Stuttgart: Metzler. DOI: 10.1007/978-3-476-05493-7.

Holm, Sture (1979). A Simple Sequentially Rejective Multiple Test Procedure. In: *Scandinavian Journal of Statistics* 6 (2): S. 65–70.

Hosmer, David & Stanley Lemeshow (2000). *Applied Logistic Regression.* 2. Aufl. New York et al.: Wiley.

Hübner, Julia, Katja Politt & Marc Schutzeichel (2018). Überlegungen zur Reliabilität der Buchstabenschreibung in frühneuhochdeutschen Handschriften. In: *Beiträge zur Geschichte der deutschen Sprache und Literatur* 140 (3): S. 297–326. DOI: 10.1515/bgsl-2018-1001.

Hurschler Lichtsteiner, Sibylle & Josy Jurt Betschart (2011). Die Luzerner Basisschrift – Erfahrungen, Erkenntnisse und Weiterentwicklungen. In: *Grundschrift. Damit Kinder besser schreiben lernen.* Hg. Horst Bartnitzky, Ulrich Hecker & Christina Mahrhofer-Bernt. Frankfurt am Main: Grundschulverband. S. 160–175.

Hurschler Lichtsteiner, Sibylle, Werner Wicki & Péter Falmann (2018). Impact of Handwriting Training on Fluency, Spelling and Text Quality Among Third Graders. In: *Reading and Writing* 31 (6): S. 1295–1318. DOI: 10.1007/s11145-018-9825-x.

Impedovo, Donato & Giuseppe Pirlo (2019). Dynamic Handwriting Analysis for the Assessment of Neurodegenerative Diseases: A Pattern Recognition Perspective. In: *IEEE Reviews in Biomedical Engineering* 12: S. 209–220. DOI: 10.1109/RBME.2018.2840679.

Jaeger, Stefan, Stefan Manke, Jürgen Reichert & Alex Waibel (2001). Online Handwriting Recognition: the NPen++ Recognizer. In: *IJDAR* (3): S. 169–180.

Kanbe, Fumio (2013). On the Generality of the Topological Theory of Visual Shape Perception. In: *Perception* 42 (8): S. 849–872. DOI: 10.1068/p7497.

Kandel, Sonia, Carlos J. Álvarez & Nathalie Vallée (2006). Syllables as Processing Units in Handwriting Production. In: *Journal of Experimental Psychology* 32 (1): S. 18–31. DOI: 10.1037/0096-1523.32.1.18.

— (2008). Morphemes Also Serve as Processing Units in Handwriting Production. In: *Neuropsychology and Cognition of Language. Behavioral, Neuropsychological and Neuroimaging Studies of Spoken and Written Language.* Hg. Monica Baciu. Kerala. S. 87–100.

Kandel, Sonia, Lucie Hérault, Géraldine Grosjacques, Eric Lambert & Michel Fayol (2009). Orthographic vs. Phonologic Syllables in Handwriting Production. In: *Cognition* 110 (3): S. 440–444. DOI: 10.1016/j.cognition.2008.12.001.

Kandel, Sonia, Ronald Peereman, Géraldine Grosjacques & Michel Fayol (2011). For a Psycholinguistic Model of Handwriting Production. Testing the Syllable-Bigram Controversy. In: *Journal of Experimental Psychology* 37 (4): S. 1310–1322. DOI: 10.1037/a0023094.

Kandel, Sonia & Cyril Perret (2015a). How Do Movements to Produce Letters Become Automatic During Writing Acquisition? Investigating the Development of Motor Anticipation. In: *International Journal of Behavioral Development* 39 (2): S. 113–120. DOI: 10.1177/0165025414557532.

— (2015b). How Does the Interaction between Spelling and Motor Processes Build up During Writing Acquisition? In: *Cognition* 136: S. 325–336. DOI: 10.1016/j.cognition.2014.11.014.

Kandel, Sonia & Elsa Spinelli (2010). Processing Complex Graphemes in Handwriting Production. In: *Memory & Cognition* 38 (6): S. 762–770. DOI: 10.3758/MC.38.6.762.

Kandel, Sonia, Elsa Spinelli, Annie Tremblay, Helena Guerassimovitch & Carlos J. Álvarez (2012). Processing Prefixes and Suffixes in Handwriting Production. In: *Acta psychologica* 140 (3): S. 187–195. DOI: 10.1016/j.actpsy.2012.04.005.

Kassambara, Alboukadel (2017). *Machine Learning Essentials. Practical Guide in R.* s. l.: STHDA.

— (2019). *Inter-rater reliability essentials. Practical Guide in R.* s. l.: datanovia.

Kluge, Friedrich (2012). genau. In: *Etymologisches Wörterbuch der deutschen Sprache.* Hg. Friedrich Kluge & Elmar Seebold. Berlin, Boston: de Gruyter.

Konopka, Marek (2018). Korpuslinguistik, Grammatiktheorie, Grammatikographie. In: *Grammatiktheorie und Empirie in der germanistischen Linguistik.* Hg. Angelika Wöllstein, Peter Gallmann, Mechthild Habermann & Manfred Krifka. Berlin, Boston: de Gruyter. S. 151–184. DOI: 10.1515/9783110490992-006.

Labov, William (1969). Contraction, Deletion, and Inherent Variability of the English Copula. In: *Language* 45 (4): S. 715–762.

Lambert, Eric, Solen Sausset & François Rigalleau (2015). The Ortho-Syllable as a Processing Unit in Handwriting: the Mute e Effect. In: *Reading and Writing* 28 (5): S. 683–698. DOI: 10.1007/s11145-015-9545-4.

Landis, J. R. & Gary G. Koch (1977). The Measurement of Observer Agreement for Categorical Data. In: *Biometrics* 33 (1): S. 159–174. DOI: 10.2037/2529310.

Lanthier, Sophie N., Evan F. Risko, Jennifer A. Stolz & Derek Besner (2009). Not All Visual Features are Created Equal: Early Processing in Letter and Word Recognition. In: *Psychonomic Bulletin & Review* 16 (1): S. 67–73. DOI: 10.3758/PBR.16.1.67.

Levshina, Natalia (2015). *How to Do Linguistics with R. Data Exploration and Statistical Analysis.* Amsterdam, Philadelphia: John Benjamins.

Lüdtke, Helmut (1969). Die Alphabetschrift und das Problem der Lautsegmentierung. In: *Phonetica* (20): S. 147–176.

Ludwig, Otto (1994). Geschichte des Schreibens. In: *Schrift und Schriftlichkeit. Ein interdisziplinäres Handbuch internationaler Forschung*. Band 1. Hg. Hartmut Günther, Otto Ludwig & Jürgen Baurmann. Berlin, New York: de Gruyter. S. 48–65.

— (2007). Skripte. Konturen einer Konzeption. In: *Zeitschrift für Germanistische Linguistik* 35 (3): S. 367–396. DOI: 10.1515/zgl.2007.025.

Maamari, Fadi & Réjean Plamondon (1986). Extraction of the Analog Pentip Position, Velocity and Acceleration Signals from a Digitizer. In: *Graphonomics. Contemporary Research in Handwriting*. Hg. Henry S. R. Kao, Rumjahn Hoosain & Gerard P. van Galen. Amsterdam: Elsevier. S. 199–211. DOI: 10.1016/S0166-4115(09)60081-9.

Maarse, Frans J. & Arnold J. Thomassen (1983). Produced and Perceived Writing Slant. Difference between Up and Down Strokes. In: *Acta psychologica* 54 (1–3): S. 131–147. DOI: 10.1016/0001-6918(83)90028-8.

Mahrhofer, Christina (2004). *Schreibenlernen mit graphomotorisch vereinfachten Schreibvorgaben. Eine experimentelle Studie zum Erwerb der verbundenen Ausgangsschrift in der 1. und 2. Jahrgangsstufe*. Bad Heilbrunn: Klinkhardt.

Mahrhofer-Bernt, Christina (2011). Schreibenlernen mit der Hand: Populäre Mythen und Irrtümer. In: *Grundschrift. Damit Kinder besser schreiben lernen*. Hg. Horst Bartnitzky, Ulrich Hecker & Christina Mahrhofer-Bernt. Frankfurt am Main: Grundschulverband. S. 31–42.

Mai, Norbert (1991). Warum wird Kindern das Schreiben schwer gemacht? Zur Analyse der Schreibbewegungen. In: *Psychologische Rundschau* (42): S. 12–18.

Mai, Norbert, Christian Marquardt & Irmina Quenzel (1997). Wie kann die Flüssigkeit von Schreibbewegungen gefördert werden? In: *Sprachen werden Schrift. Mündlichkeit – Schriftlichkeit – Mehrsprachigkeit*. Hg. Heiko Balhorn & Heide Niemann. Lengwil am Bodensee: Libelle. S. 220–230.

Malik, Nidhi & Ashwin Balaji (2021). Predicting the Big-Five Personality Traits from Handwriting. In: *Innovations in Computational Intelligence and Computer Vision*. Hg. Manoj K. Sharma, Vijaypal S. Dhaka, Thinagaran Perumal, Nilanjan Dey & João M. R. S. Tavares. Singapur: Springer. S. 225–237. DOI: 10.1007/978-981-15-6067-5_25.

Manderscheid, Katharina (2017). *Sozialwissenschaftliche Datenanalyse mit R. Eine Einführung*. 2. Aufl. Wiesbaden: Springer VS. DOI: 10.1007/978-3-658-15902-3.

Marquardt, Christian, Wolfram Gentz & Norbert Mai (1996). On the Role of Vision in Skilled Handwriting. In: *Handwriting and Drawing Research. Basic and Applied Issues*. Hg. Marvin Simner, Graham C. Leedham & Arnold J. Thomassen. Amsterdam, Tokyo: IOS Press; Ohmsha. S. 87–98.

Marquardt, Christian, Karl Söhl & Erni Kutsch (2006). Motorische Schreibschwierigkeiten. In: *Didaktik der deutschen Sprache. Ein Handbuch*. Hg. Ursula Bredel, Hartmut Günther, Peter Klotz, Jakob Ossner & Gesa Siebert-Ott. 2. Aufl. Paderborn et al.: Schöningh. S. 341–351.

Marx, Konstanze & Monika Schwarz-Friesel (2018). Textlinguistik – was macht einen Text aus? In: *Linguistik. Eine Einführung (nicht nur) für Germanisten, Romanisten und Linguisten*. Hg. Stefanie Dipper, Ralf Klabunde & Wiltrud Mihatsch. Berlin: Springer. S. 145–153. DOI: 10.1007/978-3-662-55589-7_7.

McClelland, James L. & David E. Rumelhart (1981). An Interactive Activation Model of Context Effects in Letter Perception. An Account on Basic Findings. In: *Psychological Review* 88 (5): S. 375–407. DOI: 10.1037/0033-295X.88.5.375.

van der Meer, Audrey L. H. & Ruud van der Weel (2017). Only Three Fingers Write, but the Whole Brain Works: A High-Density EEG Study Showing Advantages of Drawing Over Typing for Learning. In: *Frontiers in Psychology* 8 (706). DOI: 10.3389/fpsyg.2017.00706.

Meis, Rudolf (1963). *Schreibleistungen von Schulanfängern und das Problem der Ausgangsschrift*. Göttingen.

Meletis, Dimitrios (2015). *Graphetik. Form und Materialität von Schrift.* Glückstadt: Werner Hüls-
busch.
— (2016). Grundform. In: *Schriftlinguistik.* Hg. Martin Neef, Said Sahel & Rüdiger Weingarten.
Boston, Berlin: de Gruyter. o. S.
— (2019). The Grapheme as a Universal Basic Unit of Writing. In: *Writing Systems Research* 11 (1):
S. 26–49. DOI: 10.1080/17586801.2019.1697412.
— (2020a). *The Nature of Writing. A Theory of Grapholinguistics.* Brest: Fluxus. DOI:
10.36824/2020-meletis.
— (2020b). Types of Allography. In: *Open Linguistics* 6 (1): S. 249–266. DOI: 10.1515/opli-2020-
0006.
Menzel, Wolfgang (2011). Plädoyer für eine Schrift ohne normierte Verbindungen. In: *Grundschrift.
Damit Kinder besser schreiben lernen.* Hg. Horst Bartnitzky, Ulrich Hecker & Christina Mahrhofer-Bernt. Frankfurt am Main: Grundschulverband. S. 135–150.
Mesch, Birgit, Ingrid Barkow & Steffen Wild (2019). *Effekte der Handschrift auf die Leserlichkeit und
Schreibkompetenz – Ein empirischer Vergleich zwischen Grundschrift, LA und VA.* Online verfügbar unter: nbn-resolving.de/urn:nbn:de:bsz:lg1-opus4-6196. [zuletzt abgerufen am 05. 03. 2022].
Meulenbroek, Ruud G. J. & Gerard P. van Galen (1986). Movement Analysis of Repetitive Writing Behavior of First, Second and Third-Grade Primary School Children. In: *Graphonomics.
Contemporary Research in Handwriting.* Hg. Henry S. R. Kao, Rumjahn Hoosain & Gerard P.
van Galen. Amsterdam: Elsevier. S. 71–92.
— (1990). Perceptual-Motor Complexity of Printed and Cursive Letters. In: *Journal of Experimental Education* 58 (2): S. 95–110. DOI: 10.1080/00220973.1990.10806527.
Meulenbroek, Ruud G. J. & Arnold J. Thomassen (1991). Stroke-Direction Preferences in Drawing and Handwriting. In: *Human Movement Science* 10 (2–3): S. 247–270. DOI: 10.1016/0167-
9457(91)90006-J.
Michel, Lothar (1996). Forensische Handschriftenanalyse. In: *Schrift und Schriftlichkeit. Ein inter-
disziplinäres Handbuch internationaler Forschung.* Band 2. Hg. Hartmut Günther & Ludwig
Otto. Berlin, New York: de Gruyter. S. 1036–1048.
Morin, Olivier (2018). Spontaneous Emergence of Legibility in Writing Systems: The Case of
Orientation Anisotropy. In: *Cognitive Science* 42 (2): S. 664–677. DOI: 10.1111/cogs.12550.
Moscoso del Prado Martín, Fermín, Aleksandar Kostić & R. H. Baayen (2004). Putting the Bits
Together. An Information Theoretical Perspective on Morphological Processing. In: *Cognition*
94 (1): S. 1–18. DOI: 10.1016/j.cognition.2003.10.015.
Nehrlich, Thomas (2012). Phänomenologie der Ligatur. Theorie und Praxis eines Schriftzeichens
zwischen Letter und Lücke. In: *Von Lettern und Lücken. Zur Ordnung der Schrift im Bleisatz.*
Hg. Mareike Giertler & Rea Köppel. München: Fink. S. 13–38.
Neuhaus-Siemon, Elisabeth (1996). Aspekte und Probleme des Schreibunterrichts: Erstschreiben.
In: *Schrift und Schriftlichkeit. Ein interdisziplinäres Handbuch internationaler Forschung.*
Band 2. Hg. Hartmut Günther & Ludwig Otto. Berlin, New York: de Gruyter. S. 1240–1248.
Noack, Christina (2010). Orthographie als Leserinstruktion. Die Leistung schriftsprachlicher
Strukturen für den Dekodierprozess. In: *Schriftsystem und Schrifterwerb: linguistisch – di-
daktisch – empirisch.* Hg. Ursula Bredel, Astrid Müller & Gabriele Hinney. Berlin, Boston:
de Gruyter. S. 151–170.
— (2011). Orthographische Strukturen beim Lesen nutzen. In: *Weiterführender Orthographieerwerb.*
Hg. Ursula Bredel & Tilo Reißig. Baltmannsweiler: Schneider Hohengehren. S. 374–391.
— (2016). *Phonologie.* 2. Aufl. Heidelberg: Winter.
Nottbusch, Guido (2008). *Handschriftliche Sprachproduktion. Sprachstrukturelle und ontogenetische Aspekte.* Tübingen: Niemeyer.

Nottbusch, Guido, Angela Grimm, Rüdiger Weingarten & Udo Will (2005). Syllabic Structures in Typing: Evidence from Deaf Writers. In: *Reading and Writing* 18 (6): S. 497–526. DOI: 10.1007/s11145-005-3178-y.

Nottbusch, Guido, Rüdiger Weingarten & Udo Will (1998). Schreiben mit der Hand und Schreiben mit dem Computer. In: *Osnabrücker Beiträge zur Sprachtheorie* (58): S. 11–27.

Odersky, Eva (2018). *Handschrift und Automatisierung des Handschreibens. Eine Evaluation von Kinderschriften im 4. Schuljahr.* Stuttgart: Metzler. DOI: 10.1007/978-3-476-04781-6.

Odersky, Eva & Angelika Speck-Hamdan (2019). „Beim Schreiben bleibt er unter seinem Niveau" – Geschlechtsunterschiede beim Handschreiben. In: *Grundschulpädagogik zwischen Wissenschaft und Transfer.* Hg. Christian Donie, Frank Foerster, Marlene Obermayr, Anne Deckwerth, Gisela Kammermeyer, Gerlinde Lenske, Miriam Leuchter & Anja Wildemann. Wiesbaden: Springer VS. S. 402–407. DOI: 10.1007/978-3-658-26231-0_51.

Orliaguet, Jean-Pierre & Louis-Jean Boë (1993). The Role of Linguistics in the Speed of Handwriting Movements. Effects of Spelling Uncertainty. In: *Acta psychologica* 82 (1–3): S. 103–113. DOI: 10.1016/0001-6918(93)90007-E.

Parush, Shula, Vered Pindak, Jeri Hahn-Markowitz & Tal Mazor-Karsenty (1998). Does Fatigue Influence Children's Handwriting Performance? In: *Work* 11 (3): S. 307–313. DOI: 10.3233/WOR-1998-11307.

Pasternicki, George (1987). Paper for Writing: Research and Recommendations. In: *Handwriting. Theory, Research and Practice.* Hg. Jean Alston & Jane Taylor. London: Croom Helm. S. 68–80.

Paul-Mengelberg, Maria (1996). Graphologie. In: *Schrift und Schriftlichkeit. Ein interdisziplinäres Handbuch internationaler Forschung.* Band 2. Hg. Hartmut Günther & Ludwig Otto. Berlin, New York: de Gruyter. S. 1049–1056.

Perkuhn, Rainer, Holger Keibel & Marc Kupietz (2012). *Korpuslinguistik.* Paderborn: Fink.

Perret, Cyril & Thierry Olive (2019). Writing words: A Brief Introduction. In: *Spelling and Writing Words. Theoretical and Methodological Advances.* Hg. Cyril Perret & Thierry Olive. Leiden, Boston: Brill. S. 1–15. DOI: 10.1163/9789004394988_002.

Poizner, Annette (2011). Symbolism in Handwriting. In: *Semiotica* (185): S. 4. DOI: 10.1515/semi.2011.035.

von Polenz, Peter (2000). *Deutsche Sprachgeschichte vom Spätmittelalter bis zur Gegenwart.* Band 1: Einführung, Grundbegriffe, 14. bis 16. Jahrhundert. 2. Aufl. Berlin, New York: de Gruyter.

Primus, Beatrice (2003). Zum Silbenbegriff in der Schrift-, Laut- und Gebärdensprache. Versuch einer mediumübergreifenden Fundierung. In: *Zeitschrift für Sprachwissenschaft* (22): S. 3–55.

— (2004). A Featural Analysis of the Modern Roman Alphabet. In: *Written Language & Literacy* 7 (2): S. 235–274.

— (2006). Buchstabenkomponenten und ihre Grammatik. In: *Orthographietheorie und Rechtschreibunterricht.* Hg. Ursula Bredel & Hartmut Günther. Tübingen: Niemeyer. S. 5–43.

— (2010). Strukturelle Grundlagen des deutschen Schriftsystems. In: *Schriftsystem und Schrifterwerb: linguistisch – didaktisch – empirisch.* Hg. Ursula Bredel, Astrid Müller & Gabriele Hinney. Berlin, Boston: de Gruyter. S. 9–45.

Rapp, Brenda & Markus F. Damian (2018). From Thought to Action. Producing Written Language. In: *The Oxford Handbook of Psycholinguistics.* Hg. Shirley-Ann Rueschemeyer & M. G. Gaskell. Oxford: Oxford University Press. S. 398–431.

Rapp, Brenda & Jeremy Purcell (2019). Understanding How We Produce Written Words. In: T*he Oxford Handbook of Neurolinguistics.* Hg. Greig I. de Zubicaray & Niels O. Schiller. Oxford: Oxford University Press. S. 424–448. DOI: 10.1093/oxfordhb/9780190672027.013.17.

Rastle, Kathleen (2018). Visual Word Recognition. In: *The Oxford Handbook of Psycholinguistics.* Hg. Shirley-Ann Rueschemeyer & M. G. Gaskell. Oxford: Oxford University Press. S. 48–70.

Rayner, Keith, Alexander Pollatsek, Jane Ashby & Charles Clifton (2012). *Psychology of Reading.* 2. Aufl. New York: Psychology Press.

Reicher, Gerald M. (1969). Perceptual Recognition as a Function of Meaningfulness of Stimulus Material. In: *Journal of Experimental Psychology* 81: S. 275–280.

Reinken, Niklas (2018a). *Ausgangsschrift und Handschrift. Wechselwirkungen, Effekte, Übergänge, Produktion.* Masterarbeit. Carl von Ossietzky Universität Oldenburg.

— (2018b). Die Längenhierarchie in Hand- und Unterschriften. In: *Deutsche Sprache* 46 (4): S. 336–365.

— (2022). Funktionalisierte Variation in Handschriften. In: *Linguistische Berichte* (269): S. 55–88.

Reinken, Niklas & Jonas Romstadt (2023). Alles eine Frage der Form? Kommaformen in Handschriften und ihre funktionale Relevanz. In: *Linguistische Berichte 273: S. 41–63. DOI: 10.46771/9783967692792_3.*

Reißig, Tilo (2015). *Typographie und Grammatik. Untersuchung zum Verhältnis von Syntax und Raum.* Tübingen: Stauffenburg.

Rezec, Oliver (2009). *Zur Struktur des deutschen Schriftsystems.* Dissertation. München. Online verfügbar unter: edoc.ub.uni-muenchen.de/10730/1/Rezec_Oliver.pdf. [zuletzt abgerufen am 05. 03. 2022].

Rinas, Karsten (Ms.). *Zur Graphematik der Frakturschrift.* Manuskript.

Ritchey, Kristen D., Kristen L. McMaster, Stephanie Al Otaiba, Cynthia S. Puranik, Young-Suk G. Kim, David C. Parker & Miriam Ortiz (2016). Indicators of Fluent Writing in Beginning Writers. In: *The Fluency Construct. Curriculum-Based Measurement Concepts and Applications.* Hg. Kelli D. Cummings & Yaacov Petscher. New York et al.: Springer. S. 21–66. DOI: 10.1007/978-1-4939-2803-3_2.

Rohr, Christian (2015). *Historische Hilfswissenschaften.* Eine Einführung. Köln: UTB.

Roux, Sébastien, Thomas J. McKeeff, Géraldine Grosjacques, Olivia Afonso & Sonia Kandel (2013). The Interaction between Central and Peripheral Processes in Handwriting Production. In: *Cognition* 127 (2): S. 235–241. DOI: 10.1016/j.cognition.2012.12.009.

Rüb, Angelika (2018). *Leserlichkeit der Handschrift von Schreibanfängern. Eine empirische Studie zur Erfassung und Bedeutung der Leserlichkeit.* Bamberg: University of Bamberg Press. DOI: 10.20378/irbo-52476.

Ruiz-Pinales, Jose, Rene Jaime-Rivas, Eric Lecolinet & Maria J. Castro-Bleda (2008). Cursive Word Recognition Based on Interactive Activation and Early Visual Processing Models. In: *International Journal of Neural Systems* 18 (5): S. 419–431. DOI: 10.1142/S0129065708001683.

Sadigh, Parvin (2017). Schnörkel gegen den Kulturverfall. Schreibschrift. In: *Zeit Online.* Online verfügbar unter: www.zeit.de/gesellschaft/schule/2017-11/schreibschrift-grundschrift-schule-streit. [zuletzt abgerufen am 29. 06. 2021].

Sassoon, Rosemary, Ian Nimmo-Smith & Alan M. Wing (1989). Developing Efficiency in Cursive Handwriting. An Analysis of 't' Crossing Behaviour in Children. In: *Computer Recognition and Human Production of Handwriting.* Hg. Réjean Plamondon, Ching Y. Suen & Marvin Simner. Singapur: World Scientific. S. 287–297. DOI: 10.1142/9789814434195_0020.

Scheffler, Christian (1994). Kalligraphie. In: *Schrift und Schriftlichkeit. Ein interdisziplinäres Handbuch internationaler Forschung.* Band 1. Hg. Hartmut Günther, Otto Ludwig & Jürgen Baurmann. Berlin, New York: de Gruyter. S. 228–255.

Schell, Leo M. & Paul C. Burns (1963). Retention and Changes by College Students of Certain Upper-Case Cursive Letter Forms. In: *Elementary English* 40 (5): S. 513–517.

Schiegg, Markus & Lena Sowada (2019). Script Switching in Nineteenth-Century Lower-Class German Handwriting. In: *Paedagogica Historica* 55 (6): S. 772–791. DOI: 10.1080/00309230.2019.1622574.

Schmidt, Karsten (2012). *Wie viel Morphologie kodiert das Schriftsystem des Deutschen? Eine Untersuchung im Rahmen einer nicht-linearen Graphematik.* Masterarbeit an der Universität Oldenburg.

— (2018). *Phonographie und Morphographie im Deutschen.* Dissertation. Tübingen: Stauffenburg.

Schmitt, Alfred (1980). *Entstehung und Entwicklung von Schriften.* Köln: Böhlau.

Schneider, Karin (2014). *Pälaographie und Handschriftenkunde für Germanisten. Eine Einführung.* 3. Aufl. Berlin, Boston: de Gruyter.

Schomaker, Lambert R. B. & Eliane Segers (1999). Finding Features Used in the Human Reading of Cursive Handwriting. In: *International Journal on Document Analysis and Recognition* (2): S. 13–18.

Schorch, Günther (2006). Entwicklung des Handschreibens. In: *Didaktik der deutschen Sprache. Ein Handbuch.* Hg. Ursula Bredel, Hartmut Günther, Peter Klotz, Jakob Ossner & Gesa Siebert-Ott. 2. Aufl. Paderborn et al.: Schöningh. S. 286–296.

Schorch, Günther, Manuela Böhm & Olaf Gätje (2014). Geschichte der Didaktik des Handschreibens. In: *Handschreiben – Handschriften – Handschriftlichkeit.* Hg. Manuela Böhm & Olaf Gätje. Duisburg: Universitätsverlag Rhein-Ruhr. S. 83–110.

Sedlmeier, Peter & Frank Renkewitz (2013). *Forschungsmethoden und Statistik für Psychologen und Sozialwissenschaftler.* 2., akt. und erw. Auflage. München: Pearson.

Shallice, Tim (1981). Phonological Agraphia and the Lexical Route in Writing. In: *Brain* 104: S. 413–429. DOI: 10.1093/brain/104.3.413.

Shannon, Claude E. (1948). A Mathematical Theory of Communication. In: *Bell System Technical Journal* 27 (3): S. 379–592.

Sheskin, David J. (2000). *Handbook of Parametric and Nonparametric Statistical Procedures.* 2. Aufl. Boca Raton et al.: Chapman & Hall/CRC.

Sjölin, Amelie (2005). Individuelle Wege zu einer klaren Handschrift? Modelle und Konstruktionen. In: *Kompetenz und Leistung im Deutschunterricht. Spielraum für Muster des Lernens und Lehrens.* Hg. Mechthild Dehn & Petra Hüttis-Graff. Freiburg im Breisgau: Fillibach. S. 105–122.

Spalek, Katharina (2012). Wortverarbeitung. In: *Psycholinguistik.* Hg. Barbara Höhle. 2. Aufl. Berlin: Akademie. S. 67–76.

Spitzmüller, Jürgen (2013). *Graphische Variation als soziale Praxis. Eine soziolinguistische Theorie skripturaler „Sichtbarkeit".* Berlin, Boston: de Gruyter. DOI: 10.1515/9783110334241.

Stelmach, George E. & Hans-Leo Teulings (1983). Response Characteristics of Prepared and Restructured Handwriting. In: *Acta psychologica* 54 (1–3): S. 51–67. DOI: 10.1016/0001-6918(83)90022-7.

Taha, Haitham, Raphiq Ibrahim & Asaid Khateb (2013). How Does Arabic Orthographic Connectivity Modulate Brain Activity During Visual Word Recognition: An ERP Study. In: *Brain Topography* 26 (2): S. 292–302. DOI: 10.1007/s10548-012-0241-2.

Tainturier, Marie-Josèphe & Alfonzo Caramazza (1996). The Status of Double Letters in Graphemic Representations. In: *Journal of Memory and Language* 35 (1): S. 53–73. DOI: 10.1006/jmla.1996.0003.

Teulings, Hans-Leo (1996). Handwriting Movement Control. In: *Handbook of Perception and Action.* Bd. 2: Motor Skills. Hg. S. W. Keele & H. Heuer. London, San Diego: Academic Press. S. 561–613.

Teulings, Hans-Leo & Lambert R. B. Schomaker (1993). Invariant Properties between Stroke Features in Handwriting. In: *Acta psychologica* 82 (1–3): S. 69–88. DOI: 10.1016/0001-6918(93)90005-C.

Teulings, Hans-Leo & Arnold J. Thomassen (1979). Computer-Aided Analysis of Handwriting Movements. In: *Visible Language* 8 (3): S. 218–231.

Teulings, Hans-Leo, Arnold J. Thomassen & Gerard P. van Galen (1983). Preparation of Partly Precued Handwriting Movements. The Size of Movement Units in Handwriting. In: *Acta psychologica* 54 (1–3): S. 165–177. DOI: 10.1016/0001-6918(83)90031-8.

— (1986). Invariants in Handwriting. The Information Contained in a Motor Program. In: *Graphonomics. Contemporary Research in Handwriting.* Hg. Henry S. R. Kao, Rumjahn Hoosain & Gerard P. van Galen. Amsterdam: Elsevier. S. 305–315.

Thomassen, Arnold J. (1996). Writing by Hand. In: *Schrift und Schriftlichkeit. Ein interdisziplinäres Handbuch internationaler Forschung.* Band 2. Hg. Hartmut Günther & Ludwig Otto. Berlin, New York: de Gruyter. S. 1027–1035.

Thomassen, Arnold J. & Ruud G. J. Meulenbroek (1990). Über die Schreibbewegung als linguistische Tätigkeit. In: *Gebärde, Laut und graphisches Zeichen. Schrifterwerb im Problemfeld von Mehrsprachigkeit.* Hg. Gudula List. Opladen: Westdeutscher Verlag. S. 20–36.

Thomassen, Arnold J. & Lambert R. B. Schomaker (1986). Between-Letter Context Effects in Handwriting Trajectories. In: *Graphonomics. Contemporary Research in Handwriting.* Hg. Henry S. R. Kao, Rumjahn Hoosain & Gerard P. van Galen. Amsterdam: Elsevier. S. 253–272.

Thomassen, Arnold J. & Hans-Leo Teulings (1983). The Development of Handwriting. In: *The Psychology of Written Language. Developmental and Educational Perspectives.* Hg. Margaret Martlew. Chichester: Wiley. S. 179–213.

Topsch, Wilhelm (1998). Kritische Untersuchung der Forschungsergebnisse zur Vereinfachten Ausgangsschrift. In: *Schriften schreiben.* Hg. Jürgen W. Hasert & Jakob Ossner. S. 75–103.

Torrance, Mark & David Galbraith (2006). The Processing Demands of Writing. In: *Handbook of Writing Research.* Hg. C. MacArthur, Steve Graham & J. Fitzgerald. New York: Guildford. S. 67–80.

Treiman, Rebecca & Brett Kessler (2011). Similarities Among the Shapes of Writing and Their Effects on Learning. In: *Written Language & Literacy* 14 (1): S. 39–57. DOI: 10.1075/wll.14.1.03tre.

Tucha, Oliver, Lara Tucha & Klaus W. Lange (2008). Graphonomics, Automaticity and Handwriting Assessment. In: *Literacy* 42 (3): S. 145–155. DOI: 10.1111/j.1741-4369.2008.00494.x.

Venezky, Richard (1970). *The Structure of English Orthography.* Den Haag.

Viviani, Pablo & Carlo Terzuolo (1982). Trajectory Determines Movement Dynamics. In: *Neuroscience* 7 (2): S. 431–437. DOI: 10.1016/0306-4522(82)90277-9.

Voeste, Anja (2016). Graphematischer Wandel. In: *Handbuch Laut, Gebärde, Buchstabe.* Hg. Ulrike Domahs & Beatrice Primus. Berlin, Boston: de Gruyter. S. 418–435.

— (2018). Interpunktion und Textsegmentierung im frühen deutschsprachigen Prosaroman. In: *Beiträge zur Geschichte der deutschen Sprache und Literatur* 140 (1): S. 1–22. DOI: 10.1515/bgsl-2018-0001.

Vogt-Spira, Gregor (1994). Die lateinische Schriftkultur der Antike. In: *Schrift und Schriftlichkeit. Ein interdisziplinäres Handbuch internationaler Forschung.* Band 1. Hg. Hartmut Günther, Otto Ludwig & Jürgen Baurmann. Berlin, New York: de Gruyter. S. 517–524.

Walder, Adrienne (2020). Das versale Eszett. In: *Zeitschrift für Germanistische Linguistik* 48 (2): S. 211–237. DOI: 10.1515/zgl-2020-2001.

Wamain, Yannick (2019). The Role of Handwriting in Reading: Behavioral and Neurophysiological Evidence of Motor Involvement in Letter Recognition. In: *Spelling and Writing Words. Theoretical and Methodological Advances.* Hg. Cyril Perret & Thierry Olive. Leiden, Boston: Brill. S. 93–111. DOI: 10.1163/9789004394988_006.

Weingarten, Rüdiger (1998). Schreibprozesse und Schriftspracherwerb. In: *Schriftspracherwerb.* Hg. Rüdiger Weingarten. Baltmannsweiler: Schneider Hohengehren. S. 62–81.

— (2005). Subsyllabic Units in Written Word Production. In: *Written Language & Literacy* 8 (1): S. 43–61. DOI: 10.1075/WLL.8.1.03WEI.

— (2014). Schreiben mit der Hand und Schreiben mit dem Computer. Chirographie, Typographie und Diktat. In: *Handschreiben – Handschriften – Handschriftlichkeit.* Hg. Manuela Böhm & Olaf Gätje. Duisburg: Universitätsverlag Rhein-Ruhr. S. 133–149.

Weingarten, Rüdiger, Guido Nottbusch & Udo Will (2004). Morphemes, Syllables and Graphemes in Written Word Production. In: *Multidisciplinary Approaches to Language Production.* Hg. Christopher Habel & Thomas Pechmann. Berlin, Boston: de Gruyter. S. 529–572. DOI: 10.1515/9783110894028.529.

Wicki, Werner & Sibylle Hurschler Lichtsteiner (2014). Verbundene versus teilweise verbundene Schreibschrift – Ergebnisse einr quasi-experimentellen Feldstudie. In: *Handschreiben – Handschriften – Handschriftlichkeit.* Hg. Manuela Böhm & Olaf Gätje. Duisburg: Universitätsverlag Rhein-Ruhr. S. 111–131.

Wiebelt, Alexandra (2004). Do Symmetrical Letter Pairs Affect Readability? A Cross-Linguistic Examination of Writing Systems with Specific Reference to the Runes. In: *Written Language & Literacy* 7 (2): S. 275–304. DOI: 10.1075/wll.7.2.07wie.

Wiese, Richard (2006). *The Phonology of German.* Reprint: Oxford Linguistics.

Wiley, Matt & Joshua F. Wiley (2019). *Advanced R Statistical Programming and Data Models.* Berkeley: Apress. DOI: 10.1007/978-1-4842-2872-2.

Will, Udo, Guido Nottbusch & Rüdiger Weingarten (2006). Linguistic Units in Word Typing. Effects of Word Presentation Modes and Typing Delay. In: *Written Language & Literacy* 9 (1): S. 153–176. DOI: 10.1075/wll.9.1.10wil.

Wing, Alan M. (1979). Variability in Handwritten Characters. In: *Visible Language* 8 (3): S. 283–298.

— (1980). The Height of Handwriting. In: *Acta psychologica* 46 (2): S. 141–151. DOI: 10.1016/0001-6918(80)90006-2.

Wolfe, Jeremy M. (2000). Visual Attention. In: *Seeing.* Hg. Karen K. de Valois. San Diego et al.: Academic Press. S. 335–386. DOI: 10.1016/B978-012443760-9/50010-6.

Wong, Kimberly, Frempongma Wadee, Gali Ellenblum & Michael McCloskey (2018). The Devil's in the g-Tails. Deficient Letter-Shape Knowledge and Awareness Despite Massive Visual Experience. In: *Journal of Experimental Psychology* 44 (9): S. 1324–1335. DOI: 10.1037/xhp0000532.

Wurzinger, Laurenz J. (2020). Unterarm und Hand. In: *Duale Reihe Anatomie.* Hg. Gerhard Aumüller, Gabriela Aust, Arne Conrad, Jürgen Engele, Joachim Kirsch, Giovanni Maio, Artur Mayerhofer, Siegfried Mense, Dieter Reißig, Jürgen Salvetter, Wolfgang Schmidt, Frank Schmitz, Erik Schulte, Katharina Spanel-Borowski, Gunther Wennemuth, Werner Wolff & Laurenz J. Wurzinger. 5. Aufl. Stuttgart: Thieme. S. 477–515. DOI: 10.1055/b-007-170976.

Zhang, Bin, Sargur N. Srihari & Sangjik Lee (2003). Individuality of Handwritten Characters. In: *Seventh International Conference on Document Analysis and Recognition,* 2003. Proceedings. Hg. ICDAR.IEEE Computer Society. S. 1086–1090. DOI: 10.1109/ICDAR.2003.1227824.

6.2 Software

Aquino, Jakson (2021). *descr. Desriptive Statistics.* R package version 1.1.5. Online verfügbar unter: cran.r-project.org/package=descr. [zuletzt abgerufen am 29. 06. 2021].

Benoit, Kenneth & Adam Obeng (2021). *readtext. Import and Handling for Plain and Formatted Text Files.* 0.81. Online verfügbar unter: cran.r-project.org/package=readtext. [zuletzt abgerufen am 05. 03. 2022].

Bouchet-Valat, Milan (2020). *SnowballC. Snowball Stemmers. Based on the c 'libstemmer' UTF-8 Library.* 0.7.0. Online verfügbar unter: cran.r-project.org/package=SnowballC. [zuletzt abgerufen am 05. 03. 2022].

Ebbert, Daniel (2019). *chisq.posthoc.test. A Post Hoc Analysis for Person's Chi-Squared-Test for Count Data.* R package version 0.1.2.

Enea, Marco (2021). *speegdlm. Fitting Linear and Generalized Linear Models to Large Data Sets.* 0.3-3. Online verfügbar unter: cran.r-project.org/package=speedglm. [zuletzt abgerufen am 05. 03. 2022].

Feinerer, Ingo & Kurt Hornik (2020). *tm. Text Mining Package.* 0.7-8. Online verfügbar unter: cran.r-project.org/package=tm. [zuletzt abgerufen am 05. 03. 2022].

Fox, John & Sanford Weisberg (2019). *An {R} Companion to Applied Regressions.* Thousand Oaks: Sage. Online verfügbar unter: socialsciences.mcmaster.ca/jfox/Books/Companion. [zuletzt abgerufen am 05. 03. 2022].

Hausser, Jean & Korbinian Strimmer (2021). *entropy. Estimation of Entropy, Mutual Information and Related Quantities.* 1.3.0. Online verfügbar unter: cran.r-project.org/package= entropy. [zuletzt abgerufen am 05. 03. 2022].

Kuhn, Max (2020). *caret. Classification and Regression Training.* R package version 6.0-86. Online verfügbar unter: cran.r-project.org/package=caret. [zuletzt abgerufen am 05. 03. 2022].

Meyer, David, Achim Zeileis & Kurt Hornik (2006). *The Strucplot Framework. Visualizing Multi-Way Contingency Tables with vcd.* Online verfügbar unter: www.jstatsoft.org/v17/i03. [zuletzt abgerufen am 05. 03. 2022].

R Core Team (2020). *R. A Language and Environment For Statistical Computing.* Version 4.0.3. Wien: R Foundation for Statistical Computing. Online verfügbar unter: www.r-project.org. [zuletzt abgerufen am 05. 03. 2022].

Revelle, William (2021). *psych. Procedures for Personality and Psychological Research.* 2.1.6. Evanston. Online verfügbar unter: cran.r-project.org/package=psych. [zuletzt abgerufen am 05. 03. 2022].

Venables, W. N. & B. D. Ripley (2002). *Modern Applied Statistics with S.* 4. New York: Springer. Online verfügbar unter: www.stats.ox.ac.uk/pub/MASS4. [zuletzt abgerufen am 05. 03. 2022].

Wickham, Hadley, Maria Averick, Jennifer Bryan, Winston Chang, Lucy D'Agostino McGowan, Romain Francois, Garrett Grolemund, Alex Hayes, Lionel Henry, Jim Hester, Max Kuhn, Thomas Lin Pedersen, Evan Miller, Stephan Milton Bache, Kirill Müller, Jeroen Ooms, David Robinson, Dana P. Seidel, Vitalie Spinu, Kohske Takahashi, Davis Vaughan, Claus Wilke, Kara Woo & Hiroaki Yutani (2019). *Welcome to the {tidyverse}.*

Zeileis, Achim, David Meyer & Kurt Hornik (2020). *vcd. Visualizing Categorical Data.* R package version 1.4-8.

7 Anhang

7.1 Buchstabenhäufigkeiten im Handschriftenkorpus

	absolut	relativ		absolut	relativ
a/ä	8.084	5,93 %	**o/ö**	4.193	3,07 %
b	2.344	1,72 %	**p**	1.089	0,80 %
c	4.037	2,96 %	**q**	22	0,02 %
d	7.244	5,31 %	**r**	9.943	7,29 %
e	23.178	16,99 %	**s**	9.026	6,62 %
f	1.966	1,44 %	**ß**	198	0,15 %
g	3.675	2,69 %	**t**	8.499	6,23 %
h	6.030	4,42 %	**u/ü**	6.658	4,88 %
i	11.659	8,55 %	**v**	1.105	0,81 %
j	129	0,09 %	**w**	1.596	1,17 %
k	1.516	1,11 %	**x**	186	0,14 %
l	5.072	3,72 %	**y**	108	0,08 %
m	3.233	2,37 %	**z**	1.639	1,20 %
n	13.995	10,26 %		(nur Minuskeln)	

7.2 System der handschriftlichen Grundformen

geschl.: Geschlossenheit der Form
Verb.: Anzahl der Verbindungen der Kodas mit dem Kopf

Prototypen / Grundform	Existenz		Form		Konstitution		Anzahl	Anteil	Anzahl Texte
	Kopf	Koda(s)	Kopf	Koda(s)	geschl.	Verb.			
a									
a1	+	+	ℓ	C	+	2	183	2,2 %	46
a2	+	+	⌐	C	+	2	437	5,4 %	15
a3	+	+	I	C	+	2	5.893	73,0 %	96

Prototypen / Grundform	Existenz		Form		Konstitution		Anzahl	Anteil	Anzahl Texte
	Kopf	Koda(s)	Kopf	Koda(s)	geschl.	Verb.			
a (a4)	+	+	I	C	–	1	1.226	15,2 %	82
a (a5)	+	–	●				200	2,5 %	24
a99	Rest						145	1,8 %	37
b									
b1	+	+	ℓ	-		1	395	16,9 %	33
b2	+	+	I	Ɔ	+	2	817	34,9 %	76
b3	+	+	I	Ɔ	+	1	418	17,8 %	65
b4	+	+	I	Ɔ	unten +	1	35	1,5 %	9
b5	+	+	I	Ɔ	oben +	1	422	18,0 %	61
b6	+	+	I	-		1	84	3,6 %	20
b99	Rest						173	7,4 %	52
c									
c1		+	C				3.912	96,9 %	100
c99	Rest						125	3,1 %	40
d									
d1	+	+	ℓ	C	+	2	478	6,6 %	70
d2	+	+	ℓ	C	unten +	1	214	3,0 %	38
d3	+	+	I	C	+	2	2.675	36,9 %	93
d4	+	+	I	C	+	1	2.182	30,1 %	97

Prototypen / Grundform	Existenz		Form		Konstitution		Anzahl	Anteil	Anzahl Texte
	Kopf	Koda(s)	Kopf	Koda(s)	geschl.	Verb.			
d5	+	+	I	C	unten +	1	1.163	16,1 %	87
d6	+	+	I	C	oben +	1	76	1,0 %	9
d99			Rest				456	6,3 %	68
e									
e1	+	+	C	-	+	2	16.734	72,2 %	100
e2	+	+	C	-	–	1	708	3,1 %	76
e3	+	–	C				5.645	24,4 %	89
e99			Rest				89	0,4 %	49
f									
f1	+	+ +	I	∩ ◡	+	2,2	264	13,4 %	42
f2	+	+ +	I	∩ ◡	unten +	1,2	93	4,7 %	26
f3	+	+ +	I	∩ ◡	oben +	2,1	74	3,8 %	16
f4	+	+ +	I	∩ -	+	2,1	297	15,1 %	42
f5	+	+ +	I	∩ -	–	1,1	523	26,6 %	49
f6	+	– +	I	◡	+	2	170	8,6 %	34
f7	+	+ –	I	-		1	118	6,0 %	28
f8	+	– –	ℓ				94	4,8 %	26
f9	+	– –	I				87	4,4 %	21
f99			Rest				246	12,5 %	57

Prototypen / Grundform		Existenz		Form		Konstitution		Anzahl	Anteil	Anzahl Texte
		Kopf	Koda(s)	Kopf	Koda(s)	geschl.	Verb.			
g										
	g1	+	+ +		C ⌣	+	2,2	1.393	37,9 %	87
	g2	+	+ +		C ⌣	unten +	1,2	340	9,3 %	64
	g3	+	+ +		C ⌣	oben +	2,1	1.149	31,3 %	86
	g4	+	+ +		C ⌣	–	1,1	392	10,7 %	65
	g5	+	– +		⌣	+	1	167	4,5 %	27
	g6	+	– +		⌣	–	1	114	3,1 %	30
	g99	Rest						120	3,3 %	49
h										
	h1	+	++		∧		1,0	612	10,2 %	54
	h2	+	++		∧		1,0	1.922	31,9 %	87
	h3	+	+		⌐		1	745	12,4 %	54
	h4	+	+		⌐		1	2.384	39,5 %	84
	h5	+	–					212	3,5 %	19
	h6	+	–					82	1,4 %	23
	h99	Rest						71	1,2 %	43
i										
	i1	+						11.351	97,4 %	100
	i99	Rest						308	2,6 %	46

Prototypen / Grundform	Existenz Kopf	Koda(s)	Form Kopf	Koda(s)	Konstitution geschl.	Verb.	Anzahl	Anteil	Anzahl Texte
j									
j1	+	+			+	2	42	32,6 %	24
j2	+	+			−	1	80	62,0 %	43
j99	Rest						7	5,4 %	6
k									
k1	+	+ +			+	2,1	54	3,6 %	19
k2	+	+ +			−	1,0	91	6,0 %	23
k3	+	+ +				1,0	65	4,3 %	14
k4	+	+ +			+	2,1	166	10,9 %	31
k5	+	+ +				1,1	230	15,2 %	38
k6	+	+ +				1,0	518	34,2 %	61
k7	+	+ +				0,0	63	4,2 %	13
k8	+	+ −				1	246	16,2 %	51
k99	Rest						83	5,5 %	37
l									
l1	+						1.996	39,4 %	82
l2	+						3.072	60,6 %	93
l99	Rest						4	> 0,1 %	4

Prototypen / Grundform	Existenz		Form		Konstitution		Anzahl	Anteil	Anzahl Texte
	Kopf	Koda(s)	Kopf	Koda(s)	geschl.	Verb.			
m									
�469 m1	+	+ + + +	I	∧∧		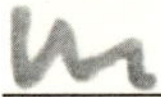 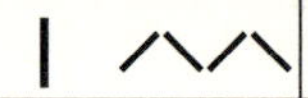 1,0,0,0	595	18,4 %	55
𝖬 m2	+	+ + +	I	7∧		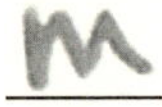 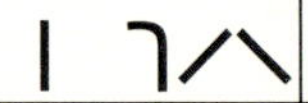 1,0,0	161	5,0 %	51
𝗆 m3	+	+ + +	/	\77		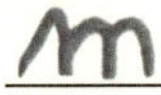 1,0,0	305	9,4 %	35
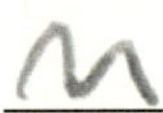 𝗆 m4	+	+ + +	/	\∧		1,0,0	150	4,6 %	35
𝗆 m5	+	+ +	I	77		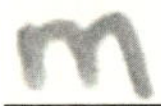 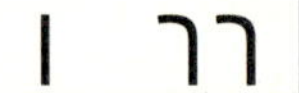 1,0	1.605	49,6 %	87
m99	Rest						417	12,9 %	76
n									
𝗇 n1	+	+ +	I	∧		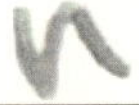  1,0	4.563	32,6 %	89
𝗇 n2	+	+	I	7		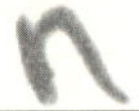 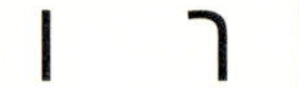 1	9.053	64,6 %	99
n99	Rest						379	2,7 %	75
o									
O o1	+	+	C	Ɔ	+	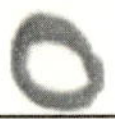 2	3.648	87,0 %	100
O o2	+	+	C	Ɔ	–	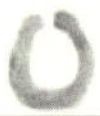 1	439	10,5 %	67
● o3	+	–	●				81	1,9 %	19
o99	Rest						25	0,6 %	17
p									
P p1	+	+	I	Ɔ	+	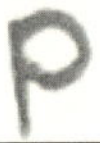 2	611	56,1 %	81
P p2	+	+	I	Ɔ	–	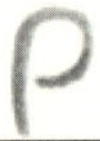 1	281	25,8 %	63
p99	Rest						197	18,1 %	66
q									
q q1	+	+	I	C	+	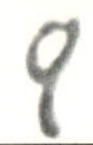 2	17	77,3 %	10

Prototypen / Grundform	Existenz		Form		Konstitution		Anzahl	Anteil	Anzahl Texte
	Kopf	Koda(s)	Kopf	Koda(s)	geschl.	Verb.			
q99			Rest[58]				5	22,7 %	5
r									
r1	+	+	ℓ	-		1	142	1,4 %	30
r2	+	+	|	/		1	844	8,5 %	63
r3	+	+	|	-		1	3.452	34,7 %	100
r4	+	–	⌐				4.435	44,6 %	99
r5	+	–	|				854	8,6 %	74
r99			Rest				216	2,2 %	52
s									
s1	+	+ +	\	⌣ ⌒	–	1,1	5.267	58,4 %	95
s2	+	+ +	\	/⌣	+	1,2	139	1,5 %	28
s3	+	+ +	\	/⌣	–	1,1	2.632	29,2 %	65
s4	+	+ –	\	⌣	–	1	805	8,9 %	61
s99			Rest				183	2,0 %	45
t									
t1	+	+	|	⌣	+	2	514	6,0 %	56
t2	+	+	|	/		1	199	2,3 %	24
t3	+	+	|	-		1	7.249	85,3 %	100

[58] Die unter q99 zusammengefassten Grundformen kommen je einmal im Korpus vor. Damit sind sie unter den |q|-Grundformen häufiger als je 1 % vertreten und liegen eigentlich über dem Schwellenwert für die Zusammenfassung in der Restkategorie. Es erscheint aber nicht sinnvoll, für je ein Vorkommen unter insgesamt 144.667 Graphen eine eigene Kategorie anzunehmen.

Prototypen / Grundform	Existenz		Form		Konstitution		Anzahl	Anteil	Anzahl Texte
	Kopf	Koda(s)	Kopf	Koda(s)	geschl.	Verb.			
⎮ t4	+		⎮				336	4,0 %	67
t99	Rest						201	2,4 %	61
u									
⟨u-symbol⟩ u1	+	+	⎮	∨		1,0	1.438	21,6 %	76
⟨u-symbol⟩ u2	+	+	⎮	L		1	4.924	74,0 %	100
u99	Rest						296	4,4 %	69
v									
⟨v-symbol⟩ v1	+	+	\	/		1	1.105	97,5 %	100
v99	Rest						28	2,5 %	18
w									
⟨w-symbol⟩ w1	+	+ + +	\	/\/		1,0,0	781	48,9 %	89
⟨w-symbol⟩ w2	+	+ +	\	/J		1,1	683	42,8 %	86
w99	Rest						132	8,3 %	56
x									
⟨x-symbol⟩ x1	+	+ +	\	⌣⌢		2,2	9	4,8 %	5
⟨x-symbol⟩ x2	+	+	\	/		1	171	92,0 %	67
x99	Rest						6	3,2 %	4
y									
⟨y-symbol⟩ y1	+	+ +	⎮	L⌣	+	1,2	31	28,7 %	19
⟨y-symbol⟩ y2	+	+ +	⎮	L⌣	−	1,1	38	35,2 %	21
⟨y-symbol⟩ y3	+	+	⎮	/		1	33	30,6 %	17

Prototypen / Grundform	Existenz		Form		Konstitution		Anzahl	Anteil	Anzahl Texte
	Kopf	Koda(s)	Kopf	Koda(s)	geschl.	Verb.			
y99	Rest[59]						6	5,6 %	4
z									
z1	+	+ + +	/	⁻ ‿	+	1,1,2	42	2,6 %	9
z2	+	+ + +	/	⁻ ₋		1,1,1	585	35,7 %	52
z3	+	+ +	/	⁻ ∪	+	1,2	178	10,9 %	25
z4	+	+ +	/	⁻ ₋		1,1	727	44,4 %	65
z99	Rest						107	6,5 %	44
ß									
ß1	+	+ +	|	ᗡ ᗡ	+	2,2	18	9,1 %	14
ß2	+	+ +	|	ᗡ ᗡ	unten +	1,2	36	18,1 %	25
ß3	+	+ +	|	ᗡ ᗡ	−	1,0	90	45,5 %	47
ß99	Rest						54	27,3 %	33

7.3 Verbundenheitsgrad pro Text

Text	Verbundenheitsgrad	Text	Verbundenheitsgrad	Text	Verbundenheitsgrad	Text	Verbundenheitsgrad
1359	6,3 %	1337	48,5 %	1373	58,8 %	1167	69,3 %
1430	13,0 %	1391	48,5 %	1186	59,6 %	1411	69,9 %
1307	13,7 %	1331	49,6 %	1431	59,8 %	1179	71,6 %
1339	27,7 %	1230	49,8 %	1155	61,4 %	1344	73,7 %
1341	29,1 %	1396	50,1 %	1326	61,4 %	1169	73,9 %
1427	29,3 %	1420	51,6 %	1318	61,8 %	1321	74,1 %
1362	29,6 %	1424	52,2 %	1345	62,1 %	1164	76,4 %

[59] Siehe Anmerkung zu q99.

Text	Verbunden-heitsgrad	Text	Verbunden-heitsgrad	Text	Verbunden-heitsgrad	Text	Verbunden-heitsgrad
1409	32,8 %	1264	52,6 %	1275	63,4 %	1389	78,4 %
1305	34,6 %	1394	52,7 %	1342	63,4 %	1330	78,5 %
1165	35,3 %	1436	52,7 %	1416	63,7 %	1435	78,9 %
1175	35,3 %	1170	53,0 %	1194	63,8 %	1266	79,7 %
1193	36,5 %	1366	53,1 %	1329	64,0 %	1432	81,0 %
1174	37,4 %	1408	53,7 %	1311	64,1 %	1369	81,1 %
1347	37,4 %	1163	54,3 %	1364	64,4 %	1437	82,1 %
1254	38,3 %	1200	56,7 %	1433	64,5 %	1402	82,7 %
1248	40,8 %	1343	57,2 %	1387	64,8 %	1156	84,3 %
1372	41,1 %	1425	57,2 %	1407	65,2 %	1336	84,6 %
1365	41,4 %	1320	57,3 %	1141	65,6 %	1405	85,4 %
1139	43,2 %	1257	57,5 %	1312	65,6 %	1346	85,9 %
1413	43,5 %	1207	58,0 %	1388	65,6 %	1255	86,2 %
1195	43,7 %	1261	58,2 %	1184	65,9 %	1185	88,3 %
1395	45,7 %	1260	58,4 %	1434	66,5 %	1204	92,2 %
1368	45,8 %	1410	58,4 %	1397	66,6 %	1325	94,5 %
1247	46,7 %	1404	58,5 %	1418	66,9 %	1242	97,4 %
1166	47,0 %	1384	58,6 %	1357	69,1 %	1262	99,9 %

7.4   Grundformen und ihr Einfluss auf die nachfolgende Unterbrechung

Nur Grundformen mit signifikantem Einfluss sind aufgeführt.

Grundform	Koeffizient	Grundform	Koeffizient	Grundform	Koeffizient
y2	1,939	ul	−0,302	fl	−1,105
j2	1,633	f6	−0,361	xl	−1,105
ql	1,172	k6	−0,378	t3	−1,13
il	0,968	u2	−0,385	k4	−1,185
r5	0,889	f5	−0,397	h6	−1,306
g4	0,829	rl	−0,44	al	−1,338
g6	0,81	k5	−0,441	f8	−1,35
s4	0,718	k8	−0,448	k3	−1,393
f3	0,633	w2	−0,455	d2	−1,399
g3	0,456	d5	−0,52	h5	−1,411
sl	0,414	k7	−0,6	z3	−1,423
l2	0,298	d6	−0,678	e3	−1,511

Grundform	Koeffizient	Grundform	Koeffizient	Grundform	Koeffizient
p2	0,232	a3	−0,679	f7	−1,524
h4	0,152	f4	−0,681	c1	−1,559
b4	0,119	tl	−0,782	el	−1,62
ol	0,035	d3	−0,822	g2	−1,62
m3	0,004	hl	−0,859	f9	−1,661
r2	−0,078	z4	−0,866	t2	−1,678
a4	−0,136	ßl	−0,882	gl	−1,735
vl	−0,14	h3	−0,905	jl	−2,008
yl	−0,174	e2	−0,931	zl	−2,008
s3	−0,188	d4	−0,949	g5	−2,104
wl	−0,198	a5	−0,982	dl	−2,108
h2	−0,224	f2	−1,022	t4	−2,447
b5	−0,234	k2	−1,043	bl	−2,765
o2	−0,237	k1	−1,053	b6	−3,156
a2	−0,274	z2	−1,085		

7.5 Bigramme und ihr Einfluss auf die Unterbrechung

Nur Bigramme mit signifikantem Einfluss und einer Häufigkeit von über 50 sind aufgeführt.

Bigramm	Koeffizient	Bigramm	Koeffizient	Bigramm	Koeffizient	Bigramm	Koeffizient
nh	2,19	ga	0,67	bl	0,27	ho	−0,29
ia	1,95	lb	0,66	üb	0,27	po	−0,29
ik	1,79	rl	0,66	dr	0,26	ri	−0,3
if	1,78	rm	0,66	ap	0,22	al	−0,36
il	1,78	äh	0,64	är	0,21	us	−0,36
ib	1,72	fg	0,63	ep	0,17	me	−0,38
ic	1,69	ni	0,63	ft	0,17	to	−0,39
it	1,68	ol	0,63	ng	0,16	ku	−0,42
id	1,61	rf	0,63	tl	0,16	hu	−0,43
lc	1,59	zt	0,59	ea	0,15	tä	−0,45
ih	1,58	rd	0,58	hi	0,15	rö	−0,47
sz	1,55	ür	0,56	oh	0,13	pa	−0,48
ir	1,53	rg	0,55	hä	0,1	ss	−0,48
iu	1,53	rz	0,53	on	0,1	ße	−0,49
ig	1,49	rw	0,5	mu	0,09	lu	−0,52
ät	1,37	bu	0,49	um	0,06	pe	−0,52

Bigramm	Koeffizient	Bigramm	Koeffizient	Bigramm	Koeffizient	Bigramm	Koeffizient
im	1,33	la	0,48	ns	0,05	re	−0,54
nk	1,33	pf	0,48	rr	0	as	−0,55
io	1,32	ut	0,47	ts	0	di	−0,56
ph	1,31	ad	0,46	ek	−0,01	ve	−0,64
nz	1,25	rc	0,45	se	−0,01	tw	−0,65
in	1,22	sp	0,44	gs	−0,04	ze	−0,65
si	1,21	sa	0,43	am	−0,05	el	−0,68
ön	1,19	so	0,42	ur	−0,06	fü	−0,75
st	1,18	ac	0,41	os	−0,09	we	−0,77
sg	1,16	wu	0,41	da	−0,1	th	−0,79
mp	1,13	rb	0,4	et	−0,1	zi	−0,79
mm	1,01	uc	0,4	kr	−0,12	eh	−0,8
ak	0,95	pu	0,38	ed	−0,13	tu	−0,87
su	0,92	rs	0,38	ba	−0,15	ge	−0,89
is	0,89	nä	0,35	eg	−0,15	be	−0,92
lg	0,86	ra	0,35	zw	−0,15	de	−0,95
rh	0,85	nu	0,33	ka	−0,16	em	−1,04
ie	0,84	ma	0,32	ls	−0,16	fe	−1,1
nn	0,82	nd	0,32	le	−0,18	ch	−1,3
vi	0,82	ah	0,31	wä	−0,19	tt	−1,42
lä	0,8	lt	0,31	fä	−0,2	te	−1,5
mi	0,79	hl	0,3	ll	−0,23	au	−1,65
rk	0,72	ug	0,29	zä	−0,25	er	−1,7
hm	0,7	at	0,28	fo	−0,29	ff	−1,77
hw	0,7						

7.6 Grundformen und ihre Position in der Silbe

⟨a⟩: Fisher-Test; $p < .001$; Cramers' $V = .057$
⟨d⟩: $\chi^2 = 143.19$; $df = 10$; $p < .001$; Cramers' $V = .103$
⟨f⟩: $\chi^2 = 54.832$; $df = 16$; $p < .001$; Cramers' $V = .126$
⟨g⟩: $\chi^2 = 147.35$; $df = 10$; $p < .001$; Cramers' $V = .144$
⟨h⟩: $\chi^2 = 41.346$; $df = 10$; $p < .001$; Cramers' $V = .059$
⟨l⟩: $\chi^2 = 25.451$; $df = 2$; $p < .001$; Cramers' $V = .071$
⟨n⟩: $\chi^2 = 18.713$; $df = 2$; $p < .001$; Cramers' $V = .037$
⟨r⟩: Fisher-Test; $p < .001$; Cramers' $V = .073$
⟨s⟩: $\chi^2 = 227.14$; $df = 6$; $p < .001$; Cramers' $V = .113$
⟨t⟩: Fisher-Test; $p < .001$; Cramers' $V = .099$